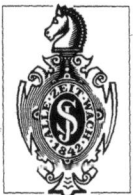

H.-J. Möller · H. Przuntek (Hrsg.)

Therapie im Grenzgebiet von Psychiatrie und Neurologie

Unter Mitarbeit von W. Kuhn und S. Kasper

Mit 36 Abbildungen und 66 Tabellen

Springer Verlag
Berlin Heidelberg New York London Paris
Tokyo Hong Kong Barcelona Budapest

Prof. Dr. med. Hans-Jürgen Möller
Psychiatrische Klinik und Poliklinik der Universität Bonn
Sigmund-Freud-Str. 25
5300 Bonn 1

Prof. Dr. med. Horst Przuntek
Neurologische Klinik der Ruhr-Universität Bochum
im St.-Josef-Hospital
Gudrunstr. 56
4630 Bochum 1

ISBN-13: 978-3-540-56399-0   e-ISBN-13: 978-3-642-78040-0
DOI: 10.1007/978-3-642-78040-0

Die Deutsche Bibliothek – CIP-Einheitsaufnahme

Therapie im Grenzgebiet von Psychiatrie und Neurologie : mit 66 Tabellen / H.-J. Möller ;
H. Przuntek (Hrsg.) unetr Mitarbeit von W. Kuhn und S. Kasper. – Berlin ; Heidelberg ; New York ;
London ; Paris ; Tokyo ; Hong Kong ; Barcelona ; Budapest : Springer, 1993

NE: Möller, Hans-Jürgen [Hrsg.]
WG: 33   DBN 93.043575.3   93.02.15
7091   bz

Dieses Werk ist urheberrechtlich geschützt. Die dadurch begründeten Rechte, insbesondere die der
Übersetzung, des Nachdrucks, des Vortrags, der Entnahme von Abbildungen und Tabellen, der Funksendung, der Mikroverfilmung oder der Vervielfältigung auf anderen Wegen und der Speicherung in
Datenverarbeitungsanlagen, bleiben, auch bei nur auszugsweiser Verwertung, vorbehalten. Eine Vervielfältigung dieses Werkes oder von Teilen dieses Werkes ist auch im Einzelfall nur in den Grenzen der
gesetzlichen Bestimmungen des Urheberrechtsgesetzes der Bundesrepublik Deutschland vom 9. September 1965 in der jeweils geltenden Fassung zulässig. Sie ist grundsätzlich vergütungspflichtig. Zuwiderhandlungen unterliegen den Strafbestimmungen des Urheberrechtsgesetzes.

© Springer-Verlag Berlin Heidelberg 1993

Die Wiedergabe von Gebrauchsnamen, Handelsnamen, Warenbezeichnungen usw. in diesem Werk
berechtigt auch ohne besondere Kennzeichnung nicht zu der Annahme, daß solche Namen im Sinne
der Warenzeichen- und Markenschutz-Gesetzgebung als frei zu betrachten wären und daher von jedermann benutzt werden dürften.
Produkthaftung: Für Angaben über Dosierungsanweisungen und Applikationsformen kann vom Verlag keine Gewähr übernommen werden. Derartige Angaben müssen vom jeweiligen Anwender im
Einzelfall anhand anderer Literaturstellen auf ihre Richtigkeit überprüft werden.

Satz: FotoSatz Pfeifer GmbH, Gräfelfing/München

25-3130-543210 – Gedruckt auf säurefreiem Papier

Vorwort

Mit der zunehmenden Spezialisierung von Psychiatrie und Neurologie und der dadurch bedingten Auflösung des einheitlichen Faches Nervenheilkunde werden die Grenzbereiche zwischen Psychiatrie und Neurologie ein diagnostisches und therapeutisches Problem, da der klinische Alltag oft nicht die Zeit läßt für eine ausreichende Kommunikation zwischen den Vertretern beider Fachgebiete. Um dem entgegen zu wirken und ein möglichst intensives Gespräch abseits von der Hektik des klinischen Alltags zu fördern, wurde ein Symposium durchgeführt, das sich speziell diesen Problemen widmen sollte.

Einen besonderen Schwerpunkt stellten dabei die motorischen Störungen dar, die intensiv aus der Sicht der Vertreter beider Fachdisziplinen erörtert wurden. Dabei zeigte sich, wie schwer es fällt, das breite Spektrum unterschiedlicher Bewegungsstörungen detailliert in einer für Psychiater und Neurologen gemeinsamen Fachterminologie zu beschreiben, eine einheitliche Auffassung über die Ätiopathogenese zu gewinnen und diesbezügliche Therapievorschläge zu machen. Insbesondere die Abgrenzung zwischen psychogenen Störungen und organischen Störungen fällt in Grenzfällen immer wieder schwer, wie sich in der interdisziplinären Diskussion von Kasuistiken zeigte.

Weitere Themen waren Körpergefühlsstörungen, Halluzinationen, Schmerz, Epilepsie und verschiedene Probleme der Psychopharmakatherapie im Grenzbereich zwischen Psychiatrie und Neurologie.

H.-J. Möller
H. Przuntek

Verzeichnis der Mitarbeiter

Beckmann, Prof. Dr. H., Psychiatrische Klinik u. Poliklinik, Universitäts-Nervenklinik, Füchsleinstraße 15, 8700 Würzburg

Blumenschein, A., Neurologische Universitätsklinik im St. Joseph-Hospital Bochum, Gudrunstr. 56, 4630 Bochum 1

Dengler, Prof. Dr. R., Neurologische Klinik mit Klinischer Neurophysiologie, Medizinische Hochschule Hannover, Konstanty-Gutschow-Str. 8, 3000 Hannover 61

Diener, Prof. Dr. H. C., Universitätsklinikum Essen, Klinik und Poliklinik für Neurologie, Hufelandstraße 55, 4300 Essen

Dilling, Prof. Dr. H., Medizinische Universität, Klinik für Psychiatrie der Med. Universität zu Lübeck, Ratzeburger Allee 160, 2400 Lübeck 1

Eggers, Prof. Dr. C., Klinik für Kinder- und Jugendpsychiatrie an der Rheinischen Landes- und Hochschulklinik, Hufelandstraße 55, 4300 Essen 1

Emrich, Prof. Dr. H. M., Medizinische Hochschule Hannover, Abt. Klinische Psychiatrie, Konstanty-Gutschow-Str. 8, 3000 Hannover 61

Gaebel, Prof. Dr. W., Psychiatrische Klinik der Heinrich-Heine-Universität, Rheinische Landes- und Hochschulklinik, Bergische Landstr. 2, 4000 Düsseldorf 12

Gaertner, Prof. Dr. H. J., Psychiatrische Klinik der Universität Tübingen, Osianderstraße 22, 7400 Tübingen 1

Glaß, Prof. Dr. J., Neurologische Klinik, Klinikum Neubrandenburg, Wilhelm-Külz-Straße 13 a, O-2000 Neubrandenburg

Kapfhammer, Dr. H. P., Psychiatrische Klinik der Ludwig-Maximilians-Universität, Nußbaumstraße 7, 8000 München 2

Kasper, Priv.-Doz. Dr. S., Psychiatrische Klinik und Poliklinik der Universität Bonn, Sigmund-Freud-Straße 25, 5300 Bonn 1 (Venusberg)

Köhler, Prof. Dr. G.-K., Psychiatrische Abteilung, Johanniter Krankenhaus, Steinbrinkstraße 96 a, 4200 Oberhausen 11

Kömpf, Prof. Dr. D., Medizinische Universität, Klinik für Neurologie der Med. Universität zu Lübeck, Ratzeburger Allee 160, 2400 Lübeck 1

Kuhn, Priv.-Doz. Dr. W., Neurologische Klinik der Ruhr-Universität Bochum im St. Josef-Hospital, Gudrunstr. 56, 4630 Bochum 1

Laux, Priv.-Doz. Dr. G., Psychiatrische Klinik und Poliklinik der Universität Bonn, Sigmund-Freud-Str. 25, 5300 Bonn 1

Marneros, Prof. Dr. A., Psychiatrische Klinik und Poliklinik der Universität Bonn, Sigmund-Freud-Straße 25, 5300 Bonn 1 (Venusberg)

Möller, Prof. Dr. H.-J., Psychiatrische Klinik und Poliklinik der Universität Bonn, Sigmund-Freud-Straße 25, 5300 Bonn 1 (Venusberg)

Müller-Spahn, Prof. Dr. F., Psychiatrische Klinik der Ludwig-Maximilians-Universität, Nußbaumstraße 7, 8000 München 2

Neundörfer, Prof. Dr. B., Neurologische Universitätsklinik mit Poliklinik, Schwabachanlage 6, 8520 Erlangen

Poewe, Prof. Dr. W., Freie Universität Berlin, Universitätsklinikum Rudolf Virchow, Standort Charlottenburg, Neurochirurg.-Neurologische Klinik und Poliklinik, Spandauer Damm 130, 1000 Berlin 19

Przuntek, Prof. Dr. H., Neurologische Klinik der Ruhr-Universität Bochum im St. Josef-Hospital, Gudrunstraße 56, 4630 Bochum 1

Schmidt, Prof. Dr. D., Arbeitsgruppe Epilepsieforschung, Universitätsklinikum Rudolf Virchow, Augustenburger Platz 1, 1000 Berlin 65

Trenkwalder, Dr. C., Neurologische Universitätsklinik, Klinikum Großhadern, Marchioninistraße 15, 8000 München 70

Inhaltsverzeichnis

Behandlung von Kindern mit Psychopharmaka unter Berücksichtigung
frühkindlicher Hirnschäden
C. EGGERS   1

Patienten mit Schädel-Hirn-Traumata und ihre Behandlungsmöglichkeiten mit
Psychopharmaka
J. GLASS   13

Dyskinesen aus neurologischer Sicht
R. DENGLER   23

Videoanalyse schizophrener Bewegungsstörungen: periodische und
proskinetische Katatonie
H. BECKMANN und E. FRANZEK   31

Restless-legs-Syndrom und Akathisie
C. TRENKWALDER und W. H. OERTEL   38

Klinische Differentialdiagnose der Parkinson-Syndrome
W. POEWE   48

Parkinsonoid, Akinese, negative und depressive Symptomatik bei
schizophrenen Erkrankungen
W. GAEBEL   54

Nieren- und leberinsuffiziente Patienten – ein therapeutisches
Problem
H. P. KAPFHAMMER   75

Das neuroleptische maligne Syndrom
H. PRZUNTEK und B. SCZESNI   93

Zur Differentialdiagnostik und Therapie katatoner Symptome unter besonderer
Berücksichtigung der febrilen Katatonie
H.-J. MÖLLER   97

Psychische Störungen bei extrapyramidalmotorischen Krankheiten
A. BLUMENSCHEIN und W. KUHN 106

Bewegungsstörungen aus psychiatrischer Sicht
H. DILLING 115

Gefühlsstörungen aus neurologischer Sicht
B. NEUNDÖRFER 124

Leibgefühlsstörungen als psychiatrisches Symptom
A. MARNEROS 137

Visuelle Halluzinationen – neurologische Aspekte
D. KÖMPF 149

Schmerz aus neurologischer Sicht
H. C. DIENER 171

Schmerz aus psychiatrischer Sicht
S. KASPER und S. RUHRMANN 179

Epilepsie und Psychose
G.-K. KÖHLER 198

Carbamazepin, eine Substanz im Grenzgebiet von Neurologie und Psychiatrie
D. SCHMIDT 207

Die Bedeutung von Carbamazepin und Valproat im Grenzbereich von Psychiatrie und Neurologie
H. M. EMRICH, M. DOSE und S. APELT 217

Klinisch relevante Arzneimittelinteraktionen
F. MÜLLER-SPAHN und U. KLAGES 222

Schwangerschaft und Psychopharmaka
I. STEVENS und H. J. GAERTNER 227

Alltagsrelevante Vigilanzbeeinträchtigung und Psychopharmaka
G. LAUX 237

Diskussionen 249

Sachverzeichnis 273

Behandlung von Kindern mit Psychopharmaka unter Berücksichtigung frühkindlicher Hirnschäden

C. Eggers

Allgemeines

Die Indikationen für eine Psychopharmakotherapie im Kindes- und Jugendalter sind begrenzt. Dies hat seinen Grund in der Tatsache, daß das junge Individuum sich in einer Periode der Reifung und Entwicklung befindet. Die Interaktionen zwischen Pharmaka und Stoffwechsel sind daher komplexer und weniger übersichtlich als bei Erwachsenen.

Psychopharmaka treffen beim Kind auf ein zentrales Nervensystem, das sich noch im Stadium der Myelinisation und Strukturvermehrung befindet. Die strukturell-hierarchische Ausdifferenzierung der grauen und weißen Substanz sowie die bioelektrische, enzymatische und neurohormonelle Reifung sind noch nicht abgeschlossen. Der Neurotransmitterstoffwechsel ist ebenfalls noch nicht ausgereift: Ontogenetische Studien haben ergeben, daß sich dopaminerge, cholinerge und GABA-Neuronensysteme im heranreifenden Organismus ungleichmäßig entwickeln und sich sowohl quantitativ als auch qualitativ von den entsprechenden Neuronenstrukturen und Neurotransmitterfunktionen des Erwachsenen unterscheiden (Coyle 1976). Die dopaminergen Neurone scheinen relativ spät zu reifen (Carlsson 1980).

Da entwicklungsneuropharmakologische Untersuchungen kaum existieren – weder tierexperimentell noch klinisch –, sind unsere Kenntnisse über die neuralen Wirkungsgrundlagen von Psychopharmaka bei Kindern und Jugendlichen gering. Entsprechende Vorsicht ist bei der Anwendung von Psychopharmaka in dieser Altersgruppe geboten.

Indikationen

Es gibt, kurz gesagt, eigentlich nur 4 klinisch relevante Indikationsgebiete für die Verordnung von Psychopharmaka: die Psychosen, das hyperkinetische Syndrom, die Enuresis und Tics. Davon sind die Enuresis und das hyperkinetische Syndrom am häufigsten: Bei 10jährigen Kindern liegt sie für diese beiden Syndrome jeweils bei etwa 3–5% der Alterspopulation. Die Häufigkeit von Tics liegt bei etwa 4–5% der Alterspopulation, schizophrene Psychosen machen in der Präpubertät etwa 3–4% der Gesamtmorbidität aus. Aufgrund der Dramatik psychotischer Zustandsbilder hat die psychopharmakologische Behandlung hier eine ganz besondere Bedeutung, die Indikation ist hier besonders zwingend.

Einen Überblick über mögliche Indikationen für eine Psychopharmakotherapie bei Kindern und Jugendlichen gibt Tabelle 1.

Tabelle 1. Mögliche Indikationen für eine Psychopharmakotherapie bei Kindern und Jugendlichen

Neuroleptika

Schizophrene Psychosen
Jugendliche Manie
Exogene Psychosen
Episodische motorische Erregungszustände
Halluzinatorische Syndrome bei frühkindlichem Autismus und Demenzprozessen des Kindesalters
Gilles-de-la-Tourette-Syndrom
Allergosen (Phenothiazine)

Antidepressiva

Enuresis
Schwere Depressionen mit Suizidgefährdung
Schwere Zwangssyndrome
Affektive Psychosen
Somnambulismus
Pavor nocturnus
ADHD

Lithiumsalze

Depressive, manisch-depressive und schizoaffektive Psychosen

Lithiumsalze in Kombination mit Carbamazepin

Episodische Aggressionsdurchbrüche bei Hirnschädigung mit und ohne Epilepsie

Carbamazepin (evtl. in Kombination mit Neuroleptika)

Schizoaffektive Psychosen
Manische Episoden
Katatone Episoden

Tranquilizer

Prä- und postoperativ
Psychische Äquilibrierung bei zyanotischen Vitien, Verbrennungen
Pseudokrupp, Asthma bronchiale
Intermittierend bei schweren Schlafstörungen
Intermittierend bei Angst- und Unruhezuständen
Intermittierend bei manchen Phobien und Zwangsneurosen
Intermittierend bei schweren Psychosomatosen, z.B. Colitis ulcerosa, Asthma bronchiale
Zerebrale Anfallsleiden

Stimulanzien

Hyperkinetisches Syndrom (mit und ohne Aufmerksamkeitsstörungen)
Narkolepsie
Hyperserotoninämie bei frühkindlichem Autismus

Psychopharmakotherapie der Hirnschädigung

Schwere Hirnschädigung

Die Art der Pharmakotherapie wird sowohl vom Schweregrad als auch von der zugrundeliegenden Ätiologie bestimmt. Schwere Hirnschädigungen mit massiven Beeinträchtigungen kognitiver Funktionen sind anders zu behandeln als minimale zerebrale Funktionsstörungen. Erstere können vielfache Ursachen haben und entsprechend voneinander unterschieden werden (Tabelle 2).

Tabelle 2. Einteilung schwerer frühkindlicher Hirnschädigungen nach ätiologischen Gesichtspunkten

1. Trauma, Tumor, Hydrozephalus
2. Infektionen (Meningoenzephalitiden, subakute sklerosierende Panenzephalitis, progressive Rötelnenzephalitis, progressive multifokale Leukoenzephalopathie)
3. Metabolische Erkrankungen (Aminoazidopathien, RETT-Syndrom, Galaktosämie, Lipidosen, Mukopolysaccharidosen, Gangliosidosen, hepatolentikulozerebrale Degeneration (Morbus Wilson, Lesch-Nyhan-Syndrom)
4. Endokrinopathien (Hypothyreose)
5. Heredodegenerative Erkrankungen (Hallervorden-Spatz-Erkrankung)
6. Phakomatosen (Sturge-Weber-Syndrom, tuberöse Hirnsklerose (Morbus Recklinghausen, Louis-Bar-Syndrom)
7. Epilepsie

Bei etwa 50% der schweren geistigen Behinderungen ist die Ätiologie bekannt. Die beiden häufigsten Formen sind das Down-Syndrom (Häufigkeit: ca. 1,25:1000) und das Fragile-X-Syndrom (Häufigkeit etwa 1:1250 der männlichen Geburten). 3–7% der schweren geistigen Behinderungen sind durch bekannte metabolisch-genetische oder endokrine Störungen bedingt. Die Häufigkeit postinfektiöser Hirnschädigungen mit einer schweren geistigen Behinderung liegt bei 2,8–8,5% der Gesamterkrankungen (Gibbs u. Bolis 1991).

Soweit eine ursächliche Therapie nicht möglich oder nicht ausreichend ist, kann eine symptomatische Pharmakotherapie nötig sein, um Verhaltensstörungen zu behandeln, die durch die Hirnschädigung bedingt und einer pädagogischen Beeinflussung nicht oder nicht ausreichend zugänglich sind. Dazu gehören in erster Linie aggressive und autoaggressive Verhaltensweisen. Eine spezifische Pharmakotherapie für diesen Bereich gibt es nicht. Bei hochaggressiven, stark exzitierten und explosiven Patienten sind niedrig- bis mittelpotente Neuroleptika zu erwägen, die eine antiaggressive und sedierende Wirkkomponente haben. In der Kinderpsychiatrie gebräuchlich ist das Butyrophenonderivat Fluropipamid (Dipiperon), Dosierung: einschleichend 0,5–1 mg/kg KG bzw. 3x1 Teelöffel (3–20 mg), mittlere Erhaltungsdosis 40–100 mg, bei schweren Verhaltensstörungen bis zu 240 mg täglich. Jugendliche benötigen 20–80 mg mehr als die angegebenen Dosen. Andere Möglichkeiten sind Phenothiazine (z.B. Thioridazin, Perazin) oder Thioxanthene (z.B. Chlorprothixen). Bei hirnorganisch bedingten aggressiven Wutausbrüchen haben sich im Kindes- und Jugendalter β-Rezeptoren-Blocker bewährt, z.B. Oxprenolol in einer Dosierung zwischen 40 und 160 mg/die, unter stationären Bedingungen evtl. auch höher (Eggers 1984). Die neuroleptische Behandlung hirnorganisch bedingter Aggressionen sollte auf akute Situationen beschränkt sein. Die neuroleptische Langzeitbehandlung hirnorganisch bedingter Aggressionen ist vor allem in Anbetracht der Langzeitkomplikationen eher zu vermeiden.

Bei hirnorganisch bedingten Aggressionen und Wutzuständen ist vor allem im Zusammenhang mit einer Epilepsie auch an die günstige psychotrope Wirkung von Carbamazepin zu denken. Auch bei nicht-epileptischen hirngeschädigten Kindern mit episodischen Aggressions- und Wutausbrüchen wurde eine günstige Wirkung von Carbamazepin beschrieben (Reid et al. 1981; Langee 1989). Carbamazepin reagiert synergistisch mit Lithium bei Patienten, die auf Carbamazepin oder Lithium alleine nicht ausreichend ansprechen. Wie Lithium ist auch Carbamazepin bei der Behandlung episodischer Kontrollverluste und intermittierender explosiver Aggressionsausbrüche bei geistig behinderten oder hirngeschädigten Kindern und Jugendlichen wirksam (Gualtieri 1991).

In bezug auf schwere Autoaggressionen bei geistig Behinderten, z.B. beim Lange- oder beim Lesch-Nyhan-Syndrom, gibt es einzelne Berichte über erfolgreiche Behandlungen mit der Kombination von L-Tryptophan (2 g/Tag) und Fluoxetin (20 mg/Tag) (Gualtieri 1991).

Leichte frühkindliche Hirnschädigung („minimale zerebrale Dysfunktion")

Der Begriff der leichten frühkindlichen Hirnschädigung bzw. der minimalen zerebralen Dysfunktion (MCD) ist unscharf, und er subsumiert heterogene Syndrome. Es handelt sich um neurale Entwicklungsstörungen, die mit kognitiven Leistungsbeeinträchtigungen einhergehen. Die Gesamtintelligenz ist in der Regel nicht beeinträchtigt, nicht selten sogar übernormal. Ein spezifisches neurales Substrat fehlt. Insbesondere lassen sich zwischen bestimmten motorischen, sensorischen und kognitiven Defizienzen und speziellen neuralen Dysfunktionen im allgemeinen keine Beziehungen herstellen, auch bestehen statistisch nur lockere Korrelationen zwischen anamnestischen Hinweisen auf prä-, peri- und postnatale Komplikationen und dem Syndrom einer „minimal brain dysfunction". Doch sind prämature Geburt, niedriges Geburtsgewicht, Sektio, Zangen- und Saugglockenentbindung, Schwangerschaftsblutungen, Übertragung und Asphyxie häufige Risikofaktoren für frühkindlich entstandene Hirnfunktionsstörungen, die unter dem Begriff der MCD zusammengefaßt werden. Dazu können unter klinischen Gesichtspunkten die in Tabelle 3 aufgeführten Syndrome gerechnet werden.

Tabelle 3. Einteilung nach klinischer Symptomatik

Hyperkinetisches Syndrom (HS)
Aufmerksamkeitsstörungen (ADD)
Aufmerksamkeitsstörungen mit Hyperaktivität (ADHD)
„motor clumsiness" (MC) (Unbeholfenheit, Schwerfälligkeit)
Sprachentwicklungsstörungen (LDD)
Spezifische Lernstörungen (SLD)

Einen Überblick über einige wichtige klinische Symptome frühkindlich erworbener Hirnfunktionsstörungen gibt Tabelle 4.

Ursächlich wird für die beschriebenen Hirnfunktionsstörungen und die entsprechenden klinischen Symptome eine Verzögerung in der zerebralen Organisation und infolgedessen im Erwerb bestimmter zerebraler Funktionen angenommen. Es handelt sich also vorwiegend um *funktionelle Entwicklungsstörungen*, häufig ohne faßbares anatomisches Substrat. Die Ursachen sind sehr verschieden: prä-, peri- oder unmittelbar postnatale Sauerstoffmangelzustände, Hypothyreodismus, Blei- oder Strahlenexposition, Drogen, Alkohol oder Rauchen während der Schwangerschaft, genetische Einflüsse sowie Abnormitäten des Neurotransmitterstoffwechsels.

Hyperkinetisches Syndrom

Eine besondere Stellung unter den hirnorganisch bedingten Störbildern des Kindes- und Jugendalters nimmt das *hyperkinetische Syndrom* ein. Es ist gekennzeichnet durch zahlreiche der in Tabelle 4 aufgeführten Symptome: in erster Linie durch Hyperimpulsivität, eine „ungehemmte, wenig organisierte und schlecht gesteuerte, extreme Überaktivität, an deren Stelle aber in der Adoleszenz Hypoaktivität treten kann" (ICD-9), verkürzte Aufmerksamkeitsspanne, erhöhte Ablenkbarkeit, verminderte Ausdauer. Häufig leiden die betroffenen Kinder unter starken Stimmungsschwankungen und depressiven Selbstwertkrisen, die unter Albernheiten, Clownerien und störendem, z.T. aggressivem „acting-out"-Verhalten maskiert werden („Klassenkasper", „Störenfried"). Durch Angeberei oder Geschenke versuchen sich diese Kinder nicht selten Freundschaften zu erkaufen, da sie sowohl leistungsmäßig als auch in ihrer sozialen Kompetenz ins Hintertreffen geraten, deshalb abgelehnt werden und häufig den hinteren Rangplatz in der „peer group" einnehmen (Omegaposition).

Tabelle 4. Klinische Merkmale einer minimalen zerebralen Dysfunktion

1. Motorische Störungen

   Motorische Koordinationsstörungen, Programminstabilität, Störungen des Körperschemas und der Rechts-links-Diskriminierung, Raumlagestörung, unspezifische Dyskinesien, Dyspraxien

2. Kognitive Störungen

   Störungen von Aufmerksamkeit, Konzentration und Merkfähigkeit, optische, akustische, taktil-kinästhetische Wahrnehmungsstörungen, insbesondere Beeinträchtigungen der Figur-Hintergrund-Differenzierung, der Erfassung und Differenzierung auditiver Stimuli; Teilleistungsschwächen, z.B. Lese-Rechtschreibe-Schwäche, Rechenschwäche; Sprachentwicklungsstörungen

3. Antriebsstörungen

   Ziellose Hyperaktivität, erhöhte Impulsivität, gesteigerte Einfälle, unüberlegte, unkontrollierte Handlungen

4. Störungen des Sozialverhaltens

   Distanzschwäche, Aggressivität, mangelndes Rollenverständnis und beeinträchtigte Perspektivenübernahme des anderen; Unfähigkeit, Gefahren einzuschätzen, inadäquate Reaktionen auf soziale Gegebenheiten und Normen

5. Störungen im affektiv-emotionalen Bereich

   Erhöhte Reizbarkeit, Stimmungslabilität, erhöhte Beeindruckbarkeit, ungezügelte emotionale Reaktionen (Zorn, Wut, Angst, Verzweiflung)

6. Sekundäre Neurotisierung

   Störungen des Selbstwerterlebens, Minderwertigkeits- und Insuffizienzgefühle, depressive Versagensreaktionen, Resignation, Angst- und Panikzustände, maniforme Abwehr in Form von Clownereien, evtl. dissoziale Handlungsweisen, „Klassenstörer"

Da die hyperkinetische Bewegungsunruhe ein hervorstechendes Merkmal bei vielen aufmerksamkeits- und konzentrationsgestörten Kindern ist, ist in der revidierten Fassung des DSM-III (DSM-III-R) das hyperkinetische Kriterium als gleichberechtigt neben dem Aufmerksamkeitsdefizit angeführt (ADHD = „attention deficit hyperactivity disorder").

Um die Diagnose einer Aufmerksamkeitsstörung mit hyperkinetischem Verhalten (ADHD) nach DSM-III-R zu stellen, müssen mindestens 8 Symptome einer „behaviour checklist" mit 14 Items erfüllt sein (Tabelle 5).

Tabelle 5. Diagnostische Kriterien nach DSM-III-R Nr. 314.01

Der Betroffene:
1. zappelt häufig mit Händen oder Füßen oder windet sich in seinem Sitz (bei Adoleszenten kann sich dies auf subjektive Empfindungen von Rastlosigkeit beschränken),
2. kann nur schwer sitzen bleiben, wenn dies von ihm verlangt wird,
3. wird leicht durch externe Reize abgelenkt,
4. kann bei Spiel- oder Gruppensituationen nur schwer warten, bis er an der Reihe ist,
5. platzt oft mit der Antwort heraus, bevor die Fragen vollständig gestellt sind,
6. hat Schwierigkeiten, Aufträge anderer vollständig auszuführen (nicht bedingt durch oppositionelles Verhalten oder Verständnisschwierigkeiten), beendet beispielsweise die Hausaufgaben nicht,
7. hat Schwierigkeiten, bei Aufgaben oder Spielen länger aufmerksam zu sein,
8. wechselt häufig von einer nicht beendeten Aktivität zu einer anderen,
9. kann nur schwer ruhig spielen,
10. redet häufig übermäßig viel,
11. unterbricht oft andere oder drängt sich diesen auf, platzt z.B. ins Spiel anderer Kinder hinein,
12. scheint häufig nicht zuzuhören, wenn andere mit ihm sprechen,
13. verliert häufig Gegenstände, die er für Aufgaben und Aktivitäten in der Schule oder zu Hause benötigt (z.B. Spielzeug, Bleistifte, Bücher, Anweisungen),
14. unternimmt oft ohne Rücksicht auf mögliche Folgen körperlich gefährliche Aktivitäten (nicht aus Abenteuerlust), rennt z.B. ohne zu schauen auf die Straße.

In einer neueren Studie, in der 84 Kinder und Jugendliche im Alter von 12–17 Jahren mit der Diagnose einer ADHD mit 77 Gleichaltrigen verglichen wurden, bei denen sowohl durch Eltern- und Lehrerinterviews als auch durch das DSM-III-R und eine Behaviour checklist das Vorliegen von Aufmerksamkeitsstörungen und Hyperaktivität ausgeschlossen worden waren, zeigte sich, daß beide Gruppen sich nicht nur in bezug auf Hyperaktivität, Impulsivität und Aufmerksamkeitsstörung, sondern auch in ihrem Sozialverhalten signifikant unterscheiden. Die Kinder mit ADHD hatten im Vergleich zur Kontrollgruppe eine höhere Tendenz zu oppositionellem und delinquentem Verhalten, zeigten weniger soziale Kompetenz und hatten infolgedessen weniger Freundschaften und waren signifikant weniger in soziale und organisierte Aktivitäten involviert (Barkley et al. 1991).

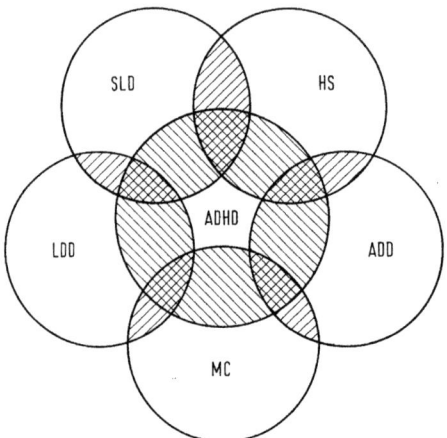

Abb. 1. Beziehungen zwischen verschiedenen Hirnfunktionsstörungen (schematisch). *HS* hyperkinetisches Syndrom, *ADD* Aufmerksamkeitsstörungen, *ADHD* Aufmerksamkeitsstörungen mit Hyperaktivität, *MC* Motor clumsiness, *LDD* Sprachentwicklungsstörungen, *SLD* spezifische Lernstörungen

Aus dem bisher Gesagten ergibt sich, daß sich die in Tabelle 3 aufgeführten Syndrome in Einzelfällen zwar gut voneinander trennen lassen, daß aber in anderen Fällen wesentliche Überschneidungen bestehen, wie dies in Abb. 1 schematisch dargestellt ist. Der Aufmerksamkeitsstörung mit hyperkinetischem Verhalten kommt dabei eine zentrale Stellung zu.

Pharmakotherapie frühkindlich entstandener zerebraler Dysfunktionen

Die in Tabelle 3 als letzte genannten 3 Syndrome „motor clumsiness" (MC), Sprachentwicklungsstörungen (LDD) und spezifische Lernstörungen (SLD) stellen in erster Linie eine Indikation für eine mototherapeutische, heilpädagogische, sonderpädagogische und sprachheiltherapeutische Behandlung dar, während die erstgenannten 3 Syndrome einer spezifischen pharmakotherapeutischen Behandlung zugänglich sind.

Seitdem Charles Bradley im Jahre 1937 erstmals das Psychostimulans Benzedrin bei hyperkinetischen Kindern anwendete, sind mehr als 20 neuropharmakologische Substanzen zur Behandlung von Aufmerksamkeitsstörungen mit Hyperaktivität ausprobiert worden. Davon haben sich 3 Substanzen herauskristallisiert, die heute noch verwandt werden: in erster Linie Methylphenidat (Ritalin), Dextroamphetamin (Benzedrin) und Pemolin (Tradon). In Deutschland wird in erster Linie Methylphenidat in einer Dosierung von 0,2–0,3 mg/kg KG verwendet, in Ausnahmefällen maximal 1,0 mg/kg KG. Die Tagesdosis liegt bei 5–30 mg, maximal 60 mg/tgl. Dextroamphetamin ist in der Bundesrepublik nicht im Handel. Methylphenidat zeigt wegen der kurzen Halbwertszeit von nur 3,3 h eine kürzere Wirkdauer als Amphetamin. Deshalb muß Methylphenidat bei Kindern häufig 2mal pro Tag gegeben werden (morgens und mittags). Es wird nach oraler Applikation rasch absorbiert, zeigt eine geringe Bindung an Plasmaproteine und passiert schnell die Blut-Hirn-Schranke. Pemolin unterliegt im Gegensatz zu Methylphenidat nicht dem Betäubungsmittelgesetz, es wird aber kaum verwandt, der Wirkungseintritt ist langsamer, der Effekt stellt sich erst nach 3–4 Wochen ein, allerdings muß es nur in einer Einzeldosis morgens gegeben werden (Dosierung 0,5–2,0 mg/kg KG, Tagesdosis 25–100 mg).

Stimulanzien beeinflussen die kognitiven und emotionalen Störungen positiv, die bei Aufmerksamkeitsstörungen mit hyperkinetischem Verhalten in erster Linie beeinträchtigt sind: Ablenkbarkeit, motorische Unruhe, Impulsivität, emotionale Labilität, Gedächtnisstörungen. Infolge dieser günstigen Wirkungen auf motorische, kognitive und affektive Komponenten des Verhaltensspektrums aufmerksamkeitsgestörter und hyperkinetischer Kinder kommt es sekundär zu einer Verbesserung ihrer sozialen Interaktionen und damit auch zu einer Besserung ihrer sozialen Position und ihres Selbstwerterlebens, was gerade für diese Altersgruppe enorm wichtig ist.

In jüngster Zeit wurde eine Reihe *kontrollierter neuropsychologischer* und *verhaltensphysiologischer Studien* mit Stimulanzien durchgeführt. Dabei konnten *spezifische Wirkungen* dieser Substanzen nachgewiesen werden, z.B. auf die *selektive Aufmerksamkeit* (Balthazor et al. 1991). Psychostimulanzien verlängern bzw. verbreitern die Aufmerksamkeitsspanne und erleichtern die Fokussierung der Aufmerksamkeit (Verbesserung der Selektivität der Aufmerksamkeit entsprechend der aufgabenbezogenen Relevanz der dargebotenen Stimuli).

Bei hyperkinetischen Kindern, die sorgfältig testpsychologisch untersucht wurden, hat sich eine eindeutige Wirkung von Amphetamin und Methylphenidat auf basale kognitive Funktionen nachweisen lassen, insbesondere auf das *Kurzzeitgedächtnis*; die *Informationsverarbeitung* wird verbessert (Coons et al. 1987; Evans u. Pelham 1991; Solanto 1984; Weingartner et al. 1980). Dies läßt sich auch neurophysiologisch darstellen (ERP, P 300). Dadurch wird sekundär auch die *Leistungsmotivation* der betroffenen Kinder erhöht (Dykmann et al. 1980; Horn et al. 1991) und das familiäre Klima verbessert (Schachar et al. 1987). Die Fähigkeit zur Lösung mathematischer Probleme und das Sprachverständnis werden verbessert (Balthazor et al. 1991; Brown et al. 1991; Carlson et al. 1991; Just u. Carpenter 1980; Kaye 1986).

Auch *perzeptorisch-motorische Funktionen* werden durch Stimulanzien verbessert (Golinko et al. 1981), ebenso feinmotorische Geschwindigkeit, Genauigkeit und Ausdauer (Gualtieri u. Hicks 1986).

Eine recht spezifische Wirkung von Psychostimulanzien ist die *Effizienzsteigerung zentralnervöser inhibitorischer Kontrollmechanismen* (Tannock et al. 1989). Letztere sind für die Qualität des Zusammenwirkens verschiedener kognitiver Funktionen, wie Kodierung, Dekodierung, Speicherung, „Abruf", Wiedererkennung und vor allem die zeitliche (serielle) und räumliche Ordnung intendierter und auszuführender Handlungsprogramme („output"), von großer Bedeutung. Solche exekutive Kontrollmechanismen sind für den optimalen Ablauf kognitiver Prozesse bedeutsam und damit Voraussetzung für adäquate Problemlösestrategien. Dazu gehört, daß inadäquate, störende und den Erfolg gefährdende Strategien und Funktionsabläufe unterdrückt werden. Die Effizienz von Psychostimulanzien wie Amphetamin und Methylphenidat in bezug auf die Förderung der beschriebenen inhibitorischen Kontrollfunktionen spiegelt sich klinisch in der Abnahme von Hyperimpulsivität, überschießender motorischer Aktivität und Unkonzentriertheit und neuropsychologisch in der Abnahme der Fehlerzahl bei kognitiven Leistungstests wider (Aman u. Turbott 1991; Balthazor et al. 1991; Douglas et al. 1988; Rapport et al. 1988; de Sonneville et al. 1991; Tannock et al. 1989 u.a.).

Es gibt auch eine Reihe kontrollierter Doppelblindstudien über Verhaltensänderungen bei hyperkinetischen Kindern unter Einfluß von Psychostimulanzien; so zeigte sich unter Methylphenidat eine signifikante Abnahme aggressiven Verhaltens, gemessen u.a. mit der Adolescent Antisocial Behaviour Checklist (Cunningham et al. 1991; Kaplan et al. 1990). Zu vergleichbaren Ergebnissen mit vergleichbaren Meßskalen (TOTS) kamen Klorman et al. (1990).

Langzeituntersuchungen ergaben wenig Anhaltspunkte für Langzeiteffekte der Psychostimulanzienbehandlung bei hyperkinetischen und aufmerksamkeitsgestörten Kindern. Im Gegenteil spricht alles dafür, daß Psychostimulanzientherapie nicht zu langfristigen Verhaltensänderungen und Leistungsverbesserungen führt (Lambert 1988; Manuzza et al. 1988; Stevenson u. Wolraich 1989; Weiss et al. 1975; Weiss u. Hechtman 1986). Allerdings sind in der Kindheit mit Stimulanzien behandelte junge Erwachsene selbstbewußter, weniger delinquent und haben weniger Autounfälle als ihre nichtbehandelten Kontrollprobanden (Hechtmann et al. 1984).

Etwa 25% der behandelten Kindern sprechen nicht auf die Stimulanzientherapie an (Barkley 1977; McBride 1988). In 70–80% der Fälle verbessert Methylphenidat die Aufmerksamkeit und reduziert die Hyperaktivität bei den betreffenden Kindern (Baldessarini et al. 1972; Shaywitz u. Shaywitz 1984; Wright 1982).

Die Gründe für das Ausbleiben langfristiger Erfolge einer Psychostimulanzienbehandlung sind im einzelnen schwer zu eruieren. Ein Grund mag sein, daß sich hinter der Diagnose einer ADHD überlappende Störungen verbergen und daß der Anteil an Verhaltensstörungen sowohl prozentual als auch schweregradmäßig unterschiedlich ist (Hinshaw 1987, 1991; Jacobvitz et al. 1990). Verläßliche Prädiktoren für den Therapieerfolg mit Stimulanzien gibt es nicht (Jacobvitz et al. 1990).

Neurobiologische Wirkungsgrundlagen der Stimulanzien

Zum Verständnis der klinischen Wirkung von Psychostimulanzien tragen die durch sie ausgelösten neurobiologischen Befunde wesentlich bei: Psychostimulanzien greifen in erster Linie in den Katecholaminstoffwechsel ein, haben aber auch einen Einfluß auf serotonerge und cholinerge Neurone. Die Tatsache, daß die amphetamininduzierte Hyperkinesie durch MAO-Blocker intensiviert und durch selektive Zerstörung katecholaminerger Nervenendigungen durch 6-Hydroxydopamin gehemmt wird, spricht eindeutig für eine Einwirkung auf zentrale Katecholamine. Sowohl akute als auch chronische Gaben von D-Amphetamin (Dosierung 5–20 mg/kg KG) verstärken die Freisetzung von Noradrenalin und Dopamin in den synaptischen Spalt, hemmen die Wiederaufnahme von Dopamin und Noradrenalin in die präsynaptische Nervenendigung und beeinträchtigen die Aktivität der Monoaminooxydase (MAO). Dadurch stehen vermehrt Katecholamine am postsynaptischen Rezeptor zur Verfügung. Auch Serotonin und Azetylcholin werden in vermehrtem Maße freigesetzt (Dyck et al. 1980; Homan u. Ziance 1981).

Methylphenidat scheint in stärkerem Maß Serotonin freizusetzen als Amphetamin (Dyck et al. 1980), hemmt aber ebenfalls das Reuptake von Dopamin und Noradrenalin und fördert deren Freisetzung (Ferris et al. 1972; Ross 1978); auch hemmt Methylphenidat die Aktivität der MAO und damit den Abbau von Katecholaminen.

Einen verkürzten schematischen Überblick über die neurochemischen Wirkungsweisen der Psychostimulanzien gibt Tabelle 6.

Tabelle 6. Neurochemische Wirkung der Psychostimulanzien

- Hemmung der MAO
- Reuptake-Hemmung von Dopamin, Noradrenalin und Serotonin
- vermehrte Freisetzung von Dopamin aus reserpinsensitiven Granula (Methylphenidat) bzw. aus neusynthetisiertem zytoplasmatischem Pool (Amphetamin)

Neuroanatomisch scheinen Psychostimulanzien im wesentlichen auf die dopaminergen nigrostriären und mesolimbischen Neurone der Area 8, 9 und 10 bzw. auf die mesokortikopräfrontalen Bahnen einzuwirken.

Behandlung mit trizyklischen Antidepressiva

Da die Stimulanzienbehandlung in ca. 30% keine Wirkung zeigt und die Nebenwirkungen erheblich sein können (Schlaflosigkeit, dysphorische Verstimmungen, Tics, Wachstumsverzögerung), ist bei der Behandlung von ADHD an den Einsatz trizyklischer Antidepressiva zu denken. Die meisten Erfahrungen liegen mit Desimipramin (DMI) vor, hierzu sind eine Reihe sorgfältiger kontrollierter Studien durchgeführt worden (Biederman et al. 1989; Donnelly et al. 1986; Gualtieri et al. 1991; Riddle et al. 1988). Dabei konnten gegenüber Plazebo signifikante Besserungen sowohl der kognitiven und motorischen Funktionen als auch im Verhaltensbereich beobachtet werden. Die pharmakologischen Wirkungsgrundlagen für die Besserung bei Kindern mit ADHD sind noch ungeklärt. Donnelly et al. (1986) fanden eine Erniedrigung sowohl des Noradrenalinplasmaspiegels als auch der MHPG-Ausscheidung im Urin der mit DMI behandelten Kinder, was mit der zentralen Wirkung von DMI (selektive Wiederaufnahmehemmung von Noradrenalin) im Einklang steht. Eine neuere offene, nicht kontrollierte Studie mit Fluoxetin, einem Serotonin-Reuptake-Hemmer, bei 19 Kindern mit ADHD berichtet über eine Besserung bei 60% (Dosierung 20–60 mg/die. Nennenswerte Nebenwirkungen wurden nicht beobachtet (Barrickman et al. 1991). Es bleibt abzuwarten, ob dieser Weg erfolgreich sein wird.

Literatur

Aman MG, Turbott SH (1991) Prediction of clinical response in children taking methylphenidate. J Autism Dev Disord 21: 211–228

Baldessarini RJ, Conners CK, Eisenberg L (1972) Symposium: Behaviour modification by drugs. Pediatrics 49/5: 694–715

Balthazor MJ, Wagner RK, Pelham WE (1991) The specificity of the effects of stimulant medication on classroom learning-related measures of cognitive processing for attention deficit disorder children. J Abnorm Child Psychol 19: 35–52

Barkley RA (1977) A review of stimulant drug research with hyperacitve children. J Child Psychol Psychiatry 18: 137–165

Barkley RA, Anastopoulos AD, Guevremont DC, Fletcher KE (1991) Adolescents with ADHD: Patterns of behavioral adjustment, academic functioning, and treatment utilization. J Am Acad Child Adolesc Psychiatry 30: 752–761

Barrickman L, Noyes R, Kuperman S, Schumacher E, Verda M (1991) Treatment of ADHD with Fluoxetine: A preliminary trial. J Am Acad Child Adolesc Psychiatry 5:762–767

Biederman J, Baldessarini RH, Wright V, Knee D, Harmatz JS (1989) A double-blind placebo controlled study of desipramine in the treatment of ADD: I. efficacy. J Am Acad Child Adolesc Psychiatry 28: 777–784

Bradley C (1937) The behavior of children receiving benzedrine. Am J Psychiatry 94: 577–585

Brown RT, Jaffe SL, Silverstein J, Magee H (1991) Methylphenidate and adolescents hospitalized with conduct disorder: Dose effects on classroom behavior, academic performance, and impulsivity. J Clin Child Psychol 3: 282–292

Carlson CL, Pelham WE, Swanson JM, Wagner JL (1991) A divided attention analysis of the effects of methylphenidate on the arithmetic performance of children with attention-deficit hyperactivity disorder. J Child Psychol Psychiatry 32: 463–471

Carlsson A (1980) Psychopharmacology: Basic aspects. In: Kisker KP, Meyer JE, Müller C, Strömgren E (Hrsg) Psychiatrie der Gegenwart, Bd I/2, 2. Aufl. Springer, Berlin Heidelberg New York, S 197–242

Coons HW, Klorman R, Borgstedt A (1987) Effects of methylphenidate on adolescents with a childhood history of attention deficit disorder: II. Information Processing. J Am Acad Child Adolesc Psychiatry 26: 368–374

Coyle JT (1976) Neurochemical aspects of the development of the dopaminergic innervation of the striatum. In: Brazier MAB, Coceani F (eds) Brain dysfunction in infantile febrile convulsions. Raven Press, New York, pp 25–39

Cunningham CE, Siegel LS, Offord DR (1991) A dose-response analysis of the effects of methylphenidate on the peer interactions and simulated classroom performance of ADD children with and without conduct problems. J Child Psychol Psychiatry 32: 439–452

Donnelly M, Zametkin AZ, Rapoport JL et al. (1986) Treatment of childhood hyperactivity with desipramine: Plasma drug concentration, cardiovascular effects, plasma and urinary catecholamine levels, and clinical response. Clin Pharmacol Ther 39: 72–81

Douglas VI, Barr RG, Amin K, O'Neill ME, Britton BG (1988) Dosage effects and individual responsivity to methylphenidate in attention deficit disorder. J Child Psychol Psychiatry 29: 453–475

Dyck LE, Boulton AA, Jones RS (1980) A comparison of the effects of methylphenidate and amphetamine on the simultaneous release of radio-labelled dopamine and p- or m-tyramine from rat striatal slices. Eur J Pharmacol 68: 33

Dykmann RA, Ackermann PT, McCray DS (1980) Effects of methylphenidate on selective and sustained attention in hyperactive reading-disabled and presumably attention-disordered boys. J Nerv Ment Dis 168: 745–752

Eggers C (1984) Sozialisationsstörungen (Aggressivität, Autoaggressivität). In: Nissen G, Eggers C, Martinius J (Hrsg) Kinder- und jugendpsychiatrische Pharmakotherapie. Springer, Berlin Heidelberg New York Tokyo, S 313–316

Evans SW, Pelham E (1991) Psychostimulant effects on academic and behavioral measures for ADHD junior high school students in a lecture format classroom. J Abnorm Child Psychol 19: 537–552

Ferris RM, Tang FL, Maxwell RA (1972) A comparison of the capacities of isomers of amphetamine, deoxypipradol and methylphenidate to inhibit the uptake of tritiated catecholamines into rat cerebral cortex slices, synaptomosol preparations of rat cerebral cortex, hypothalamus and striatum into adrenergic nerves of rabbit aorta. J Pharmacol Exp Ther 181: 407–416

Gibbs CJ, Bolis CL (1991) NINS New issues in neurosciences. Basic and clinical approaches, vol 3/1. Thieme, Stuttgart, pp 75–78

Golinko BE, Rennick PM, Lewis RF (1981) Predicting stimulant effectiveness in hyperactive children with a repeatable neuropsychological battery. Prog Neuropsychopharmacol 5: 65–68

Gualtieri CT (1991) Neuropsychiatry and behavioral pharmacology. Springer, Berlin Heidelberg New York Tokyo

Gualtieri CT, Hicks RE (1986) Neuropharmacology of methylphenidate and a neural substrate for childhood hyperactivity. Psychiatr Clin North Am 8: 875–892

Gualtieri CT, Keenan PA, Chandler M (1991) Clinical and neuropsychological effects of desipramine in children with attention deficit hyperactivity disorder. J Clin Psychopharmacol 11: 155–159

Hechtmann L, Weiss G, Perlman T (1984) Young adult outcome of hyperactive children who received long-term stimulant treatment. J Am Acad Child Adolesc Psychiatry 23: 261–269

Hinshaw SP (1987) On the distinction between attentional deficits/hyperactivity and conduct problems/aggression in child psychopathology. Psychol Bull 101: 443–463

Hinshaw SP (1991) Stimulant medication and the treatment of aggression in children with attentional deficits. J Clin Child Psychol 20: 301–312

Homann HD, Ziance RJ (1981) The effects of d-amphetamine and potassium on serotonin release and metabolism in rat cerebral cortex tissue. Res Commun Chem Pathol Pharmacol 31: 223

Horn WF, Ialongo NS, Pascoe JM et al. (1991) Additive effects of psychostimulants, parent training, and self-control therapy with ADHD children. J Am Acad Child Adolesc Psychiatry 30: 233–240

Jacobvitz D, Sroufe LA, Stewart M, Leffert N (1990) Treatment of attentional and hyperactivity problems in children with sympathomimetic drugs: A comprehensive review. J Am Acad Child Adolesc Psychiatry 29: 677–688

Just MA, Carpenter PA (1980) A theory of reading: From eye fixations to comprehension. Psychol Rev 87: 329–354

Kaplan SL, Busner J, Kupietz S, Wassermann E, Segal B (1990) Effects of methylphenidate on adolescents with aggressive conduct disorder and ADHD: A preliminary report. J Am Acad Child Adolesc Psychiatry 29: 719–723

Kaye DB (1986) The development of mathematical cognition. Cogn Dev 1: 157–170

Klorman R, Brumaghim JT, Fitzpatrick PA, Borgstedt AD (1990) Clinical effects of a controlled trial of methylphenidate on adolescents with attention deficit disorder. J Am Acad Child Adolesc Psychiatry 29: 702–709

Lambert NM (1988) Adolescent outcomes for hyperactive children: perspectives on general and specific patterns of childhood risk for adolescent educational, social and mental health problems. Am J Psychol 43: 786–799

Langee HR (1989) A retrospective study of mentally retarded patients with behavior disorders who were treated with carbamazepine. Am J Ment Retard 93: 640–643

Mannuzza S, Gittlemann-Klein R, Bonagura N, Horowitz-Konig P, Shenker R (1988) Hyperactive boys almost grown up. Arch Gen Psychiatry 45: 13–18

McBride MC (1988) An individual double-blind crossover trial for assessing methylphenidate response in children with attention deficit disorder. J Pediatr 113: 137

Rapport MD, Stoner G, DuPaul GJ, Kelly KL, Tucker SB, Schoeler T (1988) Attention deficit disorder and methylphenidate: A multilevel analysis of dose-response effects on children's impulsivity accross settings. J Am Acad Child Adolesc Psychiatry 27: 60–69

Reid AH, Naylor GT, Kay DSG (1981) A double blind placebo controlled crossover trial of carbamazepine in overactive severely mentally handicapped patients. Psychol Med 11: 109–113

Riddle MA, Hardin MT, Cho SC, Wollston JL, Leckman JF (1988) Desipramine treatment of boys with attention-deficit hyperacitivity disorder and tics: preliminary clinical experience. J Am Child Adolesc Psychiatry 27: 811–814

Ross SB (1978) Antagonism by methylphenidate of the stereotyped behavior produced by (I)-amphetamine in reserpinized rats. J Pharm Pharmacol 30: 253–254

Schachar R, Taylor E, Wieselberg M, Thorley G, Rutter M (1987) Changes in family function and relationship in children who respond to methylphenidate. J Am Acad Child Adolesc Psychiatry 26: 728–732

Shaywitz SE, Shaywitz BA (1984) Diagnosis and management of attention deficit disorder. A pediatric perspective. Pediatr Clin North Am 31: 429

Solanto MV (1984) Neuropharmacological basis of stimulant drug action in attention deficit disorder with hyperactivity: A review and synthesis. Psychol Bull 95: 387–409

Sonneville de LMJ, Njiokiktjien C, Hilhorst RC (1991) Methylphenidate-induced changes in ADHD information processors. J Child Psychol Psychiatry 32: 285–295

Stevenson RD, Wolraich ML (1989) Stimulant medication therapy in the treatment of children with attention deficit hyperactivity disorder. Clin Pharmacol 36: 1183–1197

Tannock R, Schachar RJ, Carr RP, Chajczyk D, Logan GD (1989) Effects of methylphenidate on inhibitory control in hyperactive children. J Abnorm Child Psychol 17: 473–491

Weingartner H, Rapoport JL, Buchsbaum MS, Bunney WE jr, Ebert MH, Mikkelsen EJ, Caine ED (1980) Cognitive processes in normal and hyperactive children and their response to amphetamine treatment. J Abnorm Psychol 89: 25–37

Weiss G, Hechtman LT (1986) Hyperactive children grown up. Guilford, New York

Weiss G, Kruger E, Davidson V, Elman J (1975) Effects of longterm treatment of hyperactive children with methylphenidate. Can Med Assoc J 112: 159–165

Wright FS (1982) Learning disabilities and associated conditions. General considerations and approach to learning disabilities. In: Swaimann KF, Wright FS (eds) The practice of pediatric neurology. Mosby, St. Louis

Patienten mit Schädel-Hirn-Traumata und ihre Behandlungsmöglichkeiten mit Psychopharmaka

J. GLASS

Die Inzidenz der Schädel-Hirn-Verletzungen hat in allen hochindustrialisierten Ländern ein erschreckendes Ausmaß erreicht. Den größten Anteil daran haben bekanntlich die Verkehrsunfälle. Ärzte nahezu aller Fachrichtungen sind in die Behandlung der Folgen der Schädel-Hirn-Traumata einbezogen, und sei es nur im Sinne der sachgerechten Erste-Hilfe-Maßnahmen. Für die Neurologie und Psychiatrie stellen sich darüber hinaus hauptsächlich 4 Aufgaben:

- Beurteilung des Verlaufes zur Früherkennung von Komplikationen im Rahmen des Konsils trotz des Einsatzes bildgebender Verfahren;
- Mitwirkung bei der Therapie des Hirndruckes, der Durchgangssyndrome und neuroprotektiver Behandlungsansätze;
- Übernahme von Diagnostik und Frührehabilitation neuropsychologischer Defizite und sog. psychorganischer Syndrome;
- aktive Beteiligung an der sich anschließenden beruflichen Rehabilitation.

Diese 4 Aufgaben lassen erkennen, daß wir uns im Grenzgebiet zwischen Neurologie und Psychiatrie bewegen. Während im folgenden die Erstversorgung Schädelhirnverletzter nur gestreift werden soll, bedürfen neuere pathophysiologische Erkenntnisse einer näheren Erörterung, da sich daraus therapeutische Ansatzpunkte ableiten lassen. Die Behandlung berücksichtigt somit nicht nur Psychopharmaka, sondern auch andere medikamentöse Therapiestrategien. Neuropsychologische Aspekte können im folgenden nicht berücksichtigt werden, obwohl sie in der Rehabilitation Schädelhirnverletzter eine wichtige Rolle spielen (Prosiegel 1991).

Erstversorgung Schädel-Hirn-Verletzter

Abgesehen von schwersten primärtraumatischen Hirnverletzungen sind die sekundärtraumatischen Schäden für das „outcome" der Patienten von größter Bedeutung. Dabei steht die sekundäre Ischämie an erster Stelle. Ist die einwirkende Kraft auf das Gehirn sehr groß, so können bereits initial zentrale Atemstörungen resultieren, die eine sofortige Mund-zu-Mund-Beatmung erforderlich machen. Anderenfalls ist für die Freihaltung der Atemwege zu sorgen (Tabelle 1), die Intubation ist bei schweren Schädel-Hirn-Traumata die beste Maßnahme für eine unbehinderte Atmung. Bei ausgeprägter Schocksymptomatik sind Mehrfachverletzungen zu berücksichtigen.

Tabelle 1. Erstversorgung Schädel-Hirn-Verletzter

Freimachen oder Freihalten der Atemwege
  Reinigung der Mundhöhle und des Rachens
  Intubation (schweres SHT, Atemstörungen) oder: stabile Seitenlage
  O_2 über Nasensonde, falls erforderlich

Schockbekämpfung (Mehrfachverletzungen?)
  Plasmaexpander (z.B. Poly-O-2-hydroxyethylstärke)

Kortikoide
  initial 100 mg Dexamethason i.v.
  später alle 2 h 8 mg i.v.

Cave Sedierung!

Tabelle 2. Diagnostik des Schädel-Hirn-Traumas in der Klinik

Leichtes Schädel-Hirn-Trauma
  Verlaufskontrolle der Bewußtseinsstörung
  Verlaufskontrolle des neurologischen Befundes
  Röntgen: Schädel und HWS
  Bei fehlendem Aufklaren des Bewußtseins innerhalb 1 h und „Herdzeichen" CCT

Mittelschweres und schweres Schädel-Hirn-Trauma
  Röntgen: Schädel und HWS
  CCT
  Verlaufskontrolle wie bei leichtem SHT
  Prüfung der Hirnstammreflexe (okulozephaler, vestibulookulärer und ziliospinaler Reflex)

Die initiale Verabreichung der Kortikoide hinsichtlich der Ödemprophylaxe ist umstritten. So wurde im Tierexperiment nachgewiesen, daß das Ausmaß der ischämischen Schädigung an Neuronen des Hippokampus durch Glukokortikoide verstärkt werden konnte (Sapolsky 1987). Trotzdem ist die Anwendung nach unserem heutigen Wissensstand zu empfehlen (Delank 1988). Dagegen sollten hyperosmolare Lösungen am Unfallort nicht verabreicht werden.

Welche Aufgaben hat der Nervenarzt als klinischer Konsilarius bei Schädel-Hirn-Verletzungen?

Trotz kranialer Computertomographie, die bei mittelschweren und schweren Schädel-Hirn-Traumata anfangs immer durchgeführt werden sollte, hat die Überwachung des Patienten mittels neurologischer Verlaufsuntersuchungen nicht an Wert verloren. Einerseits entwickeln sich Komplikationen, die sich der Darstellung im initial angefertigten CT entziehen, erst nach Stunden oder Tagen, andererseits gibt die neurologische Verlaufsuntersuchung auch Hinweise auf die Effizienz der therapeutischen Bemühungen. Der Umfang der diagnostischen Maßnahmen hat die Schwere des Schädel-Hirn-Traumas zu berücksichtigen (Tabelle 2). Prognostische Einschätzungen sind u.a. aus dem Punktwert der Glasgow-Komaskala zu ziehen. Ein Punktwert von 3–7 zeigt eine sehr schwere

Verletzung an. Die Schwere des Schädel-Hirn-Traumas ist proportional der Dauer der Bewußtlosigkeit und der Länge der posttraumatischen Amnesie. EEG-Verlaufsbeobachtungen sowie evozierte Potentiale (Jörg 1986; Jörg u. Vieregge 1989) und der Blinkreflex (Buonaguidi et al. 1979) sind ebenfalls zur Beurteilung der Prognose geeignet.

Klassifikation der Schädel-Hirn-Verletzungen

Keine der derzeit im Gebrauch befindlichen Klassifikation befriedigt im klinischen Alltag. Während das bekannte Einteilungsschema von Bues, Loew und Tönnis (Bues 1965) vorwiegend für spätere Begutachtungen Bedeutung hat, ist die herkömmliche Klassifikation der Traumata in Commotio und Contusio cerebri unscharf. Das liegt vor allem daran, daß sich die morphologische Unversehrtheit des Hirns als definiertes Kriterium der Commotio cerebri trotz moderner diagnostischer Verfahren nicht in jedem Fall sicher nachweisen läßt. Für die Commotio cerebri, die einem leichten Schädel-Hirn-Trauma entspricht, ist die Bewußtseinsstörung eine Conditio sine qua non. Sie kann sich äußern als:

– Bewußtlosigkeit bis zu 1 h Dauer,
– traumatischer Dämmerzustand,
– amnestisches Zustandsbild.

Die Bewußtseinsstörung mit Ausnahme der Bewußtlosigkeit kann bei der Commotio bis zu 5 h anhalten. Neurologische Herdsymptome fehlen immer. Schwindel und Erbrechen können bei einer Gehirnerschütterung auf die Irritation des vestibulären Systems (Commotio labyrinthi) bezogen werden (Poeck 1983), andererseits sind Kreislaufdysregulationen, die sich im Schellong-Versuch objektivieren lassen, Hinweis auf eine vegetative Symptomatologie. Bleibende Defizite treten nach einer Gehirnerschütterung nicht auf. Therapeutische Richtlinien sind in Tabelle 3 dargestellt.

Tabelle 3. Therapie der Commotio cerebri

Bettruhe maximal 2–3 Tage
Leichte Sedierung (niederpotente Neuroleptika, Parasympathikolytika)
Falls erforderlich Analgetika
Bei vestibulären/vegetativen Symptomen Antiemetika, Antivertiginosa
Ab 2.–4. Tag Kreislauftraining, Mobilisierung

Symptome der Contusio cerebri sind:

– Bewußtlosigkeit von über 1 h,
– neurologische Herdsymptome,
– frühe epileptische Anfälle,
– traumatische Psychosen,
– Nachweis von Hirnläsionen im CCT.

Ein Problem, das Neurologen und Psychiater gleichermaßen interessieren dürfte, sind die Residualbeschwerden nach einem Schädel-Hirn-Trauma. Folgt man der Definition, so dürften sie nur bei der Contusio cerebri auftreten. Die posttraumatischen Syndrome beinhalten Kopfschmerzen, Schwindelerscheinungen, vegetative Fehlsteuerung, psychische Alterationen, Alkoholintoleranz, psychomotorische Verlangsamung, mnestische Störungen sowie vorzeitige Ermüdbarkeit bei körperlicher und geistiger Belastung (sog. posttraumatische Hirnleistungsschwäche).

Gewiß ist eine ausgeprägte Hirnleistungsschwäche ein Symptom mittelschwerer und schwerer Schädel-Hirn-Traumata, doch sind uns allen Patienten bekannt, die auch nach einer Commotio über derartige Beschwerden klagen (Glaß u. Quandt 1974). Es ist nicht zu leugnen, daß ein schwebendes Entschädigungsverfahren die Prävalenz solcher Störungen drastisch erhöhen kann, doch ist es sicherlich nicht gerechtfertigt, all diese Beschwerden renten-neurotisch zu erklären. Ludin u. Radanov (1987) fanden bei leichten Schädel-Hirn-Verletzungen subjektive Beschwerden in einem höheren Anteil als bei schweren Verletzungen, Leininger et al. (1990) konnten gewisse neuropsychologische Defizite bei leichten Schädel-Hirn-Traumata (Commotio cerebri) nachweisen.

Die Ursache für diese Störungen könnten mit den heutigen klinischen Methoden nicht erfaßbare morphologische oder funktionelle (frontale?) Schädigungen bzw. Irritationen sein, die sich auf Neurotransmitterstörungen zurückführen lassen. Wenn wir die Existenz derartiger posttraumatischer Syndrome nach einer Gehirnerschütterung anerkennen, muß die klinische Klassifikation Commotio – Contusio cerebri aufgegeben werden.

Pathophysiologie des Schädel-Hirn-Traumas

Primäre und sekundäre Hirnschäden bestimmen das Ausmaß neurologischer und psychischer Defizite. Primärtraumatische Schäden schließen Kontusionsherde, diffus verteilte Mikrohämorrhagien, Schädigung der Blut-Hirn-Schranken-Funktion und die Freisetzung der Mediatoren der sekundären Hirnschädigung ein (Pfenninger 1988; Schmidt 1980). Letztere sind, wie bereits betont, oft in ihren Folgen schwerwiegender als die primärtraumatischen Läsionen.

Aus tierexperimentellen Untersuchungen ist bekannt, daß sofort nach der Gewalteinwirkung eine Depolarisation der betroffenen Hirnzellen stattfindet. Ihr folgt eine exzessive Katecholaminfreisetzung, die gravierende Auswirkungen auf den großen und kleinen Kreislauf hat. So steigt der arterielle Blutdruck innerhalb weniger Sekunden um 50–100% an, was im Zusammenhang mit der aufgehobenen Autoregulation der Hirngefäße als direkte Folge der Gewalteinwirkung zu Blutfülle und drastischem Anstieg des intrakraniellen Druckes führt (Pfenninger 1988). Auch nach der Normalisierung des arteriellen Blutdruckes verbleibt die zerebrale Kongestion bzw. verstärkt sich noch. Die intrakranielle Druckerhöhung bewirkt eine zerebrale Perfusionsminderung, die für zerebrale Ischämien ursächlich ist. Die ersten Zeichen einer zerebralen Ischämie lassen sich 15 min nach dem Trauma mittels evozierter Potentiale nachweisen. Der Sauerstoffmangel der Hirnzellen führt bei unverändertem Glukoseumsatz infolge Laktatanhäufung zur Azidose (Schmidt 1980).

Elektrolytverschiebungen bedingen schwere Sekundärschäden des Gehirns. Die Aufrechterhaltung der Gradienten der intra- und extrazellulären Ca^{++}-, K^+- und Na^+-Konzentration ist an einen energetischen Mechanismus ($ATP \rightarrow AMP$) gebunden. Durch die

Hypoxie wird die Bildung energiereicher Phosphate gemindert, so daß ein Kaliumausstrom in den extrazellulären Raum stattfindet. der schlagartig zu einem Kalziumeinstrom in die Zelle führt. Die Erhöhung der intrazellulären Kalziumkonzentration verursacht die Zellschädigung mit Freisetzung von Phospholipase A_2 und C sowie Arachidonsäure aus den Lipoproteinen (Pfenninger 1980).

Schmidt (1990) hat die Merkmale der frühen sekundären und der späten sekundären Hirnschäden zusammengefaßt (Tabellen 4 und 5). Neuere Untersuchungen geben Hinweise auf die Existenz von Enzymen, Kininen, exzitatorischen Aminosäuren und freien Radikalen, die als Mediatoren der sekundären toxischen Hirnschädigung in Betracht kommen. Entscheidende Fortschritte in der Therapie des Schädel-Hirn-Traumas könnten erreicht werden, wenn es gelänge, diese Mediatoren in der Frühphase zu antagonisieren, ihre Rezeptoren zu blockieren oder geeignete protektive Maßnahmen für das Hirngewebe zu treffen. Aus der Vielzahl von Mediatoren sind einige einer kurzen Betrachtung wert. Die möglichen Wirk- und Schädigungsmechanismen sind in der Tabelle 6 aufgeführt. Den NMDA-Rezeptoren scheint in diesem Zusammenhang eine wichtige Rolle zuzukommen, wie aus tierexperimentellen Befunden geschlossen werden kann. Eine Aktivierung der NMDA-Rezeptoren führt zu exzessivem Kalziumeinstrom in die Zelle. So konnten Hayes et al. (1988) zeigen, daß sich die Defizite nach experimentellem Schädel-Hirn-Trauma bei Ratten durch NMDA-Rezeptor-Antagonisten mindern ließen. Die exzessive initiale Freisetzung von Glutamat, Azetylcholin, Aspartat und anderen Neurotransmittern und -modulatoren kann für die Schädigung neuronaler postsynaptischer Strukturenin der Frühphase des Schädel-Hirn-Traumas mit verantwortlich gemacht werden. Psychische Defizite in der Spätphase lassen sich auf diese Läsionen beziehen (Jacobson u. White 1991).

Tabelle 4. Merkmale der frühen sekundären Hirnschädigung (< 12 h). (Modifiziert nach Schmidt 1990)

Hirnschwellung mit frühem vasogenen Ödem
Arterielle und intrakranielle Hypertonie
Störungen vitaler Funktionen
Störungen neurologischer Funktionen
Anstieg der Serumkatecholamine
Beginnende neurotoxische Schädigung
Zunehmende Ödembildung im perifokalen Gewebe
Sekundäre Ischämie/Hypoxie

Tabelle 5. Merkmale der späten sekundären Hirnschädigung (> 12 h bis mehrere Tage). (Modifiziert nach Schmidt 1990)

Ausgeprägtes perifokales vasogenes Hirnödem
Anstieg des intrakraniellen Druckes
Sekundäre Ischämie/Hypoxie
Verminderung der zerebralen Durchblutung
Anaerobe Glykolyse
Hirngewebeazidose
Toxische Zellschädigung → zytotoxisches Ödem
Störung der Ionenverteilung (K^+ → extrazellulär, Ca^{++} → intrazellulär)

Tabelle 6. Mediatoren der traumatischen sekundären Hirnschädigung. (Nach Schmidt 1990)

Mediatoren	Wirkung/Schädigungsmechanismus	Therapieansätze
Ca^{++}	Schädigung durch Einstrom in die Zelle, begünstigt durch: – gestörten Ca^{++}– Aufnahmemechanismus in den Mitochondrien – anaerobe Glykolyse – Freisetzung exzitatorischer AS – Erhöhung der Glutamattoxizität	Kalziumantagonisten: – Nimodipin (Cave: Hirnödem) – Diphenylpiperidene (Ca-overload-Blocker, Flunarizin) Nutzen bei Schädel-Hirn-Trauma fraglich
Exzitatorische Neurotransmitter und Neuromodulatoren (Glutamat, Aspartat, Azetylcholin u.a.)	Ausgeprägte zytotoxische Wirkung: – exzessive Reaktion der Rezeptoren (z.B. NMDA-Rezeptoren), Ca^{++}-Einstrom in die Zelle, Na^+-Einstrom in die Zelle – Interaktionen mit anderen Neurotransmittern	NMDA-Antagonisten: – DL-2-Amino-5-phosphonovalerat (penetriert Blut-Hirn-Schranke ungenügend) – Dibenzocycloalkenimin – Phenylcyclidin } sedierend, – Ketamin } hypnotisch Amantadin?
Freie Radikale	Zellmembran- und DNS-Schädigung	α-Tokopherol } bei Schädel-Hirn- Zystein } Trauma nicht Zöruloplasmin } ausreichend Askorbinsäure } wirksam
Arachidonsäure	SHT→ Aktivierung der Phospholiphasen Freisetzung der Arachidonsäure Neurotoxische Wirkung	Barbiturate Hydantoin Flunarizin

Therapie

Akutes Stadium

Die Erstversorgung des Schädel-Hirn-Verletzten wurde bereits besprochen. Die Gewährleistung einer guten Atemfunktion ist unter allen Umständen zu sichern bzw. herzustellen. Die Gabe von Glukokortikoiden wurde bereits empfohlen. Eine kontinuierliche Messung des Hirndruckes mittels intraventrikulärer oder epiduraler Sonden ist in der Therapie des Hirnödems bei schweren Schädel-Hirn-Traumata unerläßlich.

Vielerorts werden Barbiturate verabreicht, die bei Schädel-Hirn-Traumata günstige Effekte aufweisen sollen (Safer, zit.n. Pfenninger 1988):

– Senkung des intrakraniellen Druckes,
– Verminderung des zerebralen Stoffwechsels,
– membranschützende Wirkung infolge Bindung freier Radikale,
– antikonvulsive Effekte,
– Reduktion des Sauerstoffbedarfs durch Sedierung.

Auf eine mögliche Kreislaufdepression ist zu achten (Krier 1984; Miller et al. 1984).

Zweckmäßig ist bei schweren Schädel-Hirn-Traumata die intraventrikuläre Gabe von Morphin. 5–10 mg senken den Hirndruck über 16–24 h und blockieren die schweren vegetativen Fehlregulationen wirksam. Dieses Vorgehen hat sich im Klinikum Neubrandenburg sehr gut bewährt (G. Grünewald, persönliche Mitteilung). Der theoretische Hintergrund ergibt sich aus im Tierversuch gewonnenen Erkenntnissen, daß endogene Opiate die neurologischen Defizite bei Schädel-Hirn-Traumen reduzieren können (Temkin et al. 1990). Auch Indomethazin (30 mg i.v., Wiederholung nach mehreren Stunden) kann erfolgreich zur Minderung des erhöhten intrakraniellen Druckes eingesetzt werden, wenn Hyperventilation und andere therapeutische Maßnahmen ohne Erfolg bleiben (Mysiv et al. 1988). Der Effekt beruht auf einer Vasokonstriktion der zerebralen Gefäße, die in gewissen Grenzen durchaus nutzbringend sein kann. Die gleichzeitige Temperatursenkung ist ein zusätzlicher und wünschenswerter Effekt dieses Medikamentes.

Nach den Untersuchungen von Pfenninger u. Lindner (1989) ist die Gabe von Trishydroxymethylaminomethan (Tris, Tham) zur Minderung der beschriebenen Azidose durch Laktatanhäufung empfehlenswert. Tris ist eine Base, die in die Zellen penetrieren kann. Der intrakranielle Druck kann reduziert werden, während die zerebrale Perfusion ansteigt. Dadurch lassen sich Sekundärschäden vermindern.

Kontrovers wird diskutiert, ob die Prophylaxe hirnorganischer Anfälle mit Antikonvulsiva (Phenytoin) nach einem schweren Schädel-Hirn-Trauma in der Akutphase sinnvoll ist. Temkin et al. (1990) beobachteten in einer Doppelblindstudie an 404 Patienten eine Verminderung epileptischer Anfälle nur innerhalb der ersten Woche nach dem Trauma, während später hirnorganische Anfälle in der Phenytoingruppe sogar häufiger als in der Plazebogruppe auftraten. Eine Applikation von Phenytoin über 2 Jahre, wie häufig empfohlen, ist deshalb abzulehnen.

Aus den neueren pathophysiologischen Erkenntnissen ergeben sich die in der Tabelle 6 aufgeführten therapeutischen Ansätze mit neuroprotektiv wirkenden Substanzen. Von dem direkten protektiven Wirkmechanismus auf die zellulären Strukturen werden indirekte Schutzmechanismen unterschieden, die z.B. über das Gefäßsystem zustande kommen. Der Wert hinsichtlich der Minderung der Sekundärschäden beim Verletzten ist vielfach noch nicht abzuschätzen, es ist jedoch zu erwarten, daß sich über derartige Strategien echte Fortschritte in der Behandlung Schädel-Hirn-Verletzter ergeben.

Therapie traumatischer Psychosen

Unter traumatischen Psychosen werden hier ganz allgemein die psychopathologischen Syndrome verstanden, die sich bei einer substantiellen Hirnschädigung infolge äußerer Gewalteinwirkung entwickeln können und die den Psychosen vom exogenen Reaktionstyp nach Bonhoeffer entsprechen (Poeck 1983). Bei den traumatischen Psychosen können Desorientiertheit, Bewußtseinstrübungen unterschiedlicher Schweregrade, psychomotorische Unruhe, Agitiertheit, Ängstlichkeit, gedrückte oder gehobene Stimmungslage, Apathie und illusionäre Verkennung der Umgebung, aber auch produktive Symptome und Konfabulationen beobachtet werden.

Als Durchgangssyndrome werden reversible, körperlich begründbare Psychosen ohne Bewußtseinstrübung aufgefaßt. Sie zeigen hinsichtlich der einwirkenden Noxe keine Spezifität, allerdings spielt bei der Ausgestaltung der Psychopathologie die Lokalisation der Läsion (z.B. dorsale oder basale Frontalhirnschädigung) eine Rolle.

Die Therapie richtet sich nach der im Vordergrund stehenden psychischen Symptomatik. Bei posttraumatischen deliranten Zuständen sind Neuroleptika (Haloperidol, Promethazin, Promazin, Levopromazin, Perazin u.a.) noch immer die Mittel der Wahl

(Rao et al. 1985). Stehen Ängstlichkeit und Unruhe im Vordergrund, kann Buspiron (Bespar 20–30 mg/Tag) eine gute Wirkung zeigen (Levine 1988). Bei leichtgradiger Unruhe sind Tranquilizer von Vorteil.

Bei affektiven Psychosen, bei denen die Agitation im Vordergrund steht, wurden mit trizyklischen Antidepressiva, besonders mit Amitriptylin, gute Effekte erreicht (Jackson et al. 1985; Mysiv et al. 1988). Diese Psychopharmaka empfehlen sich nach Jackson et al. (1985) hauptsächlich bei Frontallappenverletzungen. Auf die Senkung der Krampfschwelle ist allerdings zu achten (Wroblewski et al. 1990). Auch Lithiumkarbonat wurde erfolgreich zur Therapie schwerer affektiver Verhaltensstörungen mit Neigung zur Aggressivität eingesetzt (Glenn et al. 1989), doch ist auf eine mögliche neurotoxische Wirkung bei gleichzeitiger Verabreichung von Neuroleptika zu achten. Günstige Effekte wurden auch mit Amantadin beschrieben (Gualtieri et al. 1989), eine noch bessere Wirkung zeigte im eigenen Krankengut Memantine bei Verhaltensauffälligkeiten, gemindertem Antrieb und affektiven Störungen in der Rehabilitationsphase Schädel-Hirn-Verletzter. Memantine steigert die Freisetzung von Dopamin, Serotonin und Noradrenalin und hemmt die Wiederaufnahme von Serotonin, außerdem werden Ionentransportvorgänge in der neuronalen Membran beeinflußt. Bormann (1989) konnte die Blockierung der NMDA-Rezeptorkanäle belegen. Durch diese Effekte lassen sich hirnorganische Psychosyndrome, die auf einem Defizit an Neurotransmittern beruhen, erfolgreich behandeln.

Delirante Zustände müssen heute immer auch an ein beginnendes Alkoholentzugsdelir denken lassen. Clomethiazol (Distraneurin) ist das Mittel der Wahl.

Spätphase

Irreversible psychische Defekte in der Spätphase sind sog. hirnorganische Psychosyndrome und posttraumatische Wesensänderung. Die Begriffe werden von mehreren Autoren abgelehnt. Eine früh begonnene Rehabilitation unter Berücksichtigung neuerer neuropsychologischer Forschungsergebnisse kann die Intensität der neurologischen und psychischen Defizite deutlich mindern. Andererseits ergeben sich therapeutische Ansätze über die Beeinflussung der gestörten Neurotransmission infolge Schädigung der postsynaptischen Neurone je nach Symptomausprägung durch Substanzen, die auf cholinerge, dopaminerge, serotoninerge und andere Systeme wirken. In einigen klinischen Studien mit Amantadin, Memantine, Dopaminagonisten (Bromokriptin, Lisurid) wurden Besserungen der psychischen Alteration beschrieben. Es bedarf in nächster Zeit verstärkter Aktivitäten, um derartige Forschungsergebnisse klinisch umzusetzen.

Literatur

Bormann J (1989) Memantine is a potent blocker of N-methyl-D-aspartate (NMDA) receptor channels. Eur J Pharmacol 166: 591–592

Buonaguidi R, Rossi B, Sartucci F, Ravelli V (1979) Blink reflexes in severe traumatic coma. J Neurol Neurosurg Psychiatry 42: 420–474

Bues E (1965) Längsschnittuntersuchungen und Klassifizierung gedeckter Hirntraumata. Arch Neurochir 12: 702–716

Delank HW, Gehlen W, Lausberg G, Müller E (1988) Checkliste Neurologische Notfälle. Thieme, Stuttgart New York

Glaß J, Quandt J (1974) Die traumatischen Schädel-Hirn- und Rückenmarksschädigungen. In: Quandt J, Sommer H (Hrsg) Neurologie. Grundlagen und Klinik. Thieme, Leipzig

Glenn MB, Wroblewski B, Parziale J, Levine L, Whyte J, Rosenthal M (1989) Lithium carbonate for aggressive behavior or affective instability in ten brain-injured patients. Am J Phys Med Rehabil 68 (5): 221–226

Gualtieri T, Chandler M, Coons TB, Brown LT (1989) Amantadine: A new clinical profile for traumatic brain injury. Clin Neuropharmacol 12: 258–270

Hayes RL, Jenkins LW, Lyeth BG et al. (1988) Pretreatment with phencyclidine, an N-methyl-D-aspartate antagonist, attenuates long-term behaviorial deficits in the rat produced by traumatic brain injury. J Neurotrauma 5 (4): 259–274

Hayes RL, Lyeth BG, Jenkins LW, Zimmermann R, McJutosh TK, Clifton GL, Young HF (1990) Possible protective effect of endogenous opioids in traumatic brain injury. J Neurosurg 72: 252–261

Jackson RD, Corrigan JD, Arnett JA (1985) Amitriptyline for agitation in head injury. Arch Phys Med Rehabil 66 (3): 180–181

Jacobson RR, White REB (1991) The neuropsychiatry of head injury. Curr Opin Psychiatry 4: 116–122

Jensen K, Ohrstrom J, Cold GE, Astrup J (1991) The effects of indomethacin on intracranial pressure, cerebral blood flow and cerebral metabolism in patients with severe head injury and intracranial hypertension. Acta Neurochir (Wien) 108: 116–121

Jörg J (1986) Prognosestellung im Koma und das Syndrom des Hirntodes. Intensivmed Notfallmed 23: 388–395

Jörg J, Vieregge P (1989) Spezielle neurologische Therapie. Springer, Berlin Heidelberg New York Tokyo

Krier C, Wiedemann K, Polarz H, Juers G (1984) Complications of high-dose barbiturate therapy (HDBT) in severe head-injury patients. Br J Anaesth 56: 1314

Leininger BE, Gramling SE, Farrell AD, Kreutzer JS, Peck EA (1990) Neuropsychological deficits in symptomatic minor head injury patients after concussion. J Neurol Neurosurg Psychiatry 53: 293–296

Levine AM (1988) Buspirone and agitation in head injury. Brain Inj 2 (2): 165–167

Ludin HP, Radanov B (1987) Die organneurologischen Folgen des Schädel-Hirn-Traumas. Ther Umsch 44: 193–196

Miller JD, Becker DP, Child DC, Charmichael GLM (1984) Barbiturates in the management of severe head injury. Br J Anaesth 56: 1313

Mysiv WJ, Jackson RD, Corrigan JD (1988) Amitriptyline for post-traumatic agitation. Am J Phys Med Rehabil 67 (1): 29–33

Pfenninger E (1988) Das Schädel-Hirn-Trauma. Springer, Berlin Heidelberg New York Tokyo

Pfenninger E, Lindner KH (1989) Die Infusion von THAM (Trishydroxymethylaminomethan) als Therapie zur Senkung des erhöhten intrakraniellen Druckes beim akuten Schädel-Hirn-Trauma. Anaesthesist 38: 189–192

Poeck K (1983) Die geschlossenen traumatischen Hirnschäden. In: Hopf HC, Poeck K, Schliack (Hrsg) Neurologie in Praxis und Klinik, Bd 1. Thieme, Stuttgart New York, S 316–334

Prosiegel M (1991) Neuropsychologische Störungen und ihre Rehabilitation. Pflaum, München

Rao N, Jellinek HM, Woolston DC (1985) Agitation in closed head injury: haloperidol effects on rehabilitation outcome. Arch Phys Med Rehabil 66 (1): 30–34

Sapolsky RM (1987) Glucocorticoides and hippocampal damage. Trends Neurosci 10: 346–389

Schmidt J (1990) Pathophysiologische Grundlagen, Stand und Perspektiven der Entwicklung von Zerebroprotektiva. 1. Pathophysiologische Grundlagen. Z Klin Med 45: 399–402

Schmidt J (1990) Pathophysiologische Grundlagen, Stand und Perspektiven der Entwicklung von Zerebralprotektiva. 2. Wirkungsweise der Zerebralprotektiva. Z Klin Med 45: 403–408

Temkin NR, Dikmen SS, Wilensky AJ, Keihm J, Chabal S, Winn HR (1990) A randomized, double-blind study of phenytoin for the prevention of post-traumatic seizures. N Engl J Med 323: 540–542

Wroblewski BA, McColgan K, Smith K, Whyte J, Singer WD (1990) The incidence of seizures during tricyclic antidepressant drug treatment in a brain-injured population. J Clin Psychopharmacol 10 (2): 124–128

Dyskinesen aus neurologischer Sicht

R. Dengler

Die Krankheitsgruppe der zentralen Bewegungsstörungen („central movement disorders", Basalganglienerkrankungen, gelegentlich noch EPMS-Syndrom genannt) hat in der modernen Neurologie aufgrund einer Reihe neuer Erkenntnisse zu Epidemiologie, Pathogenese und Therapie große Bedeutung erlangt. Nicht zuletzt ist durch die Einführung der lokalen Therapie mit Botulinumtoxin das hilfesuchende Patientenklientel enorm angewachsen und das Interesse der Neurologen an diesen bislang therapeutisch relativ frustrierenden Erkrankungen wieder geweckt worden. Da Patienten mit diesen Störungen nicht selten auch in die Psychiatrie gelangen, stellen sie eines der Bindeglieder zwischen den beiden Fächern dar. Bei den meisten Erkrankungen aus dieser Gruppe spielen Hyperkinesen und insbesondere dyskinetische Phänomene eine entscheidende Rolle. In Tabelle 1 sind verschiedene Erscheinungsformen zentral bedingter Hypokinesen dargestellt. Im Rahmen dieses Beitrages kann jedoch nur auf die unter der Rubrik Dyskinesen aufgeführten Phänomene näher eingegangen werden. Überdies können aufgrund der Fülle der inzwischen vorliegenden Kenntnisse nur willkürlich herausgegriffene und dem Verfasser besonders relevant erscheinende Aspekte angesprochen werden. Für ausführlichere Darstellungen dieser wichtigen neurologischen Krankheitsgruppe sei auf aktuelle Zusammenfassungen verwiesen (z.B. Fahn et al. 1988; Jankovic u. Talosa 1988; Marsden u. Fahn 1987).

Tabelle 1. Zentral bedingte Hyperkinesen mit Untergruppe der Dyskinesen

Hyperkinesen		Tremor
		Myoklonus
	Dyskinesen	Dystonie
		Athetose
		Chorea
		Akathisie
		Tic

Definitionen

Es handelt sich bei den Dyskinesen nicht um nosologische Entitäten, sondern um klinisch definierte Phänomene, die einzeln oder in variabler Kombination bei unterschiedlichen Affektionen des Zentralnervensystems auftreten können. Im folgenden soll eine kurze klinische Charakteristik versucht werden.

Dystonie

Abnorme Bewegungen und Haltungen infolge unwillkürlicher Kontraktionen meist antagonistischer Muskelgruppen. Dystonien können generalisiert sein (z.B. Torsionsdystonie, Dystonia musculorum deformans) oder umschrieben bzw. fokal (z.B. essentieller Blepharospasmus, Meige-Syndrom, Torticollis spasmodicus, spasmodische Dysphonie). Fokale Dystonien können aufgabenabhängig auftreten, wie z.B. der Schreibkrampf oder die Dystonien von Stenotypistinnen, Geigern, Pianisten und Golfspielern („Yeaps"). Dystonien können in jedem Lebensalter auftreten, wobei die Tendenz zur Generalisierung nach der Adoleszenz abnimmt. Während sich im Kindesalter ätiologisch idiopathische (meist hereditäre) und symptomatische Formen (z.B. frühkindliche zerebrale Schädigung, Morbus Wilson) noch die Waage halten, steigt der relative Anteil der idiopathischen Dystonien mit zunehmendem Alter deutlich an (Fahn et al. 1987).

Athetose

Langsame, wurmartige, gequält erscheinende Bewegungen, die zu „vertrackten" Haltungen mit überstreckten Gelenken (z.B. Bajonettfinger) führen. Die Athetose zeigt fließende Übergänge zu anderen Bewegungsstörungen, wie Dystonie oder Chorea, bzw. ist mit ihnen oder auch einer pyramidalen Symptomatik kombiniert. Häufig ist sie Ausdruck einer frühkindlichen zerebralen Schädigung.

Chorea

Rasche, unwillkürliche und nicht kontrollierbare Bewegungen des Gesichtes (Grimassieren) oder der (distalen) Extremitäten, die irregulär erscheinen und mit der Willkürmotorik interferieren (Veitstanz). Die Bewegungen haben meist keinen Ausdruckscharakter, wobei sie allerdings von den Patienten kaschiert und in eine scheinbar sinnvolle Bewegung übergeführt werden können. Vorkommen z.B. bei der inzwischen sehr seltenen rheumatischen Chorea (Chorea minor Sydenham) des Kindesalters, bei Chorea Huntington oder bei Chorea senilis.

Ballismus

Unwillkürliche, schnelle, schleudernde Bewegungen in proximalen Gelenken. Auftreten ganz überwiegend als Hemiballismus, meist passager bei ischämischer Schädigung des Nucleus subthalamicus. Bilaterale Formen stellen Raritäten dar. Der Ballismus wird teilweise als Variante der Chorea aufgefaßt, ist jedoch wesentlich seltener.

Akathisie

Schwer beherrschbarer innerer Bewegungsdrang, der zu Rumpfbewegungen, Trippeln auf der Stelle oder zum Umherlaufen führt. Vorkommen meist bei Neuroleptikaeinnahme, seltener idiopathisch.

Tics

Zwanghafte, schnelle, meist stereotype und gelegentlich rhythmische Bewegungen des Gesichts oder der Extremitäten. Tics können im Gegensatz zur Chorea für kurze Zeit willkürlich unterdrückt werden, was mit steigender innerer Spannung einhergeht und mit explosionsartiger motorischer Entladung enden kann. Auftreten als motorische sowie auch als vokale Tics (Grunzen, Stöhnen, Hüsteln u.ä. bis hin zu obszönen Äußerungen im Sinne der Koprolalie). Vorkommen als benigne multifokale Tics des Kindesalters, beim persistierenden Gilles-de-la-Tourette-Syndrom bzw. auch mit fließenden Übergängen zu sog. „schlechten Angewohnheiten".

Allgemeine Beurteilungskriterien

Es sollen im folgenden einige allgemeine Kriterien besprochen werden, die neben der oben besprochenen klinischen Phänomenologie für die diagnostische und prognostische Einschätzung sowie für die Therapie von Dyskinesen wichtig sein können.

Alter bei Beginn der Symptomatik

Bei den Dystonien signalisiert ein Beginn im Kindesalter in der Regel eine ungünstige Prognose mit Tendenz zur Generalisation. Später einsetzende Formen bleiben dagegen meist fokal, z.B. unter dem Bild eines Torticollis spasmodicus. Im Unterschied dazu sind bei den choreatischen Erkrankungen frühe Formen häufig relativ stabil (z.B. frühkindlich) oder sogar passager (rheumatisch), während ein Beginn im frühen oder mittleren Erwachsenenalter an eine Chorea Huntington denken lassen muß. Tics im Kindesalter lassen zunächst nicht erkennen, ob es zu einem günstigen Verlauf im Sinne der multifokalen Tics oder zu einem persistierenden, sozial diskriminierenden Gilles-de-la-Tourette-Syndrom kommen wird. Ätiologisch sind früh einsetzende Dyskinesen häufiger symptomatisch als idiopathisch und erfordern deshalb eine intensive Diagnostik.

Geschlecht

Das Geschlecht spielt für die Beurteilung dyskinetischer Störungen eine untergeordnete Rolle. Fokale Dystonien scheinen bei Frauen etwas häufiger vorzukommen, Tics dagegen bei Männern bzw. bei Knaben.

Dynamik

Dyskinesen stellen, wenn sie einmal aufgetreten sind, im allgemeinen eine permanente, gering fluktuierende und nicht selten progrediente Störung dar. Symptomzunahme bei psychischer Anspannung sowie Sistieren im Schlaf sind die Regel. Remissionen sind in geringer Häufigkeit (ca. 10% früh im Verlauf der Störung) bei den fokalen Dystonien, insbesondere beim Torticollis spasmodicus bekannt (Duane 1988). Eine Besonderheit stellen die beiden Typen der paroxysmalen Choreoathetosen dar, die in Form weniger Attacken pro Monat bis zu mehrmals täglich auftreten können. Auslöser sind beim kinesiogenen, meist unilateralen Typ willkürliche Bewegungen, beim zweiten Typ dagegen bestimmte Nahrungsmittel oder Getränke (Kaffee, Tee, Alkohol, Schokolade u.a.). Tageszeitliche Fluktuationen mit Zunahme gegen Nachmittag und Abend und Erholung nach Schlaf sind charakteristisch für die gut behandelbaren, aber seltenen dopaminsensitiven Dystonien (Nygaard u. Duvoisin 1986; Segawa et al. 1981) und sollten deshalb stets im Gespräch erfragt werden.

Lokalisation und Verteilung

Choreatische Störungen haben wie die meist klar abgrenzbaren Tics ihren Schwerpunkt im Gesicht und an den distalen Extremitäten, der Ballismus dagegen proximal. Die Akathisie betrifft vor allem die unteren Extremitäten und in gewissem Ausmaß auch den Rumpf. Besondere Bedeutung hat die Frage der Lokalisation aber für die Dystonien, da ein großer Teil der fokalen Formen sehr befriedigend mit lokalen Injektionen von Botulinumtoxin A behandelt werden kann.

Ätiopathogenese

Allgemeine Überlegungen

Die Ursachen der dyskinetischen Syndrome sind äußerst vielfältig und können im Rahmen dieses Beitrages nur orientierend angesprochen werden. Bei den primären bzw. idiopathischen Formen läßt sich gelegentlich ein Erbmodus erkennen, ohne daß das pathologische Genprodukt bekannt wäre. Kontrovers wird die Frage der Psychogenese von dyskinetischen Syndromen diskutiert, wenngleich in der modernen Neurologie das Pendel zur primär organischen Funktionsstörung hin ausschlägt. Ausgenommen sind Patienten, bei denen eine der Simulation nahe Psychogenese aufgrund der Phänomenologie, widersprüchlicher neurologischer Befunde sowie einer Symptominkonstanz erkennbar wird. Trotzdem empfiehlt es sich auch bei skurril erscheinenden Bewegungsstörungen, zunächst von einer Organogenese auszugehen. Dabei ist zu berücksichtigen, daß alle Formen der organisch bedingten Bewegungsstörungen durch psychische Belastung wesentlich modifiziert werden können und daß eine entsprechende Symptomatik im Rahmen eines massiven Psychotraumas erstmals erkennbar werden kann. Es soll jedoch nicht verkannt werden, daß es gelegentlich zu Schwierigkeiten in der diagnostischen Einschätzung kommen kann.

Bei den sekundären oder symptomatischen Formen finden sich neben den Dyskinesen meist zusätzliche motorische oder andere neurologische Auffälligkeiten. Ein Teil der sekundären Dyskinesen ist hereditär und zeigt definierte metabolische (z.B. Morbus Wilson, Gangliosidosen) oder strukturelle Auffälligkeiten (z.B. Choreoakanthozytose, Hallervorden-Spatz-Erkrankung). Die erworbenen Formen resultieren im wesentlichen aus frühkindlichen zerebralen Schädigungen, Enzephalitiden, Schädel-Hirn-Traumata, zerebrovaskulären Insulten oder stehen in Zusammenhang mit Medikamenten. In diesem Kontext sollen die neuroleptika-induzierten tardiven Dyskinesen und die dopamininduzierten Hyperkinesen etwas genauer betrachtet werden.

Tardive Dyskinesen

Langdauernde Einnahme von Dopaminrezeptorenblockern, wahrscheinlich mit Ausnahme von Clozepin, Sulpirid und Tiaprid, kann bei einem Teil der Patienten (ca. 20%) (Jenner u. Marsden 1988) Spätdyskinesen (tardive Dyskinesen) hervorrufen, die phänomenologisch im wesentlichen einem choreatischen Bild mit Schwerpunkt im Gesichtsbereich entsprechen; vor allem betreffen sie die periorale Region sowie Mundboden und Zunge. Allerdings können auch relativ kurze Einnahmezeiten im Bereich von wenigen Monaten ausreichen. Bislang ist nicht völlig klar, welche Patienten ein erhöhtes Risiko für tardive Dyskinesen tragen, insbesondere ließ sich ein Zusammenhang mit verschiedenen zerebralen Vorschädigungen nicht sichern. Tendenziell scheinen tardive Dyskinesen jedoch häufiger bei älteren Patienten und durch hochpotente Neuroleptika sowie Depotpräparate ausgelöst zu werden. Die Prognose ist unterschiedlich, etwa die Hälfte der Patienten zeigt eine allmähliche Abnahme der Symptome bzw. eine Vollremission nach Absetzen der Medikamente, möglicherweise auch noch nach Jahren. Neben den eher choreatischen Formen sind tardive Dystonien (Kang et al. 1988) bekannt, z.B. auch in Form eines Torticollis, wobei offen ist, ob es sich nur um eine phänomenologisch oder auch pathogenetisch unterschiedliche Störung handelt. Ebenso wurden tardive Akathisien bzw. tardive Tics beschrieben. Wenngleich die Pathogenese der tardiven Dyskinesen nicht voll verstanden ist, scheint die Entwicklung einer Überempfindlichkeit striataler D2-Rezeptoren infolge der pharmakologischen Blockade eine Rolle zu spielen.

Dopamininduzierte Hyperkinesen

Die meisten Patienten mit Parkinsonismus entwickeln nach mehrjähriger Therapie mit L-Dopa-Präparaten Hyperkinesen in zeitlicher Abhängigkeit von der Medikamenteneinnahme (Cotzias 1969; Poewe et al. 1988; Tanner 1986). Patienten mit relativ frühem Beginn der Erkrankung erscheinen besonders empfindlich. Das Bild ist dyston-choreatisch, wobei häufig auch die proximalen Extremitäten betroffen sind. Möglicherweise läßt sich das Auftreten dieser unerwünschten Therapiekomplikation durch frühzeitigen Einsatz von Dopaminagonisten verzögern (Rinne 1989). Pathophysiologisch spielt vermutlich eine im Laufe der Erkrankung zunehmende Denervierungssensibilisierung striataler D2-Rezeptoren eine wesentliche Rolle.

Ort der Störung bei Dyskinesen und Transmitterchemie

Die den Dyskinesen zugrundeliegende Störung läßt sich mit großer Wahrscheinlichkeit in die Basalganglien lokalisieren. Die Evidenz dafür stammt im wesentlichen von den symptomatischen Formen, bei denen sich häufig pathologisch-anatomische Auffälligkeiten und heutzutage auch Befunde in der Bildgebung in den Basalganglien nachweisen lassen. Für Chorea und Dystonie scheint die Störung primär im Striatum bzw. im Bereich des striatopallidothalamokortikalen Ausstromes zu liegen. Analog dazu wird für die primären Dystonien, die eben keine strukturellen Veränderungen erkennen lassen, die Störung in das Striatum, vor allem in das Putamen lokalisiert. Weitere Evidenz kommt von den Ergebnissen stereotaktischer Eingriffe, da eine Unterbrechung pallidothalamokortikaler Verbindungen meist zu einer deutlichen Abnahme kontralateraler Dyskinesen führt. Schließlich spricht die therapeutische Wirksamkeit von D2-Rezeptorenblockern für die Basalganglienhypothese, da sich die höchste Dichte zerebraler D2-Rezeptoren im Striatum findet.

Beim Ballismus lassen sich in der Regel Läsionen im kontralateralen Nucleus subthalamicus bzw. seinen Verbindungen zum lateralen Pallidum nachweisen. Bei den Tics, insbesondere beim Gilles-de-la-Tourette-Syndrom, wurden keine konsistenten pathologisch-anatomischen Veränderungen beschrieben. Möglicherweise liegt jedoch eine Störung im Bereich des striatopallidalen Ausstromes vor, da dort ein Fehlen dynorphinhaltiger Fasern in einer Post-mortem-Studie beschrieben wurde (Haber et al. 1986).

Ein differenziertes Eingehen auf die Transmitterstörungen bei den Dyskinesen und bislang bekannte Veränderungen ist im Rahmen dieses Beitrages nicht möglich. Ganz allgemein scheint den Dyskinesen einschließlich der Tics jedoch eine Überaktivität des dopaminergen Systems gemeinsam zu sein (Tolosa u. Kulisevsky 1988), wie sowohl die therapeutische Beeinflußbarkeit durch Dopaminrezeptorenblocker wie auch die Möglichkeit der Auslösung durch im dopaminergen System wirksame Substanzen nahelegt. Unterschiedlich ist die Situation bei den dopaminempfindlichen Dystonien, für die sich in PET-Studien eine gestörte Speicherung oder Dekarboxylierung von L-Dopa nachweisen ließ (Rinne 1989). Veränderungen des cholinergen Systems scheinen eher sekundär zu sein. Keine abschließenden Erkenntnisse liegen über eine mögliche primäre Rolle von Störungen des GABAergen Systems sowie der Endorphine vor.

Diagnostik

Das Ausmaß der Diagnostik muß individuell festgelegt werden. Neben dem klinischen Bild, insbesondere der Frage, ob über Dyskinesen hinausgehende neurologische oder allgemein somatische Auffälligkeiten vorliegen, spielt z.B. auch das Lebensalter eine Rolle. Im Kindes- und Jugendalter liegt der Prozentsatz der symptomatischen Formen wesentlich höher als später, weshalb ein größerer diagnostischer Aufwand erforderlich sein kann.

Generell sollte bei choreodystonen Störungen bis zum 50. Lebensjahr ein Morbus Wilson ausgeschlossen werden. Daneben ist zerebrale Bildgebung, heute in der Regel eine Kernspintomographie, erforderlich. In der Blut- und Serumdiagnostik reicht zunächst eine Senkung, ein Blutbild mit Ausstrich (z.B. Akanthozyten) sowie die übliche Biochemie aus. Die Liquordiagnostik ist nur ausnahmsweise hilfreich. Weist der klinische Befund oder einer der obigen Tests auf eine symptomatische Verursachung hin, so muß die Diagnostik um spezielle Bluttests, das gesamte Rüstzeug der klinischen Neurophysiologie sowie gelegentlich um Gewebeproben erweitert werden. Dazu sei auf die spezielle Literatur verwiesen (Fahn et al. 1988).

Therapie

Eine ursächlich orientierte Therapie ist bei einigen Formen der Dyskinesen möglich. Zum Beispiel kann bei Morbus Wilson die Kupferablagerung in der Leber und in den Basalganglien verhindert und z.T. rückgängig gemacht werden. Dopaminsensitive Dystonien können durch L-Dopa-Gaben entscheidend gebessert werden.

In der Regel stehen jedoch nur symptomatische Maßnahmen zur Verfügung. In der systemischen medikamentösen Behandlung der verschiedenen Dyskinesen gab es in den letzten Jahren keine dramatischen Neuerungen, so daß auf die allgemeinen Prinzipien nur kurz eingegangen werden soll. Dagegen ist für die umschriebenen Störungen, z.B. die fokalen Dystonien, ein wesentlicher Fortschritt in Form der lokalen Injektionen von Botulinumtoxin A (Botox) erzielt worden. Selbstverständlich spielen nichtmedikamentöse Behandlungsformen (z.B. Physiotherapie, Entspannungstraining u.a.) weiterhin eine wichtige adjuvante Rolle. Die stereotaktische Thalamo- bzw. Subthalamotomie gerät nach dem Eindruck des Verfassers zunehmend in Vergessenheit, was keineswegs gerechtfertigt ist. Unilaterale Störungen, z.B. eine Hemidystonie, bzw. auch schwere generalisierende Formen lassen sich auf diese Weise häufig entscheidend bessern. Leider ist die Zahl der Zentren, die funktionelle Stereotaxie anbieten können, rückläufig.

Systemische medikamentöse Therapie

Anticholinergika

Zentrale Anticholinergika (z.B. Trihexyphenidyl, Biperiden) sind die wirksamste Substanzklasse bei den generalisierten und fokalen Dystonien. Allerdings sind teilweise sehr hohe Dosen mit entsprechenden Nebenwirkungen notwendig. Mit einer Besserung der Symptomatik kann bei 40–50% der Patienten gerechnet werden. Positive Effekte bei Chorea sind nicht zu erwarten, neuroleptikainduzierte Spätdyskinesen können sich verschlechtern, während Parkinsonoid und Akathisie meist positiv ansprechen.

Antidopaminergika

Substanzen des Sulpirid- und Tiapridtyps (substituierte Benzamide) sind häufig hilfreich bei choreatischen Störungen einschließlich der Spätdyskinesen, bei fokalen Dystonien mit choreatischer Überlagerung sowie bei den Ticsyndromen. Ebenso wirksam sind klassische Neuroleptika, von denen jedoch wegen der Gefahr der Spätdyskinesen Abstand genommen werden sollte. Bei schwerem Gilles-de-la-Tourette-Syndrom sind Neuroleptika (z.B. Pimozide) wohl nicht immer zu umgehen. Katecholaminspeicherentleerer (z.B. Tetrabenazin) können hyperkinetische in eher hypokinetische Bilder mit reserpinähnlichen Nebenwirkungen umwandeln, insbesondere Depressionen. Gelegentlich gelingt jedoch eine gute Titration der Effekte.

Dopaminergika

L-Dopa und Agonisten sind hilfreich bei den dopaminsensitiven Dystonien, bei der Fußdystonie des Parkinson-Patienten sowie nicht selten beim nichtneuropathischen hereditären sowie sporadischen Restless-legs-Syndrom (Danek u. Pollmächer 1990). Gelegentlich zeigen nach eigener Erfahrung auch symptomatische Dystonien, z.B. bei frühkindlicher zerebraler Schädigung, eine Besserung, so daß sich eine Probebehandlung lohnen kann.

GABAergika

Benzodiazepine, insbesondere Clonazepam, können bei Dyskinesen als begleitende Medikation hilfreich sein, wobei das Risiko der Gewöhnung abzuwägen ist. Baclofen kann bei fokalen Dystonien, insbesondere beim Blepharospasmus, versucht werden. Antiepileptika vom Typ der Valproinsäure sind bei den kinesiogenen paroxysmalen Choreoathetosen effektiv.

Andere

Positive Effekte wurden berichtet für zentrale α-Blocker vom Typ des Clonidin bei Dyskinesen einschließlich tardiver Dyskinesen und Tics. Opiatantagonisten sollen beim Gilles-de-la-Tourette-Syndrom hilfreich sein (Kurlan et al. 1991).

Lokale Therapie mit Botulinumtoxin A (Botox)

Die umschriebene Symptomatik fokaler Dystonien legte schon immer den Wunsch nach einer lokalen Therapie nahe. Neben irreversiblen chirurgischen Muskeldenervierungen wurden verschiedene Formen der chemischen Denervierung versucht. Bewährt hat sich Botulinumtoxin A, das zunächst von Augenärzten (Scott 1980) zur Therapie des Schielens eingesetzt wurde. Von der gleichen Gruppe wurden dann beim essentiellen Blepharospasmus erste therapeutische Versuche mit geradezu dramatischem Erfolg unternommen (Scott et al. 1985). Die Ausweitung der Indikation auf andere umschriebene Bewegungsstörungen war nur eine logische Konsequenz. Inzwischen liegen reichlich Erfahrungen mit Botox beim essentiellen Blepharospasmus, beim Meige-Syndrom, beim nicht dystonen Hemispasmus facialis, beim Torticollis spasmodicus (auch mit Kopftremor), bei der spasmodischen Dysphonie, beim Schreibkrampf und bei Fußdystonie sowie auch bei Spastik vor (s. etwa Ceballos-Baumann et al. 1990). Gelegentlich kann es auch bei ausgedehnten Dystonien sinnvoll sein, ein Teilsymptom, z.B. einen schmerzhaften Tortikollis, zu behandeln.

Botox blockiert die neuromuskuläre Übertragung für ca. 3–4 Monate irreversibel. Die Wirkung wird durch Bildung neuer Axonsprosse aufgehoben, wobei die Situation vor Therapie folgenlos wiederhergestellt wird. Dies impliziert jedoch, daß die Behandlungen in 3- bis 4monatigen Abständen wiederholt werden müssen. Botox wird nach entsprechender klinischer und nach Möglichkeit elektromyographischer Analyse in geeigneter Dosierung in die dystonen Muskeln injiziert und löst innerhalb einiger Tage eine dosisabhängige Teilparese aus. Im Idealfall wird die Dystonie weitgehend beseitigt, die normale Ruhestellung erreicht, die aktive Beweglichkeit verbessert, und meist vorhandene Schmerzen werden aufgehoben oder zumindest verbessert. Es ist oft erstaunlich zu beobachten, wie die nicht selten zurückgezogen lebenden Patienten wieder „aufblühen" und zurück in ein normales Sozialleben finden.

Nebenwirkungen resultieren im Prinzip aus einer zu ausgeprägten Hauptwirkung. Sie bestehen in einer unerwünscht starken Parese (z.B. Kopfheberschwäche beim Tortikollis, Schwäche des Handschlusses beim Schreibkrampf) oder in einer Diffusion von Botox in nicht beteiligte Muskeln (z.B. Ptosis bei Blepharospasmus, Schluckschwäche bei Tortikollis). In der Regel sind Nebenwirkungen milde ausgeprägt und erfordern nur selten Gegenmaßnahmen. Zudem stellen diese Erscheinungen nur die „Spitze des Eisberges" der Botoxwirkung dar und klingen innerhalb Wochen wieder ab. Systemische Nebenwirkungen in Form vermehrter Ermüdbarkeit werden nur ausnahmsweise beobachtet, wenngleich sich im Einzelfaser-EMG häufig in anderen Muskeln Fernwirkungen nachweisen ließen. Ein Nachlassen der Wirkung bei wiederholter Injektion kommt relativ selten vor und dürfte auf Antikörperbildung zurückzuführen sein. Primäres Nichtansprechen wird ebenfalls sehr selten beobachtet.

Nach dem heutigen Wissensstand, der mehrjährige Erfahrungen in der Therapie fokaler Dystonien umfaßt, kann Botox als ein sehr effektives und sicheres Medikament angesehen werden. Es ist inzwischen Mittel der ersten Wahl beim essentiellen Blepharospasmus und für die meisten Experten auch beim Torticollis spasmodicus. Sicherlich ist aber auch Botox, obwohl es bei den umschriebenen Störungen derzeit das beste therapeutische Angebot darstellt, weit entfernt von einer idealen Therapie der Dyskinesen. Deshalb ist weitere intensive Forschung im Bereich der Ätiopathogenese der Basalganglienerkrankungen notwendig, um eines Tages möglicherweise kausal und kurativ behandeln zu können.

Literatur

Ceballos-Baumann AO, Benecke R, Dengler R, Deuschl G, Dressler W, Oertel W, Poewe W (1990) Therapie fokaler Dystonien mit Botulinum-Toxin A (Botox). In: Elger CE, Dengler R (Hrsg) Jahrbuch der Neurologie 1989/90. Biermann, Zülpich, S 39–48

Cotzias GC, Papvasiliou PS, Gellene R (1969) Modification of parkinsonism. Chronic treatment with L-Dopa. N Engl J Med 280: 338–344

Danek A, Pollmächer T (1990) Restless-legs-Syndrom. Klinik, Differentialdiagnose, Therapieansätze. Nervenarzt 61: 69–76

Duane DD (1988) Spasmodic torticollis: Clinical and biologic features and their implications for focal dystonia. In: Fahn S, Marsden CD, Calne DB (eds) Dystonia 2. Advances in neurology, vol 50. Raven Press, New York, pp 473–492

Fahn S, Marsden CD, Calne DB (1987) Classification and investigation of dystonia. In: Marsden CD, Fahn S (eds) Movement disorders 2. Butterworth, London, pp 332–353

Fahn S, Marsden CD, Calne DB (eds) (1988) Dystonia 2. Advances in neurology, vol 50. Raven Press, New York

Haber SN, Konwell NW, Vonsattel JP (1986) Gilles de la Tourette syndrome: a post mortem neuropathological and immunohistochemical study. J Neurol Sci 75: 225–241

Jankovic J, Tolosa E (eds) (1988) Facial dyskinesias. Advances in neurology, vol 49. Raven Press, New York

Jenner P, Marsden CD (1988) Adaptive changes in brain dopamin function as a result of neuroleptic treatment. In: Jankovic J, Tolosa E (eds) Facial dyskinesias. Raven Press, New York, pp 417–432

Kang UJ, Burke RE, Rahn S (1988) Tardive dystonia. In: Fahn S, Marsden CD, Calne DB (eds) Dystonia 2. Advances in neurology, vol 50. Raven Press, New York, pp 415–430

Kurlan R (1989) Tourette's syndrome: current concepts. Neurology 39: 1625–1630

Kurlan R, Mujamdar L, Deeley C, Mudolkhar GS, Plumb S, Como PG (1991) A controlled trial of propoxyphene and naltroxene in patients with Tourette's syndrome. Ann Neurol 30: 19–23

Marsden CD, Fahn S (eds) (1987) Movement disorders 2. Butterworth, London

Nygaard TG, Duvoisin RC (1986) Hereditary dystonia-parkinsonism syndrome of juvenile onset. Neurology 36: 1424–1428

Poewe WH, Lees AJ, Stern GM (1988) Dystonia in Parkinson's disease: Clinical and pharmacological features. Ann Neurol 23: 73–78

Rinne UK (1989) Early dopamin agonist therapy in Parkinson's disease. Mov Disord 4: 86–94

Sawle GV, Leenders KL, Brooks DJ, Harwood G, Leess AJ, Frachowiak RSJ, Marsden CD (1991) Dopa-responsive dystonia: [^{18}F] Dopa positron emission tomography. Ann Neurol 30: 24–30

Scott AB (1980) Botulinum toxin injection into extraocular muscles as an alternative to strabismus surgery. Ophthalmol 87: 1044–1049

Scott AB, Kennedy RA, Stubbs HA (1985) Botulinum A toxin injection as a treatment for blepharospasm. Arch Ophthalmol 103: 347–350

Segawa M, Hosaka A, Miyagawa F, Nomuru Y, Imai H (1976) Hereditary progressive dystonia (HPD) with marked diurnal fluctuations. Advances in neurology, vol 14. Raven Press, New York, pp 215–233

Tanner CM (1986) Drug-induced movement disorders. In: Vinken PJ, Bruyn GW, Klawans HL (eds) Handbook of clinical neurology, vol 5 (49), extrapyramidal disorders. Elsevier, Amsterdam New York, pp 185–197

Tolosa E, Kulisevsky J (1988) Dopaminergic mechanisms in cranial dystonia. In: Jankovic J, Tolosa E (eds) Facial dyskinesias. Advances in neurology, vol 49. Raven Press, New York, pp 433–442

Videoanalyse schizophrener Bewegungsstörungen: periodische und proskinetische Katatonie

H. BECKMANN und E. FRANZEK

Die in den letzten Jahren stark fortgeschrittene Vereinfachung und Nivellierung der phänomenologischen Deskription psychopathologischer Symptome hat dazu geführt, wissenschaftliche Arbeiten mit unsicher validierten Fragebögen von „trainierten Interviewern" durchführen zu lassen und deren Ergebnisse in mitunter komplexen methodischen Verfahren zu berechnen. Daß dies der Tiefpunkt einer klinischen Disziplin ist, bei der es gerade auf die minutiöse Erfassung von Aussehen, Verhalten und Äußerungen des Patienten ankommt, ist offensichtlich. Wieviel muß solch einem „antrainierten" Untersucher entgehen, wenn es auf die feine Beobachtung von z.B. Affektnivellierung, parakinetischen Bewegungen, katalon-starren Zuständen, Rededrang, Inkohärenz, Gedankenflucht u.a. geht!

Der nahezu völlige Stillstand der psychiatrischen Forschung in bezug auf Ätiologie, Genetik, Prognose und differentielle Therapie ist hieraus zu erklären. Erst die Wiederbesinnung auf die sorgfältige, kenntnisreiche Erfassung einzelner Symptome und Syndrome, wie dies Kraepelin, aber auch Wernicke, Kleist und vor allem Leonhard im Zusammenhang mit Langzeituntersuchungen getan haben, die eigentlich stets die gesamte Lebensspanne umfassen sollten, könnte u.E. hier zu valideren nosologischen Einteilungen führen. Im Bereich der psychiatrischen Störungen der Motorik und Psychomotorik hat die Schule von Kleist und Leonhard durch ihre sorgfältige Beobachtung und Beschreibung eine Reihe von Symptomen genauestens herausgearbeitet und daraus auch eigenständige Krankheitseinheiten definieren können.

Abb. 1. Periodische Katatonie

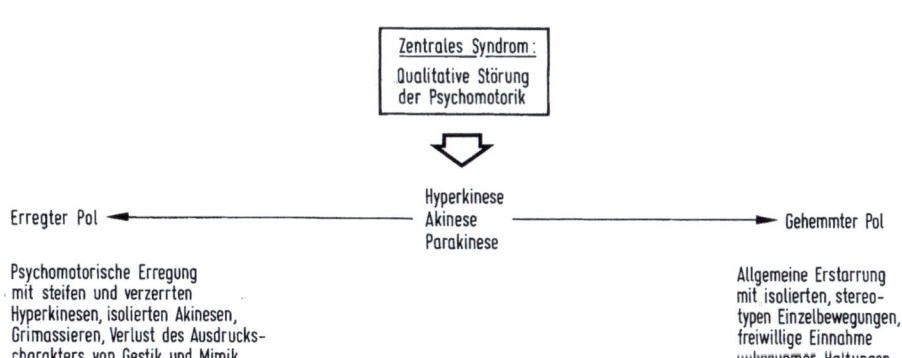

32 H. Beckmann und E. Franzek

Periodische Katatonie

Bei der schubhaft verlaufenden, erblich stark belasteten *periodischen Katatonie* fand Leonhard (1986) in bezug auf die Erregung eine gewisse *Bipolarität*, die mit *psychomotorischen Hemmungen und Erregungen* verläuft, die im Wechsel auftreten können (Abb. 1). Diese Hyperkinesen und Akinesen gehen aber über das in den Motilitätspsychosen beschriebene Verhalten hinaus. Es zeigen sich typische Mischungen der beiden Symptome, die etwas fremdartiges, qualitativ Neues darstellen. Ausdrucks- und Reaktivbewegungen verlieren ihren sinnvollen Gehalt und sind als solche nicht mehr ausreichend zu erkennen. In Er-

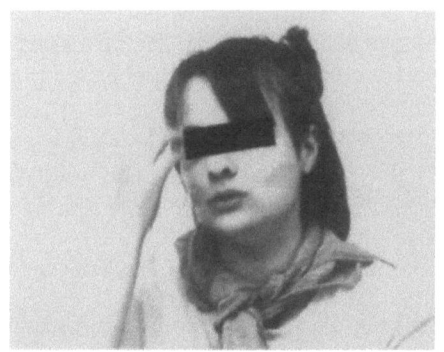
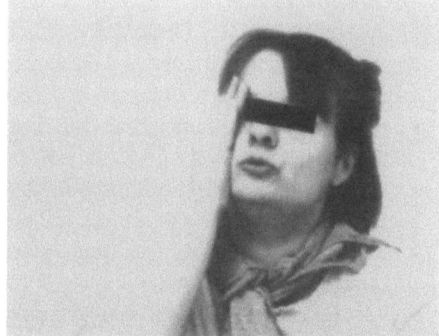
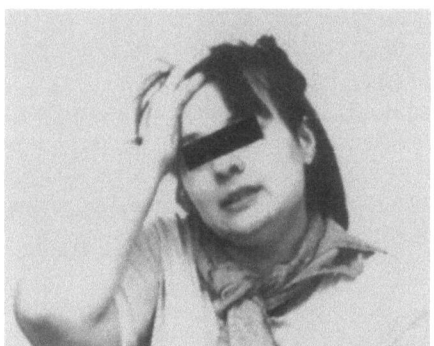
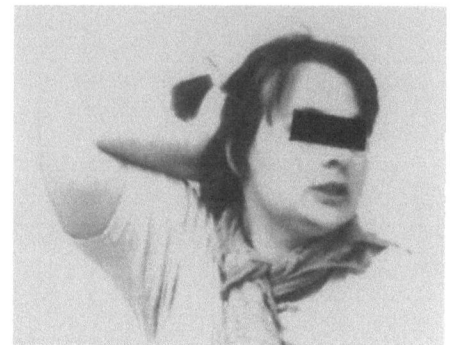
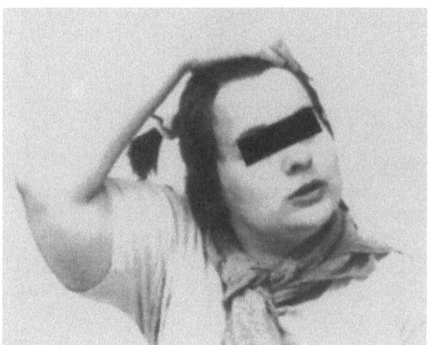

Abb. 2. Die Patientin befindet sich während einer Exploration in einer ständigen parakinetischen Bewegungsunruhe. Alle Bewegungen sind eckig, ruckartig und ohne feineren Ausdruckscharakter. Die Mimik der Patientin ist häufig unpassend zur Situation, dabei unharmonisch und entstellt

regungen können sich Parakinesen zeigen. Bei Akinesen kann es trotz allgemeiner Starre zu zwecklosen und einförmigen Bewegungen in einer Extremität oder im Gesicht kommen. Auch *Haltungsstereotypien* sind zu beobachten. Aus der Akinese heraus können sich andererseits hyperkinetische Formen in der Gestalt impulsiver Handlungen ergeben, die auch mit Aggressivität einhergehen. Plötzliche Ausbrüche von übertriebenem Lachen kommen vor. Auch *negativistisches Verhalten* ist festzustellen. Die periodische Katatonie – darauf deutet schon ihr Name hin – neigt zu Remissionen, die unter Umständen recht weit gehen können. Trotzdem bleibt eine gewisse Lahmheit der Initiative und der Psychomotorik bestehen. In späteren Phasen kann geradezu von einer Stumpfheit gesprochen werden. Endzustände werden durch Antriebsarmut, impulsive Handlungen, auch Stereotypien und Grimassieren, charakterisiert (Abb. 2).

Kasuistik

Patientin, geb. 1962.

Familienanamnese: Die Mutter der Patientin ist mehrfach stationär behandelt worden (Verdacht auf periodische Katatonie). Die Patientin ist das älteste von 3 Kindern, sonst keine Besonderheiten in der Familienanamnese.

Biographische Anamnese: Über Geburt und Kindheitsentwicklung nichts bekannt. Die Patientin besuchte Realschule bis zur 10. Klasse, ging mit dem qualifizierten Hauptschulabschluß ab. War mit 12 Jahren Klassenbeste, danach nachlassende Leistungen, wurde im Wesen unstet, lief mehrfach von zu Hause weg, hielt einen strukturierten Tätigkeitsablauf nicht mehr durch. Keine Berufsausbildung, zeitweise arbeitete sie in einem Geschäft als Auspackerin.

Somatische Anamnese: Keine ernsthaften Erkrankungen in der Vorgeschichte bekannt.

Beginn der psychischen Erkrankung: Vermutlich bereits in der Pubertät. Sie nahm nach dem Schulabschluß keine regelmäßige Berufstätigkeit auf. Häufiges impulsives Weglaufen. Zunehmend unsteter Lebenswandel. Bereits mehrere Jahre vor der stationären Aufnahme in ambulanter nervenärztlicher Behandlung. Zuletzt lebte sie nur noch in ihrem Zimmer, das sie kaum verließ. 1981 stationäre Behandlung in einer psychiatrischen Klinik, aus der sie impulsiv weglief. Nachdem die Patientin zunehmend zu Hause schwieriger zu führen war, Erregungszustände zeigte, impulsiv weglief, wird sie im psychiatrischen Landeskrankenhaus untergebracht.

Diagnose: Hebephrenie.
Bei der Aufnahme sitzt sie ruhig mit verschränkten Armen da, lacht geziert. Verbirgt ihr Gesicht in den Händen. Scheint gleichzeitig zu weinen und zu lachen. Springt auf, läuft aus dem Raum, muß festgehalten werden. Gibt nur kurze Auskünfte, ist sonst verschlossen und wirkt gespannt. Erklärt, sie fühle sich gesund. Sie gibt auf viele Fragen keine adäquaten Antworten, lacht manchmal unmotiviert vor sich hin. Wirkt zeitweise versonnen, zeitweise negativistisch abwehrend. Gibt zur Anamnese keine Auskünfte. Ambivalente Verhaltensweisen: Scheint zunächst auf Fragen zu reagieren, schließt aber dann die Augen und antwortet nicht. Blickt um sich. In die Exploration eingestreut finden sich nicht nachvollziehbare Aussagen: plötzliche Äußerungen, die mit den an sie gestellten Fragen nur manchmal etwas zu tun haben, gelegentlich aber völlig vorbeigehen. Gesprächsführung ist kaum möglich, da die Patientin immer wieder blockiert erscheint, versonnen in der Gegend herumschaut, aus dem Fenster sieht. Manchmal bleibt sie mitten im Satz stecken. Macht bittende Bewegungen mit den Armen, nickt mit dem Kopf. 1982 wird die Patientin mit verschlossenem Gesichtsausdruck beobachtet, sie gibt abweisende Antworten, ist sehr unruhig. Fragt ständig nach ihren Kleidern, verweigert Nahrung und Medikation, ebenso die körperliche Untersuchung. Greift Schwestern tätlich an. Verunreinigt das Bett mit Urin. Schreit, schimpft und weint zeitweise. Extrem mangelhafte Körperpflege. Aggressiv gegen Schwestern, muß zeitweise fixiert werden. Wiederholt ständig ihre Entlassungswünsche. Exploration nicht möglich. 1983 zeigen sich u.a. massive Erregungszustände, in denen sie schimpft, versucht wegzulaufen. Sie zieht sich völlig zurück, setzt sich in eine Ecke im Wachsaal. Möchte ins Bett gehen, entlassen werden, kündigt vollständig ihre Kooperationsbereitschaft auf. Wird erregt, gespannt. Fühlt

sich abgehört. Alle Menschen könnten in ihre Gespräche hineinhören. Ende 1983 wird sie etwas umgänglicher, gibt akustische Halluzinationen in Form einer Männerstimme an. Kein Krankheitsgefühl. 1984 zeigen sich erneut heftige Erregungszustände mit aggressiven Handlungen. In der Arbeitstherapie nicht mehr tragbar. Sehr verwahrlost und vernachlässigt. 1985 nach Konsolidierung in den letzten Wochen und Monaten wieder vermehrt aggressiv, umtriebiger. Produktive Symptome werden nicht berichtet. Deutlich gespannt, verbal und manuell aggressiv. Beziehungsideen. Vermutet umgebracht zu werden bzw. umgebracht worden zu sein. Die Polizei wisse alles. Suizidversuch durch Sprung aus mehreren Metern Höhe. 1985 unrein in Urin und Stuhl. Völlig interesselos. Ende 1985 zunehmend aggressiv. Explosive Erregungszustände. Völlig regressives Verhalten. Die Patientin ist kaum zu berechnen. Nach Beendigung der Erregungszustände entschuldigt sie sich meistens. Sie zeigt abstoßende Eßmanieren, verschlingt ihre Mahlzeiten. Selbst- und gemeingefährliche Aggressionen. Schimpft hemmungslos und wüst. Kurz nachdem sich die Patientin distanzlos nähert, fängt sie plötzlich übertrieben an zu weinen, um dann sofort zu verstummen. Springt dann schimpfend auf, läuft laut heulend davon. Fängt dann an, monoton zu jammern, „ich will hier raus, ich will raus". Im Anschluß ist sie hochgradig negativistisch, unberechenbar, führt einfache erteilte Aufträge nicht aus, sondern schreit unbeherrscht „nein, ich mach's nicht". Die Krankengeschichte weist ab hier Zustände von Erregungen und Beruhigungen bzw. Mischzustände auf. 1987 ist sie stark ambivalent, erklärt intensiv grimassierend und unter erregtem Gestikulieren ständig Heiratsabsichten. Läßt sich bei der Visite nicht abschütteln, kommt immer wieder, fordert immer wieder die Entlassung. Gang eckig und ungelenk. Füße werden eigenartig über die Fersen abgerollt, Kniegelenke bleiben steif, im Hüftgelenk Drehbewegungen. Hände und Finger werden oft in gezierter, gespreizter Haltung gehalten. Denken auf wenige Themata eingeengt. 1989 ist sie in ruhigen Zeiten abgestumpft. Es kommt jedoch immer wieder zu Erregungszuständen, in denen sie sich mißverstanden fühlt. Sie reagiert überschießend heftig, gestikuliert wild, wiederholt ständig ihren Standpunkt. Zeigt ausgeprägten Sammeltrieb. Weigert sich eine Brücke zu überqueren, kann dies jedoch nicht begründen. Dann wieder ruhiger, lenkbarer, einsichtsfähiger. 1990 erklärt sie ein Sprichwort wie folgt. Rose ohne Dornen: „Eine Rose hat Dornen, das ist so." Apfel fällt nicht weit vom Stamm: „Ob das was mit dem Paradies zu tun hat, das könnte sein, Paradies ist wie Urwald." Sie fühlt sich von Mitpatienten ungerecht behandelt. Im Denken zeitweise etwas verworren. Begleitet ihre Ausführungen mit heftigem Gestikulieren. Bricht mitten in Visitengespräche hinein, kümmert sich nicht um Mitpatienten. Ungestüm und distanzlos, drängt sich auf, ständige parakinetische Bewegungsunruhen, mit abspringender Themenwahl. Bei Ansprache meist freundlich zugewandt.

Proskinetische Katatonie

Im Gegensatz zur periodischen, schubhaft verlaufenden Katatonie mit hoher Erblichkeit stehen die sog. *systematischen Katatonien* (parakinetische, manirierte, sprechbereite, sprachträge und proskinetische Form). Diese zeigen kaum erhöhte Erblichkeit und nehmen von Anfang an einen chronisch persistierenden, nicht schubhaften Verlauf, wiewohl in den Anfangsjahren akzessorische Symptome (Halluzinationen, Erregungszustände etc.), die nicht zur strengen Syndromgestaltung gehören, hinzukommen können. Sodann zeigen sich aber immer deutlicher die charakteristischen Symptome der *proskinetischen Katatonie* (Tabelle 1). Im wesentlichen bestehen diese aus einer abnormen *Bereitschaft zur Zuwendung* einem Gegenüber. Der Gesichtsausdruck ist leer und zeigt nur eine oberflächliche, flüchtige Interessiertheit. Hält man den Patienten die Hand entgegen, so greifen sie danach und wenden sich stets erneut scheinbar interessiert zu. Gegensuggestionen, die ihnen entgegengestreckte Hand nicht mehr zu ergreifen, werden nicht befolgt, vielmehr wird stets (20- oder 30mal) die Hand ergriffen, und es erfolgt erneut Zuwendung. Diese abnorme *Bereitschaft zur Zuwendung* ist kombiniert mit einem eigentümlichen *Murmeln* und einer Neigung zu Verbigerationen und Iterationen. Im fortgeschrittenen Stadium sind die Kranken interesselos und antriebsverarmt, können aber in den ersten Jahren zu leichteren Beschäftigungen eingesetzt werden. Ein weiteres wesentliches

Tabelle 1. Proskinetische Katatonie

Abnorme Bereitschaft zu automatischen Bewegungen, die reaktiv auf äußere Reize erfolgen:
- stets prompte, freundliche Zuwendung auf Ansprache
- Mitgehen und Gegengreifen trotz Gegensuggestionen
- Nesteln an Gegenständen oder Kleidung (meist erst bei stärkerer Anregung)

Sprachliche Eigenart des Murmelns, wobei meist stereotyp Redensarten oder einzelne Worte verbigeriert werden

Mangel an Initiative und Bewegungsarmut für sinnvolles Handeln

Schwere affektive Abflachung mit sorgloser Zufriedenheit

Symptom ist das *Nesteln*, das in Hantieren an Gegenständen, Zupfen an Kleidungsstücken etc. besteht. Die abnorme Bereitschaft zum Mitgehen läßt sich auch daran zeigen, daß der Patient sich auf leichtes Antippen der Schulter ganz dreht oder ein leichter Druck auf den Hinterkopf zu einer völligen Vornüberbeugung führt, obwohl man ihn auffordert, dies zu unterlassen. Der proskinetisch Katatone ist *stimmungsmäßig* sorglos zufrieden. Selten kommen Verstimmungen mit Aggressivität zum Ausbruch. Das Denken ist in fortgeschrittenen Fällen, in denen nur noch unverständliches *Murmeln* zu vernehmen ist, nicht zu überprüfen. In früheren Stadien ist es insuffizient, nicht jedoch paralogisch.

Kasuistik

Patient, geb. 1935.
Der Patient ist unehelich geboren, wuchs ab der 4. Lebenswoche bei Pflegeeltern auf. Hat seinen Vater nicht gekannt, nie ein richtiges Zuhause gehabt. Nach der Volksschule habe er 3 Jahre ein Handwerk gelernt, dieses jedoch nicht abgeschlossen. Danach als Bauhilfswerker und Fürsorgeempfänger gelebt. Mehrfach delinquentes Verhalten mit Haftstrafen. Danach wieder Gelegenheitsarbeiten in landwirtschaftlichen Betrieben ohne festen Wohnsitz und ohne geregelte Arbeit. Wird konfus von der Polizei aufgegriffen und in das Landeskrankenhaus gebracht. Dabei ist er voll orientiert, aber weitschweifig, springt von Thema zu Thema, kann keinem Gesprächsfaden folgen, ist sehr kontaktfreudig, guter Laune. Mit 24 Jahren berichtet er über akustische und optische Halluzinationen, will sich suizidieren, um diese schrecklichen Gesichter nicht mehr sehen zu müssen, er höre Stimmen in seiner Brust. Fragt man weiter nach, bestreitet er dies, klagt über Herzschmerzen, wird zunehmend erregt. Ständig sprunghaftes wechselndes Verhalten. Klagt über Schwäche, beschimpft andere. Dann wieder ausgelassen vor sich hin lachend. Häufiger Wechsel zwischen heiterer und ängstlich-gedrückter Stimmung. Wegen der wechselnden psychiatrischen Symptomatik ist eine Entlassung nicht mehr möglich. Ab 1974 wird vermerkt, daß er auf Fragen nicht eingeht, oft nur die Wiederholung der Frage in Form einer Echolalie vorbringt. Steht regungslos in der Ecke, wendet sich aber dem Besucher stets „interessiert" zu. 1984 wird gegenüber Untersuchern distanzlose Vertraulichkeit vermerkt. Zieht sich zurück, äußert sich meist positiv über sein Befinden in floskelhaften Redewendungen, die stereotyp wiederkehren. Stimmung ausgeglichen. Längere Unterhaltung ist nicht möglich, bricht Gespräch ab. 1986–1990 finden sich Eintragungen wie „Hilft auf der Station unter ständiger Anleitung des Personals bei einfachen Tätigkeiten", z.B. Tragen von Wäschekörben. Es besteht wenig Durchhaltevermögen. Betritt ein Bekannter den Raum, kommt er sofort herbei, gibt die Hand. Äußert murmelnd stereotype Redewendungen, die aktuell ohne Bedeutung und nicht auf die Situation bezogen sind. Auf Anrede immer Zuwendung. Bei Geräuschen außerhalb und innerhalb des Raumes, in dem der Patient sich aufhält, sofort Zuwendung auf diese und sprachliche Äußerung in Form von Murmeln auf das Wahrgenommene. Sitzt in vornübergebeugter Haltung auf einem Stuhl und spricht jeden Vorübergehenden an. Dabei meist unsinnige murmelnde Bewegungen. Gibt stets willig, ohne Zögern und beliebig oft die Hand. Bereitwilliges „Mitgehen". Lacht dazu. Ständige Beschäftigung mit dem Körperäußeren,

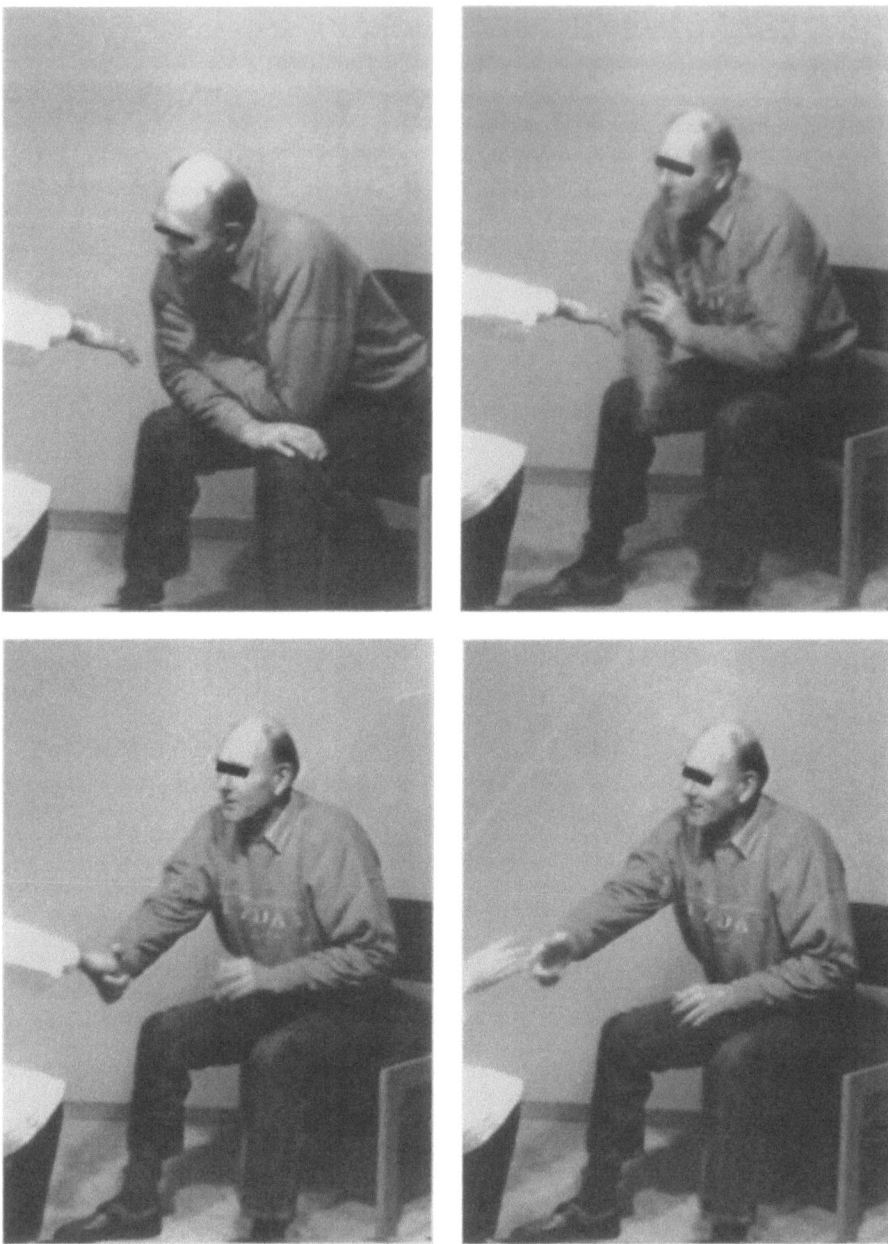

Abb. 3. Ein ganz charakteristisches Symptom, das die abnorme Bereitschaft zur automatischen Zuwendung zeigt, ist das unaufhörliche *Gegengreifen*. Obwohl der Patient eindringlich aufgefordert wird, nicht mehr die Hand zu geben, ergreift er weiter und stets mit freundlicher Zuwendung die Hand des Untersuchers

säubert den Pullover, steckt ihn in die Hose, streicht sich über die Hose. Faltet beim Sprechen die Hände über dem Kopf, streicht dann wieder über sein schütteres Haupthaar. Im affektiven Bereich sorglos zufrieden.

Diese eigenartige Bewegungsstörung findet sich bei psychischen Erkrankungen nur in dieser Kombination (abnorme *Bereitwilligkeit zum „Mitgehen"* (Proskinese), *Murmeln, Verbigerieren* und *affektive Abstumpfung*). Für die Diagnostik ist erschwerend, daß sich diese Symptome auch in kombinierten Formen mit anderen systematisch-katatonen Formen finden können und dann teilweise in etwas veränderter, aber immer wieder zu erkennender Form auftreten. Gerade diese Komplexität der psychopathologischen Symptomgestaltung hat immer wieder verhindert, daß die Leonhardsche Nosologie nachvollzogen werden konnte und anerkannt wurde. In unseren unabhängig voneinander durchgeführten Untersuchungen konnten wir jedoch die Eigenständigkeit dieser Krankheitsverläufe auch in ihrer sehr niedrigen, bzw. nicht vorhandenen Heredität bestätigen (Franzek u. Beckmann 1991). Es ist evident, daß für eine solch differenzierte psychopathologische Beschreibung die technisch einwandfreie Videoaufnahme möglichst in langen und nach Jahren wiederholten Sequenzen das *souveräne Mittel* der *Dokumentation* ist. Es übertrifft hier alle bisher möglichen Formen psychopathologischer Deskription und wird sicher in Zukunft für die Neuformulierung einer phänomenologisch-deskriptiven Nosologie das überlegene Mittel sein.

Literatur

Leonhard K (1986) Aufteilung der endogenen Psychosen und ihre differenzierte Ätiologie. Akademie-Verlag, Berlin

Franzek E, Beckmann H (1991) Syndrom- und Symptomentwicklung schizophrener Langzeitverläufe. Nervenarzt 62: 549–556

Restless-legs-Syndrom und Akathisie

C. TRENKWALDER und W. H. OERTEL

Restless-legs-Syndrom

Klassifikation

Das von Ekbom (1945) beschriebene Restless-legs-Syndrom zählt zu den häufigsten und oft übersehenen Ursachen von Schlafstörungen. Es wird in eine idiopathische und in sekundäre oder symptomatische Formen eingeteilt. Das idiopathische Restless-legs-Syndrom tritt familiär gehäuft auf und wird autosomal dominant vererbt. Unterschiedliche Ausprägungen der klinischen Symptomatik innerhalb einer Familie sind beschrieben (Walters et al. 1990). Angaben von Häufigkeiten schwanken mit einer Prävalenz zwischen 1 und 5% (Ekbom 1945; Gibb u. Lees 1986a). Die Angaben zur Häufigkeit bei niereninsuffizienten Patienten werden zwischen 20 und 40% der dialysepflichtigen Patienten (Ausserwinkler u. Schmidt 1989) angegeben. Zur Beschreibung des Beschwerdebildes stellten Gibb u. Lees (1986a) die wichtigsten diagnostischen klinischen Symptome zusammen (s. unten).

Klinische Symptomatik

Das Beschwerdebild des Restless-legs-Syndroms tritt typischerweise nur in Ruhe, beim Einschlafen oder wiederholt im Verlauf der Nacht auf. Klinisch relevante Unterschiede zwischen idiopathischen und sekundären Formen sind nicht beschrieben. Die Patienten schildern Mißempfindungen, Ziehen und Reißen in den Beinen, manchmal mit Betonung einer Seite, charakteristischerweise verbunden mit einem sich steigernden Bewegungsdrang der Beine. Bei manchen Patienten treten außerdem sichtbare Muskelzuckungen auf, die Myoklonien ähneln oder von längerer Dauer sind, vergleichbar mit Muskelkrämpfen, die auch als „dyskinesia" bezeichnet werden (Walters et al. 1991). Die meisten Patienten empfinden die Beschwerden als sehr qualvoll, selten auch als eine Art Schmerz, und versuchen sich durch verschiedene physikalische Maßnahmen wie Reiben, Massieren der Muskulatur oder Kalt-warm-Bädern Erleichterung zu verschaffen. Fast alle Patienten mit idiopathischem Restless-legs-Syndrom erfahren eine deutliche Beeinflussung der Beschwerden durch Temperatur, die meisten eine Besserung durch Kälte. Durch Bewegung im Bett oder Aufstehen kann eine sofortige Erleichterung der Symptome erreicht werden, die bei erneutem Ruhezustand jedoch wieder auftreten. Manche Patienten beschreiben stundenlange nächtliche „Wanderungen", bis sie meist gegen Morgen dann durch die erhebliche Müdigkeit einschlafen können. Etwa 80% der Patienten leiden an Durchschlafstörungen, d.h., nach einer ersten Schlafphase von meist 1–3 h erwachen sie wiederholt mit der gleichen Symptomatik. Ein Großteil der Patienten klagt über vermehrte Tagesmüdigkeit. Typische Auslösesituationen der Symptomatik sind Theaterbesuche, lange Autofahrten, Langstreckenflüge und Ruhigstellung einer Extremität durch Operationen oder Gipsverbände (Danek u. Pollmächer 1990).

Bei den idiopathischen Formen besteht ein fluktuierender Verlauf mit Phasen von wochen- bis monatelanger Beschwerdefreiheit, vor allem zu Beginn der Symptomatik, die Intensität und Verteilung der Symptome kann von Nacht zu Nacht variieren, insgesamt zeigt sich jedoch eine Progredienz der Erkrankung mit zunehmendem Lebensalter. Therapiebedürftige Schlafstörungen treten bei der idiopathischen Form meist in der 4.–5. Dekade (Akpinar 1987) auf, eine geringe Symptomatik kann oft bis in die Jugend zurückverfolgt werden, selten zeigen sich bereits in der Kindheit erste Beschwerden.

In den meisten Fällen beschränken sich die Mißempfindungen mit Bewegungsdrang auf beide Beine, bei fortschreitender Erkrankung können jedoch auch die Arme mitbetroffen sein. Dauerhafte Spontanremissionen bei ausgeprägter Symptomatik der idiopathischen Form sind uns nicht bekannt. Es werden vermehrte Beinbewegungen im Schlaf, sog. „periodic movements in sleep" (PMS) beobachtet, die bei der schlafpolygraphischen Ableitung objektiviert werden können und oft fremdanamnestisch berichtet werden (Montplaisir et al. 1986).

Diagnostik

Wichtigstes diagnostisches Kriterium ist die typische Anamnese mit dem stereotyp geschilderten Beschwerdebild des Patienten. Eine leichte Polyneuropathie findet sich bei der Mehrzahl der niereninsuffizienten Patienten, ohne daß die Restless-legs-Symptomatik mit dem Schweregrad der Polyneuropathie korreliert. Die Diagnostik eines Restless-legs-Syndroms sollte eine elektroneuro- bzw. myographische Ableitung einschließen, um in seltenen Fällen eine ausgeprägte Polyneuropathie, z.B. mit „burning feet", nicht zu übersehen. Bei diesem Krankheitsbild können die Patienten durch Bewegung meist keine vollständige Beschwerdefreiheit erreichen.

Die elektrophysiologische Diagnostik des Restless-legs-Syndroms sollte durch eine Schlafpolygraphie komplettiert werden. Es werden gleichzeitig EEG, EOG und EMG am Kinn und am M. tibialis anterior abgeleitet, um periodische Bewegungen der Beine im Schlaf (PMS, „periodic movements in sleep") zu verifizieren (Technik nach Coleman 1982). Es wird die Häufigkeit der periodischen Beinbewegungen im Schlaf im sog. PMS-Index gemessen. Dazu zählen periodische Muskelaktivitäten von 0,5–5 s Dauer in einer Serie von mindestens 4 aufeinanderfolgenden Bewegungen. Mehr als 5 dieser Serien pro Stunde gelten als pathologischer PMS-Index. Der beim Rest-less-legs-Syndrom typischerweise erhöhte Arousal-Index bezeichnet das Ausmaß der PMS, das zum Erwachen des Patienten führt. Als typische Befundkonstellation des Schlafprofils gilt ein erhöhter Anteil an Wachphasen und Schafstadium 1 mit einem verminderten Tiefschlaf- und REM-Phasen-Anteil. Diese Parameter werden im sog. Schlafeffizienzquotienten beurteilt, der meist deutlich erniedrigt ist (Coleman 1982).

Laborparameter, wie Blutbild, Eisen, Ferritin, Transferrin, Folsäure und Nierenwerte, sollten beim Restless-legs-Syndrom zum Ausschluß symptomatischer Formen bestimmt werden. Soweit bekannt, finden sich in den bildgebenden Verfahren, wie Computer- oder Kernspintomographie, keine pathologischen Veränderungen. Neuropathologische Befunde liegen bisher nicht vor.

Ätiologie und pathophysiologische Aspekte

In frühen Arbeiten wurde das Restless-legs-Syndrom zu den peripheren neurologischen Störungen gezählt, ein ätiologischer Zusammenhang zu Polyneuropathieformen wurde vermutet. Diese These wird durch das Ansprechen der Symptomatik auf zentral wirksame Substanzen wie L-Dopa oder Opiate in Frage gestellt. Das gemeinsame Auftreten von idiopathischem Parkinson-Syndrom und Restless legs (Lang 1987; Fazzini et al. 1989) stützte die Hypothese, daß es sich um eine verminderte Aktivität zentraler katecholaminerger Mechanismen handelt (Fazzini et al. 1989; Walters et al. 1991). Die klinische Ähnlichkeit der Symptomatik mit der durch Neuroleptika induzierten Akathisie läßt eine Störung dopaminerger Neurotransmission als pathogenetischen Mechanismus (Walters et al. 1988) vermuten.

Tierexperimentell konnte gezeigt werden, daß Eisenmangel die Sensitivität der Dopaminrezeptoren (D2) erniedrigt (Youdim 1989). Eisen spielt in der Monoamintransmittersynthese als Kofaktor eine Rolle.

Inwieweit diese Befunde für ein gehäuftes Auftreten von Restless legs bei Eisenmangel oder bei Schwangerschaft (Goodman et al. 1988) Bedeutung haben, ist derzeit offen. Die Möglichkeit einer verminderten Dopaminfreisetzung als Ursache wird durch Patienten, die nicht auf L-Dopa, sondern nur auf Opiate reagieren, in Frage gestellt (Lang 1987). Inwieweit jedoch gerade bei den idiopathischen Formen ätiologisch heterogene Gruppen auftreten, kann nur durch größere Patientenkollektive sowie pharmakologische und molekulargenetische Charakterisierung bestimmt werden.

Bei dialysepflichtigen niereninsuffizienten Patienten erscheint eine Regulationsstörung noradrenerger und/oder dopaminerger Mechanismen denkbar, da sowohl für Clonidin wie für L-Dopa – als Vorstufe für Dopamin und Noradrenalin – gute Therapieerfolge berichtet werden. Ob jedoch eine verminderte Freisetzung adrenerger Substanzen oder Störungen im Bereich dopaminerger oder adrenerger Rezeptoren vorliegen, ist derzeit nicht zu beantworten. Einzelfälle wurden unter Therapie mit Antiepileptika (Drake 1988) und Mianserin (Paik et al. 1989) beobachtet.

Inwieweit die Beobachtung, daß Patienten mit familiärer Amyloidpolyneuropathie (Salvi et al. 1990) ein Restless-legs-Syndrom und PMS als Erstmanifestation der Erkrankung zeigten, neue Einsichten erbringt, ist abzuwarten. Die Ätiopathogenese des Restless-legs-Syndroms ist zur Zeit offen.

Therapie

Die Behandlung des Restless-legs-Syndroms erfolgt als Pharmakotherapie mit zentral wirksamen Substanzen wie L-Dopa, evtl. gefolgt von Dopaminagonisten, bei Nichtansprechen der Symptomatik kommen Opiate, Clonidin und Benzodiazepine zum Einsatz. Physikalische Maßnahmen oder Entspannungsübungen können sogar eine Zunahme der Symptomatik bei Entspannung bewirken. Diese kann beim Patienten Insuffizienzgefühle hervorrufen, wenn er die verstärkten Beschwerden auf seine mangelhafte „Entspannung" zurückführt.

L-Dopa

Beim primären Restless-legs-Syndrom zeigen kontrollierte Studien eine signifikante Besserung der Symptomatik unter L-Dopa-Therapie mit 100 mg Levodopa/25 mg Benserazid. Die erste Medikamenteneinnahme erfolgte 1 h vor dem Schlafengehen und

3 h nach dem Einschlafen für eine zweite Dosis, um einen nächtlichen Rebound-Effekt zu vermeiden. Sowohl der PMS-Index wie auch die subjektive Schlafqualität besserten sich (Brodeur et al. 1988). Weitere offene Studien bestätigen die Ergebnisse (Montplaisir et al. 1986; Akpinar 1987).

Bei niereninsuffizienten Patienten wurde ebenfalls eine Besserung der Schlafstörung unter L-Dopa beschrieben (Sandyk et al. 1987a). Eine deutliche Reduktion der Einschlafdauer und Verbesserung der Schlafqualität zeigen alle Patienten einer offenen Studie von Bernick et al. (1986) unter 100/25 bis zu 250/25 mg Levodopa/Carbidopa. Um den von Brodeur et al. (1988) beschriebenen Rebound-Effekt einer Einzeldosis L-Dopa am Abend zu vermeiden, behandelten wir unsere Patienten mit einer Kombination aus Standard-Levodopa/-Benserazid 100/25 mg und einer Retardform von Levodopa/Benserazid gleicher Dosierung 1 h vor dem Schlafengehen. Vorläufige Ergebnisse zeigen eine Verbesserung der Ein- und Durchschlafqualität und eine Abnahme der nächtlichen Wachphasen bei 50–60% der Patienten (n = 11) mit idiopathischem Restless-legs-Syndrom (Trenkwalder et al. 1991). In einem Untersuchungszeitraum von mittlerweile einem Jahr blieb die nach initialer Dosisfindung verabreichte Levodopadosis konstant (in der Mehrzahl Kombination von Standard- und Retardform von jeweils L-Dopa und Benserazid 100 mg und 25 mg). Es trat kein nächtlicher Rebound-Effekt auf. Ergebnisse der Therapiestudie von Scheele et al. (1990) über eine Dauer von 2 Jahren bestätigen, daß L-Dopa unter Beibehaltung der initialen Dosis bei Restless-legs-Syndrom eine geeignete Langzeittherapie darstellt.

Dopaminagonisten

Walters et al. (1988) fanden eine partielle klinische und polysomnographisch nachweisbare Abnahme von Restless-legs-Syndrom und PMS bei der idiopathischen Form unter 7,5 mg Bromocriptin vor dem Schlafengehen (plazebokontrollierte Studie).

Opiate

Das Ansprechen auf Opiate wurde bei Restless-legs-Syndrom (Sandyk et al. 1987b) berichtet: Die Schlafqualität verbesserte sich, und die Tagesmüdigkeit reduzierte sich (Kavey et al. 1988). Nach unseren eigenen Erfahrungen stellt insbesondere Dextropropoxyphen eine wirkungsvolle Therapie dar, allerdings mit den Risiken von Abhängigkeit und Dosissteigerung bei Langzeittherapie. Eine Antagonisierung der Wirkung unter Naloxon bestätigt den spezifischen Effekt auf Opiatrezeptoren (Hening et al. 1986).

Clonidin

Eine Therapie mit Clonidin (0,1 mg 2mal pro Tag) zeigt sowohl bei idiopathischen (Handwerker u. Palmer 1985) wie bei sekundären Formen unter Dialyse (Ausserwinkler u. Schmidt 1989) einen therapeutisch guten Effekt. Eine signifikante Blutdrucksenkung unter dieser Medikation wurde nicht beobachtet.

Benzodiazepine

Die positive Wirkung von Benzodiazepinen ist seit langem bekannt (Montplaisir et al. 1985), die Patienten schlafen unter dieser Therapie, speziell Clonazepam, besser ein und durch, die klinischen Symptome und Mißempfindungen sind jedoch nicht aufgehoben, meist besteht nur eine partielle Erleichterung. Eine Dosiserhöhung wird bei Langzeittherapie erforderlich, und das Suchtpotential dieser Substanzen sollte berücksichtigt werden. Insbesondere bei älteren Patienten kann ein sog. „hangover"-Syndrom am nächsten Tag mit vermehrter Müdigkeit auftreten.

Andere Therapien

Ein Therapieeffekt von Carbamazepin bei idiopathischen Formen ist nur an wenigen Patienten belegt, ein Therapieversuch erscheint bei therapierefraktären Syndromen gerechtfertigt (Larsen et al. 1985).

Akathisie

Klassifikation

Der Begriff Akathisie wird seit Einführung der neuroleptischen Therapie in den 50er Jahren fast ausschließlich zur Beschreibung der motorischen Unruhe unter Neuroleptikatherapie angewandt. Der für die Patienten oft quälende Drang, umherzugehen und sich zu bewegen, führt zu einer deutlich verminderten Compliance der Therapie mit Neuroleptika, sobald eine Akathisie auftritt. Bisher konnten keine übereinstimmenden Kriterien zur Diagnostik einer neuroleptikainduzierten Akathisie erstellt werden. Aus diesem Dilemma resultieren unterschiedliche Prävalenzen und divergierende Berichte über Therapiemöglichkeiten. Der Versuch einer Arbeitsdiagnose des American College of Neuropsychopharmacology – Food and Drug Administration Task Force (1973) – mit einer subjektiven Beschreibung der Symptome des Patienten (z.B. „der Wunsch, ständig in Bewegung zu sein") wird kontrovers diskutiert (Stahl 1985).

Die Inzidenz der neuroleptikainduzierten Akathisie wird mit 20% (Marsden et al. 1975; Braude et al. 1983) bis zu 75% (van Putten et al. 1984) angegeben, wobei Häufigkeit und Schweregrad von Potenz und Dosis des jeweiligen Neuroleptikums abhängen (Lang 1988).

Klinische Symptomatik

Ähnlich wie beim Restless-legs-Syndrom leiden die Patienten unter dem unangenehmen und für den Außenstehenden oft unverständlichen Drang, sich ständig bewegen zu müssen. Dies führt zu einem Umhergehen der Patienten, „auf der Stelle treten", im Sitzen zu einem Hin- und Herbewegen des Oberkörpers, einem ständigen Verändern der Körperposition, einem Reiben und Aufstützen der Hände sowie ungerichteten Handbewegungen, um sich Erleichterung von einer „inneren Unruhe" zu verschaffen. Die Patienten äußern meist eine Art „innere Verspannung" und die Unfähigkeit, sich längere Zeit konzentriert zu beschäftigen. Obwohl die „innere Unruhe" auch bei psychiatrischen Patienten, die nicht an Akathisie leiden, ein häufig angegebenes Symptom ist (Braude et al. 1983), wird sie doch von allen an Akathisie leidenden Patienten an erster Stelle genannt (Lang 1988). Ob die Symptomatik schwerpunktmäßig die unteren Extremitäten betrifft (Braude et al. 1983) oder ob der gesamte Körper einschließlich Rumpf (Gibb u. Lees 1986b) betroffen ist, wird unterschiedlich beurteilt. Die Beschwerden können vom

Patienten als so quälend und beeinträchtigend empfunden werden, daß teilweise bizarre Reaktionen und evtl. aggressive Handlungen, wie sie in manischen Phasen auftreten können, beobachtet werden (van Putten 1975). Eine Akathisiesymptomatik muß dann von einer erneuten Exazerbation der Psychose abgegrenzt werden.

Neben den unspezifischen motorischen Symptomen der Ruhelosigkeit wie „Umhergehen", „Auf-der-Stelle-Treten" usw. sollen Patienten mit Akathisie intermittierend charakteristische, großamplitudige tremorartige Fußbewegungen mit einer Frequenz unter 4 Hz aufweisen, manchmal auch myoklonieartige Muskelaktivitäten der Füße (Braude et al. 1984).

Das Auftreten einer neuroleptikainduzierten Akathisie wurde bisher nicht vermehrt bei neuroleptikainduzierten Parkinson-Syndromen beobachtet (Marsden et al. 1975; Lang 1988). Es wurden außer der Dosisabhängigkeit keine Faktoren beschrieben, die das Auftreten einer Akathisie unter Neuroleptikatherapie beeinflussen würden. Insbesondere besteht kein Zusammenhang zu Alter oder Geschlecht des Patienten, zur Art der Psychose oder zum Auftreten anderer Nebenwirkungen wie Früh- oder Spätdyskinesen (Lang 1988).

Diagnostik

Die Diagnose einer neuroleptikainduzierten Akathisie erfolgt aus dem typischen Beschwerdebild des Patienten sowie den beobachteten Phänomenen der Ruhelosigkeit. Eine objektivierbare, z.B. neurophysiologische oder neuropharmakologische Bestätigung der Diagnose ist bisher nicht bekannt. Differentialdiagnostisch sollten eine agitierte Depression sowie Stereotypien oder Manierismen im Rahmen schizophrener Psychosen abgegrenzt werden. Zu den wichtigen Differentialdiagnosen zählt die Spätdyskinese, bei der repetitive Bewegungen häufig orofazial betont sind, sich aber auch in Reiben der Arme oder Schaukeln der Beine sowie Kopf-Rumpf-Bewegungen äußern. Die durch unwillkürliche Bewegungen der Spätdyskinesie hervorgerufene sekundäre Unruhe des Patienten wird als *Pseudoakathisie* bezeichnet. Sie unterscheidet sich durch das Fehlen der für den Patienten quälenden Symptome der „inneren Anspannung"; bei einem der Akathisie gelegentlich zum Verwechseln ähnlichen äußeren motorischen Erscheinungsbild (Gibb u. Lees 1986b) können Anamnese und Befragung des Patienten diese Differentialdiagnose der „Pseudoakathisie" jedoch klären.

In den seltensten Fällen werden ein Gilles-de-la-Tourette-Syndrom oder Ticerkrankungen ein differentialdiagnostisches Problem darstellen, da die unter subjektivem Zwang erfolgende Ausführung einer Bewegung jeweils zu einer deutlichen, zumindest vorübergehenden Erleichterung führt (Lang 1988).

Das wichtigste differentialdiagnostische Merkmal der Akathisie zum Restless-legs-Syndrom besteht im Auftreten der Restless-legs-Symptomatik im Ruhezustand, insbesondere beim Einschlafen und während der Nacht. Die dabei auftretenden Mißempfindungen der Beine, seltener der Arme können durch Bewegung fast sofort aufgehoben werden. Weitere differentialdiagnostische Abgrenzungen sind in Tabelle 1 aufgeführt.

Ätiologische Aspekte

Sämtliche typischen Neuroleptika sowie Dopaminrezeptoren blockierende Substanzen, wie z.B. Metoclopramid (Barnes et al. 1982) oder auch Reserpin, α-Methyltyrosin oder Tetrabenazin, können eine Akathisie verursachen. Einzelfälle von Akathisie unter Kalziumantagonistentherapie (Flunarizin, Chouza et al. 1986; Diltiazem, Jacobs 1983) sind

Tabelle 1. Symptomatik, Ätiologie, Verlauf und Therapie von Restless legs und Akathisie

	Restless legs Syndrom	**Akathisie**
Symptome	Bewegungsdrang Unangenehme Sensationen vor allem in den Beinen „Ziehen, Reißen, Kribbeln, Schmerzen"	Bewegungsdrang Innere Unruhe im ganzen Körper „Aus der Haut fahren" „Innere Explosion"
Objektivierbare Bewegungen	Aufstehen, Umhergehen Rhythmische motorische Aktivitäten der Beine von Myoklonien bis zu Muskelkrämpfen	Ungerichtete Bewegungen „body rocking", auf der Stelle treten, Fuß tippen, Händereiben; hochamplitudiger Tremor < 4 Hz
Auslösesituation	Einschlafen, Ruhe Ruhigstellung von Extremitäten	Keine Auslösesituation (s. Ätiologie)
Körperlage	vor allem im Liegen, evtl. im Sitzen, nicht im Stehen	In allen Körperlagen
Beeinflußbarkeit der Symptomatik	Durch Aufstehen und Umhergehen sofortige Beschwerdefreiheit Temperaturabhängigkeit	Kein Einfluß der Körperlage, auch beim Stehen und Gehen Persistenz der Symptomatik
Ätiologie	Idiopathisch, z.T. mit autosomal-dominantem Erbgang Symptomatische Formen: Niereninsuffizienz, Dialyse, Morbus Parkinson, Eisenmangel, Gravidität etc.	Neuroleptikatherapie Dopaminantagonisten Nicht bei atypischen Neuroleptika
Inzidenz	2,5–1,5% einschließlich „formes frustes"	Nach Neuroleptikagabe: akut: bis zu 40%, chronisch: bis zu 75%
Altersverteilung	Zunehmende Symptomatik in höherem Alter, vor allem in der 6. Dekade, Beginn familiärer Formen evtl. in der Jugend	Keine spezifische Altersverteilung
Verlauf	Intermittierend, zu Beginn beschwerdefreie Intervalle, chronisch progredient	Abhängig von der Neuroleptikadosis, reversibel bei Absetzen
Therapie	L-Dopa, Dopaminagonisten, Opiate, Clonidin, Benzodiazepine	Absetzen der Neuroleptika oder: Anticholinergika, β-Rezeptoren-Blocker

beschrieben. Generell gilt die Regel, daß hochpotente Neuroleptika sowie Depotpräparate die höchste Rate an Akathisie verursachen und daß Auftreten und Ausprägung der Akathisie dosisabhängig sind.

Ätiologisch liegt die Hypothese einer Blockade striataler Dopaminrezeptoren nahe, die zu einer verminderten Wirksamkeit von Dopamin im Striatum führt. Klinische Beobachtungen und die fehlende Koinzidenz der Akathisie mit einem neuroleptikaindizierten Parkinson-Syndrom widersprechen jedoch dieser Hypothese (Lang 1988). Marsden u.

Jenner (1980) vermuteten einen Zusammenhang zu einer Aktivitätsminderung mesokortikaler dopaminerger Systeme, Lindvall et al. (1983) favorisierten eine Wirkung der Neuroleptika auf dienzephale dopaminerge Systeme, Braude et al. (1983) auf spinale Systeme.

Über die Rolle nachgeschalteter Transmittersysteme, wie Noradrenalin oder Serotonin, wird derzeit spekuliert. Das Opiatsystem scheint ebenfalls pathophysiologisch beteiligt zu sein, denn eine Therapie mit Opiaten verbessert die klinische Symptomatik sowohl der Spätdyskinesien wie auch der Akathisie (Walters et al. 1986). Nach Gabe von Neuroleptika wurde jedoch trotz Auftreten einer schweren Akathisie keine Verminderung von β-Endorphinen im Blut gemessen (Anderson et al. 1981).

Therapie

Für Patienten, die an einer ausgeprägten Akathisie leiden, sind diese Symptome oft schwerwiegender als die zugrundeliegende psychiatrische Erkrankung, so daß die Compliance bei einer Neuroleptikatherapie, die oft über Monate fortgeführt werden soll, durch das Auftreten einer Akathisie deutlich beeinträchtigt wird. Deshalb erscheinen Aufklärung der Patienten und frühe Intervention bei Akathisie notwendig. Die zuverlässigste Therapiemethode besteht in der Reduktion der Neuroleptikadosis oder im Wechsel des Präparates zu einem niederpotenteren Neuroleptikum (Lang 1988). Falls dadurch kein ausreichender Erfolg erzielt werden kann, wird ein Therapieversuch mit einer oder mehreren der folgenden Substanzen empfohlen:

Anticholinergika

Bei manchen Patienten zeigen Anticholinergika, z.B. Biperiden, eine fast vollständige Rückbildung der Akathisiesymptomatik, so daß das Ansprechen auf Anticholinergika bereits als diagnostisches Kriterium gewertet wurde (van Putten 1985), andere Patienten wiederum scheinen auf diese Therapie nicht anzusprechen.

β-Rezeptoren-Blocker

Eine deutliche Reduktion der Symptomatik wurde zumindest bei einigen Akathisiepatienten durch die Gabe einer niedrigen Dosis Propranolol (30 mg) (Adler et al. 1986) erreicht. Kontrollierte Daten zeigten eine Wirksamkeit von 120 mg Propranolol mit einer Latenz von mehreren Tagen bei Akathisie (Kramer et al. 1989). Pathophysiologisch spielt die Blockade von zentralen β-Rezeptoren die entscheidende Rolle (Adler et al. 1991).

Benzodiazepine

Die Behandlung mit Benzodiazepinen wird zumindest zeitweise als effektiv betrachtet (Donlon 1973), eine länger dauernde Therapie sollte immer unter Berücksichtigung einer Suchtentwicklung beobachtet werden.

Opiate

Die Wirksamkeit von Opiaten bei Akathisie wie auch beim Restless-legs-Syndrom ist hinreichend bekannt (Walters et al. 1986), es scheinen pathophysiologische Zusammenhänge mit Endorphinen oder anderen Opioidpeptiden von Bedeutung zu sein.

Andere Therapien

Als in Einzelfällen wirksam wird auch Clonidin in einer Dosierung von 0,2–0,8 mg beschrieben, des weiteren Amantadin und Piracetam, das durch seine Strukturähnlichkeit mit GABA möglicherweise symptomatisch wirkt. Der Wirkmechanismus obiger Substanzen ist bisher nicht geklärt (Lang 1988).

Erste Ergebnisse einer Therapie mit dem Serotoninantagonisten Ritanserin zeigten in einer kontrollierten Studie eine Besserung der Akathisie bei einer mittleren Dosierung von 13,5 mg (Miller et al. 1990).

Clozapin als atypisches Neuroleptikum scheint keine Akathisie zu verursachen und wäre damit als pharmakologische Alternative bei einer Neuroleptikalangzeittherapie zu erwägen.

Literatur

Adler L, Angrist B, Peselow E, Corwin J, Maslansky R, Rotrosen J (1986) A controlled assessment of propranolol in the treatment of neuroleptic-induced akathisia. Br J Psychiatry 149: 42–45

Adler LA, Angrist B, Fritz P, Rotrosen J, Mallya G, Lipinski JF (1991) Lack of efficacy of d-propranolol in neuroleptic-induced akathisia. Neuropsychopharmacology 4: 109–115

Akpinar S (1987) Restless legs syndrome treatment with dopaminergic drugs. Clin Neuropharmacol 10: 69–79

American College of Neuropsychopharmacology – Food and Drug Administration Task Force (1973) Neurological syndromes associated with antipsychotic drug use. N Engl J Med 289: 20–23

Anderson BG, Reiker D, Cooper TB (1981) Prolonged adverse effects of haloperidol in normal subjects. N Engl J Med 305: 643–644

Ausserwinkler M, Schmidt P (1989) Erfolgreiche Behandlung des „restless legs"-Syndroms bei chronischer Niereninsuffizienz mit Clonidin. Schweiz Med Wochenschr 119: 184–196

Barnes TRE, Braude WM, Hill DJ (1982) Acute akathisia and metoclopramide preoperative medication. Lancet II: 48–49

Bernick C, Lee SM, Sandyk R, Stern LZ (1986) The effect of L-Dopa in uremic patients with restless legs syndrome. Neurology 36 [Suppl 1]: 162 (Abstract)

Braude WM, Barnes TRE, Gore SN (1983) Clinical characteristics of akathisia. A systematic investigation of acute psychiatric in-patient admissions. Br J Psychiatry 143: 139–150

Braude WM, Charles IP, Barnes TRE (1984) Coarse jerky foot tremor: Tremographic investigation of an objective sign of acute akathisia. Psychopharmacology 82: 95–101

Brodeur C, Montplaisir J, Godbout R et al. (1988) Treatment of restless legs syndrome and periodic movements during sleep with L-Dopa: a double-blind, controlled study. Neurology 38: 1845–1848

Chouza C, Scaramelli A, Caamano JL, DeMedina O, Aljanati R, Romero S (1986) Akathisia, tardive dyskinesia and depression induced by flunarizine. Lancet I: 1303–1304

Coleman R (1982) Periodic movements in sleep (nocturnal myoclonus) and restless legs syndrome. In: Guilleminault C (ed) Sleeping and waking disorders: indications and techniques. Addison-Wesley, Menlo Park, pp 311–320

Danek A, Pollmächer T (1990) Restless-legs-Syndrom. Nervenarzt 61: 69–76

Donlon T (1973) The therapeutic use of diazepam for akathisia. Psychosomatics 14: 222–225

Drake ME (1988) Restless legs with antiepileptic drug therapy. Clin Neurol Neurosurg 90: 151–154

Ekbom KA (1945) Restless legs. Acta Med Scand [Suppl] 158: 1–123

Fazzini E, Diaz R, Fahn S (1989) Restless leg in Parkinson's disease – clinical evidence for underactivity of catecholamine neurotransmission. Ann Neurol 26: 142

Gibb WRG, Lees AJ (1986a) The restless legs syndrome. Postgrad Med J 62: 329–333

Gibb WRG, Lees AJ (1986b) The clinical phenomenon of akathisia. J Neurol Neurosurg Psychiatry 49: 861–866

Goodman JD, Brodie C, Ayida GA (1988) Restless legs syndrome in pregnancy. Br Med J 297: 1101–1102

Handwerker JV, Palmer RF (1985) Clonidine in the treatment of „restless leg" syndrome. New Engl J Med 313: 1228–1229

Hening WA, Walters A, Kavey N, Gidro-Frank S, Coté L, Fahn S (1986) Dyskinesia while awake

and periodic movements in sleep in restless legs syndrome: treatment with opioids. Neurology 36: 1363–1366
Jacobs MB (1983) Diltiazem and akathisia. Ann Intern Med 99: 794–795
Kavey N, Walters AS, Hening W (1988) Opioid treatment of periodic movements in sleep in patients without restless legs. Neuropeptides 11(4): 181–184
Kramer MS, Gorkin R, DiJohnson C (1989) Treatment of neuroleptic-induced akathisia with propranolol: a controlled replication study. Hillside J Clin Psychiatry 11: 107–119
Lang AE (1987) Restless legs syndrome and Parkinson's disease: insights to pathophysiology. Clin Neuropharmacol 10(5): 476–478
Lang AE (1988) Akathisia and the restless legs syndrome. In: Jankovic J, Tolosa E (eds) Parkinson's disease and movement disorders. Urban & Schwarzenberg, Baltimore München, pp 349–364
Larsen S, Telstad W, Sorensen O, Thom E, Stensrud P, Nyberg-Hansen R (1985) Carbamazepine therapy in restless legs. Acta Med Scand 218: 223–227
Lindvall O, Björklund A, Skajerberg G (1983) Dopamine-containing neurons in the spinal cord. Anatomy and functional aspects. Ann Neurol 14: 255–260
Marsden CD, Jenner P (1980) The pathophysiology of extrapyramidal side-effects of neuroleptic drugs. Psychol Med 10: 55–72
Marsden CD, Tarsy D, Baldessarini RJ (1975) Spontaneous and drug-induced movement disorders in psychotic patients. In: Benson DF, Blumer D (eds) Psychiatric aspects of neurologic disease. Grune & Stratton, New York, pp 219–265
Miller CH, Fleischhacker WW, Ehrmann H, Kane JM (1990) Treatment of neuroleptic induced akathisia with the 5-HT2 antagonist ritanserin. Psychopharmacol Bull 26: 373–376
Montplaisir J, Godbout R, Boghen D, DeChamplain J, Young SN, Bapierre G (1985) Familial restless legs with periodic movements in sleep: electrophysiologic, biological and pharmacologic study. Neurology 35: 130–134
Montplaisir J, Godbout R, Poirier G et al. (1986) Restless legs syndrome and periodic movements in sleep: Physiopathology and treatment with L-Dopa. Clin Neuropharmacol 9: 456–463
Paik I, Lee C, Choi B, Chae Y, Kim C (1989) Mianserin-induced restless legs syndrome. Br J Psychiat 155: 415–417
Salvi F, Montagna P, Plasmati R et al. (1990) Restless legs syndrome and nocturnal myoclonus: initial clinical manifestation of familial amyloid polyneuropathy. J Neurol Neurosurg Psychiatry 53: 522–525
Sandyk R, Bernick C, Lee SM, Stern LZ, Iacono RP, Bamfort CR (1987a) L-Dopa in uremic patients with the restless legs syndrome. Int J Neurosci 35: 233–235
Sandyk R, Bamfort CR, Gillman MA (1987b) Opiates in restless legs syndrome. Int J Neurosci 36: 99–104
Scheele C von, Kempi V (1990) Long-term effect of dopaminergic drugs in restless legs. A 2-year follow-up. Arch Neurol 47: 1223–1224
Stahl SM (1985) Akathisia and tardive dyskinesia: Changing concepts. Arch Gen Psychiatry 42: 915–917
Trenkwalder C, Schwarz J, Pollmächer T, Gasser T, Arnold G, Oertel WH (1991) Sustained release L-Dopa in patients with „idiopathic" and „uremic" restless legs syndrome. Neurology [Suppl 1] 41: 224
Van Putten T (1975) The many faces of akathisia. Compr Psychiatry 16: 43–47
Van Putten T, May P, Marder S (1984) Akathisia with haloperidol and thiothixene. Arch Gen Psychiatry 41: 1036–1039
Walters A, Hening W, Chokroverty S, Fahn S (1986) Opioid responsiveness in patients with neuroleptic-induced akathisia. Mov Disord 1: 119–127
Walters AS, Hening WA, Kavey N et al. (1988) A double-blind randomized crossover trial of bromocriptine and placebo in restless legs syndrome. Ann Neurol 24: 455–458
Walters AS, Picchietti D, Hening W, Lazzarini A (1990) Variable expressivity in familial restless legs syndrome. Arch Neurol 47: 1219–1220
Walters AS, Hening WA, Chokroverty S (1991) Review and videotape recognition of idiopathic restless legs syndrome. Mov Disord 6: 105–110
Youdim MBH (1989) Dopaminergic neurotransmission and status of brain iron. In: Przuntek H, Riederer P (eds) Early diagnosis and preventive therapy in Parkinson's disease. Springer Wien New York, pp 152–160

Klinische Differentialdiagnose der Parkinson-Syndrome

W. POEWE

Klassifikation

James Parkinson beschrieb 1817 in seiner Monographie *An Essay on the Shaking Palsy* 6 Patienten mit einem einheitlichen neurologischen Syndrom. Einen dieser Fälle betreute er bis an dessen Lebensende hausärztlich, und er grenzte eine charakteristische Symptomkonstellation aus Ruhetremor, allgemeiner Bewegungsverlangsamung mit charakteristischen Gang- und Haltungsstörungen sowie Veränderung des Muskeltonus ab. Etwa 100 Jahre später erkannte Tretiakoff (1919) einen Verlust melaninhaltiger Nervenzellen der Substantia nigra als wesentliches neuropathologisches Substrat dieses Syndroms. Friedrich Lewy (1912) beschrieb darüber hinaus charakteristische intraneuronale, zytoplasmatische Einschlußkörperchen in Form eosinophiler runder Gebilde als typisch für die Neuropathologie der Erkrankung. Ein therapeutisch entscheidender Durchbruch in der Pathogeneseforschung dieser Erkrankung gelang Ehringer und Hornykiewicz 1961 mit dem Nachweis eines striatalen Dopaminmangels im postmortalen Hirngewebe von Parkinson-Patienten.

Etwa 80% der Parkinson-Syndrome des klinischen Alltags sind durch die oben beschriebenen klinischen, neuropathologischen und biochemischen Befunde gekennzeichnet, ohne daß bis heute die Ursache des nigralen Zellverlustes geklärt werden konnte. Sie entsprechen dem idiopathischen Parkinson-Syndrom (Morbus Parkinson). In der 1. Hälfte dieses Jahrhunderts war allerdings ein großer Prozentsatz der Parkinson-Syndrome als Folgeerkrankung nach Encephalitis lethargica entstanden, und das postenzephalitische Parkinson-Syndrom nahm unter den symptomatischen oder sekundären Formen die erste Stelle ein. Mittlerweile trifft dies für medikamenteninduzierte Parkinson-Syndrome zu, die insbesondere bei älteren Patienten nach Exposition gegenüber dopaminantagonistisch wirkenden Substanzen (Neuroleptika, Antiemetika) oder Kalziumantagonisten vom Flunarizintyp auftreten können. Parkinson-Syndrome können auch im Rahmen verschiedener, für sich allein jeweils relativ seltener neuronaler Multisystemdegenerationen entstehen und oft deren initiale klinische Präsentation ausmachen. Manche dieser Systemdegenerationen werden unter dem kollektiven Begriff der Multisystematrophien (MSA) zusammengefaßt. Tabelle 1 gibt einen Überblick über die wichtigsten differentialdiagnostischen Klassen von Parkinson-Syndromen. Hervorzuheben ist, daß manche Autoren symptomatische Parkinson-Syndrome auf dem Boden einer atherosklerotischen Leukenzephalopathie bzw. eines Normaldruckhydrozephalus als Pseudo-Parkinson-Syndrome abgrenzen, da hier vielfach eine Gangstörung mit ausgeprägten Startschwierigkeiten bei gut erhaltener Mobilität der oberen Extremitäten und Fehlen von Ruhetremor vorherrscht (sog. Parkinson-Syndrom der unteren Körperhälfte oder „lower body parkinsonism").

Tabelle 1. Klinische Klassifikation der Parkinson-Syndrome

Idiopathisches Parkinson-Syndrom (Paralysis agitans)

Symptomatische (sekundäre) Parkinson-Syndrome
  Postenzephalitisch
  Medikamenteninduziert
  Toxisch:
    exogen, z.B. Mangan, CO, MPTP
    endogen, z.B. Morbus Wilson
  Traumatisch
  Neoplastisch
  Pseudo-Parkinson-Syndrome (atherosklerotisch; Normaldruckhydrozephalus)

Parkinson-Syndrome im Rahmen neuronaler Systemdegenerationen
  Multisystematrophien (MSA)
    strionigrale Degineration
    Shy-Drager-Syndrom
    olivopontozerebelläre Atrophie
  Progressive supranukleäre Lähmung
  Morbus Hallervorden-Spatz
  Kortikobasale Degeneration
  „Diffuse Lewy body disease"
  Morbus Alzheimer

Wie korrekt ist die klinische Differentialdiagnostik der Parkinson-Syndrome?

Allein anhand klinischer Kriterien ist eine korrekte Differentialdiagnostik zwischen den dargestellten Parkinson-Syndromformen häufig schwierig. Tabelle 2 gibt einen Überblick über einige dazu publizierte klinische und neuropathologische Daten. Es wird ersichtlich, daß die differentialdiagnostischen Abgrenzungsprobleme vor allem zwischen idiopathischem Parkinson-Syndrom und Parkinson-Syndromen im Rahmen von Multisystematrophien bestehen. Anhand des klinischen Verlaufes allein mußten in verschiedenen Serien zwischen 4 und 7% der initial als idiopathisch eingestuften Parkinson-Syndrome reklassifiziert werden. In einer kleinen Serie von 20 De-novo-Patienten, die an einer neuropsychologischen Untersuchung teilnahmen, stellten sich im weiteren Krankheitsverlauf 4 (20%) als Fälle von Multisystematrophien heraus. In ähnlicher Weise zeigen neuropathologische Untersuchungen an Gehirnen von Patienten mit der klinischen Diagnose eines idiopathischen Parkinson-Syndroms in bis zu 24% der Fälle alternative Pathologien, zumeist im Sinne einer Multisystematrophie (insbesondere strionigrale Degeneration) oder einer progressiven supranukleären Lähmung. Diese Befunde beziehen sich dabei durchaus auch auf Patienten, die in vivo von erfahrenen Neurologen untersucht worden waren (Hughes et al. 1992). Das gleiche trifft auf eine Serie neuropathologisch untersuchter Gehirne mit den Charakteristika einer strionigralen Degeneration zu, wo in 50% der Fälle in vivo ein idiopathisches Parkinson-Syndrom diagnostiziert worden war (Fearnley u. Lees 1990).

Derartige Befunde verdeutlichen die Notwendigkeit der schärferen klinischen Differentialdiagnostik der Parkinson-Syndrome. Dies ist um so mehr der Fall, als zwischen den verschiedenen Syndromklassen markante Unterschiede im therapeutischen Ansprechen auf Parkinsonmittel sowie in der Verlaufsprognose bestehen.

Tabelle 2. Differentialdiagnostische Irrtümer beim idiopathischen Parkinson-Syndrom (IPS). Ausgewählte Serien der Literatur

Diagnostische Revision nach klinischem Verlauf
4% progressive supranukleäre Lähmung (Jackson et al. 1983)
6% olivopontozerebelläre Atrophie (Duvoisin 1984)
7% medikamentös induziertes Parkinson-Syndrom (Rajput et al. 1984)
20% Multisystem-Atrophie (Canavan et al. 1990)

Diagnostische Revision durch neuropathologischen Befund
6–24% der klinischen Diagnosen „IPS" in spezialisierten Zentren (Quinn 1989; Gibb u. Lees 1988b; Hughes et al. 1972)
50% der Fälle von pathologisch gesicherter strionigraler Degeneration in vivo als IPS diagnostiziert (Fearnley u. Lees 1990)

Tabelle 3. Klinische Diagnosekriterien für das idiopathische Parkinson-Syndrom. (Nach Gibb u. Lees 1988)

Vorhandensein von Bradykinese und mindestens einem der folgenden Symptome:

unilateraler Ruhetremor der Extremitäten (4–6 Hz)
Rigidität
Störung gleichgewichtsregulierender Reflexe

Bleibende Seitenasymmetrie der Symptomenausprägung im Krankheitsverlauf

Gutes bis ausgezeichnetes Ansprechen auf suffiziente L-Dopa-Dosen bzwl. positiver Apomorphintest

Protrahierter Krankheitsverlauf über mehr als 10 Jahre

Fehlen inkompatibler klinischer und zusatzdiagnostischer Zeichen (z.B. positive Pyramidenbahnzeichen, Kleinhirnatrophie im CT)

Kriterien der Differentialdiagnostik der Parkinson-Syndrome

Die differentialdiagnostische Abgrenzung des Morbus Parkinson gegenüber anderen Parkinson-Syndromen basiert auf Aspekten der klinischen Symptomkonstellation und des Verlaufes, der pharmakologischen Beeinflußbarkeit der Symptomatik sowie den Ergebnissen struktureller und funktioneller bildgebender Verfahren (Tabelle 3).

Klinisch-diagnostische Kriterien des idiopathischen Parkinson-Syndroms (Morbus Parkinson)

Das idiopathische Parkinson-Syndrom ist durch einen asymmetrischen Beginn, in ca. 60% in Form eines distalen Ruhetremors einer Extremität, gekennzeichnet. Für die zuverlässige klinische Diagnose ist das Vorhandensein von wenigstens 2 der Kardinalsymptome Tremor, Rigidität, Bradykinesie und posturaler Instabilität zu fordern, ebenso ein langsam progredienter Verlauf und ein gutes bis ausgezeichnetes Ansprechen auf orale Levodopasubstitution. 90% der unbehandelten Patienten sprechen auch auf subkutane Apomorphingaben (Apomorphintest; Hughes et al 1990) an. Bei Vorhandensein einer solchen klinischen Befundkonstellation und dem Fehlen signifikanter CT- oder MRT-Veränderungen kann die Diagnose Morbus Parkinson in der Regel sicher gestellt werden. In Zweifelsfällen läßt sich durch den Nachweis eines asymmetrisch verminderten striatalen (vor allem putaminalen) 18-F-Fluorodopa-Signals in der Positronenemissionstomographie (PET) die Diagnose weiter erhärten. Die Diagnosekriterien einer britischen Arbeitsgruppe (UK Parkinson's Disease Society Brain Bank; Gibb u. Lees 1988b) sind in Tabelle 4 zusammengefaßt.

Es ist hervorzuheben, daß auch einige seltene und ungewöhnliche klinische Präsentationsweisen mit der Diagnose eines idiopathischen Parkinson-Syndroms kompatibel sind. Dazu gehören fokale Extremitätendystonien, insbesondere eine einseitige kinesiogene Fußdystonie sowie gelegentlich ein unilateraler, zunächst rein posturaler Handtremor.

Eine Reihe von anamnestischen und klinischen Befunden sind mit der Diagnose eines idiopathischen Parkinson-Syndroms (Morbus Parkinson) in der Regel nicht vereinbar, ebenso wie bestimmte Verlaufscharakteristika (Tabelle 5).

Tabelle 4. Kriterien der Differentialdiagnose der Parkinson-Syndrome

Klinische Kriterien
   hinweisend für idiopathisches Parkinson-Syndrom
   ausschließend für idiopathisches Parkinson-Syndrom
   hinweisend für Multisystematrophie, progressive supranukleäre Blicklähmung oder andere
      Erkrankungen

Pharmakologische Kriterien
   Ansprechen auf L-Dopa
   Apomorphintest

Neuroradiologische Kriterien
   CT/MRT
   PET
   SPECT

Tabelle 5. Ausschlußkriterien für die klinische Diagnose idiopathisches Parkinson-Syndrom

Anamnese und Verlauf
Gesicherte Enzephalitis in der Vorgeschichte
Multiple Hirninfarkte in der Vorgeschichte mit akutem Beginn und/oder schrittweiser
   Verschlechterung des Parkinson-Syndroms
Gabe von Dopamin-Antagonisten vor Manifestation
Anhaltende Remissionen

Klinischer Befund
Okulogyre Krisen
Supranukleäre Augenbewegungsstörung (vertikal nach unten oder lateral)
Zerebelläre Zeichen
Frühzeitige ausgeprägte Dysautonomie
Frühzeitige Entwicklung einer schweren Demenz
Positive Babinski-Phänomene
Fehlendes Ansprechen auf maximal tolerierte Dosen oralen Levodopas über mindestens 2 Monate
   und/oder subkutane Apomorphinstimuli
Inkompatible Befunde in der kranialen CT/MRT

Ebenso müssen einige bildgebende Befunde (kraniales CT oder kraniale MRT) die klinische Diagnose eines idiopathischen Parkinson-Syndroms zweifelhaft erscheinen lassen. Dazu gehören der Nachweis multipler subkortikaler lakunärer Infarkte, insbesondere im frontalen Marklager oder in den Basalganglien, andere fokale Läsionen in den Basalganglien, ein Hydrocephalus internus mit den Zeichen eines Normaldruckhydrozephalus oder atrophische Veränderungen in Zerebellum und/oder Hirnstamm. Insbesondere im Zusammenhang mit vaskulären Läsionen in der kranialen CT- oder MRT-Untersuchung muß jedoch berücksichtigt werden, daß auch Patienten mit einem idiopathischen Parkinson-Syndrom zerebrovaskuläre Zweitkrankheiten entwickeln können. Eine solche zerebrale Zweitkrankheit („Parkinson plus" nach Fischer 1984) kann sich modifizierend auf den ursprünglichen Krankheitsverlauf ebenso wie auf das therapeutische Ansprechen auswirken (raschere Verlaufsdynamik, dementielle Entwicklung, Nachlassen der medikamentösen Ansprechbarkeit).

Auf der pharmakologischen Seite sollte bei allen Patienten mit Parkinson-Syndrom das Fehlen eines eindeutigen und markanten Ansprechens auf subkutane Apomorphinstimuli bzw. eine ausreichend hoch dosierte und ausreichend lang durchgeführte orale L-Dopa-Therapie ebenfalls Zweifel an der Zuordnung zu einem Morbus Parkinson aufkommen lassen.

Klinische Hinweise für das Vorliegen eines Parkinson-Syndroms im Rahmen einer Multisystematrophie

Neben den mit der zuverlässigen Diagnose eines Morbus Parkinson inkompatiblen Befunden weist eine Reihe klinischer Symptome direkt auf das mögliche Vorliegen einer Multisystematrophie hin. Dazu gehören das frühzeitige Auftreten (in den ersten 3 Krankheitsjahren) einer ausgeprägten autonomen Dysfunktion mit schwerer orthostatischer Hypotonie, das frühzeitige Auftreten klinischer relevanter Gleichgewichtsstörungen mit Stürzen aufgrund zerebellärer Dysfunktion sowie frühzeitige schwere Sprachstörungen und ausgeprägter dementieller Abbau. Patienten mit strionigraler Degeneration können im klinischen Bild dem idiopathischen Parkinson-Syndrom täuschend ähneln, haben jedoch gelegentlich zusätzlich eine charakteristische zervikale Dystonie im Sinne eines Ante- und Laterokollis (Quinn 1989). Im Krankheitsverlauf entwickeln sich bei diesen Patienten nicht selten Attacken eines vor allem nächtlichen laryngealen Stridors aufgrund einer selektiven Atrophie der Stimmritzenöffner (Mm. cricoarytenoidei posteriores) (Fearnley u. Lees 1990). Patienten mit einem Parkinson-Syndrom im Rahmen einer Multisystematrophie zeigen nicht selten einen etwas irregulären distalen Handtremor, wobei die Irregularität durch aufgepfropfte myoklonische Zuckungen zustande kommt. Ebenso kann die kleine Handmuskulatur dieser Patienten gering atrophieren, was dem späteren neuropathologischen Befund eines Vorderhornzellverlustes im zervikalen Rückenmark entspricht.

Bedeutung bildgebender Verfahren in der Differentialdiagnostik der Parkinson-Syndrome

Patienten mit unkompliziertem idiopathischen Parkinson-Syndrom zeigen in der Regel unauffällige Befunde in der kranialen CT- oder MRT-Untersuchung. Allenfalls kommen geringgradige diffuse kortikale und/oder subkortikale Atrophien vor.

Anders sind die Verhältnisse bei Parkinson-Syndromen im Rahmen neuronaler Systemdegenerationen. Die kraniale Magnetresonanztomographie zeigt eine zerebelläre und/ oder Hirnstammatrophie bei Patienten mit olivopontozerebellärer Atrophie (OPCA) oder dem Shy-Drager-Syndrom, während Kranke mit progressiver supranukleärer Lähmung (Steele-Richardson-Olszewski-Syndrom) eine typische Mittelhirnatrophie aufweisen. Patienten mit strionigraler Degeneration zeigen häufig im MRT einen ausgeprägten, insbesondere dorsolateralen Signalverlust in T_2-gewichteten Aufnahmen des Putamens. PET-Untersuchungen verschiedener Typen von Parkinson-Syndromen bei Multisystematrophie haben ebenfalls unterschiedliche Muster der 18-F-Fluorodopa-Aufnahme gegenüber idiopathisch Parkinsonkranken gezeigt, wobei insbesondere die Signalverminderung des Nucleus caudatus wesentlich deutlicher ist als beim Morbus Parkinson. Einige neuere Studien zeigen überdies auch Veränderungen der Dopamin-2-Rezeptordichte im IBZM-SPECT bei Patienten mit Multisystematrophien im Vergleich zu solchen mit Morbus Parkinson (Schwarz et al. 1992; Schelosky et al. 1992). Bei Bestätigung solcher Befunde wäre mit der breit verfügbaren SPECT-Technologie ein wertvoller differentialdiagnostischer Parameter für die Parkinsondiagnostik gegeben.

Literatur

Canavan AGM, Passingham RE, Marsden CD, Quinn NP, Wyke M, Polkey CE (1990) The performance of patients with Parkinson's disease on problem-solving tasks. Neuropsychologia 28
Duvoisin RC (1984) An apology and an introduction to the olivopontocerebellar atrophies. Adv Neurol 41: 5–12
Fearnley JM, Lees AJ (1990) Striatonigral degeneration: a clinicopathological study. Brain 113: 1823–1842
Fischer PA (1984) Parkinson plus – Einleitung und Definition. In: Fischer PA (Hrsg) Parkinson plus. Cerebrale Polypathie beim Parkinson-Syndrom. Springer, Berlin Heidelberg New York Tokyo, S 1–3
Gibb WRG, Lees AJ (1988a) The relevance of the Lewy body to the pathogenesis of idiopathic Parkinson's disease. J Neurol Neurosurg Psychiatry 51: 745–752
Gibb WRG, Lees AJ (1988b) The significance of the Lewy body in the diagnosis of idiopathic Parkinson's disease. J Neuropathol Appl Neurobiol 15: 27–44
Hughes AJ, Lees AJ, Stern GM (1990) Apomorphine test to predict dopaminergic responsiveness in parkinsonian syndromes. Lancet 336: 32–34
Hughes AJ, Daniel SE, Kilford L, Lees AJ (1992) Accuracy of clinical diagnosis of idiopathic Parkinson's disease: a clinico-pathological study of 100 cases. J Neurol Neurosurg Psychiatry 55: 181–184
Jackson JA, Jankovic J, Ford J (1983) Progressive supranuclear palsy: clinical features and response to treatment in 16 patients. Ann Neurol 13: 273–278
Lewy FH (1912) Paralysis agitans: Pathologische Anatomie. In: Bumke O, Foerster O (Hrsg) Handbuch der Neurologie, Bd IV. Springer, Berlin, S 920–933
Quinn N (1989) Multiple-system atrophy – the nature of the beast. J Neurol Neurosurg Psychiatry [Suppl]: 78–90
Rajput AH, Offord KP, Beard CM, Kurland LT (1984) Epidemiology of parkinsonism: incidence, classification and mortality. Ann Neurol 16: 278–282
Schelosky L, Hierholzer J, Cordes M, Poewe W (1992) Correlation of clinical response in apomorphine test with D²-receptor status as demonstrated by [123]J-IBZM-SPECT (abstract). Mov Disord 7 [Suppl]: 146
Schwarz J, Tatsch K, Arnold G et al. (1992) [123]J-Iodobenzamide-SPECT predicts dopaminergic responsiveness in patients with „de novo" Parkinsonism. Neurology 42: 556–501
Tretiakoff MC (1919) Contribution à l'étude de l'anatomie pathologique du locus niger de Soemmering. Thèse, Université de Paris

Parkinsonoid, Akinese, negative und depressive Symptomatik bei schizophrenen Erkrankungen*

W. GAEBEL

> Und je mehr Sie Geisteskranke wirklich sehen und ihre Symptome kennenlernen werden, desto mehr werden Sie sich überzeugen, daß schließlich nichts Anderes zu finden und zu beobachten ist als Bewegungen, und dass die gesamte Pathologie der Geisteskranken in nichts Anderem besteht, als den Besonderheiten ihres motorischen Verhaltens.
>
> C. Wernicke (1900)

> Movement is one of the robust bridges between neurology and psychiatry, built upon solid observations that tantalise those in both disciplines... understanding the reasons for movement disorders in psychiatric illness may provide a window into comprehending the mental disorders.
>
> C. D. Marsden (1989a)

Gegenstand dieser Arbeit sind eine Reihe klinisch ähnlicher neuropsychiatrischer Symptome/Syndrome, die im nosologischen Überschneidungsbereich von Schizophrenie, Depression und Morbus Parkinson/Parkinson-Syndrom beobachtet werden. Klinische Bilder wie Parkinsonoid, Akinese, negative und depressive Symptomatik stellen nicht nur besondere Anforderungen an die Differentialdiagnostik und Abgrenzung morbogener, psychosoziogener und pharmakogener Faktoren sowie an die Differentialindikation therapeutischer Maßnahmen, sondern sie eröffnen vor allem auch die Möglichkeit zum besseren Verständnis der neurobiologischen Grundlagen schizophrener Erkrankungen. Voraussetzung ist allerdings zunächst eine einwandfreie klinische Charakterisierung und Differenzierung der in Frage stehenden Symptomatik unter einem transnosologischen Blickwinkel. Neben speziellen psychopathologischen Beurteilungsinstrumenten kommt hier dem Einsatz objektiver verhaltensanalytischer Untersuchungsmethoden eine besondere Bedeutung zu. Im folgenden werden klinisch-epidemiologische, verhaltensbiologische, neurobiologische und therapeutische Aspekte der einzelnen Syndrome dargestellt.

Klinisches Vorkommen

Die Häufigkeit ausgewählter, im Umfeld der verschiedenen Syndrome angesiedelter AMDP-Merkmale zu Störungen von Affektivität, Antrieb und Psychomotorik im Aufnahmebefund eines unausgelesenen klinischen Krankenguts schizophrener Patienten (ICD 9) der Psychiatrischen Klinik und Poliklinik der Freien Universität Berlin zeigen die Tabellen 1 und 2. Die Merkmale wurden vor allem unter dem Aspekt ihrer verhaltensbezogenen Fremdbeurteilung ausgewählt. Zum Vergleich sind gleichzeitig Patienten mit affektiven Psychosen dargestellt.

---

* Herrn Prof. Dr. H. Helmchen zum 60. Geburtstag gewidmet.

Tabelle 1. Prozentuale Auftretenshäufigkeit ausgewählter verhaltensbezogener Störungen (Score > 1) von Affektivität, Antrieb und Psychomotorik (AMDP) bei schizophrenen und affektiven Psychosen (ICD) am stationären Krankengut der Psychiatrischen Klinik und Poliklinik der Freien Universität Berlin (1/1981–12/1990)

Merkmal	ICD 295 (n = 2592)	ICD 296 (n = 1594)
Deprimiert	50,1	80,1
Affektarm	41,5	40,4
Affektstarr	32,7	37,0
Parathym	43,3	6,3
Antriebsarm	41,9	54,5
Parakinesen	6,3	0,9
Maniriert	21,2	5,4
Mutistisch	15,4	7,3
Sozialer Rückzug	53,0	55,1
Hypokinesien	4,9	4,0
Rigor	7,5	4,4
Tremor	7,8	11,2
DEPRES[a]	6,0[c]	13,7[c]
APA[b]	4,7[c]	5,6[c]

[a] Depressives Syndrom
[b] Apathisches Syndrom
[c] Mittlere Syndromwerte

Tabelle 2. Prozentuale Auftretenshäufigkeit ausgewählter verhaltensbezogener Störungen (Score > 1) von Affektivität, Antrieb und Psychomotorik (AMDP) bei katatonen, defektschizophrenen, schizoaffektiven und monopolar depressiven Psychosen (ICD) am stationären Krankengut der Psychiatrischen Klinik und Poliklinik der Freien Universität Berlin (1/1981–12/1990)

Merkmal	ICD 295.2 (n = 79)	ICD 295.6 (n = 154)	ICD 295.7 (n = 379)	ICD 296.1 n = 953)
Deprimiert	60,8	48,7	48,0	95,0
Affektarm	60,8	61,7	29,8	47,2
Affektstarr	55,7	37,0	26,4	41,4
Parathym	54,4	44,2	30,6	3,5
Antriebsarm	55,7	49,4	27,7	64,8
Parakinesen	27,8	11,7	3,2	0,8
Maniriert	24,1	22,7	20,6	2,1
Mutistisch	59,5	11,0	12,9	7,9
Sozialer Rückzug	62,0	63,6	30,6	66,0
Hypokinesien	20,3	7,8	4,5	4,1
Rigor	20,3	10,4	5,3	3,9
Tremor	17,7	13,6	8,7	11,8
DEPRES[a]	4,1[c]	5,3[c]	7,9[c]	15,8[c]
APA[b]	5,4[c]	5,8[c]	3,7[c]	6,5[c]

[a] Depressives Syndrom
[b] Apathisches Syndrom
[c] Mittlere Syndromwerte

Eine – auch auf subjektiver Patienteneinschätzung beruhende – deprimierte Stimmung findet sich demnach bei der Hälfte aller Schizophrenen, ein depressives Syndrom ist jedoch nur etwa halb so stark ausgeprägt wie bei Affektpsychosen. Rein verhaltensbezogene Affektstörungen, Antriebsarmut und sozialer Rückzug sind bei Schizophrenien und Affektpsychosen nahezu gleich häufig; inadäquater Affekt, Bewegungsstörungen und reduziertes Sprechverhalten werden dagegen überwiegend bei Schizophrenen beobachtet – Befunde, wie sie auch von anderen Autoren beschrieben wurden (Andreasen 1979). Ein apathisches Syndrom, das im wesentlichen Negativsymptomatik repräsentiert, ist bei Affektpsychosen sogar etwas stärker ausgeprägt. Parkinsonoide Symptomatik findet sich in der gleichen Größenordnung bei beiden Gruppen. Eine Aufschlüsselung nach Subgruppendiagnosen (Katatonie, Defektschizophrenie, schizoaffektive Psychose und monopolare endogene Depression) zeigt u.a., daß von allen schizophrenen Subgruppen bei der Katatonie fast sämtliche genannten Merkmale am ausgeprägtesten sind (Tabelle 2) – Hinweis auf möglich symptomatologische Abgrenzungsschwierigkeiten (s. unten). Im folgenden werden die einzelnen Syndrome ausführlicher besprochen.

Die *Akinese*, auch als motorische Sperrung bezeichnet, zählt zu den katatonen Störungen. Letztere sind motorische Erscheinungen, die „unabhängig von Überlegung, Gefühl und Wille" auftreten und auf Störungen in den „cerebralen Grundlagen des Handelns" zurückgeführt werden (Bumke 1929). In ausgeprägter Form führt die Sperrung zum (katatonen) Stupor mit Bewegungslosigkeit und Mutismus. Von Kahlbaum (1874) zunächst als eigene nosologische Gruppe beschrieben, von Kraepelin später als besondere Form der Dementia praecox klassifiziert, stellt die Katatonie mit Sperrungs- oder Erregungszuständen bis heute vor allem eine typologische Unterform der Schizophrenie dar (z.B. ICD 9/10, DSM-III-R), wenngleich das Auftreten katatoner Symptome auch im Rahmen verschiedenster Hirnkrankheiten oder als neuroleptische Behandlungskomplikation (malignes neuroleptisches Syndrom, „katatones Dilemma") beobachtet wird (Taylor 1990).

Die ältere hirnpathologische Schule hat katatone Phänomene für die Klassifikation endogener Psychosen differenzierter als heute üblich berücksichtigt. Leonhard (1986) grenzte innerhalb der zykloiden Psychosen eine hyperkinetisch-akinetische Motilitätspsychose, innerhalb der unsystematischen Schizophrenien eine periodische Katatonie sowie innerhalb der systematischen Schizophrenien weitere katatone Formen ab. Die Ähnlichkeit der letzteren mit neurologischen Erkrankungen stellte Leonhard (1986) in der Tradition von Wernicke (Franzek 1990) und Kleist (Teichmann 1990) besonders heraus: „Bei der Chorea und der Zitterstarre sind bestimmte Systeme des Nervensystems erkrankt. Bei den ‚peripheren' Katatonien scheinen die Anschlußsysteme nach oben betroffen zu sein, d.h. Systeme, die nicht mehr allein eine neurologische, sondern schon eine psychische Bedeutung haben." Im Falle akinetischer Symptomatik sind in der Regel Expressiv- und Reaktivbewegungen, in schwereren Fällen auch Willkürbewegungen betroffen. Je mehr sich die motorischen Hyper- und Hypophänomene vermengen und parakinetische Entgleisungen sowie bizarre Elemente auftreten, desto schlechter ist die Prognose. Überwiegende Akinese im Rahmen der periodischen Katatonie (Leonhard 1986) sowie Stupor zu Beginn schizophrener Psychosen (Rigby et al. 1989) kennzeichnen einen prognostisch eher ungünstigen Verlauf. In unserem schizophrenen Krankengut (s. Tabelle 1) waren – differentialtypologisch mehrdeutige – akinetische Merkmale, wie Mutismus, Antriebsarmut und Affektarmut, bei 15–42%, eindeutiger katatone Merkmale, wie Parakinesen und Manierismus, bei 6–21% der Patienten zu beobachten. Der Anteil dieser Merkmale lag bei katatonen Schizophrenien z.T. erheblich höher (s. Tabelle 2).

Analog zum idiopathischen oder symptomatischen Parkinson-Syndrom ist das neuroleptisch induzierte *Parkinsonoid* im wesentlichen durch die motorische Trias von Akinese, Rigor und Tremor gekennzeichnet. Akinese, Hypokinese oder Bradykinese – zusammenfassend als Akinese bezeichnet (Marsden 1989b) – kennzeichnen ein hinsichtlich Initiative, Ausmaß und Geschwindigkeit reduziertes Bewegungsverhalten, das bereits wenige Tage nach Beginn einer Neuroleptikamedikation auftreten kann, später gefolgt von Rigor, Tremor, Gang- und Haltungsanomalien sowie vegetativen Erscheinungen. Unter fortgesetzter Behandlung wird gelegentlich eine Art Toleranzentwicklung beobachtet, andererseits kann das Parkinsonoid u.U. auch noch Monate nach Absetzen der Neuroleptika persistieren. Ausdrucksloses Gesicht, fehlende Mitbewegungen, monotone Sprache, Handschriftverkleinerung und allgemein gehemmte Bewegungsabläufe charakterisieren das klinische Bild, das mit Hilfe von Fremdbeurteilungsinstrumenten wie der EPS-Skala (Simpson et al. 1970) – in der allerdings im Gegensatz zur Skala von Webster (1968) Items zur Mimik sowie zu Stimm- und Sprechcharakteristika fehlen – operationalisierter erfaßt werden kann.

Das Überschreiten der sog. neuroleptischen Schwelle – bestimmbar z.B. mit Hilfe eines Handschrifttests – ist entgegen früheren Vorstellungen (Haase 1977) kein Sine qua non der antipsychotischen Neuroleptikawirkung. Das Auftreten feinmotorischer Veränderungen stellt zwar keinen Responseprädikator dar (Gaebel et al. 1988), erlaubt aber auch nach neueren Untersuchungen eine individuell optimale Dosisfindung hinsichtlich der Vermeidung unerwünschter grobmotorischer Nebenwirkungen (McEvoy et al. 1991).

Die klinische Inzidenz des Parkinsonoids wird – abhängig von der Art und Dosierung des Neuroleptikums, von Individualdisposition, Alter und Geschlecht – mit durchschnittlich 15% angegeben (Simpson et al. 1981), Prävalenzraten streuen zwischen 2–95% (Sovner u. DiMascio 1978). Im Berliner schizophrenen Krankengut lag die Prävalenz von Merkmalen der Symptomtrias bereits im Aufnahmebefund zwischen 5% (Hypokinese) und 8% (Rigor, Tremor), bei katatonen Schizophrenien deutlich höher (s. Tabelle 2). Mäßige Beziehungen bestehen zwischen Hypokinese und Neuroleptikaplasmaspiegel (Gaebel 1989b; Marder et al. 1991). Unabhängig vom Auftreten einer eigentlichen Hypomotorik ist der dämpfende Effekt der Neuroleptika auf die Psychomotilität im Sinne eines „akinetisch-abulischen" Syndroms (Flügel u. Bente 1956) mit verminderter Spontaneität, verringertem Handlungsimpuls und veränderter Bewegungsweise bereits frühzeitig als integraler Bestandteil der neuroleptischen Wirkung und damit als Ausgangspunkt für die „Erforschung von funktionellen Verknüpfungen cerebraler Systeme und psychopathologischer Symptomatik", d.h. für die Aufklärung der Pathogenese schizophrener Psychosen, verstanden worden (Freyhan 1957). Andererseits wird das Auftreten einer mit Apathie und sozialem Rückzug einhergehenden Akinese als „psychotoxische" Neuroleptikawirkung gewertet (Rifkin et al. 1975; van Putten u. Marder 1987), die dosisabhängig auftritt (van Putten et al. 1990).

Eine *depressive* Symptomatik wird im Rahmen schizophrener Psychosen in allen Verlaufsabschnitten häufig beobachtet, im Aufnahmebefund des Berliner Krankenguts in 50% der Fälle (s. Tabelle 1, AMDP-Merkmal „deprimiert"). Vermutlich als Ausdruck von Differenzierungsschwierigkeiten werden katatone häufiger als schizoaffektive Psychosen als depressiv eingeschätzt (s. Tabelle 2). In einer prospektiven poststationären Dreijahresverlaufsstudie (ICD 9, n = 86; Gaebel 1989b) fand sich ein depressives Syndrom (AMP) bei Entlassung in 23%, nach einem Jahr in 31% und nach 3 Jahren in 27% der

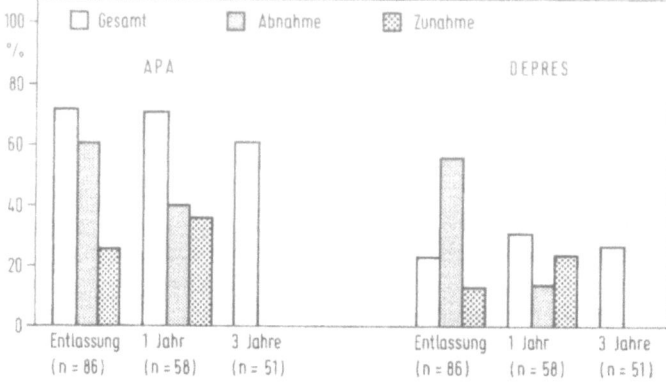

Abb. 1. Apathisches (*APA*) und depressives (*DEPRES*) AMP-Syndrom bei stationärer Entlassung sowie 1 und 3 Jahre später; n = 96 nach ICD 9 diagnostizierte Schizophrene (Gaebel 1989)

Fälle (Abb. 1), was den Angaben anderer Studien entspricht (McGlashan u. Carpenter 1976; Bandelow et al. 1990).

Hinsichtlich der Verlaufsstabilität wiesen im stationären Akutverlauf 56% Besserungen und nur 13% Verschlechterungen auf, nach einjährigem poststationärem Verlauf entsprechend 14% Besserungen und 24% Verschlechterungen. Diese Zahlen entsprechen für den Akutverlauf den Befunden von Möller u. von Zerssen (1981, 1982), während Lerner u. Moscovich (1985) über eine Persistenz depressiver Symptomatik unter neuroleptischer Akutbehandlung berichten. Trotz bestimmter Unterschiede weisen diese Befunde übereinstimmend darauf hin, daß Neuroleptika in der Mehrzahl der Fälle depressive Symptome bei schizophrener Grunderkrankung bessern oder unbeeinflußt lassen, an ihrem Neuauftreten jedoch nur in einer Minderzahl der Fälle beteiligt sind. Dies ist möglicherweise im poststationären Verlauf anders (Bandelow et al. 1990). Galdi et al. (1981) weisen unter pharmakogenetischem Aspekt darauf hin, daß Schizophrene mit depressiver Heredität unter Neuroleptika verschiedener Substanzklassen bevorzugt ein depressives Syndrom und Parkinson-Symptomatik entwickeln.

Zur Depressionsentstehung bei Schizophrenen sind verschiedene Hypothesen aufgestellt worden (Tabelle 3), die sich im wesentlichen auf das unterschiedlich akzentuierte Zusammenspiel morbogener, pharmakogener und psychoreaktiver Faktoren beziehen (Heinrich 1967; Helmchen u. Hippius 1967; Bandelow et al. 1990). Im Kontext der vorliegenden Arbeit sind zwei Varianten dieser Hypothesen von besonderer Bedeutung: die Vortäuschung einer Depression durch eine (pharmakogene) Akinese („akinetic depression") oder durch eine (morbogene) Negativsymptomatik (s. unten).

Tabelle 3. Hypothesen zur Depressionsentstehung bei Schizophrenen

Spontaner Krankheitsverlauf
Demaskierte Depression
Verständliche Reaktion
Fehldiagnose
Zufälliges Zusammentreffen
Negativsymptomatik
Pharmakogene Depression
Akinetische Depression
Akinetische Pseudodepression

Am meisten im Fluß ist derzeit der konzeptuelle, methodische und empirische Forschungsstand zur sog. *Negativsymptomatik*. Fragen wie die nach exakter Definition, nosologischer Spezifität, Zeitstabilität, Verlaufsstadienspezifität, klinischen Korrelaten, Behandlungsansprechen, prognostischer Wertigkeit und Ätiopathogenese sind nach wie vor nicht befriedigend beantwortet (Gaebel 1989a, 1990b). Die Beobachtungshäufigkeit negativer Symptomatik hängt wesentlich von der Auswahl ihrer Definitionskriterien, d.h. von den benutzten Erhebungsinstrumenten (Walker u. Lewine 1988), aber auch von der betrachteten schizophrenen Untergruppe ab (s. Tabellen 1 und 2). Das apathische Syndrom (AMDP), das die wesentlichen Negativsymptome umfaßt, ist allerdings bei affektiven, insbesondere depressiven Psychosen noch stärker als bei schizophrenen Psychosen ausgeprägt (s. Tabellen 1 und 2). In der bereits genannten prospektiven Verlaufsstudie (Gaebel 1989b) fand sich ein apathisches Syndrom (AMP) bei Entlassung in 72%, nach einem Jahr in 71% und nach 3 Jahren in 61% der Fälle (s. Abb. 1). Hinsichtlich der Verlaufsstabilität wiesen im vorangehenden stationären Verlauf 61% Besserungen und 26% Verschlechterungen auf, nach einjährigem poststationärem Verlauf hatten sich 40% gebessert, 36% verschlechtert und 24% nicht verändert. Demnach muß insbesondere das postakute Syndrom als relativ persistent gelten (Pogue-Geile u. Harrow 1984, 1985; Johnstone et al. 1986). Aber auch im Akutverlauf erweist sich die Ausprägung einzelner Dimensionen der SANS (Scale for the Assessment of Negative Symptoms; Andreasen 1982) bei Schizophrenen unter neuroleptischer Behandlung im Vergleich zu depressiven Patienten trotz ähnlicher Ausgangsbefunde als stärker veränderungsresistent (Abb. 2). Vergleichbare Befundet berichtet Lewine (1990).

Phänomenologische Differenzierung/Differentialdiagnose

Wie bereits in der Übersicht zur Epidemiologie der einzelnen Syndrome betont, hängt deren klinische Häufigkeit mit von der jeweiligen Konzeptualisierung und den benutzten Beobachtungsinstrumenten ab. Tabelle 1 zeigt darüber hinaus, daß einige Kernsymptome auch bei affektiven Psychosen in gleicher Häufigkeit beobachtet werden, was auf deren nosologische Unspezifität hinweist.

In einer stationären Verlaufsstudie an schizophrenen Psychosen (RDC, n = 50) der Berliner Psychiatrischen Universitätsklinik lag die Korrelation zwischen depressiver und negativer Symptomatik (BPRS) im Verlauf zwischen r = 0,35 bei Aufnahme und r = 0,39 (jeweils p < 0,01) bei Entlassung (Gaebel et al. 1988), im Verlauf der bereits erwähnten poststationären Verlaufsstudie (ICD 9, AMDP, n = 86) zwischen r = 0,34 bei Entlassung und r = 0,57 (jeweils p < 0,001) nach 3 Jahren (Gaebel 1989b). In einer weiteren poststationären Multicenter-Studie an Schizophrenen (RDC, BPRS, n = 364) lag die Korrelation 3 Monate nach Entlassung bei r = 0,37, p < 0,001 (Gaebel et al. 1990). Korrelationen zwischen Parkinson-Symptomatik (EPS) und depressiver Symptomatik lagen in dieser Studie bei r = 0,33 (Bandelow et al. 1990), zwischen EPS und negativer Symptomatik bei r = 0,29 (jeweils p < 0,001). Neuroleptische Lebenszeit- und Tagesdosierung korrelierten nicht signifikant mit depressiver, jedoch mit negativer Symptomatik (r = 0,12–0,17, 0,05 > p < 0,001). Regressionsanalytisch zeigte sich, daß der größere Anteil der Varianz der Negativsymptomatik durch depressive Symptomatik, gefolgt von Merkmalen sozialer Anpassung und extrapyramidalmotorischer Symptomatik, aufgeklärt wird (Tabelle 4).

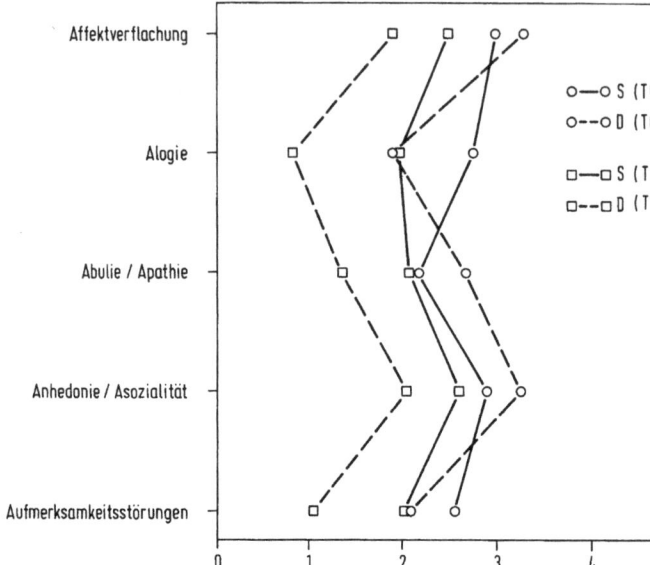

Abb. 2. Profil der 5 SANS-Dimensionen (Globalurteile) im 4wöchigen stationären Akutverlauf T0-T1; n = 34 Schizophrene und n = 23 Depressive (RDC) unter neuroleptischer bzw. antidepressiver Behandlung

Tabelle 4. Signifikante „Determinanten" schizophrener Residualsymptomatik (BPRS-Faktor Anergie) (n = 364; schrittweise Regressionsanalyse)

	R	R2(%)
Angst/Depression[a]	0,37	13,4
Ausmaß nützlicher Arbeit[b]	0,48	22,8
Qualität sozialer Kontakte[b]	0,53	27,9
EPS[c]	0,56	30,9
Geschlecht	0,58	33,2
Subjektive Hilfsbedürftigkeit[d]	0,58	34,1

R multipler Korrelationskoeffizient
R2 summierte erklärte Varianz
[a] BPRS
[b] Strauss-Carpenter-Prognoseskala
[c] Summenscore Simpson-Skala
[d] Aitken-Skala

Ähnliche Befunde berichten Kulhara et al. (1989), sie führen den Zusammenhang zwischen depressiver und negativer Symptomatik aber auf unspezifische Merkmale wie motorische Verlangsamung zurück (s. unten).

Diese Befunde unterstreichen die in der Literatur vielfach beschriebene Schwierigkeit bei der wechselseitigen Abgrenzung dieser offensichtlich überlappenden Phänomene. Verschiedene Arbeiten befassen sich speziell mit Fragen der Abgrenzung von depressiver Symptomatik und Parkinsonoid (van Putten u. May 1978; Hogarty u. Munetz 1984; Siris 1987), von negativer Symptomatik und Parkinsonoid (van Putten et al. 1990), von depressiver und negativer Symptomatik (Siris et al. 1988; Kulhara et al. 1989) sowie von allen drei Syndromen (Rifkin et al. 1975; Craig et al. 1985; Lindenmayer u. Kay 1987;

Prosser et al. 1987; van Putten u. Marder 1987; Barnes et al. 1989; de Leon et al. 1989; Lewine 1990). Katatone Akinese spielt hingegen vor allem eine Rolle bei der Abgrenzung zum malignen neuroleptischen Syndrom (Caroff et al. 1991). Ein praktisch-therapeutisches Vorgehen zur klinischen Differenzierung der einzelnen Syndrome unter dem speziellen Blickwinkel primärer und sekundärer Negativsymptomatik schlugen Carpenter et al. (1985) vor.

Verschiedene faktoren- oder clusteranalytische Untersuchungen zeigen, daß der psychopathologische Beschreibungsraum schizophrener Erkrankungen adäquat nur mit 3–4 statt mit 2 Dimensionen (Positiv-/Negativsymptomatik) dargestellt werden kann (Bilder et al. 1985; Liddle 1987; Meltzer u. Zureick 1989; Kay u. Sandyk 1991). Insbesondere Negativsymptomatik ist danach kein einheitliches Konstrukt, sondern zerfällt in 2–3 Teilkonstrukte.

In einer Verlaufsstudie zur objektiven Verhaltensanalyse schizophrener Residualsyndrome (Gaebel u. Renfordt 1988; Gaebel 1990b) haben wir an 34 Schizophrenen (RDC) unter neuroleptischer Behandlung in 4wöchigem Abstand SANS (s. oben), BPRS, HAMD und EPS untersucht. Die Ergebnisse getrennter Faktorenanalysen zu beiden Zeitpunkten weisen darauf hin (Abb. 3), daß die Syndrommuster nicht verlaufsstabil sind und zu einer gewissen verlaufsabhängigen Entdifferenzierung tendieren (3faktorielle vs. 2faktorielle Lösung).

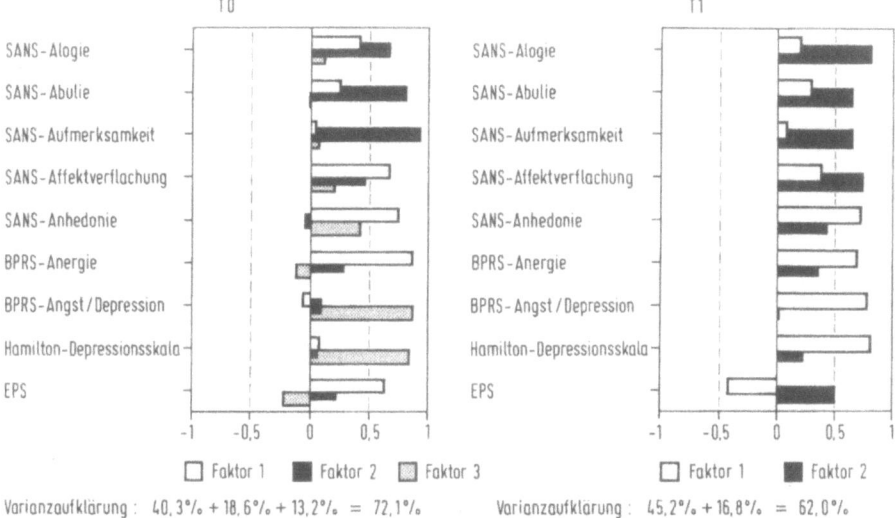

Abb. 3. Faktorladungen (−1/+1) ausgewählter psychopathologischer Merkmale (SANS-Globalurteile, BPRS-Faktoren Anergie und Angst/Depression, HAMD- und EPS-Skala); n = 34 stationäre Schizophrene (vgl. Abb. 2) bei Behandlungsbeginn (T0) sowie nach vierwöchiger neuroleptischer Behandlung (T1)

Insbesondere ein Zusammenhang zwischen depressiver Symptomatik und Teilaspekten der Negativsymptomatik stellt sich erst im Verlauf dar, die Beziehung untereinander variiert wiederum verlaufsabhängig. EPS stellt sich in relativ konsistenter positiver Beziehung zu Affektverflachung (SANS) und tendenziell negativer Beziehung zu depressiver Symptomatik (BPRS, HAMD) dar.

Das differentialdiagnostische Dilemma wird teilweise entschärft, wenn die Phänomenologie aller 4 Syndrome unter dem Aspekt des nosologisch unspezifischen Achsensyndroms einer *psychomotorischen Retardierung* betrachtet wird, die mit subjektiv unspezifischen

(Tabelle 5) und objektiv charakteristischen mentalen (Bradyphrenie) und motorischen Phänomenen einhergeht (Benson 1990). Alle Bewegungen sind nicht nur durch eine Verlangsamung (Bradykinese), sondern auch durch eine allgemeine Reduktion, Verzögerung und erschwerte Initiierung charakterisiert (s. Tabelle 5).

Tabelle 5. Subjektive und objektive Charakteristika psychomotorischer Retardierung. (Modifiziert nach Benson 1990)

Subjektiv
Interessenverlust
Verminderte Leistungsfähigkeit
Vermindertes Aktivitätsniveau
Müdigkeit, Energieverlust
Verminderte Kommunikation
Sozialer Rückzug
Verlangsamungsgefühl
Insuffizienzgefühl
Hoffnungslosigkeit
Hilflosigkeit, Nutzlosigkeit
Freudlosigkeit
Libidoverlust

Objektiv
Verlangsamung
  Denken
  Bewegen
  Sprechen
  Gehen
Verzögerter Beginn (Latenzverlängerung)
  Motorische Reaktionen
  Verbale Reaktionen
Affektstörung
  Verminderte Stimmodulation
  Verminderte Gestik
  Starrer Gesichtsausdruck
Bewegungsstörungen
  Wenig Spontanbewegungen
  Erschwerter Bewegungsbeginn
  Minimale motorische Reaktionen

Tabelle 5 unterstreicht die engen Beziehungen zwischen Motorik, Affekt, Antrieb und Kognition, die hier formal in gleichsinniger Weise verändert sind. Bereits Kleist (1912) schrieb: „Das akinetische Verhalten unserer Kranken muß also nicht als Folge einer allgemeinen psychischen Störung gedacht werden, sondern erklärt sich z.T. unmittelbar aus dem Ausfall an Antrieb zu willkürlicher Bewegung und aus dem Ausfall an Ausdrucks- und Begleitbewegungen, zum anderen Teil mittelbar aus einer erst durch den Bewegungsausfall herbeigeführten allgemeinen Denkstörung." Denken wird hier als bewegungsanaloger Prozeß internalen Handelns verstanden. Interessant in diesem Zusammenhang ist der Befund, daß ein beim Parkinson-Syndrom gehäuft auftretendes depressives Syndrom – in etwa 40–50% der Fälle (Mayeux 1990) – in seiner Ausprägung Beziehungen zum Schweregrad gleichzeitiger kognitiver Defizite aufweist, die wiederum nicht von denen bei primär depressiver Grunderkrankung unterscheidbar sind (Starkstein u. Robinson 1991).

Bei dem Versuch einer systematischen psychopathologischen Einordnung der hier erörterten Phänomene stößt man in der älteren psychiatrischen Literatur auf Störungen des „Wollens, Handelns und Sprechens" (Bumke 1929) bzw. der „zentrifugalen" psychischen Funktionen, zu denen Bleuler (1920) neben affektiven und triebhaften Strebungen „Psychomotilität" und „Motilität" rechnete. Die – nosologieübergreifende – Differenzierung verschiedener Störungen, wie Abulie, Apathie, Stupor, psychomotorische Hemmung, depressive Tätigkeitshemmung oder schizophrene Akinese, beruht wesentlich auf der Unterscheidung beeinträchtigter proximaler und distaler Handlungskomponenten unter Berücksichtigung intervenierender emotionaler und kognitiver Faktoren.

Aus neuropsychologischer Sicht wird neuerdings versucht, das gesamte schizophrene Symptomspektrum weitgehend unter dem Aspekt gestörter Handlungskontrolle zu integrieren (Frith 1987; Fritz u. Done 1988; Gray et al. 1991). In einer hypothetischen Handlungskette repräsentieren die einzelnen Handlungselemente (Ziele/Pläne, willentliche Intentionen, Handlungen; Frith 1987) hierarchisch geordnete Funktionssysteme des effektorischen Schenkels eines „psychischen Reflexbogens" (Wernicke 1900), die entweder primär oder sekundär im Gefolge defizitärer Kontrollsysteme gestört sind.

Beobachtbare *Verhaltensstörungen*, d.h. abnorme (mehr oder weniger komplexe) motorische Phänomene bilden demnach die gemeinsame Endstrecke eines direkt oder indirekt dysfunktionalen „Handlungsapparates". Auch *Affektstörungen* müssen – entsprechend dem Glossar des DSM-III-R (APA 1987) – folgerichtig hierunter subsumiert werden, da sie phänomenologisch zunächst nichts anderes als quantitative oder qualitative Veränderungen der Ausdrucks*motorik* sind. Benson (1989) analysierte, ausgehend von der Prämisse, „verbal output is crucial to the understanding of many neuropsychiatric disorders and both verbal content and output mechanisms must be monitored", Schizophrenie, Depression und Parkinson-Syndrom als „verbal output disorders" im Hinblick auf kognitive, sprachinhaltliche, sprechmotorische und nonverbale Merkmale. Erkrankungen mit psychomotorischer Retardierung (Benson 1990), wie Depression und Parkinson-Erkrankung, werden als „slow output disorders" zusammengefaßt. Schizophrene mit Negativsymptomatik sind hier mit einzuordnen, während solche mit Positivsymptomatik zu den „rapid output disorders" rechnen. Eine entsprechende Anwendung auf die hier interessierenden Phänomene könnte wie in Tabelle 6 aussehen.

Tabelle 6. Motorisch-verbales Verhalten, subjektives Befinden und physiologische Korrelate bei Parkinsonoid (*EPS*), Akinese, negativer (*NS*) und depressiver Symptomatik (*DS*)

	EPS	Akinese	NS	DS
Motorisch	↓	↓	↓	↓
Verbal	↓	↓	↓	↓
Subjektiv	(+)	?	(+)	–
Physiologisch	?	?	↓	↓

↓ Reduziert, −/+ negative/ungestörte subjektive Befindlichkeit, ? unbekannt

Neurobiologische Grundlagen/Pathophysiologie

Die klinische Ähnlichkeit der Akinese beim Parkinson-Syndrom und bei schwerer Depression weist auf Gemeinsamkeiten in der Störung der Motorkontrolle hin, weitere Ähnlichkeiten betreffen die beiden gemeinsame Bradyphrenie. Rigor und Tremor weisen auf zusätzliche Störungen anderer motorischer Funktionssysteme hin, die bei der Depression – differentialdiagnostisch bedeutsam – offensichtlich nicht betroffen sind (Marsden 1989a). Es erscheint daher von heuristischem Wert, neuroleptisch induzierte Akinese und depressive Symptomatik ebenso wie katatone Minusphänomene und Negativsymptomatik bei Schizophrenen unter dem pathophysiologischen Aspekt einer Involvierung gleicher zerebraler Funktionssysteme zu analysieren, wie dies bereits die Wernicke-Kleist-Leonhard-Schule vertreten hat. Dazu gehört auch die Berücksichtigung des Verlaufs und der pharmakologischen Beeinflußbarkeit.

Nach Marsden (1989b) liegt der Akinese im Rahmen des Parkinson-Syndroms eine Störung in der automatischen Ausführung motorischer Pläne zugrunde, weil die dazu benötigten motorischen Programme nicht zum richtigen Zeitpunkt und in der korrekten Abfolge aufgerufen werden können. Bei ungestörter Handlungsintention und -planung wird aufgrund einer Fehlfunktion der Basalganglien der prämotorische Kortex bei der Parameterselektion für die erforderlichen Motorprogramme fehlgesteuert – mit der Folge einer Desintegration bzw. Entkopplung von motorischen Plänen und Programmen.

Nach den theoretischen Überlegungen von Frith (1987) ähneln sich Parkinson-Kranke (P), Patienten mit Frontalhirnläsionen (F) und Schizophrene mit Negativsymptomatik (N) in ihrer Einschränkung, willentlich intendierte Handlungen auszuführen, wenngleich die zugrundeliegenden Störungen unterschiedliche Teilfunktionen des „Handlungsapparates" betreffen: P können willentliche Intentionen nur schwer in Handlungen umsetzen, F können nur schwer Pläne ausbilden, N können Pläne schwer in willentliche Intentionen umsetzen. Man könnte hinzufügen, daß der Handlungsapparat bei Depressiven (D) nicht adäquat zur Verfügung steht, weil die emotionale Ansteuerung der Motorik gestört ist. Dies trifft aber deren Defizit offensichtlich nur bedingt, da D in der mimischen *Willkür*motorik (Gaebel u. Wölwer 1992a) sowie in visuomotorischen Leistungsaufgaben (Gaebel u. Wölwer 1992b) ähnliche Handlungsdefizite wie Schizophrene aufweisen, die mutmaßlich mit ihrer Antriebs- und/oder kognitiven Störung in Zusammenhang stehen. zu den katatonen Bewegungsstörungen schließlich hatte bereits Bleuler (1920) bemerkt, daß „das, was wir Willen nennen, selbständig in falsche Bahnen zu geraten" scheint.

Das gemeinsame neuronale Substrat derartiger Störungen wird von verschiedener Seite in dysfunktionalen striatopallidothalamokortikalen Schaltkreisen vermutet (Early et al. 1989; McHugh 1989; Benson 1990; Taylor 1990; Robbins 1990), die Basalganglienstrukturen via Thalamus mit verschiedenen Arealen des Präfrontalkortex in parallel organisierten, geschlossenen Funktionskreisen verbinden (Alexander et al. 1986). Die mit diesen Syndromen in Verbindung gebrachte Frontalhirnstörung wäre demnach Folge einer innerhalb oder außerhalb dieser Funktionskreise gelegenen Störung. Schizophrenie könnte somit z.B. – zumindest unter Bezug auf den phänomenologischen Teilaspekt der Negativsymptomatik – als Variante der Parkinson-Erkrankung aufgefaßt werden (Kay u. Sandyk 1991). Basalganglienveränderungen konnten in morphometrischen Postmortem-Untersuchungen an Schizophrenen allerdings nur am Pallidum internum, nicht an striatalen Strukturen, wie Putamen, N. caudatus (Hauptprojektion der beim Parkinson-Syndrom defizienten nigrostriatalen dopaminergen Bahn) oder N. accumbens, nachgewiesen werden (Bogerts et al. 1985, 1990). Andererseits wird eine – genuine oder iatrogene (Goldberg 1985) – Störung dopaminerger mesokortikaler Bahnsysteme für eine Hypofunktion des Präfrontalkortex verantwortlich gemacht, die wiederum (durch Enthemmung oder Exzitation) zu einer Überaktivität mesolimbischer Bahnen – mutmaßliches Substrat produktiver Symptomatik – führen soll (Weinberger 1987). Beide Modelle sind aufgrund heutiger Kenntnisse über die funktionale Integration mesokortikaler, mesolimbischer und mesostriataler Subsysteme, d.h. die Integration limbischer und motorischer Funktionen (Scheel-Krüger u. Willner 1991), miteinander kompatibel (Gray et al. 1991). Danach würde sich eine primäre Störung in handlungsüberwachenden septohippokampalen Strukturen via N. accumbens auf handlungsausführende Basalganglienstrukturen auswirken.

Für depressive Syndrome werden aufgrund klinischer und tierexperimenteller Befunde – trotz vieler ungelöster Fragen – ebenfalls Störungen dopaminerger mesokortikolimbischer und mesostriataler Strukturen, u.a. aufgrund ihrer Beziehung zu Reward-Mechanismen, diskutiert (Willner et al. 1991; Zacharko u. Anisman 1991; Fibiger 1991). Positronenemissionstomographische Befunde zeigen im übrigen eine vergleichbare Minderung des frontalen Glukosestoffwechsels bei Schizophrenen und Depressiven (Buchsbaum et al. 1984; Cohen et al. 1989).

Auch auf der Ebene der mutmaßlichen Transmitterpathologie finden sich Analogien zwischen den verschiedenen Syndromen. Während beim Parkinson-Syndrom – neben anderen Transmitterdefiziten – ein absoluter Dopaminmangel besteht (Ludin 1988) und beim neuroleptikainduzierten Parkinsonoid ein relativer Mangel unterstellt werden kann, wird auch in Zusammenhang mit schizophrener Negativsymptomatik (Meltzer 1985; Davila et al. 1988) sowie depressiver Symptomatik (Willner 1983; Willner et al. 1991) ein derartiger Mangel diskutiert. Aber auch Veränderungen am noradrenergen (van Kammen et al. 1990) und serotonergen System (Bleich et al. 1988) – üblicherweise in Zusammenhang mit depressiven Erkrankungen diskutiert – wurden mit Negativsymptomatik in Verbindung gebracht. Gleiches gilt für die Hypothese cholinerger Überaktivität (Tandon u. Greden 1989), die auch bei Depressionen diskutiert wird (Janowsky et al. 1980).

Es ist davon auszugehen, daß die genannten – für hypothesengeleitete Therapieversuche relevanten – Befunde jeweils nur pathophysiologische Teilaspekte eines komplexen interaktionellen Regulationssystems reflektieren. Fragen wie die nach der Syndrom-, State-/Trait- und Nosologiespezifität der gefundenen Veränderungen sowie nach deren primärer und sekundärer (adaptiver, kompensatorischer, restaurativer etc.) Qualität sind noch weitgehend unbeantwortet.

Therapeutische Aspekte

Ausgehend von der klinischen Überlappung von Negativsymptomatik, depressiver Symptomatik und neuroleptisch induzierter Akinese einerseits sowie zum Ausschluß anderer möglicher Ursachen einer „sekundären" Negativsymptomatik andererseits, schlugen Carpenter et al. (1985) ein gestuftes therapeutisches Vorgehen ex juvantibus vor (Tabelle 7). Bleibt nach diesem Vorgehen Negativsymptomatik bestehen, so wäre sie als „primär" – und damit nach den Vorstellungen von Crow (1985) auf derzeit nicht behandelbare Ursachen rückführbar – einzuschätzen. Die wesentlichen Behandlungsprinzipien umfassen demnach pharmakotherapeutische und psycho-/soziotherapeutische Maßnahmen. Im folgenden sollen die wesentlichen *pharmakotherapeutischen* Möglichkeiten näher ausgeführt werden (Tabelle 8).

Tabelle 7. Ablaufschema zur Untersuchung und Behandlung schizophrener Negativsymptomatik. (Modifiziert nach Carpenter et al. 1985)

Akute Psychose?	Neuroleptika
	Reizabschirmung
Akinese?	Anticholinergika
	Neuroleptikareduktion
Dysphorie?	Antidepressiva
	Anxiolytika
	Neuroleptikareduktion
	Psychotherapie
Frisch abgelaufene Psychose?	Stützende Therapie
	Abwarten
Reizarme Umgebung?	Aktivierung
	Sozialtraining
Chronische Medikation?	Absetzversuch

Tabelle 8. Pharmakotherapeutische Möglichkeiten bei akinetischer, depressiver und negativer Symptomatik

Neuroleptika
Anticholinergika
L-Dopa
Bromocriptin
Stimulanzien
Antidepressiva

Neuroleptika

Es kann davon ausgegangen werden, daß typische Neuroleptika verschiedene Komponenten der Negativsymptomatik – ebenso wie die depressive Symptomatik – zumindest im Rahmen einer psychotischen Exazerbation günstig beeinflussen (Goldberg 1985; Meltzer 1985, 1987). Allerdings sind in diesen Untersuchungen differentielle Wirkungs- (z.B. hoch- vs. mittelpotent) und Nebenwirkungseffekte (EPS) verschiedener Neuroleptika bisher nicht berücksichtigt worden. Wie sich beispielsweise im 4wöchigen Behandlungsvergleich von Perazin und Haloperidol zeigen ließ, weisen – bei gleicher antipsychotischer und antidepressiver Wirksamkeit – die SANS-Dimensionen Alogie und Aufmerksamkeitsstörung unter beiden Neuroleptika eine signifikante Besserung auf, während sich Abulie und Anhedonie nicht bessern. Für Affektverflachung weist hingegen eine Interaktion (auch nach kovarianzanalytischer Berücksichtigung von EPS) darauf hin, daß es unter Perazin zu einer relativen Besserung kommt (Abb. 4). Der Verlauf unter 4wöchiger Perazinbehandlung war auch in einer anderen Studie für die BPRS-Faktoren Anergie als tendenziell, für Angst/Depression als hochsignifikant gebessert beurteilt worden (Gaebel et al. 1988).

Clozapin hat, vermutlich aufgrund seines atypischen Rezeptorbindungsprofils, eine gesicherte Wirkung auf Negativsymptomatik (Kane et al. 1988; Meltzer u. Zureick 1989). Aber auch von selektiven D2-Antagonisten wie Pimozid und den (substituierten) Benzamiden liegen günstige Berichte vor (Meltzer 1987). Über Neuroleptika der neueren Generation wie Zotepin oder Risperidon ist noch kein abschließendes Urteil möglich (Müller-Spahn 1990), die Entwicklung weiterer Substanzen nicht nur auf dem Boden der Dopaminhypothese läßt in den nächsten Jahren neue Ergebnisse erwarten (Meltzer 1991).

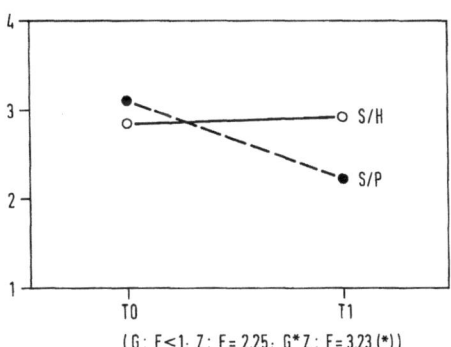

Abb. 4. Verlauf des SANS-Globalurteils Affektverflachung; n = 34 Schizophrene (vgl. Abb. 2, 3) unter 4wöchiger Akutbehandlung mit Perazin (S/P; n = 21) bzw. Haloperidol (S/H; n = 13)

Anticholinergika

Anti-Parkinson-Mittel, wie Biperiden, Trihexyphenidyl, Procyclidin u. a., sind nicht nur zentralwirksame Anticholinergika, sondern aufgrund ihrer präsynaptischen Reuptake-Hemmung auch indirekte Dopamin-, Noradrenalin- und (in geringerem Umfang) Serotoninagonisten (Modell et al. 1989). Sowohl bei Negativsymptomatik und Parkinsonoid mit einer vermuteten Hypoaktivität dopaminerger und/oder Hyperaktivität zentraler cholinerger Systeme sowie bei depressiver Symptomatik mit einer Hypoaktivität noradrenerger und/oder serotonerger Systeme wären demnach vom Einsatz dieser Substanzgruppe therapeutische Effekte zu erwarten. Während Anticholinergika bei den beiden letztgenannten Indikationen – Parkinsonoid und „akinetische" Depression – routinemäßig (bzw. ex juvantibus) mit Erfolg eingesetzt werden, ist die Anwendung bei Negativsymptomatik bisher ein experimentelles Behandlungsverfahren. Allerdings sind Anticholinergika beim akinetischen Parkinson-Syndrom unwirksam (Ludin 1988). Neben komplexen Subgruppeninteraktionen in einer kontrollierten Studie (Singh et al. 1987) haben offene Studien an kleiner Fallzahl in Kombination mit neuroleptischer Basisbehandlung positive Effekte auf Negativsymptomatik (Tandon u. Greden 1988) bzw. allgemeines Energieniveau und Sozialverhalten erbracht (Fisch 1987). Dabei ist der euphorisierende Effekt der Anticholinergika zu berücksichtigen (Dilsaver 1988), der die Einordnung der Effekte erschwert. Eine abschließende Bewertung der insgesamt eher mäßigen Effekte steht noch aus.

L-Dopa

Theoretisch interessant ist auch der Einsatz des Dopaminpräkursors L-Dopa bei schizophrener Negativsymptomatik, der bei Parkinson-Akinese das Mittel der ersten Wahl darstellt. In plazebokontrollierten Studien wurden klinisch relevante Besserungen bei 10–30% der Patienten nach mehrwöchiger Behandlung mit Tagesdosen bis zu 2 g (mit und ohne Dekarboxylasehemmer), zumeist in Kombination mit Neuroleptika, beobachtet (Christison et al. 1991). Dabei ergaben sich Hinweise darauf, daß Patienten mit einer Krankheitsdauer unter 5 Jahren eher von der L-Dopa-Behandlung profitieren (Inanaga et al. 1975). Da L-Dopa selbst psychotogen wirkt (Angrist et al. 1973), scheint ein Behandlungsversuch in Kombination mit Neuroleptika auch im Hinblick auf die unbehandelt höhere Rezidivneigung sicherer.

Bromocriptin

Auch direkte Dopaminagonisten wie Bromocriptin wurden mit einem gewissen Erfolg bei Negativsymptomatik eingesetzt (Meltzer 1985). Levi-Minzi et al. (1991) berichten kasuistisch über klinische Erfolge mehrjähriger Behandlung mit Bromocriptin zusätzlich zur neuroleptischen Dauermedikation, nachdem eine Behandlung mit Anticholinergika zunächst erfolglos geblieben war. Sowohl residuale als auch depressive Symptomatik besserten sich bei guter Langzeitverträglichkeit. Kontrollierte Studien an psychopathologisch definierten Stichproben sollten diese Effekte überprüfen.

Stimulanzien

Therapeutische Erfahrungen bei Negativsymptomatik liegen mit dem indirekten Dopaminagonisten Dextro(d)-Amphetamin vor. Angrist et al. (1980b) fanden differentielle Effekte einer oralen Amphetamin-„challenge" auf die Items der BPRS-Anergieskala. Van Kammen u. Boronow (1988) beobachteten nach einer Amphetamininfusion eine signifikante Besserung im Anergiefaktor und dessen Einzelitems sowie im Item „depressive Stimmung" (nicht jedoch im Faktor Angst/Depression), gleichzeitig eine Zunahme produktiver Symptomatik. Einzelfallbefunde, wonach Besserung der Negativsymptomatik unter Amphetamin deren Besserung unter Pimozid prädiziert, wie auch differentielle Effekte auf Positivsymptomatik (Angrist et al. 1980b) weisen auf die Komplexität der Zusammenhänge hin, die mit dem einfachen Modell dopaminerger Hypo-/Hyperaktivität nicht ohne Zusatzannahmen zu erklären ist. Meltzer (1985) versucht dies z.B. durch Rekurs auf das auch von Weinberger (1987) favorisierte Modell eines wechselseitig inhibitorischen Zusammenspiels mesokortikaler und mesolimbischer Bahnsysteme, die (unter der Zusatzannahme einer regionalen Spezifität von Agonisten und Antagonisten) selektiv aktiviert oder inhibiert werden.

Antidepressiva

Indikationen für den Einsatz von Antidepressiva in Kombination mit Neuroleptika sind depressive Syndrome, die im Rahmen akuter schizoaffektiver oder im postakuten Stadium schizophrener Psychosen als „postremissives Erschöpfungssyndrom" (Heinrich 1967) vorkommen können. Nach Ausschluß neuroleptikainduzierter depressiogener Effekte stellt sich die Indikation sowohl für morbogen wie psychogen bedingte Depressionen (Helmchen u. Hippius 1967).

Kontrollierte Studien zur Kombination von Neuroleptika mit trizyklischen Antidepressiva an akuten (Chouinard et al. 1975; Hanlon et al. 1969, 1970; Michaux et al. 1966; Vestre et al. 1969) und chronisch schizophrenen Patienten (Becker 1970; Casey et al. 1961) konnten diese gegenüber einer neuroleptischen Monotherapie mit einer Ausnahme (Collins u. Dundas 1967) nicht als signifikant überlegen ausweisen. Wie das günstigere

Ergebnis von Subgruppenanalysen zeigt (Hanlon et al. 1969), dürfte bei den negativen Befunden die nivellierende Heterogenität der Stichproben eine Rolle gespielt haben. So weist eine Indikationsbeschränkung auf – nicht durch extrapyramidalmotorische Nebenwirkungen oder Negativsymptomatik konfundierte – postpsychotische Depressionen die Kombinationsbehandlung gegenüber neuroleptischer Monotherapie doch als überlegen aus (Siris et al. 1978, 1987).

Kontrollierte Studien zur Kombination mit klassischen MAO-Hemmern haben ebenfalls bis auf einige Ausnahmen (Casey et al. 1961; Hedberg et al. 1971; Hordern et al. 1962) die Kombination gegenüber neuroleptischer Monotherapie nicht als überlegen ausgewiesen (Schiele et al. 1963). In 3 Studien war die Kombination dem MAO-Hemmer allein gleichwertig (Mena et al. 1964; Sharpley et al. 1964) bzw. unterlegen (Hedberg et al. 1971). Auch hier begrenzt die Heterogenität der Stichproben die Interpretierbarkeit der Befunde.

Schlußfolgerungen

Zusammengefaßt ergibt sich der Eindruck, daß der hier untersuchte phänomenologische Raum im Überschneidungsbereich neuropsychiatrischer Erkrankungen neben aller methodischen Disparität nach wie vor an einer mangelnden begrifflichen und konzeptuellen Klarheit leidet (Alpert et al. 1989). Die Vermessung dieses Raums entlang emotionaler, intentionaler, kognitiver, affektiv-motorischer und kommunikativer Dimensionen erfordert ein adäquates methodisches Instrumentarium, wie es derzeit nur bedingt verfügbar oder eingesetzt worden ist. Solange weiterhin „unsaubere", d.h. unterschiedliche Konstrukte und Beobachtungsquellen vermengende Skalen Verwendung finden, ist mit widersprüchlichen Ergebnissen zu rechnen.

Der hier skizzierte handlungstheoretische Bezug ist unter wissenschaftstheoretischem (und ethischem) Aspekt von grundsätzlicher Relevanz für die Konzeptualisierung psychiatrischer, insbesondere psychotischer Erkrankungen (Fulford 1991). Eine stärker am Verhalten orientierte psychopathologische Funktionsdiagnostik stellt darüber hinaus eine entscheidende Voraussetzung für die Anwendbarkeit neurobiologischer Theoriebildung dar (Gaebel 1990a). Obwohl die grundsätzliche Bedeutung eines derartigen Ansatzes für die biologische Psychiatrie seit längerem bekannt ist, wurde er bisher nicht konsequent in die Forschungspraxis umgesetzt. Bei derartigen Differenzierungsversuchen müssen – außer den bisher prävalierenden subjektiv-verbalen Informationen – paraverbale und nonverbale Merkmale verschiedener *Verhaltenssektoren* herangezogen werden. Erst eine konzeptuell angeleitete experimentelle Differenzierung läßt entscheiden, ob es sich im einzelnen z.B. um eine zugrundeliegende intentionale, kognitive oder emotionale Störung handelt. Untersuchungssituation und Aufgabenstellung wären entsprechend zu differenzieren, meßmethodisch wäre die – bisher ebenfalls weitgehend vernachlässigte – physiologische Untersuchungsebene stärker zu berücksichtigen (Holzman 1988). Erst unter diesen Voraussetzungen läßt sich der Informationsgehalt krankhaften Verhaltens im Grenzgebiet von Psychiatrie und Neurologie im Sinne der beiden Eingangszitate wissenschaftlichem Verständnis voll erschließen.

Literatur

Alexander GE, DeLong MR, Strick PL (1986) Parallel organization of functionally segregated circuits linking basal ganglia and cortex. Ann Rev Neurosci 9: 357–381

Alpert M, Rosen A, Welkowitz J, Sobin C, Borid JC (1989) Vocal acoustic correlates of flat affect in schizophrenia. Br J Psychiatry 154: 51–56

Andreasen NC (1979) Affective flattening and the criteria for schizophrenia. Am J Psychiatry 126: 944–947

Andreasen NC (1982) Negative symptoms in schizophrenia. Definition and reliability. Arch Gen Psychiatry 39: 784–788

Angrist B, Sathananthan G, Gerson S (1973) Behavioral effects of L-dopa in schizophrenic patients. Psychopharmacology (Berling) 31: 1–12

Angrist B, Rotrosen J, Gershorn S (1980a) Responses to apomorphine, amphetamine, and neuroleptics in schizophrenic subjects. Psychopharmacology 67: 31–38

Angrist B, Rotrosen J, Gershon S (1980) Differential effects of amphetamine and neuroleptics in negative vs positive symptoms in schizophrenia. Psychopharmacol 72: 17–19

APA American Psychiatric Association (1987) Diagnostic and Statistical Manual of Mental Disorders (DSM-III-R). APA, Washington/DC

Bandelow B, Müller P, Gaebel W et al. (1990) Depressive syndromes in schizophrenic patients after discharge from hospital. Eur Arch Psychiatry Clin Neurosci 240: 113–120

Barnes TRE, Liddle PF, Curson DA, Patel M (1989) Negative Symptoms, tardive dyskinesia and depression in chronic schizophrenia. Br J Psychiatry 155: 99–103

Becker RE (1970) Evaluation of an amitriptyline-perphenazine combination in chronic schizophrenia. Am J Psychiatry 127: 827–831

Benson DF (1989) Disorders of verbal expression in neuropsychiatry. In: Reynolds EH, Trimble MR (eds) The bridge between neurology and psychiatry. Churchill Livingstone, Edinburgh London Melbourne New York, pp 88–105

Benson DF (1990) Behavioral aspects of movement disorders. Neuropsychiatry Neuropsychol Behav Neurol 3: 1–2

Bilder RM, Mukherjee S, Rieder RO, Pandurangi AK (1985) Symptomatic and neuropsychological components of defect states. Schizophr Bull 14: 409–417

Bleich A, Brown S-L, Kahn R, van Praag HM (1988) The role of serotonin in schizophrenia. Schizophr Bull 14: 297–315

Bleuler E (1920) Lehrbuch der Psychiatrie, 3. Aufl. Springer, Berlin

Bogerts B, Meertz E, Schönfeldt-Bausch R (1985) Basal ganglia and limbic system pathology in schizophrenia. Arch Gen Psychiatry 42: 784–791

Bogerts B, Falkai P, Haupts M, Greve B, Ernst S, Tapernon-Franz U, Heinzmann U (1990) Postmortem volume measurements of limbic system and basal ganglia structures in chronic schizophrenics. Schizophr Res 3: 296–301

Buchsbaum MS, DeLisi LE, Holcomb HH et al. (1984) Anteroposterior gradients in cerebral glucose use in schizophrenia and affective disorders. Arch Gen Psychiatry 41: 1159–1166

Bumke O (1929) Lehrbuch der Geisteskrankheiten, 3. Aufl. Bergmann, München

Caroff SN, Mann SC, Lazarus A, Sullivan K, MacFadden W (1991) Neuroleptic malignant syndrome: Diagnostic issues. Psychiatr Ann 21: 130–147

Carpenter WT, Heinrichs DW, Alphs LD (1985) Treatment of negative symptoms. Schizophr Bull 11: 440–452

Casey JF, Hollister LE, Klett CJ, Lasky JJ, Caffey EM (1961) Combined drug therapy of chronic schizophrenic. Am J Psychiatry 117: 997–1003

Chouinard G, Annable L, Serrano M, Albert JM, Charette R (1975) Amitriptylineperphenazine interaction in ambulatory schizophrenic patients. Arch Gen Psychiatry 32: 129–1207

Christison GW, Kirch DG, Wyatt RJ (1991) When symptoms persist: Choosing among alternative somatic treatments for schizophrenia. Schizophr Bull 17: 217–245

Cohen RM, Semple WE, Gross M, Nordahl TE, King AC, Pichar D, Post RM (1989) Evidence for common alternations in cerebral glucose metabolism in major affective disorders and schizophrenia. Neuropsychopharmacology 2: 241–254

Collins AD, Dundas J (1967) A double-blind trial of amitriptyline-perphenazine, perphenazine and placebo in chronic withdrawn inert schizophrenics. Br J Psychiatry 113: 1425–1429

Craig TJ, Richardson MA, Pass R, Bregman Z (1985) Measurement of mood and affect in schizophrenic inpatients. Am J Psychiatry 142: 1272–1277

Crow TJ (1985) The two-syndrome concept: Origins and current status. Schizophr Bull 11: 471–485

Davila R, Manero E, Zumarraga M, Andia I, Schweitzer JW, Friedhoff AJ (1988) Plasma homovanillic acid as a predictor of response to neuroleptics. Arch Gen Psychiatry 45: 564–567

de Leon J, Wilson WH, Simpson GM (1989) Measurement of negative symptoms in schizophrenia. Psychiatr Dev 3: 211–234

Dilsaver SC (1988) Antimuscarinic agents as substance of abuse: a review. J Clin Psychopharmacol 8: 14–22

Early TS, Posner MI, Reiman EM, Raichle ME (1989) Hyperactivity of the left striato-pallidal projection. Part I: Lower level theory. Psychiatr Dev 2: 85–108

Fibiger HC (1991) The dopamine hypotheses of schizophrenia and mood disorders: contradictions and speculations. In: Willner P, Scheel-Krüger J (eds) The mesolimbic dopamine system: from motivation to action. Wiley, Chichester New York Brisbane Toronto Singapore, pp 616–637

Fisch RJ (1987) Trihexiphenidyl abuse: therapeutic implications for negative symptoms of schizophrenia. Acta Psychiatr Scand 75: 91–94

Flügel F, Bente D (1956) Das akinetisch-abulische Syndrom und seine Bedeutung für die pharmakologisch-psychiatrische Forschung. Dtsch Med Wochenschr 81: 138–146

Franzek E (1990) Influence of Carl Wernicke on Karl Leonhard's nosology. Psychopathology 23: 277–281

Freyhan FA (1957) Psychomotilität, extra-pyramidale Syndrome und Wirkungsweisen neuroleptischer Therapien. Nervenarzt 28: 504–509

Frith CD (1987) The positive and negative symptoms of schizophrenia reflect impairements in the perception and imitation of action. Psychol Med 17: 631–648

Frith CD, Done DJ (1988) Towards a neuropsychology of schizophrenia. Br J Psychiatry 153: 437–443

Fulford W (1991) The concept of disease. In: Block S, Chodoff P (eds) Psychiatric ethics, 2nd edn. Oxford University Press, Oxford New York Melbourne, pp 77–99

Gaebel W (1989a) Treatment course, clinical and neurobiological correlates of negative symptoms – towards an integrative model of schizophrenia. Schizophr Res 2: 62

Gaebel W (1989b) Indikatoren und Prädiktoren schizophrener Krankheitsstadien und Verlaufsausgänge. Habilitationsschrift, Freie Universität Berlin

Gaebel W (1990a) Verhaltensanalytische Forschungsansätze in der Psychiatrie. Nervenarzt 61: 527–535

Gaebel W (1990b) Erfassung und Differenzierung schizophrener Minussymptomatik mit objektiven verhaltensanalytischen Methoden. In: Möller HJ, Pelzer E (Hrsg) Neuere Ansätze zur Diagnostik und Therapie schizophrener Minussymptomatik. Springer, Berlin Heidelberg New York Tokyo, S 79–90

Gaebel W, Renfordt E (1988) Objektivierende Verhaltensanalyse schizophrener Residualsyndrome im Verlauf verschiedener therapeutischer Interventionen. Bewilligtes Forschungsvorhaben im Förderschwerpunkt „Therapie und Rückfallprophylaxe psychischer Erkrankungen im Erwachsenenalter" des BMFT

Gaebel W, Wölwer W (1992a) Facial expression and emotional face recognition in schizophrenia and depression. Eur Arch Psychiatry Clin Neurosci 242: 46–52

Gaebel W, Wölwer W (1992b) Blick- und Manumotorik: Modellsysteme zur neurobiologischen Verhaltensanalyse endogener Psychosen. In: Gaebel W, Laux G (Hrsg) Biologische Psychiatrie – Synopsis 1990/1991. Springer, Berlin Heidelberg New York Tokyo, S 163–166

Gaebel W, Pietzcker A, Ulrich G, Schley J, Müller-Oerlinghausen B (1988) Möglichkeiten der Voraussage des Behandlungserfolgs einer Akutbehandlung mit Perazin anhand der Reaktion auf eine Perazintestdosis. In: Helmchen H, Hippius H, Tölle R (Hrsg) Therapie mit Neuroleptika – Perazin. Thieme, Stuttgart New York, S 159–172

Gaebel W, Köpcke W, Linden M, Müller P, Müller-Spahn F, Pietzcker A, Tegeler J (1990) Determinanten schizophrener Residualsymptomatik. In: Lungershausen E, Kaschka WP, Wittkowski RJ (Hrsg) Affektive Psychosen. Schattauer, Stuttgart New York, S 403–405

Galdi J, Rieder RO, Silber D, Bonato RR (1981) Genetic factors in the response to neuroleptics in schizophrenia: a psychopharmacogenetic study. Psychol Med 11: 713–728

Goldberg E (1985) Akinesia, tardive dysmentia, and frontal lobe disorder in schizophrenia. Schizophr Bull 11: 255–263

Goldberg SC (1985) Negative and deficit symptoms in schizophrenia do respond to neuroleptics. Schizophr Bull 11: 453–456

Gray JA, Feldon J, Rawlins JNP, Hemsley DR, Smith AD (1991) The neuropsychology of schizophrenia. Behav Brain Sci 14: 1–84

Haase HJ (1977) Therapie mit Psychopharmaka und anderen seelisches Befinden beeinflussenden Medikamenten. Schattauer, Stuttgart New York

Hanlon TE, Ota KY, Agallianos DD, Bergmann SA, Bethan GD, Kobler F, Kurland AA (1969) Combined drug treatment of newly hospitalized acutely ill psychiatric patients. Dis Nerv Syst 30: 104–116

Hanlon TE, Ota KY, Kurland AA (1970) Comparative effects of fluphenazine, fluphenazine-chlordiazepoxide and fluphenazine-imipramine. Dis Nerv Syst 31: 171–177

Hedberg DL, Houck JH, Glueck BC (1971) Tranylcypromine-trifluoperazine combination in the treatment of schizophrenia. Am J Psychiatry 127: 114–1146

Heinrich K (1967) Zur Bedeutung des postremissiven Erschöpfungs-Syndroms für die Rehabilitation Schizophrener. Nervenarzt 38: 487–491

Helmchen H, Hippius H (1967) Depressive Syndrome im Verlauf neuroleptischer Therapie. Nervenarzt 38: 455–458

Hogarty GE, Munetz MR (1984) Pharmacogenetic depression among outpatient schizophrenic patients: A failure to substantiate. J Clin Psychopharmacol 4: 17–24

Holzman PS (1988) Basic behavioral sciences panel. In: National Institute of Mental Health (ed) A national plan for schizophrenia research. Report of the National Advisory Mental Health Council, Maryland, pp 28–33

Hordern A, Somerville DM, Krupinski J (1962) Does chronic schizophrenia respond to a combination of a neuroleptic and antidepressant? J Nerv Ment Dis 134: 361–376

Inanaga K, Nakazawa Y, Inoue K et al. (1975) Double-blind controlled study of L-dopa therapy in schizophrenia. Folia Psychiatr Neurol Japon 29: 123–143

Janowsky DS, Risch C, Parker D, Huey L, Judd L (1980) Increased vulnerability to cholinergic stimulation in affective-disorder patients. Psychopharmacol Bull 16: 29–31

Johnstone EC, Owens DGC, Frith CD, Crow TJ (1986) The relative stability of positive and negative features in chronic schizophrenia. Br J Psychiatry 150: 60–64

Kahlbaum K (1874) Die Katatonie. Hirschwald, Berlin

Kane J, Honigfeld G, Singer J, Meltzer H et al. (1988) Clozapine for the treatment-resistant schizophrenic. Arch Gen Psychiatry 45: 789–796

Kay SR, Sandyk R (1991) Experimental models of schizophrenia. Int J Neurosci 58: 69–82

Kleist K (1912) Der Gang und der gegenwärtige Stand der Apraxieforschung. In: Vogt H, Bing R (Hrsg) Ergebnisse der Neurologie und Psychiatrie, Bd 1. Fischer, Jena, S 343–452

Kulhara P, Avasthi A, Chadda R, Chandiramani K, Mattoo SK, Kota SK, Joseph S (1989) Negative and depressive symptoms in schizophrenia. Br J Psychiatry 154: 207–211

Leonhard K (1986) Aufteilung der endogenen Psychosen und ihre differenzierte Ätiologie. Akademie-Verlag, Berlin

Lerner Y, Moscovich D (1985) Depressive symptoms in acute schizophrenic hospitalized patients. J Clin Psychiatry 46: 483–484

Levi-Mintzi S, Bermanzohn PC, Siris SG (1991) Bromocriptine for „negative" schizophrenia. Compr Psychiatry 32: 210–216

Lewine RRJ (1990) A discriminant validity of negative symptoms with a special focus on depression and antipsychotic medication. Am J Psychiatry 147: 1463–1466

Liddle PF (1987) The symptoms of chronic schizophrenia. Br J Psychiatry 151: 145–151

Lindenmayer JP, Kay SR (1987) Affective impairment in young acute schizophrenics: Its structure, course and prognostic significance. Acta Psychiatr Scand 75: 287–296

Ludin HP (1988) Das Parkinsonsyndrom. Kohlhammer, Stuttgart Berlin Köln Mainz

Marder SR, Midha KK, Van Putten T et al. (1991) Plasma levels of fluphenazine in patients receiving fluphenazine decanoate. Br J Psychiatry 158: 658–665

Marsden CD (1989a) Movement disorders in neuropsychiatry. In: Reynolds EH, Trimble MR (eds) The bridge between neurology and psychiatry. Churchill Livingstone, Edinburgh London Melbourne New York, pp 151–158

Marsden CD (1989b) Slowness of movement in Parkinson's disease. Mov Disord 4: 26–37

Mayeux R (1990) Parkinson's disease. Neuropsychiatry Neuropsychol Behav Neurol 3: 3–14

McEvoy JP, Hogarty GE, Steingard S (1991) Optimal dose of neuroleptic in acute schizophrenia. Arch Gen Psychiatry 48: 739–745

McGlashan TH, Carpenter WT (1976) An investigation of the postpsychotic depressive syndrome. Am J Psychiatry 133: 14–19
McHugh PR (1989) The neuropsychiatry of basal ganglia disorders. Neuropsychiatry Neuropsychol Behav Neurol 2: 239–247
Meltzer HY (1985) Dopamine and negative symptoms in schizophrenia: Critique of the type I-II hypothesis. In: Alpert M (ed) Controversies in schizophrenia. Guilford, New York London, pp 110–136
Meltzer HY (1987) Effect of neuroleptics on the schizophrenic syndrome. In: Dahl SG, Gram LF, Paul SM, Potter WZ (eds) Clinical pharmacology in psychiatry. Psychopharmacology series 3. Springer, Berlin Heidelberg New York Tokyo, pp 255–265
Meltzer HY (1991) The mechanism of action of novel antipsychotic drugs. Schizophr Bull 17: 263–287
Meltzer HY, Zureick J (1989) Negative symptoms in schizophrenia: a target for new drug development. In: Dahl SG, Gram LF (eds) Clinical pharmacology in psychiatry. Psychopharmacology series 7. Springer, Berlin Heidelberg New York Tokyo, pp 68–77
Mena A, Heistad G, Schiele BC, Janecek J (1964) A comparison of tranylcypromine alone with tranylcypromine plus trifluoperazine in the treatment of chronic outpatients. J Neuropsychiatry 5: 542–550
Michaux MH, Kurland AA, Agalianos DD (1966) Chlorpromazine-chlordiazepoxide and chlorpromazine-imipramine treatment of newly hospitalized, acutely ill psychiatric patients. Curr Ther Rés [Suppl]: 117–152
Modell JG, Tandon R, Beresford TP (1989) Dopaminergic activity of the antimuscarinic antiparkinsonian agents. J Clin Psychopharmacol 9: 347–351
Möller HJ, von Zerssen D (1981) Depressive Symptomatik im stationären Behandlungsverlauf von 280 schizophrenen Patienten. Pharmacopsychiatry 14: 172–179
Möller HJ, von Zerssen D (1982) Depressive states occurring during the neuroleptic treatment of schizophrenia. Schizophr Bull 8: 109–117
Müller-Spahn F (1990) Die Bedeutung von Neuroleptika der neueren Generation in der Therapie schizophrener Patienten mit Munissymptomatik. In: Möller HJ, Pelzer E (Hrsg) Neuere Ansätze zur Diagnostik und Therapie schizophrener Minussymptomatik. Springer, Berlin Heidelberg New York Tokyo, S 208–215
Pogue-Geile MF, Harrow M (1984) Negative and positive symptoms in schizophrenia and depression: A follow up. Schizophr Bull 10: 371–387
Pogue-Geile MF, Harrow M (1985) Negative symptoms in schizophrenia: Their longitudinal course and prognostic importance. Schizophr Bull 11: 427–439
Prosser ES, Csernansky JG, Kaplan J, Thiemann S, Becker TJ, Hollister LE (1987) Depression, Parkinsonian symptoms, and negative symptoms in schizophrenics treated with neuroleptics. J Nerv Ment Dis 175: 100–105
Rifkin A, Quitkin F, Klein DF (1975) Akinesia. A poorly recognized drug-induced extrapyramidal behavioral disorder. Arch Gen Psychiatry 32: 672–674
Rigby JC, Wood SM, Mindham RHS (1989) The significance of stupor in the long-term outcome of chronic schizophrenia. Br J Psychiatry 155: 352–355
Robbins TW (1990) The case for frontostriatal dysfunction in schizophrenia. Schizophr Bull 16: 391–402
Scheel-Krüger J, Willner P (1991) The mesolimbic system: principles of operation. In: Willner P, Scheel-Krüger J (eds) The mesolimbic dopamine system: from motivation to action. Wiley, Chichester New York Brisbane Toronto Singapore, pp 559–597
Schiele BC, Vestre NC, McNaughton DV (1963) Treatment of hospitalized schizophrenics with trifluoperazine plus tranylcypromine. Compr Psychiatry 4: 66–79
Sharpley P, Mena A, Schiele BC (1964) A comparison of pargyline and tranylcypromine with and without the addition of trifluoperazine. Curr Ther Res 6: 344–352
Simpson GM, Angus CHB, Angus JWS (1970) A rating scale for extrapyramidal side effects. Acta Psychiatr Scand 212: 11–19
Simpson GM, Pi EH, Sramek JJ (1981) Adverse effects of antipsychotic agents. Drugs 21: 138–151
Singh MM, Kay SR, Opler LA (1987) Anticholinergic-neuroleptic antagonism in term of positive and negative symptoms of schizophrenia: implications for psychobiological subtyping. Psychol Med 17: 39–48
Siris SG (1987) Akinesia and postpsychotic depression: A difficult differential diagnosis. J Clin Psychiatry 48: 240–243
Siris SG, van Kammen DP, Docherty JP (1978) Use of antidepressant drugs in schizophrenia. Arch Gen Psychiatry 35: 1368–1377

Siris SG, Morgan V, Fagerstrom R, Rifkin A, Cooper TB (1987) Adjunctive imipramine in the treatment of postpsychotic depression. Arch Gen Psychiatry 44: 533–539

Siris SG, Adan F, Cohen M, Mandeli J, Aronson A, Casey E (1988) Postpsychotic depression and negative symptoms: An investigation of syndromal overlap. Am J Psychiatry 145: 1532–1537

Sovner R, DiMascio A (1978) Extrapyramidal syndromes and other neurological side effects of psychotropic drugs. In: Lipton MA, DiMascio A, Killam KF (eds) Psychopharmacology: a generation of progress. Raven Press, New York, pp 1021–1032

Starkstein SE, Robinson RG (1991) Dementia of depression in Parkinson's disease and stroke. J Nerv Ment Dis 179: 593–601

Tandon R, Greden JF (1988) Trihexiphenidyl treatment of negative schizophrenic symptoms. Acta Psychiatr Scand 76: 732

Tandon R, Greden JF (1989) Cholinergic hyperactivity and negative schizophrenic symptoms. Arch Gen Psychiatry 46: 745–753

Taylor MA (1990) Catatonia. Neuropsychiatry Neuropsychol Behav Neurol 3: 48–72

Teichmann G (1990) The influence of Karl Kleist on the nosology of Karl Leonhard. Psychopathology 23: 267–276

Van Kammen DP, Boronow JJ (1988) Dextro-amphetamine diminishes negative symptoms in schizophrenia. Int Clin Psychopharmacol 3: 111–121

Van Kammen DP, Peters J, Yao J, van Kammen WB, Neylan T, Shaw D, Linnoila M (1990) Norepinephrine in acute exacerbations of chronic schizophrenia. Arch Gen Psychiatry 47: 161–168

Van Putten T, Marder SR (1987) Behavioral toxicity of antipsychotic drugs. J Clin Psychiatry 48: 13–19

Van Putten T, May PRA (1978) Akinetic depression in schizophrenia. Arch Gen Psychiatry 35: 1101–1107

Van Putten T, Marder SR, Mintz J (1990) A controlled dose comparison of haloperidol in newly admitted schizophrenic patients. Arch Gen Psychiatry 47: 754–758

Vestre ND, Dehnel LL, Schiele BC (1969) A sequential comparison of amitriptyline, perphenazine and the amitriptyline-perphenazine combination in recently admitted anergic schizophrenics. Psychosomatics 10: 296–303

Walker E, Lewine RJ (1988) The positive/negative symptom distinction in schizophrenia. Schizophr Res 1: 315–328

Webster DD (1968) Clinical analysis of the disability in Parkinson's disease. Mod Treat 5: 257–282

Weinberger DR (1987) Implications of normal brain development for the pathogenesis of schizophrenia. Arch Gen Psychiatry 44: 660–669 (1987)

Wernicke C (1900) Grundriss der Psychiatrie in klinischen Vorlesungen. Thieme, Leipzig

Willner P (1983) Dopamine and depression: A review of recent evidence. I. Empirical studies. Brain Res Rev 6: 211–224

Willner P, Muscat R, Papp M, Sampson D (1991) Dopamine, depression and anti-depressant drugs. In: Willner P, Scheel-Krüger J (eds) The mesolimbic dopamine system: from motivation to action. Wiley, Chichester New York Brisbane Toronto Singapore, pp 387–410

Zacharko RM, Anisman H (1991) Stressor-provoked alterations of intracranial self-stimulation in the mesocorticolimbic system: an animal model of depression. In: Willner P, Scheel-Krüger J (eds) The mesolimbic dopamine system: from motivation to action. Wiley, Chichester New York Brisbane Toronto Singapore, pp 411–442

Nieren- und leberinsuffiziente Patienten – ein therapeutisches Problem

H. P. KAPFHAMMER

Der Einsatz von Psychopharmaka bei Patienten mit einer psychiatrischen und einer somatischen Erkrankung erfordert eine sorgfältige Abwägung von möglichen Nutzen und Risiken. Besondere Probleme können sich ergeben, wenn 1. pathophysiologische Prozesse einer vorliegenden somatischen Erkrankung zu bedeutsamen Veränderungen im Metabolismus psychotroper Substanzen führen, 2. das jeweils typische Nebenwirkungsprofil eines Psychopharmakons sich auf die Grunderkrankung selbst verschlimmernd auswirkt und 3. störende Interaktionseffekte mit notwendigen internistischen Medikamenten erwartet werden können (Stoudemire et al. 1990, 1991). Entsprechend der zentralen Rolle von Leber und Niere in der Verstoffwechselung und Ausscheidung von Pharmaka müssen bei Patienten mit Leber- bzw. Niereninsuffizienz auch spezielle Überlegungen bei einer Psychopharmakatherapie angestellt werden.

Im Verständnis der internistischen Medizin läßt sich eine Leberinsuffizienz als Ausfall funktionstüchtigen Leberparenchyms mit reduzierter Metabolisierungskapazität und Syntheseleistung, schließlichem zirrhotischen Umbau und portosystemischer Shuntbildung definieren. Symptomatisch imponieren Ikterus, Ödeme, Aszites sowie hämorrhagische Diathese (Martini 1983). Eine Niereninsuffizienz wiederum bedeutet eine kritische Herabsetzung der renalen Ausscheidungsfunktionen mit Oligo- bzw. Anurie und konsekutiver Retention harnpflichtiger Substanzen aus dem Proteinstoffwechsel. Symptomatisch kann es zu Azotämie bzw. in Intoxikationszuständen zu Urämie kommen (Eigler u. Dobbelstein 1991). Aus parmakokinetischer Sicht ist relevant, daß bei Patienten mit Leber- bzw. Niereninsuffizienz nicht nur die zentralen Prozesse von Metabolisierung und Elimination beeinträchtigt sind, sondern auch weitere pharmakokinetische Größen, wie intestinale Absorption, Plasmaproteinbindung sowie Verteilungsvolumen, verändert sein können und somit Modifikationen in einer differenzierten Psychopharmakotherapie notwendig machen.

Psychiatrische Komorbidität und neuropsychiatrische Komplikationen bei Leber- und Niereninsuffizienz

Legt man die durchschnittlichen epidemiologischen Erkrankungsziffern für die einzelnen psychiatrischen Krankheitsgruppen zugrunde und betrachtet gleichzeitig die Häufigkeiten von Leber- und Nierenerkrankungen mit möglicher Dekompensation in Insuffizienzzustände, so überrascht eine gelegentliche zufällige Koinzidenz nicht. Aus klinischer Perspektive verlangt dies eine therapeutische Führung von psychiatrischen Patienten hinsichtlich ihrer bedeutsamen somatischen Rahmenbedingungen einer schweren Leber- oder Nierenerkrankung. Während etwa die Inzidenz terminaler Niereninsuffizienz mit Dialysepflichtigkeit oder Transplantationsindikation für amerikanische Populationen mit ca. 59 auf 1 Mio. Personen jährlich noch relativ exakt beziffert werden kann (Sugimoto u. Rosansky 1984), schwanken die Häufigkeitsangaben für distinkte Lebererkrankungen mit Insuffizienzbildung beträchtlich bzw. sind in der Literatur kaum zu finden. Beispielsweise beträgt die Mortalitätsrate, die klar geringer als die Prävalenzzahl ist, für die alkoholisch bedingte Zirrhose ca. 136 pro 1 Mio. in der amerikanischen Bevölkerung (Jefferson u. Marshall 1981; Lieber u. Leo 1982). Dabei ist aber zu berücksichtigen, daß Patienten mit chronischen Lebererkrankungen relativ lange asymptomatisch bleiben können und häufig erst in den Terminalstadien diagnostiziert werden. Die ermittelbaren Häufigkeiten tragen dann einen nur schwerlich zu relativierenden Selektionsbias in Abhängigkeit von den jeweiligen medizinischen Einrichtungen (Tarter et al. 1988).

Patienten mit Leber- bzw. Niereninsuffizienz können auch ohne eine bekannte psychiatrische Erkrankung in ihrer Anamnese im weiteren Krankheitsverlauf eine Reihe bedeutsamer neuropsychiatrischer Komplikationen entwickeln. Deren multifaktorielle Genese ist einerseits in den zentralnervösen Implikationen der somatischen Grunderkrankungen selbst, andererseits in den schwierigen emotionalen und verhaltensmäßigen Anpassungsleistungen an die besonderen Krankheitsbedingungen bzw. Therapiemodalitäten zu suchen. Für Patienten mit terminaler Niereninsuffizienz bieten sich in der Möglichkeit einer Dialyse wichtige Vorteile hinsichtlich einer relativen organismischen Stabilisierung. Die oft jahrelange Notwendigkeit einer mehrmaligen Dialyseprozedur wöchentlich stellt aber wiederum besondere Anforderungen an das individuelle Krankheitsverhalten eines Patienten und kann selbst den Ausgangspunkt für eine Fülle psychologisch bzw. psychiatrisch relevanter Belastungsreaktionen bilden. Patienten mit Leberinsuffizienz stellen sich hingegen bei stationärer Aufnahme meist in einem deutlich labileren somatischen Krankheitsstatus vor. Diese unterschiedlichen medizinischen Ausgangsbedingungen sind nicht zuletzt im Hinblick auf eine geplante Transplantation und die hiermit verknüpfte perioperative Betreuung zu berücksichtigen (s. unten).

Neuropsychiatrische Komplikationen bei Leberinsuffizienz

Da kontrollierte systematische Studien zu Häufigkeit und Phänomenologie neuropsychiatrischer Syndrome bei definierten, aufeinanderfolgenden Stadien einer Leberinsuffizienz weitgehend fehlen, bieten sorgfältige psychiatrische, neurophysiologische und -psychologische Untersuchungen von Kandidaten für eine Lebertransplantation eine willkommene Möglichkeit zur orientierenden Übersicht. In einer prospektiven Evaluation von 247 Patienten vor einer geplanten Lebertransplantation fanden Trzepacz et al. (1988, 1989), daß nur ca. 50% der Patienten nicht die DSM-III-Kriterien für eine psychiatrische Diagnose erfüllten. 18,6% der Patienten hatten ein Delir, 9% wiesen Alkoholmißbrauch oder Abhängigkeit auf, 2% anderweitigen Drogenmißbrauch oder Abhängigkeit, 19,8% eine Anpassungsstörung, 4,5% eine „major" Depression. Patienten mit einem deliranten Syndrom zeichneten sich hier durch signifikant niedrigere Serumalbuminkonzentrationen, niedrigere Scores im Minimalmentalstate, höhere Werte im Liniennachfahrentest und ausgeprägtere dysrhythmische EEG-Zeichen gegenüber nichtdeliranten Patienten aus. Während beide Subgruppen hohe Gesamtscores in der Beurteilung des psychosozialen Stresses aufwiesen, zeigten die deliranten Patienten überdies ein signifikant niedrigeres Anpassungsniveau sowie nachteiligere Werte in den Skalen zur Erfassung des Beschäftigungs-, des familiären und sozialen Status.

Die negativen Auswirkungen einer chronischen Lebererkrankung auf die Lebensqualität und das psychosoziale Anpassungsniveau betonten Tarter et al. (1984) in einer Untersuchung an zirrhotischen Patienten ohne eine alkoholische Genese. Sie belegten bedeutsame Behinderungen in zahlreichen Bereichen des Alltagslebens, wie soziale Interaktion, Schlaf- und Appetitverhalten, Arbeitsvermögen, Heimtätigkeit, Mobilität und Freizeitaktivitäten. Sie fanden MMPI-Profile, die ängstliche und depressive Syndrome anzeigten.

Hegedus et al. (1984) verglichen Patienten mit primärer biliärer Zirrhose bzw. mit Morbus Crohn hinsichtlich neuropsychologischer, psychiatrischer und psychosozialer Parameter. Beide Gruppen unterschieden sich nicht in den Intelligenztests. Patienten mit primärer biliärer Zirrhose zeigten aber signifikant schlechtere Ergebnisse in den Aufmerksamkeitsleistungen, der visuell-räumlichen Orientierung sowie den sensorimotorischen Fähigkeiten. Zusätzlich traten bei dieser Patientengruppe ungünstigere Verhaltenskonsequenzen infolge ihrer Erkrankung sowie häufigere emotionale und sonstige psychiatrische Störungen auf. Die Autoren unterstrichen die Ähnlichkeit der neuropsychologischen Defizite dieser Patienten mit solchen bei Patienten mit einer alkoholbedingten Zirrhose.

Unter den neuropsychiatrischen Komplikationen bei chronischen Lebererkrankungen kommt der hepatischen Enzephalopathie eine besondere Aufmerksamkeit zu. Zirrhotischer Umbau der Leber mit venöser Shuntbildung gilt dabei als notwendige Vorbedingung. Nach Zieve (1979) spielen zahlreiche metabolische Entgleisungen, wie reduzierter zerebraler Glukose- und Sauerstoffverbrauch, erhöhte Ammoniak-, Glutamin-, Mercaptan- und kurzkettige-freie-Fettsäuren-Spiegel, verminderte normale, aber vermehrte falsche Neurotransmitterkonzentrationen, gestörter Metabolismus von Aminosäuren sowie reduzierte Affinität des Hämoglobins für Sauerstoff, eine wichtige pathogenetische Rolle. In jüngerer Zeit wird der sog. GABA-Hypothese verstärkte Beachtung geschenkt, nach der sich Patienten mit einer erhöhten Anfälligkeit für hepatische Enzelphalopathie durch eine vermehrte zerebrale GABA-Rezeptoren-Dichte auszeichnen sollen (Fowler u. Schafer 1981; Hoyumpa 1986; Jones et al. 1984). Demnach kann dem Einsatz von Benzodiazepinen oder Barbituraten bei dieser Prädisposition eine besondere Triggerfunktion zukommen. Allerdings müssen hier die veränderten pharmakokinetischen und -dynamischen Bedingungen im Zusammenspiel mit den anderen metabolischen Größen berücksichtigt werden. Entsprechend können analoge neurotoxische Effekte auch nach der Gabe von MAO-Hemmern oder trizyklischen Antidepressiva und Neuroleptika, insbesondere von Chlorpromazin, beobachtet werden (Branch 1987).

Die Diagnose einer hepatischen Enzephalopathie in den Anfangsstadien bereitet nicht selten erhebliche Probleme (Tarter et al. 1985). In einer klinischen Studie betonten Read et al. (1967), daß ca. 5% der Patienten mit hepatischer Enzephalopathie zunächst als Hypomanie verkannt worden waren und 24% die Fehldiagnose einer schizophrenen Psychose erhalten hatten. Andere in der Literatur berichtete Fälle von falschen Diagnosen lauteten Angstreaktion, psychotische Depression oder Hysterie (Sherlock et al. 1954; Leevy 1974), aber auch Narkolepsie, Morbus Parkinson, multiple Sklerose und zerebrale Atherosklerose (Summerskill et al. 1956). Auf ein mögliches, aber niedriges Risiko der Demaskierung einer zunächst noch subklinischen Enzephalopathie durch den Einsatz von Neuroleptika mit möglichem Verkennen der induzierten Erhöhung von alkalischer Phosphatase und anderer Lebertransaminasen als genuiner Medikamentenreaktion, resultierender schwerwiegender intrahepatischer Cholestase und infolgedessen weiterer Exazerbation der vorbestehenden hepatischen Enzephalopathie wurde hingewiesen (Dickes et al. 1957; Gundersen u. Amidsen 1969).

Wenngleich neuropsychologische Tests bei begründetem Verdacht auf das Vorliegen einer subklinischen hepatischen Enzephalopathie zur Diagnosestellung wertvoll beitragen können (Kuntz 1992), ist daran zu erinnern, daß die typischerweise aufdeckbaren neuropsychologischen Defizite selbst wiederum unspezifisch sind (Tarter et al. 1988). Eine zuverlässige Differentialdiagnose kann daher in den Anfangsstadien nur über eine sorgfältige Würdigung der psychopathologischen, neurophysiologischen und -psychologischen Auffälligkeiten sowie der internistischen Befunde und Laborparameter gelingen.

Traditionellerweise werden entsprechend des Schweregrads 4 Stadien einer hepatischen Enzephalopathie unterschieden (Parsons-Smith et al. 1957):

- Stadium 1: leichte kognitive Beeinträchtigungen mit reduzierter Aufmerksamkeitsspanne, Irritabilität, ängstlicher, depressiver oder euphorischer Verstimmung, Störungen des Schlafrhythmus, Tremor, motorische Koordinationsstörungen;
- Stadium 2: Amnesie, psychomotorische Retardierung, Angst, Verlust des Zeitsinns, Verhaltenshemmungen, Apathie, Hyporeflexie, Asterixis;
- Stadium 3: Somnolenz, Hyperreflexie, Babinski-Zeichen, Klonus, muskuläre Rigidität, Nystagmus, Verwirrtheit;
- Stadium 4: Progression ins Koma.

Neuropsychiatrische Komplikationen bei Niereninsuffizienz

Interessanterweise sammelte Bonhoeffer (1909, 1910) zunächst an urämischen Patienten jene klinischen Beobachtungen, die ihn zur Formulierung des Konzeptes der „akuten exogenen Reaktionstypen" anregten. Dazu zählte er neben dem mehr oder weniger ausgeprägten Leitsymptom der Bewußtseinstrübung Delirien, Dämmerzustände, Halluzinosen, amentielle, katatone, paranoide und paranoid-halluzinatorische Zustände. Er postulierte für sie das „Gesetz der Unspezifität", das bei einer Vielzahl von somatischen Prozessen verwirklicht sein konnte. Er betrachtete sie als konstitutionell verankerte Reaktionsbereitschaft.

Auch aus heutiger Sicht werden die neurobehavioralen Symptome bei Urämie unabhängig von der zugrundeliegenden renalen Erkrankung allgemein als sehr ähnlich eingeschätzt (Hart u. Kreutzer 1988). Symptomatisch imponieren je nach Ausprägung und Akuität des Nierenversagens reduzierte bewußtseinsmäßige Wachheit, Ermüdbarkeit, allgemeine intellektuelle Einschränkungen, vermindertes Konzentrationsvermögen, Defizite in Merkfähigkeit und sensorimotorischer Koordination, vegetative Zeichen, Verstimmungen und Persönlichkeitsveränderungen. Ohne suffiziente Therapie kann die Urämie ein Delir sowie auch fokale neurologische Symptome hervorrufen und in ein tödlich verlaufendes Koma einmünden. Die Dialysebehandlung kann zu einer Reversibilität der vorherrschenden neuropsychiatrischen Syndrome führen. Eine Normalisierung der Blutwerte bedingt aber nicht notwendigerweise auch eine entsprechende Verbesserung im psychopathologischen Status (Arieff 1981). Hier wird den erhöhten Plasmaspiegeln von Parathormon mit konsekutiv erhöhten zerebralen Kalziumkonzentrationen eine wichtige pathogenetische Rolle zugesprochen. Gleichzeitig müssen aber auch die Effekte somatischer Grunderkrankungen, wie Diabetes mellitus, arterieller Hypertonus, zerebrale Ischämie sowie antihypertensive Medikationen, berücksichtigt werden (Solomon et al. 1983).

Gelegentlich werden im Anschluß an Dialyseprozeduren passagere Disäquilibrierungssyndrome mit motorischer Unruhe, Kopfschmerz, Übelkeit, Schwäche, Müdigkeit, Muskelkrämpfen, Sehstörungen, muskulären Zuckungen, Tremor oder epileptischen Anfällen, aber auch über mehrere Tage anhaltende delirante Zustandsbilder beobachtet (Burnett et al. 1980). Erhöhter Liquordruck, pH-Verschiebungen und vermehrte intrazelluläre Osmolarität im Gehirn mit resultierender Ödembildung werden als pathogenetisch bedeutsame Folgen eines zu raschen Hämodialysevorgangs angesehen (Arieff 1981).

Fälle von progressiver Dialyseenzephalopathie bzw. Dialysedemenz wurden beschrieben (Alfrey et al. 1972). Als Initialsymptom fällt nicht selten Stottern oder Dysarthrie auf, es folgen reduzierte Gedächtnis- und Konzentrationsleistungen, Persönlichkeitswandel und psychotische Syndrome, aber auch Myoklonien, Apraxie sowie epileptische Aktivität mit typischen Slow-wave-Mustern im EEG. Pathogenetisch werden starke Aluminiumeinlagerungen ins Gehirngewebe dafür verantwortlich gemacht (Alfrey 1986). Der Verlauf ist progredient und mündet meist innerhalb eines Jahres in Koma und schließlich Tod ein. Lediglich leichtere Anfangsstadien können durch den Einsatz von Chelatbildnern, wie Desferroxamin, durch eine Reduktion aluminiumhaltiger, phosphatbindender Gele und durch mit deionisiertem Wasser aufbereitete Dialyselösungen noch reversibel gemacht werden (Alfrey 1986, O'Hare et al. 1983).

Wesentlich variabler können sich leichtere dementielle Syndrome bei vielen Dialysepatienten mit Symptomen einer Persönlichkeitsveränderung und diskreten kognitiven Einbußen darstellen (Hart u. Kreutzer 1988).

Unter den zahlreichen neuropsychiatrisch relevanten Syndromen im Kontext von terminaler Niereninsuffizienz und Dialysepflichtigkeit überwiegen depressive Verstimmungen an Verbreitung und Intensität (Levy 1985, 1987). Die mit unterschiedlichen Forschungsinstrumentarien und Diagnosesystemen strukturiert erfaßten depressiven Syndrome schwanken zwischen 5 und 47% (Craven et al. 1987; Hinrichsen et al. 1989; Hong et al. 1987; Smith et al. 1985). In einer Bewertung dieser Prävalenzzahlen kann gefolgert werden, daß die Häufigkeit depressiver Syndrome bei terminaler Niereninsuffizienz insgesamt zwar signifikant höher als in der Allgemeinbevölkerung ist, sich aber kaum von den bei anderen schweren somatischen Erkrankungen gefundenen Prävalenzraten unterscheidet (Katon u. Sullivan 1990). Wichtige interagierende Variablen sind Behandlungsmodalität (Hämodialyse vs. kontinuierliche abdominale Peritonealdialyse), Therapieort, Punkt- vs. Lebenszeitprävalenz sowie frühe vs. späte Stadien der Dialyse (Levenson u. Glocheski 1991). Zu berücksichtigen sind ferner die Möglichkeiten eines „somatischen Mimikry" depressiver Syndrome durch Urämie, Anämie, Elektrolytstörungen, Systemerkrankungen (z.B. Lupus erythematodes), Medikamentennebenwirkungen (Antihypertensiva, Kortison, Entzündungshemmer, Metoclopramid, Sedativa) usw. (Surman 1991).

Die Bedeutung dieser depressiven Syndrome im weiteren Krankheitsverlauf besteht nicht nur in empfindsamen Einbußen der psychosozialen Lebensqualität sowie beeinträchtigtem Complianceverhalten (Levenson u. Glocheski 1991), sondern auch in der signifikant stärkeren Assoziation mit einer erhöhten Mortalität (Peterson et al. 1991). Die Bedeutung dieser in einem komplexen Bedingungsgeflecht auftretenden depressiven Syndrome wird nicht zuletzt durch eine ungewöhnlich hohe Inzidenz an Suiziden (Abram et al. 1971) oder parasuizidalen Handlungen, wie z.B. intentionalen Diätverstößen etwa mittels extrem kaliumhaltiger Obstsorten oder mangelhafter Compliance in der Dialyseregelmäßigkeit, veranschaulicht (Hacnel et al. 1980).

Der Einsatz von Psychopharmaka bei Patienten mit Leberinsuffizienz

Pharmakologische und pharmakokinetische Ausgangsbedingungen

Die einzigartige anatomische Lage der Leber zwischen venöser Drainage des Intestinaltraktes und systemischem Blutkreislauf unterstreicht ihre zentrale Stellung in der Biotransformation von Pharmaka. Allgemein läßt sich die hepatische Elimination als ein Zusammenspiel von hepatischem Blutfluß und typischer Extraktionsrate verstehen. Nach dem geschwindigkeitslimitierenden Faktor in der hepatischen Elimination können Pharmaka in Gruppen mit niedriger bzw. mit hoher Extraktionsrate klassifiziert werden. Erstere zeichnen sich durch eine relativ geringe Affinität gegenüber metabolisierenden Enzymsystemen bei der Leberpassage aus, der geschwindigkeitsbegrenzende Faktor liegt also in der metabolischen Kapazität der Hepatozyten; letztere werden in der Leber rasch metabolisiert. Werden sie oral appliziert, kommt es folglich zu bedeutsamen „first-pass"-Effekten in der Leber. Ihr geschwindigkeitsbegrenzender Faktor besteht im Ausmaß der Leberdurchblutung. Ziel der hepatischen Metabolisierung ist u.a., die häufig lipophilen Substanzen besonders für den renalen Ausscheidungsprozeß wasserlöslicher aufzubereiten.

Man unterscheidet 2 metabolische Reaktionstypen, die bei bestimmten Lebererkrankungen auch unterschiedlich stark betroffen sein können (Secor, Schenker 1987):

- *Phase-I-Reaktionen:* Nicht-synthetische Reaktionen verändern Pharmaka durch Oxydation (Hydroxylierung, N-Demethylierung, Sulfoxidation), Reduktion (Sulfonreduktion) oder Hydrolyse. Die Mehrzahl dieser metabolischen Schritte spielen sich im glatten endoplasmatischen Retikulum über das Zytochrom-P-450-System ab, das vorrangig perizentral lokalisiert ist. Reduktasen und Hydrolasen befinden sich vor allem im Zytoplasma. Es entstehen aktive und inaktive Metabolite, die sich durch eine höhere Wasserlöslichkeit auszeichnen. Sie werden z.T. in Phase-II-Reaktionen weitermetabolisiert.
- *Phase-II-Reaktionen:* Synthetische Reaktionen führen zu höhergradig polarisierten Metaboliten durch eine Bindung an endogene hydrophile Moleküle oder durch Neubildung von -OH-, -COOH-, -NH$_2$- oder -SH-Gruppen. Die häufigste Reaktion besteht in einer Glukuronidierung im rauhen endoplasmatischen Retikulum über die Uridindiphosphatglukuronyltransferase, deren höchste Konzentration in der periportalen Region zu finden sind. Andere Reaktionen beinhalten Sulfatierung, Azetylierung oder Konjugation mit Komponenten wie Glyzin, Glutamin oder Glutathion, die vorrangig im Cytosol lokalisiert sind. Phase-II-Reaktionen enden in aller Regel mit einer Inaktivierung der Substanzen.

Betrachtet man die aufeinanderfolgenden pharmakologischen bzw. pharmakokinetischen Schritte in der Verstoffwechselung von Pharmaka, so ergeben sich bei einzelnen Lebererkrankungen wichtige Konsequenzen (Leipzig 1990; Secor u. Schenker 1987; Sellers u. Bendayan 1987):

- Intestinale Absorption: Zirrhotischer Umbau der Leber und portaler Hypertonus können zu einer bedeutsamen Verzögerung führen.
- Metabolisierung: Akute virale Hepatitiden und alkoholische Lebererkrankungen, die bevorzugt die perizentrale Region betreffen, beeinträchtigen konsequent in erster Linie die oxidativen Enzymsysteme. Chronische Hepatitiden mit einem vorrangigen

Befall der periportalen Region sparen diese weitgehend aus, solange es noch nicht zu einer Zirrhose gekommen ist. Ähnliches gilt für die Anfangsstadien einer primären biliären Zirrhose. Die Glukuronidierungsschritte können infolge eines besonderen Schutzes hinter einer lipophilen „Barriere" sowie extrahepatischer Ausweichmöglichkeiten im Darm und in der Niere sowohl bei akuten als auch bei chronischen Hepatitiden relativ lang intakt bleiben. Azetylierungsreaktionen, die sich vor allem perizentral abspielen, werden wiederum ähnlich wie Phase-I-Reaktionen in akuten, aber auch in chronischen Lebererkrankungen spürbar reduziert.
- Plasmaproteinbindung: Eingeschränkte Syntheseleistungen führen zu reduzierten Albuminkonzentrationen im Serum. Reziprok können die Fraktionen der freien, ungebundenen Wirkkonzentrationen ansteigen. Analoge Effekte können beobachtet werden, wenn vermehrt anfallende endogene Hemmsubstanzen eine Verdrängung der aktiven Wirkmoleküle einzelner Pharmaka aus ihrer Bindung an Albumin verursachen.
- Verteilungsvolumen: Aszites und Ödembildung können zu einer Vergrößerung des Verteilungsvolumens eines bestimmten Pharmakons führen.
- Elimination: Extrahepatische Shuntbildungen, aber auch eine Obliteration der sinusoidalen Architektur reduzieren die hepatischen Eliminationsleistungen. Liegt eine Zirrhose vor, kommt es zu einem Verschwinden des Unterschieds von Pharmaka mit „niedriger" bzw. „hoher Extraktionsrate" (s. oben).

Konsequenzen für die Psychopharmakotherapie

Außer Lithium werden alle psychotropen Substanzen hauptsächlich in der Leber metabolisiert. Es können von ihnen also wichtige Einflüsse bei Zuständen der Leberinsuffizienz erwartet werden (Leipzig 1990; Secor u. Schenker 1987; Sellers u. Bendayan 1987).

In der vorgestellten Klassifikation von Pharmaka entsprechend des geschwindigkeitslimitierenden Faktors in der hepatischen Elimination weisen trizyklische Antidepressiva, die meisten Neuroleptika sowie Triazolam und Temazepam aus der Gruppe der Benzodiazepine eine hohe Extraktionsrate (blood-flow-limitiert), Maprotilin, Trazodon, Chlorpromazin sowie die meisten Benzodiazepine hingegen eine niedrige Extraktionsrate (enzymaktivitätslimitiert) auf.

Betrachtet man die Metabolisierungsschritte für die einzelnen psychotropen Substanzgruppen näher, so lassen sich folgende Grundzüge summarisch festhalten:

- Trizyklische Antidepressiva, aber auch Maprotilin und MAO-Hemmer werden bevorzugt über Phase-I-Reaktionen, vor allem über das oxidative System metabolisiert. Es entstehen aktive Metabolite mit einer relativ langen Halbwertszeit. Die hepatische Metabolisierung der Antidepressiva kann deshalb besonders bei akuten viralen und alkoholtoxisch bedingten Hepatitiden empfindlich gestört sein. Bei Trazodon ist als Ausnahme bedeutsam, daß nur ca. 25% einer verabreichten Dosis in der Leber verstoffwechselt und ca. 75% unverändert über die Niere ausgeschieden werden.
- Neuroleptika werden in einem hohen Maße in Phase-I- und Phase-II-Reaktionen biotransformiert. Es können also bei unterschiedlichen Lebererkrankungen beeinträchtigende Effekte erwartet werden. Bei Chlorpromazin ist bemerkenswert, daß selbst bei kompensierter Leberzirrhose die metabolischen Schritte relativ ungestört ablaufen. Bei primärer biliärer Zirrhose hingegen, die vorrangig das System der Sulfatoxidierung

tangiert, über das auch die Metabolisierung von Chlorpromazin abläuft, ist große Zurückhaltung angebracht.
- Benzodiazepine werden zumeist in oxidativen Phase-I-Reaktionen metabolisiert. Eine wichtige Ausnahme bilden Oxazepam, Lorazepam und Temazepam, die ausschließlich über die Glukuronidierung inaktiviert werden. Diese Präparate bieten sich deshalb als günstigere Alternativen bei Lebererkrankungen mit bevorzugtem Befall der oxidativen Enzymsysteme an. Der Hauptmetabolisierungsweg von Alprazolam läuft über eine Hydroxylierung ab.
- Lithiumpräparate werden durch Lebererkrankungen nur indirekt in ihren pharmakologischen bzw. pharmakokinetischen Eigenschaften berührt, wenn ausgeprägte Aszites- oder Ödembildung infolge vergrößerten Verteilungsvolumens zu einem Absinken des Plasmaspiegels führen kann.

In einer klinischen Perspektive sind deshalb bei Lebererkrankungen, insbesondere bei Zuständen einer Insuffizienz, zunächst die Gefahren von Kumulationen nicht metabolisierter psychotroper Substanzen bzw. erhöhter Konzentrationen von aktiven Metaboliten zu bedenken, wenn nicht durch eine Dosiskorrektur gegengesteuert wird (Morgan u. Read 1972). Das Risiko der Triggerung einer hepatischen Enzephalopathie bzw. der Demaskierung subklinischer Formen ist besonders bei Benzodiazepinen, MAO-Hemmern oder Chlorpromazin zu berücksichtigen (s. oben). Durch die anticholinerge Wirkkomponente trizyklischer Antidepressiva und Neuroleptika entstehen nicht selten ausgeprägte Obstipationsprobleme. Über einen verlängerten Kontakt zwischen Darminhalten und Absorptionssystemen kann es dann zu einer vermehrten Absorption toxischer Substanzen kommen, die ebenfalls eine hepatische Enzephalopathie auslösen können (Leipzig 1990).

Der bei einer Leberinsuffizienz notwendige Umfang einer Dosisreduktion beträgt in aller Regel zwischen 30 und 50% (Dettli 1983). Bei Substanzen mit niedriger hepatischer Extraktionsrate, wie z.B. den meisten Benzodiazepinen, genügt eine reduzierte Erhaltungsdosis. Substanzen mit einer hohen hepatischen Extraktionsrate, wie die meisten Antidepressiva und Neuroleptika, erfordern hingegen sowohl eine Reduktion der Erhaltungsdosis als auch schon der Initialdosis, da infolge der wegfallenden, z.T. ausgeprägten „first-pass"-Effekte bereits mit der Startdosis im Vergleich zu normalphysiologischen Zuständen eine höhere Bioverfügbarkeit erzielt wird.

Es stellt sich die wichtige klinische Frage, inwieweit gerade durch den Einsatz von Psychopharmaka, insbesondere durch neuroleptikainduzierte Leberfunktionsstörungen, eine zugrundeliegende Lebererkrankung noch weiter exazerbiert. Hier kann zunächst davon ausgegangen werden, daß es sich in der überwiegenden Mehrzahl dieser Nebenwirkungen bei Patienten ohne Vorerkrankungen der Leber um cholestatische Effekte handelt (Zimmerman 1990). Die sehr viel selteneren Fälle zytotoxischer Effekte stellen eine Hypersensitivitätsreaktion an den Membranen von Hepatozyten dar. Phenothiazine weisen gegenüber Neuroleptika aus anderen Substanzgruppen eine höhere Rate an hepatotoxischen Nebenwirkungen auf (Levinson u. Simpson 1987). Vereinzelt wurden auch für unterschiedliche Antidepressiva ähnliche Beobachtungen registriert (Stricker u. Spoelstra 1985). In aller Regel weisen zwar Patienten mit vorbestehenden Leberschädigungen ein erhöhtes Risiko auf, beispielsweise eine phenothiazininduzierte Hepatitis zu entwickeln. Doch dieses Risiko scheint insgesamt klinisch nicht signifikant zu sein

(Levinson u. Simpson 1987). Lediglich bei cholestatischen Lebererkrankungen sollte auf nicht-phenothiazinhaltige Präparate ausgewichen werden. Selbstverständlich ist aber immer ein engmaschiges Labormonitoring anzuraten.

Da Patienten mit Leberinsuffizienz in aller Regel mit einer Fülle internistischer Medikamente behandelt werden, sind wichtige Interaktionen zu beachten. Beispielsweise reduzieren aluminiumhaltige Antazida die intestinale Absorption von Neuroleptika, vor allem von Phenothiazinen, aber auch von Benzodiazepinen, beträchtlich. Patienten, die wegen Magenblutungen Cimetidin erhalten, können z.T. exzessiv erhöhte Plasmaspiegel von Psychopharmaka aufweisen, die vorrangig über das oxidative Zytochrom-P-450-System metabolisiert werden, das durch Cimetidin gehemmt wird. Günstiger ist hier der Einsatz von Ranitidin (Leipzig 1990).

Der Einsatz von Psychopharmaka bei Patienten mit Niereninsuffizienz

Pharmakologische und pharmakokinetische Ausgangsbedingungen

Die renale Clearance wird bestimmt durch die Prozesse der glomerulären Filtration sowie der tubulären Sekretion und Resorption. Da die tubulären Systeme auch bei Zuständen fortgeschrittener Nierenfunktionsstörungen noch über beträchtliche Funktionsreserven verfügen, um eine Homöostase des Wasser-, Elektrolyt- und Säure-Basen-Haushalts zu garantieren (Eigler u. Dobbelstein 1991), ist die glomeruläre Filtrationsrate die entscheidende renale Funktionsgröße für pharmakologische Betrachtungen. Die glomeruläre Filtrationsrate wird für klinisch-praktische Bedürfnisse ausreichend über die Kreatininclearance beschrieben. Nach Bennett et al. (1987) spricht man von Oligurie, wenn die Kreatininclearance weniger als 10 ml/min beträgt.

Bedeutsame Veränderungen in Pharmakologie und Pharmakokinetik können für zahlreiche Medikamente erwartet werden (Brater 1991; Levy 1985, 1990):

– Intestinale Absorption: Durch verstärkte Alkalisierungseffekte, die über den Harnstoff-Ammoniak-Zyklus zustande kommen, werden die Absorptionsleistungen reduziert. Aluminiumhaltige Antazida tragen zusätzlich zu diesem Effekt bei.
– Metabolisierung: In Stadien des Nierenversagens kann es auch zu einer beeinträchtigenden Rückwirkung auf verschiedene hepatische Metabolisierungsschritte kommen. Beeinträchtigt werden vor allem Prozesse der Reduktion und Hydroxylierung, relativ intakt bleiben die Prozesse der mikrosomalen Oxidation, der Konjugation und Glukuronidierung. Dadurch kann sich das Problem aktiver Metabolite intensiv stellen.
– Plasmaproteinbindung: Infolge niedriger Albuminkonzentrationen im Serum, aber auch durch vermehrt anfallende endogene Hemmsubstanzen, die zu einer verminderten Affinität gegenüber Albumin führen, steigen die ungebundenen, freien Fraktionen von Pharmaka im Serum an.
– Verteilungsvolumen: Das Verteilungsvolumen kann bei Niereninsuffizienz für einzelne Pharmaka beträchtlich schwanken, bei Aszites und Ödembildung erhöht, bei Dehydration und Muskeldystrophie erniedrigt sein.

- Elimination: Substanzen, die zu einem geringeren Prozentsatz als 30% unverändert über die Niere ausgeschieden werden, können auch bei einer Niereninsuffizienz im allgemeinen ohne große Probleme eingesetzt werden. Für eine stellvertretende Elimination über Hämo- oder Peritonealdialyse ist neben der Größe des Molekulargewichts vor allem das Ausmaß der Proteinbindung und des Verteilungsvolumens entscheidend.

Konsequenzen für eine Psychopharmakotherapie

Als allgemeine Regel kann gelten, daß alle Psychopharmaka grundsätzlich bei Niereninsuffizienz eingesetzt werden können. Mit der Ausnahme von Lithium werden alle psychotropen Substanzen vorrangig in der Leber metabolisiert. Deshalb ist keine oder nur eine geringfügige renale Elimination der Muttersubstanzen notwendig. Dies gilt jedoch nicht für Metabolite, die großenteils renal, in variablem Umfang auch biliär ausgeschieden werden. Da die meisten Psychotropika eine hohe Plasmaproteinbindung aufweisen, besteht für sie keine bzw. eine klinisch zu vernachlässigende Dialysierbarkeit. Eine Ausnahme bildet das voll dialysable Lithium, teilweise auch das Phenobarbital. Aus pharmakokinetischer bzw. -dynamischer Perspektive entsteht somit das Problem vor allem der aktiven Metabolite, die renal ausgeschieden werden müssen. Der Einsatz von einzelnen psychotropen Substanzgruppen bei einer Niereninsuffizienz kann summarisch wie folgt beurteilt werden:
- Antidepressiva: Tabelle 1 gibt eine Übersicht über die wichtigsten pharmakokinetischen Kenngrößen einer Reihe von antidepressiv wirksamen Substanzen in ihren Konsequenzen für eine Behandlung bei Niereninsuffizienz und zeigt eine durchgängig hohe bis sehr hohe Plasmaproteinbindung und eine damit assoziierte fehlende Dialysierbarkeit.

Tabelle 1. Antidepressiva bei Patienten mit Niereninsuffizienz. (Nach Bennett 1986; Eigler u. Dobbelstein 1991; Seyffart 1991)

Generic name	Plasmaproteinbindung (%)	Bioverfügbarkeit (%)	Metabolite aktiv (inaktiv)	Elimination fäkal/renal (unverändert) (%)	Halbwertszeit (Stunden) normal/terminale Niereninsuffizienz	Dialysierbarkeit
Amitriptylin	95	50	++ (++)	5/95 (5)	9–74	–
Clomipramin	97	< 50	+ (++)	30/60 (3)	17–28	–
Desipramin	70–95	< 50	+ (++)	10/70 (5)	14–60/78–223	–
Dibenzepin	90	< 50	+ (++)	20/80	4	–
Doxepin	75	< 50	+ (++)	/100	33–81	–
Imipramin	70–95	–23	++ (++)	20/80 (1–3)	4–24	–
Nortriptylin	95	< 50	++ (+)	5/95 (5)	18–93/200	–
Trimipramin	90–96	40		60/40	24	–
Mianserin	90		(++)	25/70 (4–7)	6–39	–
Maprotilin	88	30–67	++ (++)	33/66	43–108	–
Trazodon	89–95	80–10	+ (++)	25/75	6–9	–
Viloxazin	80–90		(++)	12/88	2–5	–
Fluoxetin			+ (+)		48–72	–
Tranylcypromin			(++)	/100	1,9–3,5	–

Antidepressiva müssen deshalb nach Dialyseeinheiten nicht substituiert werden. Dies unterstreicht ferner das Problem der anfallenden aktiven, insbesondere der konjugierten Metabolite, die z.T. für außerordentlich störende Sedierungseffekte und eine erhöhte Sensitivität gegenüber anderen Nebenwirkungen verantwortlich gemacht werden (Dawling et al. 1982; Lieberman et al. 1985; Sellers u. Bendayan 1987). Die unterschiedlichen Halbwertszeiten der Muttersubstanzen müssen beachtet werden. Von größerer klinischer Bedeutung aber ist die Tatsache, daß kaum gesicherte Daten über analoge Größen bei den Metaboliten existieren, die in aller Regel sehr viel längerfristig nachweisbar sind. In der Spalte „Elimination" werden jeweils die prozentualen Anteile der renalen bzw. biliären Ausscheidung der Metabolite angeführt, in Klammern die Prozente der unverändert ausgeschiedenen Muttersubstanzen vermerkt. Bei Trazodon ist daran zu erinnern, daß ca. 75% unverändert renal ausgeschieden werden müssen. Allgemein ist wenig darüber bekannt, ob bei Niereninsuffizienz ein prinzipiell beschreitbarer biliärer Eliminationspfad kompensatorisch gesteigert werden kann.

Vor allem bei den trizyklischen Antidepressiva ist zu beachten, daß über eine anticholinerge Komponente eine ohnehin meist schon aufgrund der somatischen Bedingungen vorhandene orthostatische Hypotonie empfindlich verstärkt, eine noch mögliche restliche Harnausscheidung weiter reduziert werden kann.

Antidepressiva weisen wichtige Interaktionen mit häufig bei niereninsuffizienten Patienten eingesetzten internistischen Medikamenten auf. So können sie die über eine Stimulation zentraler α_2-Adrenorezeptoren vermittelte Blutdrucksenkung unter Clonidin bedeutsam aufheben. Ähnliche Effekte lassen sich bei anderen Antihypertonika, wie Guanethidin, Methyldopa oder Reserpin, beobachten (Blackwell 1981). Günstiger ist hier der Einsatz von β-Blockern, Diuretika oder Hydralazin. Mianserin und Maprotilin zeigen diese Interaktionen nicht.

– Neuroleptika: Tabelle 2 führt die analogen Charakteristika für häufig in der psychiatrischen Praxis eingesetzte Neuroleptika auf. Tendenziell verhalten sich Neuroleptika bei Niereninsuffizienz ganz ähnlich wie die Antidepressiva. Entsprechend sind auch ver-

Tabelle 2. Neuroleptika bei Patienten mit Niereninsuffizienz. (Nach Bennett 1986; Eigler u. Dobbelstein 1991; Seyffart 1991)

Generic name	Plasmaproteinbindung (%)	Bioverfügbarkeit (%)	Metabolite aktiv (inaktiv)	Elimination fäkal/renal (unverändert) (%)	Halbwertszeit (Stunden) normal/terminale Niereninsuffizienz	Dialysierbarkeit
Chlorpromazin	91–99	25–30	++ (++)	50/50 (1–6)	2–100	–
Promethazin	90	25	(++)	/90		–
Perazin	94–97	10	+ (++)	+/+	16–35	–
Trifluoperazin					5–12	–
Perphenazin	>90	40		+/+	8–12	–
Fluphenazin	>90	10	+ (++)	60/20	14–24	–
Thioridazin	97–99	25–33	++ (++)	/90	4–40	–
Chlorprothixen			+ (+)	40/30	8–12	–
Clopenthixol		44	+ (++)	+/+		–
Flupenthixol		40	+ (++)	+/+		–
Haloperidol	>90	50–70	(++)	15/50 (1)	13–40	–
Fluspirilen			+ (+)	30/50	21 Tage	–
Pimozid			+ (+)	+/+	18–48	–
Sulpirid	40	36	–(–)	/+ (93)	8–9	–

gleichbare Effekte und Interaktionen zu berücksichtigen. Für Clozapin existieren derzeit keine bei der speziellen Patientengruppe systematisch erhobenen Daten (Levy 1990). Clozapin wird aber im allgemeinen rasch absorbiert, Spitzenplasmakonzentrationen werden nach ca. 3 h erzielt. Es ist zu 94% an Plasmaproteine gebunden, seine Halbwertszeit beträgt ungefähr 16 h, es wird vollständig durch Demethylierung und Oxidation metabolisiert (Cheng et al. 1988; Lieberman et al. 1989). Clozapin kann folglich prinzipiell wie andere Neuroleptika wohl auch bei niereninsuffizienten Patienten eingesetzt werden, wenn man die möglichen seiner über zahlreiche Neurotransmittersysteme vermittelten Nebenwirkungen berücksichtigt. Die ausgeprägten orthostatischen und vor allem auch die Sedierungseffekte müssen jedoch sorgfältig beachtet werden.
- Benzodiazepine: Tabelle 3 stellt die entsprechenden Parameter für eine Reihe von Anxiolytika und Hypnotika aus der Benzodiazepingruppe zusammen.
Wiederum ist zu beachten, daß bei der Mehrzahl der aufgeführten Präparate keine zuverlässigen Daten über die Halbwertszeiten der aktiven Metabolite bei Niereninsuffizienz existieren, die z.B. bei Flurazepam exzessive Zeiten erreichen. Die Gefahr von Kumulationen mit gefährlichen Sedierungseffekten, Ataxie und Sturzneigung ist besonders zu erwähnen. In diesem Zusammenhang ist zu vermerken, daß Clonazepam, Lorazepam, Oxazepam und Temazepam keine aktiven Metabolite besitzen.

Tabelle 3. Benzodiazepine bei Patienten mit Niereninsuffizienz. (Nach Bennett 1986; Eigler u. Dobbelstein 1991; Seyffart 1991)

Generic name	Plasma-proteinbindung (%)	Bioverfügbarkeit (%)	Metabolite aktiv (inaktiv)	Elimination fäkal/renal (unverändert) (%)	Halbwertszeit (Stunden) normal/ terminale Niereninsuffizienz	Dialysierbarkeit
Alprazolam	70–80	80	+ (+)	/++ (20)	12–15	–
Bromazepam	70	50–100	+ (++)	/100	15	–
Chlordiazepoxid	94–97	100	++ (++)	+/+++ (1)	15	–
Clobazam	87–90	> 80	+ (++)	+/+++ (+)	10–50	–
Diazepam	98	100	++ (++)	+/+++ (1)	30–45	–
Lorazepam	90–93	93	(++)	+/50–90 (+)	14	–
Oxazepam	96–98	80	(++)	+(10%)/+++ (+)	12	–
Prazepam	97	< 50	(++)	++/60–70	1– 2	–
Flunitrazepam	80	80	++ (++)	10/90 (1)	10–25	–
Flurazepam	15 (97[a])	30– 60	++ (++)	/+++ (1)	2– 3 (50–100[a])	–
Lormetazepam	85	80	(++)	/+++	9–15	–
Nitrazepam	87	54– 93	+ (++)	/+++ (1)	20–50	–
Temazepam	97	80	(++)	/+++ (1)	6–16	–

[a] Aktive Metabolite

- Lithium: Lithium ist voll dialysabel. Bei einer notwendigen Lithiummedikation als Phasenprophylaxe bei affektiven Erkrankungen bewährt sich folgendes Dosierverhalten: Nach einer Dialyseeinheit genügt die Substitution durch eine Einmalgabe von ca. 600 mg, da bis zum nächsten Dialysetermin die Spiegel aufrechterhalten werden. Initial empfiehlt sich eine Konzentrationsbestimmung jeweils nach der Postdialysedosis, später monatlich eine Spiegelmessung vor der geplanten Dialyseprozedur, um eventuelle Kumulationstendenzen korrigieren zu können (DasGusta u. Jefferson 1990; Levy 1990; Port et al. 1979).

Tabelle 4 führt neben den Parametern für Lithiumkarbonat auch noch jene für Carbamazepin, Clomethiazol, Chloraldurat und Diphenhydramin auf. Bei Carbamazepin ist zu beachten, daß eine durchaus klinisch relevante Dialysierbarkeit besteht, folglich eine Substitution im Anschluß an eine Dialyseprozedur gelegentlich notwendig werden kann.

Tabelle 4. Lithium, Carbamazepin, Clomethiazol, Chloralhydrat und Diphenhydramin bei Patienten mit Niereninsuffizienz. (Nach Bennett 1986; Eigler u. Dobbelstein 1991; Seyffart 1991)

Generic name	Plasma-proteinbindung (%)	Bioverfügbarkeit (%)	Metabolite aktiv (inaktiv)	Elimination fäkal/renal (unverändert) (%)	Halbwertszeit (Stunden) normal/ terminale Niereninsuffizienz	Dialysierbarkeit
Lithium-Carbonat	–	langanhaltende Speicherung in Zellen	–	/100	7–20	++
Carbamazepin	54–83	98	++ (++)	25/ 75	16–24	+
Clomethiazol		15	+ (+)	/++ (5)	0,25–0,75	–
Chloralhydrat	35–40 70–90 (Trichloräthanol)		+ (++)	+/++	4–14[a]	(+)
Diphenhydramin	98	50	+ (++)	/++ (3)	4–7	–

[a] Plasmahalbwertszeit tatsächlich wenige Minuten, jedoch nach Umwandlung in Trichloräthanol (aktiver Metabolit) 4–14 h.

Tabelle 5. Antikonvulsiva bei Patienten mit Niereninsuffizienz. (Nach Bennett 1986; Eigler u. Dobbelstein 1991; Seyffart 1991)

Generic name	Plasma-proteinbindung (%)	Bioverfügbarkeit (%)	Metabolite aktiv (inaktiv)	Elimination fäkal/renal (unverändert) (%)	Halbwertszeit (Stunden) normal/ terminale Niereninsuffizienz	Dialysierbarkeit
Carbamazepin	54–83	98	++ (++)	25/75	16–24	+
Clonazepam	47–82	98	+ (++)	+/+++ (1)	23–30	–
Ethosuximid	0–10	100	+ (++)	/+++ (20)	48–60	++[a]
Phenobarbital	15–45	80	+ (++)	+/+++ (25–50)	100/160	++
Pentobarbital	60–70		+ (++)		18–48/18–48	–
Phenytoin	90–95	20– 90	+ (++)	5/60–95 (5)	18–24	–
Primidon	< 20	60– 80	++ (++)	/+++ (5–25)	3–22	(+)[b]
Valproat	85–95	85–100	+ (++)	/+++ (3)	13–17	(+)

[a] Nephrotoxizität
[b] Siehe Phenobarbital

- Tabellen 5 und 6 ergänzen für die gebräuchlichsten Antikonvulsia bzw. Antiparkinsonmittel die bei einer Niereninsuffizienz zu beachtenden pharmakologischen bzw. pharmakokinetischen Kerngrößen.

Tabelle 6. Antiparkinsonmittel bei Patienten mit Niereninsuffizienz. (Nach Bennett 1986; Eigler u. Dobbelstein 1991; Seyffart 1991)

Generic name	Plasmaproteinbindung (%)	Bioverfügbarkeit (%)	Metabolite aktiv (inaktiv)	Elimination fäkal/renal (unverändert) (%)	Halbwertszeit (Stunden) normal/ terminale Niereninsuffizienz	Dialysierbarkeit
L-Dopa	< 10		++/++	/80	1– 3/	?
Carbidopa	36	40–70	(+)	40–55/+(++)	1– 3/	?
Benserazid		50–80	+ /++	+/90	–12/	?
Bromocriptin	90–96	6		98/	3/	?
Lisurid		10–20		+++/+	1– 2/	?
Biperiden	95	29–38		60/40	18–24/	–

Neuropsychiatrische Komplikationen und der Einsatz von Psychopharmaka bei Leber- und Nierentransplantationen

Für Patienten mit Niereninsuffizienz besteht neben einer symptomatischen Stabilisierung der organismischen Homöostase über eine lebenslange Dialyse in einer Transplantation auch die Chance einer Rückkehr zu einer weitgehend normalisierten Lebenspraxis. Für Patienten mit Leberinsuffizienz ist die Transplantation die einzige kurative Möglichkeit. Während Nierentransplantationen mittlerweile eine sicher beherrschte chirurgische Routine darstellen, werden erst in den letzten Jahren zunehmend häufiger auch mit Lebertransplantationen Erfahrungen gesammelt. Längerfristige Erfolge in der Transplantationschirurgie verdanken sich nicht zuletzt entscheidenden Fortschritten in der Prävention und Therapie von körpereigenen Abstoßungsreaktionen gegen das Transplantat, wie durch den Einsatz von Zyklosporin, modernen Immunsuppresiva (FK 506) oder monoklonalen Antikörpern (OKT3).

Neben einer Fülle emotionaler und verhaltensmäßiger Syndrome als Ausdruck eines erlebnisreaktiven Copings mit der Existenz eines Fremdorgans kann der postoperative Verlauf nach Transplantationen zu 50–70% auch durch bedeutsame, wenngleich oft passagere neuropsychiatrische Komplikationen gekennzeichnet sein (House u. Thompson 1988, House et al. 1990). Hier ist den ungünstigeren somatischen Ausgangsbedingungen bei Patienten mit Leberinsuffizienz differentiell Rechnung zu tragen. In beiden Gruppen imponieren delirante Syndrome mit Abstand aber am häufigsten (Surman 1989).

In der differentialdiagnostischen Abklärung gilt es zunächst, den Möglichkeiten früher somatischer Komplikationen nachzuspüren, die Infektionen, hepatorenales Syndrom, Hypertonie, Hypokaliämie, metabolische Alkalose, Fieber, Koagulopathie und drohende Transplantatabstoßung einschließen können (Gross et al. 1981).

In die weiteren differentialdiagnostischen Überlegungen müssen nicht zuletzt die zahlreichen zentralnervösen Nebenwirkungen der bei Organtransplantationen eingesetzten vielfältigen Medikamente einbezogen werden. Tabelle 7 stellt wichtige organtoxische Effekte einzelner Präparate dar.

Tabelle 7. Häufige Nebenwirkungen internistischer Medikamente bei Organtransplantationen

Zyklosporine	Nephrotoxizität, Tremor, Hypertonie, Infektion, Delir, Angst, Dysarthrie, Halluzinationen, Ataxie, epileptische Anfälle
Prednison	Manie, Depression, Delir
Azathioprin	Übelkeit, Hepatotoxizität, hämatologische Toxizität
OKT3	Dyspnoe, Tremor, Fieber, aseptische Meningitis, Sepsis, Delir, epileptische Anfälle
FK 506	Kopfschmerz, Übelkeit, Angst, Tremor, Alpträume, lebhafte Traumaktivität, Delir, Parästhesien, Appetitmangel, Infektion
Antibiotika	Delir, Kopfschmerz, Tremor, Schlaflosigkeit
Fungizide	Depression, Delir, Halluzinationen
Virostatika	Delir, Irritabilität, Alpträume, Halluzinationen

Selbstverständlich steht in der Behandlung der postoperativen Komplikationen einschließlich der neuropsychiatrischen Symptome die internistische Therapie eindeutig im Vordergrund. Dennoch ist zuweilen ein syndromorientierter Einsatz von Psychopharmaka nicht zu umgehen. Hier können ceteris paribus dieselben Grundsätze befolgt werden, die bereits im präoperativen Kontext zu beachten sind.

Für einzelne Syndrome können Anregungen gegeben werden (vgl. Trzepacz et al. 1991):

- Delirantes Syndrom: Die psychopharmakologische Behandlung erfolgt günstig mit niedrig dosierten Butyrophenonen, wie z.B. Haloperidol oder Droperidol. Die Vorteile sind sicheres kardiovaskuläres Profil und fehlende atemdepressive Effekte. Bestehen unter alleiniger Gabe des Neuroleptikums noch relevante Schlafstörungen, kann der Einsatz von Lorazepam überlegt werden, jedoch ist auch die Möglichkeit einer Verstärkung der deliranten Symptomatik zu beachten.
- Depressives Syndrom: Im unmittelbaren postoperativen Verlauf können depressive Syndrome auch durch vielfältige „somatische Mimikry" nahegelegt werden (Surman 1991). Andererseits muß in dieser Phase von erhöhter Sensitivität gegenüber möglichen schwerwiegenden Nebenwirkungen unter Antidepressiva ausgegangen werden. In einer stabilen postoperativen Phase können Antidepressiva aber unter den bei anderen somatischen Erkrankungen üblichen Kautelen vorteilhaft eingesetzt werden (Kapfhammer 1993). Relativ günstige kardiovaskuläre Profile weisen etwa niedrig dosiertes Nortriptilin, Desipramin, Mianserin, Maprotilin, Trazodon oder Fluoxetin auf. An die Möglichkeit des relativ unbedenklichen Einsatzes von Methylphenidat kann gedacht werden, wenn besondere Kontraindikationen für übliche Antidepressiva bestehen.
- Manisches Syndrom: Wiederum stehen Haloperidol, aber auch Clonazepam als nützliche Alternativen zur Verfügung. Während Lithium bei manischen Syndromen infolge der massiven Wasser- und Elektrolytverschiebungen perioperativ nicht angeraten werden kann, ist eine Phasenprophylaxe oder Therapie in einem stabilen postoperativen Abschnitt in aller Regel ohne größere Probleme durchzuführen (Koecheler et al. 1986). Eine begleitende Zyklosporinmedikation kann aber durch eine verminderte Lithium-

clearance zum Anstieg der Lithiumspiegel führen. Ein sorgfältiges Monitoring sowie entsprechende Dosiskorrekturen sind daher notwendig (DasGusta u. Jefferson 1990).
– Ängstliches Syndrom: Als gut steuerbar im kurzfristigen Einsatz erweisen sich Lorazepam oder Oxazepam, die auch aufgrund fehlender Bildung aktiver Metaboliten Vorteile aufweisen.

Schlußbemerkung

Der Einsatz von Psychopharmaka bei Patienten mit Leber- oder Niereninsuffizienz stößt nicht auf eine prinzipielle Kontraindikation. Die Kenntnis der grundlegenden pharmakologischen und pharmakokinetischen Ausgangsbedingungen bei beiden Krankheitszuständen ermöglicht notwendige Modifikationen für eine differentielle Psychopharmakotherapie. Die vorgestellten Überlegungen können aber nur orientierende Anleitungen darstellen, die im Einzelfall eine zuverlässige und engmaschige Führung des individuellen Patienten voraussetzen, um auf überraschende Reaktionsweisen adäquat reagieren zu können.

Literatur

Alfrey A (1986) Dialysis encephalopathy. Kidney Int 29 [Suppl]: 53–57
Alfrey A, Mishell JM, Burks J, Contigulia SR, Rudolph H, Lewin E, Homes JH (1972) Syndrome of dyspraxia and multifocal seizures associated with chronic hemodialysis. Trans Am Soc Artif Intern Org 18: 257–261
Abram HS, Moore GL, Westervelt GV (1971) Suicidal behavior in chronically dialyzed patients. Am J Psychiatry 127: 1199–1204
Arieff AI (1981) Neurological complications of uremia. In: Brennan B, Rector F (eds) The kidney. Saunders, Philadelphia, pp 2307–2343
Bennett WM (1986) Drugs and renal disease, 2nd edn. Churchill Livingstone, Edinburgh London Melbourne New York
Bennett WM, Aronoff GR, Golper TA, Morrison G, Singer I, Brater DC (1987) Drug prescribing in renal failure: Dosing guidelines for adults. American College of Physicians, Philadelphia
Blackwell B (1981) Adverse effects of antidepressant drugs. Drugs 21: 201–209, 273–282
Bonhoeffer K (1909) Exogene Psychosen. Zentralbl Nervenheilkd 32: 499–505
Bonhoeffer K (1910) Die symptomatischen Psychosen im Gefolge von akuten Infectionen und inneren Erkrankungen. Deuticke, Leipzig
Branch RA (1987) Is there increased cerebral sensitivity to benzodiazepine in chronic liver disease? Hepatology 7: 773–776
Brater DC (1991) Dosing regimens in renal disease. In: Jacobson HR, Striker GE, Klahr S (eds) The principles and practice of nephrology. Decker, Philadelphia Hamilton, pp 874–882
Burnett GB, McKee DC, Raft D, Lipton MA, Blythe WB (1980) Neuropsychiatric syndromes in hemodialysis: A review. Dial Transplant 9: 925–926
Cheng YF, Lundberg T, Bondesson U et al. (1988) Clinical pharmacokinetics of clozapine in chronic schizophrenia. Eur J Clin Pharmacol 34: 445–449
Craven J, Rodin G, Johnson L et al. (1987) The diagnosis of major depression in renal dialysis patients. Psychosom Med 49: 482–492
DasGusta K, Jefferson JW (1990) The use of lithium on the medically ill. Gen Hosp Psychiatry 12: 83–97
Dawling S, Lynn K, Rosser R et al. (1982) Nortriptyline metabolism in chronic renal failure: Metabolite elimination. Clin Pharmacol Ther 32: 322–329
Dettli L (1983) Arzneimitteldosierung bei Nieren- und Leberinsuffizienz. Therapiewoche 33: 407–420

Dickes R, Schenker V, Deutsch L (1957) Serial liver function and blood studies in patients receiving chlorpromazine. N Engl J Med 256: 1–7
Eigler J, Dobbelstein H (1991) Arzneimitteldosierung und -nebenwirkungen bei chronischer Niereninsuffizienz. Dt Ärztebl 88: 2163–2170
Fowler JM, Schafer DM (1981) A mechanism for the increased sensitivity to benzodiazepines in hepatocellular failure: Evidence from an animal model. Gastroenterology 80: 1359
Gross MLP, Pearson R, Sweny P et al. (1981) Rejection encephalopathy. Proc Eur Dial Transplant Assoc 18: 461–464
Gundersen H, Amidsen A (1969) The electrophoretic pattern of alkaline phosphatase in schizophrenic females under longterm treatment with neuroleptic drugs and in young and old healthy women. Scand J Clin Lab Invest 24: 173–177
Haenel T, Brunner F, Battegay R (1980) Renal dialysis and suicide: Occurrence in Switzerland and Europe. Compr Psychiatry 21: 140–145
Hart RP, Kreutzer JS (1988) Renal system. In: Tarter RE, van Thiel DH, Edwards KL (eds) Medical neuropsychology. The impact of disease on behavior. Plenum Press, New York London, pp 99–120
Hegedus AM, Tarter RE, van Thiel DH, Schade RR, Gavaler JS, Starzl TE (1984) Neuropsychiatric associated with primary biliary cirrhosis. Int J Psychiatry Med 14: 303–314
Hinrichsen GA, Lieberman JA, Pollack S et al. (1989) Depression in hemodialysis patients. Psychosomatics 30: 284–289
Hong BA, Smith MD, Robson AM, Wetzel RD (1987) Depressive symptomatology and treatment in patients with end-stage renal disease. Psychol Med 17: 185–190
House RM, Thompson TL (1988) Psychiatric aspects of organ transplantation. JAMA 260: 535–540
House RM, Trzepacz PT, Thompson TL (1990) Psychiatric consultation to organ transplant services. Rev Psychiatry 9: 515–535
Hoyumpa AM (1986) The unfolding GABA story. Hepatology 6: 1042–1044
Jefferson J, Marshall (1981) Neuropsychiatric features of medical disorders. Plenum Press, New York
Jones EA, Schafer DF, Ferenci P, Pappas SC (1984) The neurobiology of hepatic encephalopathy. Hepatology 4: 1235–1242
Kapfhammer HP (1993) Die psychopharmakologische Behandlung von ängstlich-depressiven Syndromen im Kontext somatischer Erkrankungen. In: Möller HJ (Hrsg) Therapie psychiatrischer Erkrankungen. Enke, Stuttgart
Katon W, Sullivan MD (1990) Depression in chronic medical illness. J Clin Psychiatry 51 [Suppl 6]: 3–11
Koecheler JA, Canafax DM, Simmons RL et al. (1986) Lithium dosing in renal allograft recipients with changing renal function. Drug Intell Clin Pharm 20: 623–624
Kuntz E (1992) Hepatische Enzephalopathie. Psychometrische Tests zur Diagnose, Bewertung und Therapiekontrolle in der Praxis. Münch Med Wochenschr 134: 76–80
Leevy C (1974) Exploring the brain-liver relationship. Mod Med 42: 17–22
Leipzig RM (1990) Psychopharmacology in patients with hepatic and gastrointestinal disease. Int J Psychiatry Med 22: 109–139
Levenson JL, Glocheski S (1991) Psychological factors affecting end-stage renal disease. Psychosomatics 32: 382–389
Levinson DF, Simpson GM (1987) Serious nonextrapyramidal adverse effects of neuroleptics: Sudden death, agranulocytosis, and hepatotoxicity. In: Meltzer HY (ed) Psychopharmacology: The third generation of progress. Raven Press, New York, pp 1431–1436
Levy NB (1985) The use of psychotropics in patients with kidney failure. Psychosomatics 26: 699–709
Levy NB (1987) Chronic renal disease, dialysis, and transplantation. In: Stoudemire A, Fogel BS, Orlando FL (eds) Principles of medical psychiatry. Grune & Stratton, New York, pp 583–593
Levy NB (1990) Psychopharmacology in patients with renal failure. Int J Psychiatry Med 20: 325–334
Lieber C, Leo M (1982) Alcohol and the liver. In: Lieber C (ed) Medical disorders of alcoholism: Pathogenesis and treatment. Saunders, Philadelphia, pp 219–312
Lieberman JA, Cooper TB, Suckow RF, Steinberg H, Borenstein M, Brenner R, Kane JM (1985) Tricyclic antidepressant and metabolite levels in chronic renal failure. Clin Pharmacol Ther 37: 301–307
Lieberman JA, Kane JM, Johns CA (1989) Clozapine: Guidelines for clinical management. J Clin Psychiatry 50: 329–338
Martini GA (1983) Leberkrankheiten. In: Riecker G (Hrsg) Therapie innerer Krankheiten. Springer, Berlin Heidelberg New York Tokyo, S 534–541
Morgan MH, Read AE (1972) Antidepressants and liver disease. Gut 13: 697–701

O'Hare JA, Callaghan NM, Murnaghan DJ (1983) Dialysis encephalopathy. Medicine 62: 129–141
Parsons-Smith B, Summerskill W, Dawson A, Sherlock S (1957) The electroencephalograph in liver disease. Lancet II: 867–871
Peterson RA, Kimmel PL, Sacks CR, Mesquita ML, Simmens SJ, Reiss D (1991) Depression, perception of illness and mortality in patients with end-stage renal disease. Int J Psychiatry Med 21: 343–354
Port FK, Kroll PD, Rosenzweig J (1979) Lithium therapy during maintenance hemodialysis. Psychosomatics 20: 130–131
Read A, Sherlock S, Laidlaw, Walker J (1967) The neuropsychiatric syndromes associated with chronic liver disease and extensive portal-systemic collateral circulation. Quart J Med 36: 135–150
Secor JW, Schenker S (1987) Drug metabolism in patients with liver disease. Adv Intern Med 32: 379–406
Sellers EM, Bendayan R (1987) Pharmacokinetics of psychotropic drugs in selected patient populations. In: Meltzer HY (ed) Psychopharmacology: The third generation of progress. Raven Press, New York, pp 1397–1406
Seyffart G (1991) Drug dosage in renal insufficiency. Kluwer, Dordrecht Boston London
Sherlock S, Summerskill W, White L, Pheur E (1954) Portalsystemic encephalopathy. Neurological complications of liver disease. Lancet II: 453–457
Smith MD, Hong BA, Robson AM (1985) Diagnosis of depression in patients with end-stage renal disease. Am J Med 79: 160–166
Solomon S, Hotchkiss E, Saravay SM, Bayer C, Ramsey P, Blum RS (1983) Impairment of memory function by antihypertensive medication. Arch Gen Psychiatry 40: 1109–1112
Stoudemire A, Moran MG, Fogel BS (1990) Psychotropic drug use in the medically ill: Part I. Psychosomatics 31: 377–391
Stoudemire A, Moran MG, Fogel BS (1991) Psychotropic drug use in the medically ill: Part II. Psychosomatics 32: 34–46
Stricker BH, Spelstra P (1985) Drug-induced hepatic injury. Elsevier, Amsterdam
Sugimoto T, Rosansky SJ (1984) The incidence of treated end-stage renal disease in the Eastern United States: 1973–1979. Am J Public Health 74: 14–17
Summerskill W, Davidson E, Sherlock S, Steiner R (1956) The neuropsychiatric syndrome associated with hepatic cirrhosis and an extensive portal collateral circulation. Quart J Med 25: 245–266
Surman OS (1989) Psychiatric aspects of organ transplantation. Am J Psychiatry 146: 972–982
Surman OS (1991) Hemodialysis and renal transplantation. In: Cassem NH (ed) Massachusetts General Hospital handbook of general hospital psychiatry, 3rd edn. PSG, Littleton/MA, pp 401–430
Tarter RE, Hegedus AM, van Thiel DH, Schade RR, Galaver JS, Starzl TE (1984) Nonalcoholic cirrhosis associated with neuropsychological dysfunction in the absence of overt evidence of hepatic encephalopathy. Gastroenterology 86: 1421–1427
Tarter RE, Hegedus AM, van Thiel DH, Schade RR (1985) Portalsystemic encephalopathy: Neuropsychiatric manifestations. Int J Psychiatry Med 15: 265–275
Tarter RE, Edwards KL, van Thiel DH (1988) Neuropsychological dysfunction due to liver disease. In: Tarter RE, Van Thiel DH, Edwards KL (eds) Medical neuropsychology. The impact of disease on behavior. Plenum Press, New York London, pp 75–97
Trzepacz PT, Brenner RP, Coffman G, van Thiel DH (1988) Delirium in liver transplantation candidates: Discriminant analysis of multiple test variables. Biol Psychiatry 24: 3–14
Trzepacz PT, Brenner R, van Thiel DH (1989) A psychiatric study of 247 liver transplantation candidates. Psychosomatics 30: 147–153
Trzepacz PT, Levenson JL, Tringali RN (1991) Psychopharmacology and neuropsychiatric syndromes in organ transplantation. Gen Hosp Psychiatry 13: 233–245
Zieve L (1979) Hepatic encephalopathy: Summary of present knowledge with an elaboration on recent developments. In: Popper H, Schaffner F (eds) Progress in liver disease. Grune & Stratton, New York, pp 88–104
Zimmerman HJ (1990) Update of hepatotoxicity due to classes of drugs in common clinical use: Non-steroidal drugs, anti-inflammatory drugs, antibiotics, antihypertensives, and cardiac and psychotropic agents. Semin Liver Dis 10: 322–338

Das neuroleptische maligne Syndrom

H. Przuntek und B. Sczesni

In dieser Übersicht geht es einerseits um eine Abgrenzung des neuroleptischen malignen Syndroms von der febrilen Katatonie, andererseits gilt es auch zu hinterfragen, ob bei der Entstehung des neuroleptischen malignen Syndroms und der febrilen Katatonie pathogenetische Verwandtschaften bestehen.

Das neuroleptische maligne Syndrom ordnen wir den dopaminabhängigen malignen Hyperthermien zu. Dazu rechnen wir das maligne L-Dopa-Entzugssyndrom (MDES), das maligne Tetrabenazinsyndrom (MTS) und das neuroleptische maligne Syndrom (NMS). Davon zu differenzieren sind einerseits das maligne Flunarizinsyndrom (MFS), das zentrale Anticholinergikasyndrom (ZAS) und die maligne Hyperthermie (MH) sowie die bereits erwähnte febrile Katatonie.

Wir haben in den Jahren 1981–1990 760 in der Literatur beschriebene NMS-Fälle ausgewertet. Die Mehrzahl dieser Patienten wies gleichzeitig extrapyramidale Störungen, vegetative Störungen und Bewußtseinsveränderungen auf.

Aus der Literatur ist zu entnehmen, daß etwa 0,5–1,4% der mit Neuroleptika behandelten Patienten ein neuroleptisch malignes Syndrom unterschiedlichen Schweregrades durchmachen. Die Mortalität wird mit 20% angegeben, wobei nach neueren Daten seit 1986 die Mortalität zwischen 4 und 9% schwankt, während vor 1970 eine Mortalitätsrate von 70% angegeben wurde.

Beim neuroleptischen malignen Syndrom finden sich regelmäßig Hyperthermie, Rigor und CPK-Erhöhung. Unter den Labordaten sind neben einer Erhöhung der Kreatinphosphokinase mehr oder minder häufig eine Leukozytose, eine BSG-Erhöhung, ein erhöhter Kreatiningehalt im Serum sowie eine Erhöhung des SGOT- und SGPT-Gehaltes zu beobachten, eine Erhöhung des Liquoreiweißes und eine Myoglobinurie.

An extrapyramidalen Störungen finden sich neben Rigor Tremor, Dyskinesien, Akinese bzw. Hypokinese, Opisthotonus und vermehrter Speichelfluß, hauptsächlich infolge der Akinese. Weiter finden sich Bewußtseinsveränderungen, wobei bei 11 von 67 Patienten ein Koma zu beobachten war. Darüber hinaus zeigen sich vegetative Störungen als Störung der Thermoradiation mit Hyperthermie in 72% der Fälle, vermehrte Schweißabsonderung bei 31% der Fälle und Exsikkose bei 10% der beobachteten Fälle. Vegetative Störungen, die das Herz-Kreislauf-System und die Hirnfunktion betreffen, zeigen sich vor allem in Form von Tachykardie, Blutdruckerhöhung bzw. -erniedrigung, Blässe und Vasokonstriktion der Haut, Oligurie bis Anurie sowie Harnverhaltung und Inkontinenz.

Das neuroleptische maligne Syndrom läßt sich nach nahezu allen Neuroleptika nachweisen, wobei die Länge der Einnahme des Neuroleptikums offenbar keine Rolle spielt. Entsprechend der Häufigkeit der verordneten Medikamente dürfte bei 100 Nennungen in den zitierten Arbeiten und aufgrund der Verordnungshäufigkeit Haloperidol an der Spitze liegen. Auch findet sich ein neuroleptisches malignes Syndrom nach Chlorpromazin, Fluphenazin, Levopromazin, Benperidol, Thiothixen und Trifluoperazin, während Flupentixol und Bromperidol, Promethazin, Sulpirid, Chlopenthixol, Chlorproxithen, Clozapin, Dihydrobenzperidol, Droperidol, Fluorpipamid, Fluspirilen, Loxapin, Metoclopramid, Perphenazin, Pimozid, Tiaprid, Triperidol sowie Zyclopenthixol eher selten als Ursache genannt werden.

Anticholinergika scheinen nicht vor der Entstehung des neuroleptischen malignen Syndroms zu schützen. Als auslösend werden vor allem parenterale Neuroleptikagabe und rasche Dosiserhöhung sowie Prädisposition mit „minimal brain damage", körperlicher Erschöpfung, Infektion oder Dehydration betrachtet.

Wir selbst konnten 15 Fälle mit neuroleptischem malignen Syndrom beobachten, wobei die Patienten in der Mehrzahl erst nach dem 7. Tag in die Klinik kamen. Nur in wenigen Fällen war die Diagnose des neuroleptischen malignen Syndroms zu diesem Zeitpunkt bereits gestellt worden. Häufige differentialdiagnostische Erwägungen sind Allgemeininfektionen, Enzephalitis und Tetanus. Strychnin- und Phencyclidinvergiftungen dürften bei uns eher ungewöhnlich sein. Bei differentialdiagnostischer Unsicherheit sollte immer versucht werden, in Urin oder Serum Neuroleptika nachzuweisen.

Neben den oben erwähnten symptomatischen Zeichen zeigen sich – weniger häufig – Ateminsuffizienz, Rhabdomyolyse, Trismus, Schüttelfrost, Hyperreflexie, Koagulopathie, Pneumonie, Nausea und ein epileptischer Anfall.

Die größte Schwierigkeit bereitet offenbar immer mehr die Differentialdiagnose zwischen neuroleptischem malignen Syndrom und febriler Katatonie. Anhand der Patienten, die wir selbst beobachtet haben, stellen wir folgende Kriterien zur Diskussion: Beim neuroleptischen malignen Syndrom ist ein wechselnder Muskeltonus in Form eines Rigors vorhanden. Es entsteht der Eindruck, als sei der Rigor nicht so sehr in Beugehaltung als vielmehr in Streckhaltung zu beobachten. Bei einigen Patienten zeigt sich ein Zahnradphänomen, wir finden ein akinetisch-rigides Handzeichen, bei erhaltenem Bewußtsein versuchen die Patienten zu kooperieren. Gelegentlich beobachten wir völlige Akinese bis hin zu Reaktionsunfähigkeit und eine Verschlechterung der Symptomatik unter Neuroleptika. Bei der febrilen Katatonie ist die Tonuserhöhung dagegen sehr variabel und affektiv moduliert. Es zeigen sich kataleptische Phänomene. Wir finden hier eher einen Negativismus und eine Abwendung. Weiter zeigen sich Lidbewegungen und Augenbewegungen. Die febrile Katatonie bessert sich auf Neuroleptika.

Eine Bewußtseinstrübung bis zum Koma ist auch bei der febrilen Katatonie möglich. Ebenfalls können CPK-Erhöhungen und vegetative Dysregulation die Differentialdiagnose nicht stützen, ebensowenig wie Ansprechen auf Elektrokrampftherapie.

Therapie

Aufgrund unzureichender Erfahrung mit dem neuroleptischen malignen Syndrom kommt es immer wieder vor, daß Patienten sehr spät, meist in bewußtseinsgetrübtem Zustand, zur Behandlung kommen, ohne daß sie ausreichend Auskunft über die Vormedikation geben können. Bei unklaren Fieberzuständen ist daher auch im Bereich der Neurologie an ein neuroleptisches malignes Syndrom zu denken. Bei begründetem Verdacht setzen wir alle Neuroleptika ab. Die Überwachung erfolgt auf einer Intensivstation mit EKG-

Monitoring, Blutdrucküberwachung, Temperaturüberwachung und regelmäßiger Kontrolle der Elektrolyte, der Leberwerte, der harnpflichtigen Substanzen und des Myoglobins in Serum bzw. Urin. EEG-Veränderungen sind nicht spezifisch. Gelegentlich werden epileptische Anfälle beobachtet, die wir allerdings als Folge der Hyperthermie betrachten. Entsprechend der vielfältigen Symptome sind Herz-Kreislauf-Behandlung, ausreichende Flüssigkeitszufuhr, Beobachtung und Förderung der Urinausscheidung, evtl. Antibiotikaapplikation und Hämodialyse erforderlich. Bei Unbeweglichkeit ist eine Heparinisierung notwendig. Da Lungenembolien besonders häufig sind, wird diskutiert, ob nicht die Vollheparinisierung der Low-dose-Heparinisierung vorzuziehen ist. Neben der Heparinisierung sind physikalische Thrombose- und Pneumonieprophylaxe sinnvoll.

Bei der Oberflächenkühlung ist die Möglichkeit der Hyothermie zu bedenken. Unseres Erachtens ist die Oberflächenkühlung nicht unbedingt notwendig und nicht ganz ungefährlich.

Die spezifische medikamentöse Therapie besteht bei der leichten Form in der Applikation von Diazepam und Dantrolen oral. Bei mittelschwerem neurologischem malignem Syndrom in der Gabe von Dantrolen i.v., zunächst in Form eines Bolus von 2,8 mg/kg und einer Infusion bis 10 mg/kg/Tag. Bromocriptin kann in einer Dosis zwischen 15 und 60 mg/Tag appliziert werden. Bei schweren Formen des neuroleptischen malignen Syndroms, vor allem dann, wenn ein Koma oder eine vegetative Entgleisung vorliegt, empfehlen wir Lisurid bis 0,25 mg/h i.v., allerdings nur unter kontinuierlicher ärztlicher Kontrolle, wobei der Arzt in extrapyramidalen Erkrankungen erfahren sein muß. Die Gefahr bei der Lisuridgabe besteht vor allem im akuten Blutdruckabfall, in der Auslösung einer exogenen oder der Reaktivierung der vorbestandenen Psychose.

Bei gleichzeitigem Vorliegen von neuroleptischem malignem Syndrom und febriler Katatonie halten wir Elektrokrampftherapie und Dantrolen- bzw. Diazepamgabe für sinnvoll.

Zusammenfassend läßt sich sagen, daß das neuroleptische maligne Syndrom und die febrile Katatonie trotz verständlicherweise gelegentlich fließender Übergänge von einem zum anderen Krankheitsbild prinzipiell klinisch unterscheidbar sind. Wir glauben, daß die spezifische Therapie, die für die Behandlung des neuroleptischen malignen Syndroms zur Verfügung steht, ausreichend ist. Die Hauptursache für die Letalität sehen wir derzeit in der nicht ausreichend beachteten Gefahr der Lungenembolie im Stadium der Mobilisierung zwischen dem 7. und 10. Tag nach Therapie.

Literatur

Bismuth C, de Rohan-Chabot P, Goulon M, Raphael JC (1984) Dantrolene – a new therapeutic approach to the neuroleptic malignant syndrome. Acta Neurol Scand 70 [Suppl 100]: 193–198

Bittkau S, Przuntek H (1988) Chronic s.c. lisuride in Parkinson's disease. Motor performance and avoidance of psychiatric side-effects. J Neural Transm 27 [Suppl]: 35–54

Bond WS (1984) Detection and management of the neuroleptic malignant syndrome. Clin Pharmacol 3: 302–307

Cordt A, Schlegel U, Jerusalem F (1986) Malignes Dopa-Entzugs-Syndrom (MDES). Aktuel Neurol 13: 99–101

Frieling B (1989) Klinische Prüfung der oralen Lisurid-Therapie bei Morbus Parkinson. In: Fischer PA, Frieling B (Hrsg) Morbus Parkinson – neue Möglichkeiten mit Lisurid. De Gruyter, Berlin, S 59–88

Guze B, Baxter LR (1985) Neurolepic malignant syndrome. N Engl J Med 313: 163–164

Granato JE, Stern BJ, Ringel A, Karim AH, Krumholz A, Coyle J, Adler S (1983) Neuroleptic malignant syndrome: successful treatment with dantrolene and bromocriptine. Ann Neurol 114: 89–90

Harsch HH (1987) Neuroleptic malignant syndrome: physiological and laboratory findings in a series of nine cases. J Clin Psychiatry 48: 328–333

Heimann-Patterson TD, Rosenberg H, Caroff S, Fletcher JE, Tahmoush AJ (1985) Malignant neuroleptic syndrome with positive contracture test. Neurology 35 [Suppl 1]: 238

Hermle L, Oepen G (1986) Zur Differentialdiagnose der akut lebensbedrohlichen Katatonie und des malignen Neuroleptikasyndroms – ein kasuistischer Beitrag. Fortschr Neurol Psychiatr 54: 189–195

Imaeda M, Sakai M, Misurgi N, Fujiwara T (1981) „Syndrome malin" due to neuroleptics – clinical and muscle studies of three cases. Yokohama Med Bull 32: 57–69

Itoh H, Ohtsuka N, Ogita K, Yagi G, Miura S, Koga Y (1977) Malignant neuroleptic syndrome. Its present status in Japan and clinical problems. Fol Psychiatr Neurol Jap 31: 555–576

Kelkar VV, Doctor RB, Jindal MN (1974) Chlorpromazine-induced contracture of frog rectus abdominis muscle. Pharmacology 12: 32–38

Kennedy MS, Burkes TF (1974) Dopamine receptors in the central thermoregulatory mechanism of the cat. Neuropharmacology 13: 119–128

Kick H (1981) Die katatone Hyperthermie. Beitrag zur klinischen Typologie zentraler Hyperthermieformen. Nervenarzt 52: 51–55

Kleinknecht D, Parent A, Blot P, Bochereau G, Lallement PY, Pourriat JL (1982) Rhabdomyolyses avec insuffisance rénale aigue et syndrome malin des neuroleptiques. Ann Med Int 133: 549–552

Klewin IR, Bittkau S, Suchy I, Przuntek H (1989) Kontinuierliche dopaminerge Stimulation durch s.c.-Lisuridapplikation. Erfahrungen mit 28 Patienten. In: Bogdahn U (Hrsg) Prognostik in der Intensivmedizin des Zentralnervensystems. Springer, Berlin Heidelberg New York Tokyo, S 257–262

Krull F, Risse A (1986) Ein Fall von malignem neuroleptischem Syndrom mit Rhabdomyolyse und Therapieversuch mit Physostigmin. Fortschr Neurol Psychiatr 54: 398–401

Levenson JL (1985) Neuroleptic malignant syndrome. Am J Psychiatry 142: 1137–1145

McCarron MM, Boetger ML, Peck JJ (1982) A case of neuroleptic malignant syndrome successfully treated with amantadine. J Clin Psychiatry 34: 381–382

Patti F, Giammona G, Reggio A et al. (1981) Effect of dantrolene sodium on GABAergic activity in the corpus striatum, substantia nigra and cerebral cortex in rat. Acta Neurol 36: 384–388

Pauleikhoff B (1969) Die letale Katatonie 1868–1968. Fortschr Neurol Psychiatr 37: 461–469

Pearlman CA (1986) Neuroleptic malignant syndrome: a review of the literature. J Clin Psychopharmacol 6: 257–272

Pietzcker A (1988) Das maligne neuroleptische Syndrom. Nervenarzt 59: 691–700

Pope HG, Keck PE, McElroy SL (1986) Frequency and presentation of neuroleptic malignant syndrome in a large psychiatric hospital. Am J Psychiatry 143: 1227–1233

Przuntek H, Epping E, Beckmann H, Suchy I, Bittkau S, von Baumgarten FJ (1987) Die Behandlung des malignen neuroleptischen Syndroms mit Lisurid. Dtsch Ges Neurol 4: 535–536

Schröder J, Linge C, Wähner A (1988) Zur Differentialdiagnostik der MH, der FK und des NMS. Ein kasuistischer Vergleich. Fortschr Neurol Psychiatr 56: 97–101

Sczesni B, Bittkau S, von Baumgarten F, Schröder J, Suchy I, Przuntek H (1991). Intravenous Lisuride i.v. in the treatment of the neuroleptic malignant syndrome. J Clin Psychopharmacol 11: 185–188

Sczesni B, Schröder J, Becker H, Przuntek H (1991) Das neuroleptische maligne Syndrom. Wien Klin Wochenschr 103/1: 1–7

Sczesni B, Becker H, Schröder J, Bittkau S, von Baumgarten F, Troung DD, Przuntek H (1990) Diagnostische und therapeutische Aspekte des neuroleptischen malignen Syndroms anhand von zwölf Fällen. Wien Klin Wochenschr 103: 21–26

Shalev A, Munitz H (1986) The neuroleptic malignant syndrome: agent and host interaction. Acta Psychiatr Scand 73: 337–347

Shalev A, Hermesh H, Munitz H (1989) Mortality from neuroleptic malignant syndrome. J Clin Psychiatr 50: 18–25

Spieß-Kiefer C, Hippius H (1986) Malignes neuroleptisches Syndrom und maligne Hyperthermie – ein Vergleich. Fortschr Neurol Psychiatr 54: 158–170

Truong D, Sczesni B, Fahn S, Gross J, Donovan K, van Bakel A, Wiley MK (1988) Das neuroleptische maligne Syndrom (dopamin-abhängige maligne Hyperthermie) – vier differente Fälle. Nervenarzt 59: 103–109

Ward A, Chaffman MO, Sorkin EM (1986) Dantrolene. A review of its pharmacodynamic and pharmacokinetic properties and therapeutic use in malignant hyperthermia, the neuroleptic malignant syndrome and an update of its use in muscle spasticity. Drugs 32: 130–168

Zur Differentialdiagnostik und Therapie katatoner Syndrome unter besonderer Berücksichtigung der febrilen Katatonie

H.-J. Möller

Nach Kahlbaum, der 1874 die Katatonie beschrieb, zählen folgende Phänomene zum katatonen Syndrom:

- Störungen von Muskeltonus, Motilität, Haltung und Ausdruck: z.B. Rigor, Katalepsie, Flexibilitas cerea, Tremor, Spasmen, Verbigerationen, Stereotypien, Bizarrerien, Manierismen;
- Störungen der Willenssphäre, wie Negativismus, Befehlsautomatismus, Echophänomene, Mutismus, Aggressivität.

Alle diese Symptome lassen sich zusammenfassen als Störungen im Bereich der Psychomotorik, als deren Extremfaktoren der katatone Stupor und der katatone Raptus zu sehen sind. Bei der febrilen oder perniziösen Katatonie kommt es zusätzlich zu schweren vegetativen Regulationsstörungen, wie Hypersalivation, Salbengesicht, Puls- und Blutdruckveränderungen, Elektrolytverschiebungen und einer vital gefährlichen Hyperthermie.

Im psychiatrischen Alltag wird das katatone Syndrom fälschlicherweise oft mit katatoner Schizophrenie gleichgesetzt. Es sollte aber bedacht werden, daß das katatone Syndrom in den unterschiedlichsten diagnostischen Zusammenhängen auftreten kann: bei organischen Hirnerkrankungen umschriebener und diffuser Art, bei Psychosen aus dem schizophrenen und dem affektiven Formenkreis, als psychogene Syndrome im Rahmen hysterischer Persönlichkeitsstörungen bzw. als Schreck- und Katastrophenreaktionen sowie im Rahmen der Behandlung durch psychotrope Substanzen.

Die ICD-10 weist ausdrücklich auf diese Differentialdiagnosen hin und betont gleichzeitig, daß allein aus den katatonen Syndromen die Schizophreniediagnose nicht gerechtfertigt werden kann: „Bei nicht kommunikationsfähigen Personen mit katatonen Verhaltensweisen hat die Schizophreniediagnose so lange vorläufig zu bleiben, bis ausreichende Belege für das Vorhandensein anderer Symptome vorliegen. Wichtig zu bedenken ist, daß katatone Symptome allein die Schizophreniediagnose nicht rechtfertigen können. Sie können durch Gehirnerkrankungen, Stoffwechselstörungen oder Alkohol und Drogen hervorgerufen werden und auch bei affektiven Störungen auftreten" (ICD-10; deutsche Ausgabe s. Dilling et al. 1991). Des weiteren wird in der ICD-10 unter den diagnostischen Leitlinien betont, daß isolierte katatone Symptome vorübergehend bei jeder anderen Schizophrenieunterform auftreten können und daß, um die Diagnose einer katatonen Schizophrenie zu stellen, neben bestimmten Voraussetzungen katatoner Symptomatik die allgemeinen diagnostischen Kriterien für Schizophrenie nach ICD-10 erfüllt sein müssen.

Für die Diagnose einer katatonen Schizophrenie nach ICD-10 sollen eine oder mehrere der folgenden Verhaltensweisen in beliebiger Abfolge das klinische Bild beherrschen:

- Stupor (eindeutige Verminderung der Reaktionen auf die Umgebung sowie Verminderung spontaner Bewegungen und Aktivität) oder Mutismus,
- Erregung (anscheinend sinnlose motorische Aktivität, die nicht durch äußere Reize beeinflußt ist),
- Negativismus (anscheinend unmotivierter Widerstand gegenüber allen Anforderungen oder Versuchen, bewegt zu werden, oder statt dessen Bewegung in die entgegengesetzte Richtung),
- Katalepsie (Beibehaltung einer starren Haltung bei Versuchen, bewegt zu werden),
- wächserne Biegsamkeit (Verharren der Glieder oder des Körpers in Haltungen, die von außen aufgezwungen sind),
- andere Symptome, wie Befehlsautomatismus (automatische Befolgung von Anweisungen), und verbale Perseveration.

In analoger Weise wird die katatone Schizophrenie im DSM-III-R beschrieben (Tabelle 1). Von der Verlaufsforschung über schizophrene Psychosen wurde darauf hingewiesen, daß die Subtypisierung der schizophrenen Psychosen meistens keine große Verlaufsstabilität zeigt, d.h., die Querschnittsdiagnose einer katatonen Schizophrenie impliziert nicht, daß mit hoher Wahrscheinlichkeit ein Rezidiv ebenfalls unter dem Bild einer katatonen Schizophrenie ablaufen wird (Möller u. v. Zerssen 1986).

Tabelle 1. Diagnostische Kriterien des katatonen Typus der Schizophrenie in DSM-III-R (295.2x)

Beim klinischen Bild dieses Schizophrenietyps herrscht eines der folgenden Merkmale vor:
(1) Katatoner Stupor (eindeutige Verminderung der Reaktionen auf die Umgebung und/oder Verminderung spontaner Bewegungen und Aktivität) oder Mutismus
(2) Katatoner Negativismus (ein offensichtlich grundloser Widerstand gegenüber allen Aufforderungen oder Versuchen, bewegt zu werden)
(3) Katatone Rigidität (Beibehalten einer starren Körperhaltung gegenüber Versuchen, bewegt zu werden)
(4) Katatoner Erregungszustand (motorische Hyperaktivität, offensichtlich nicht zweckgerichtet und nicht durch äußere Reize beeinflußt)
(5) Katatone Haltungsstereotypien (freiwilliges Einnehmen unsinniger oder bizarrer Körperhaltungen)

Neuere Untersuchungen haben insbesondere auf das häufige Vorkommen katatoner Syndrome im Rahmen endogener Psychosen außerhalb der Schizophrenie hingewiesen. So beschrieb Morrison (1973, 1974), daß von 200 Patienten mit katatoner Schizophrenie 53% die RDC-Kriterien für eine affektive Störung erfüllten. Die gehemmten Katatonien gehörten sämtlich zum depressiven und die erregten vorwiegend zum manischen Typus. Taylor u. Abrams (1973, 1977) beschrieben in Studien an manischen Patienten ein häufiges Vorkommen katatoner Syndrome. Von 123 Patienten mit bipolarer affektiver Erkrankung wiesen 28% zwei oder mehr katatone Zeichen auf. Bei einer prospektiven Studie an 55 Patienten mit katatonem Syndrom erfüllten nur 7% die RDC-Kriterien für Schizophrenie, 70% dagegen die für affektive Störungen, vor allem Manien, 16% hatten eine organische Hirnerkrankung.

Angesichts der weiten Verbreitung katatoner Symptomatik geht es in der Klinik insbesondere um eine sorgfältige Diagnostik im Hinblick auf mögliche organische Krankheitsursachen, in zweiter Linie um die differentialdiagnostische Abwägung psychogener

Elemente und schließlich um die Zuordnung der Symptomatik im Formenkreis der funktionellen Psychosen, also hinsichtlich affektiver und schizophrener Erkrankungen. Eine besonders differenzierte nosologische Zuordnung katatoner Symptomatik wurde im Gefolge der Wernicke-Kleist-Schule von Leonhard (1957) vorgenommen, der verschiedene Katatonieformen im Rahmen der „unsystematischen und systematischen Schizophrenien" von den „Motilitätspsychosen" unterscheidet. Große Schwierigkeiten kann insbesondere die Abgrenzung des schizophrenen vom depressiven Stupor machen. Oft reichen Unterschiede des klinischen Bildes nicht zur eindeutigen Zuordnung in den Formenkreis der Schizophrenien oder affektiven Störungen aus, und erst die Kenntnis anamnestischer Daten (z.B. frühere depressive oder manische Phasen) läßt eindeutigere Schlüsse zu. Bei der differentialdiagnostischen Zuordnung eines katatonen Syndroms ist die Berücksichtigung der in Tabelle 2 dargestellten Gesichtspunkte hilfreich.

Tabelle 2. Gesichtspunkte für die differentialdiagnostische Einordnung eines katatonen Syndroms

Intensität und Umfang der katatonen Symptomatik

Ausprägungsgrad in Relation zu anderer Symptomatik, z.B. depressives Syndrom, schizophrenes Syndrom etc.

Auslösende/ursächliche Faktoren

Modulierbarkeit der Symptomatik durch situative Faktoren

Differentialdiagnostische Hinweise aus der Anamnese

Besondere Probleme bereitet die Differentialdiagnose der perniziösen bzw. lebensbedrohlichen katatonen Syndrome. Sie sind nosologisch vieldeutig, erfordern jedoch wegen ihrer Akuität eine besonders rasche Abklärung und entschiedenes, aber differenziertes therapeutisches Handeln. Ein geringer Teil dieser Syndrome läßt sich durch sorgfältige organische Untersuchung als Folge einer körperlichen Erkrankung, etwa einer Enzephalitis mit katatoner Symptomatik, aufklären. Auch wurden gefährliche Hyperthermien im Rahmen affektiver, vorwiegend manischer Störungen beschrieben (Reichardt 1905). Die Hauptgruppe der körperlich nicht begründbaren perniziösen bzw. febrilen Katatonien ist aber den schizophrenen Psychosen zuzuordnen (Huber 1954). Nach Kick (1981) handelt es sich bei der Hyperthermie im Rahmen der katatonen Schizophrenie um eine Sonderform dienzephaler Dysregulation. Vom pyrogenen Fieber unterscheidet sie sich differentialdiagnostisch durch kühle Körperoberfläche, Akrozyanose und großperliges Schwitzen auf gering durchbluteter, kalter Haut. Darüber hinaus bietet die katatone Hyperthermie in der Regel auffällige Tonusveränderungen, Mutismus, Negativismus oder Stupor. Die häufig zu vermutenden psychotischen Erlebnisphänomene sind meist nur schwer zu verifizieren. Nach Häfner u. Kasper (1982) verläuft etwa 1/4 aller stationär behandelten katatonen Schizophrenien perniziös.

Als interessante Sonderform ist auf die periodische Katatonie hinzuweisen. Dabei kommt es zu periodischem Auftreten von katatonem Stupor und katatoner Erregung, jeweils einhergehend mit charakteristischen Veränderungen im Stickstoffhaushalt. Die in einigen Fällen sehr strenge Periodizität wurde von Gjessing (1983) mit der Akkumulierung eines aktiven, die psychotische Exazerbation auslösenden Metaboliten in Verbindung gebracht.

Unter differentialdiagnostischen Aspekten sind besonders „katatone Reaktionen" und das „maligne neuroleptische Syndrom" unter Neuroleptikabehandlung zu erwähnen. Das maligne neuroleptische Syndrom stellt eine besondere, seltene Komplikation der Neuroleptikabehandlung dar. Es ist gekennzeichnet durch das Vorliegen einer schweren Akinese, Rigor, Haltungsstereotypien, Flexibilitas cerea, verbunden mit Hyperthermie, Tachykardie, Bewußtseinstrübung bis hin zum Koma und weiteren vegetativen Funktionsstörungen, wie Blutdrucklabilität, profuse Schweißausbrüche, Dyspnoe und Inkontinenz (Carmen u. Wyatt 1977; Caroff 1980; Weinberger u. Kelly 1977; Keck et al. 1991). Im Gegensatz dazu kommt es bei den katatonen Reaktionen nicht zu Hyperthermie und Störungen des vegetativen Nervensystems. Es handelt sich dabei lediglich um eine besondere Ausprägung des extrapyramidalen Syndroms, verbunden mit Verhaltensstörungen, wie Negativismus, Mutismus und schwerem Rückzug.

Im Vergleich zu früher sind katatone Schizophrenien heute offensichtlich seltener. So wurden z.B. im Krankengut des Großkrankenhauses Haar bei München nur 6% als dem katatonen Subtyp zugehörig diagnostiziert (Strauß et al. 1989). In einer ähnlichen Größenordnung fanden wir katatone Schizophrenien im Rahmen unserer Katamnesestichprobe (Möller u. v. Zerssen 1986). Mahendra (1981) fragte in der Überschrift zu einem Editorial in *Psychological Medicine*: „Where have all the catatonics gone?" Er bezweifelt in diesem Editorial die Existenz der katatonen Schizophrenie und hält alle in der Literatur berichteten diesbezüglichen Kasuistiken für affektive Erkrankungen oder Enzephalitiden. Eben (1989) versucht den Rückgang der Häufigkeit der katatonen Schizophrenien u.a. mit den folgenden hypothetischen Argumenten zu erklären: pathoplastischer Gestaltwandel der Erkrankung in dem Sinne, daß bei Katatonien wie auch bei Hysterien die motorischen Phänomene diskreter geworden sind; generelle Änderung der Einstellung der Psychiater mit einem geringeren Interesse an motorischen Phänomenen; pharmakogener Gestaltwandel der Erkrankung in dem Sinne, daß die frühe Behandlung die Ausprägung typischer Vollbilder verhindert oder die Superposition neuroleptischer Begleitwirkungen die Diagnose katatoner Phänomene erschwert oder unmöglich macht.

Entscheidend für das medikamentöse Behandlungskonzept eines katatonen Syndroms ist die diagnostische Zuordnung. Bei organisch bedingten katatonen Syndromen steht die Behebung der organischen Ursache im Vordergrund. Bei psychogenen katatonen Syndromen sind psychotherapeutische Maßnahmen verschiedener Art und Intensität erfolgreich. Der depressive Stupor wird mit Antidepressiva behandelt und spricht in der Regel gut darauf an. Katatone Zustände im Rahmen von Manien und Schizophrenien werden mit Neuroleptika behandelt. Im folgenden soll ausführlicher auf die Behandlung der katatonen Schizophrenie unter besonderer Berücksichtigung der perniziösen Katatonie eingegangen werden. In der Regel werden bei der katatonen Schizophrenie, insbesondere beim Stupor, in von vornherein ausreichend hoher Dosierung hochpotente, nicht sedierende Neuroleptika verordnet (Häfner u. Kasper 1983), z.B. beginnend mit 20–30 mg Haloperidol per die (Abb. 1).

Ein langsames Heranschleichen an die optimale Dosis mit entsprechendem Zeitverlust ist wegen der schweren körperlichen Konsequenzen eines länger anhaltenden katatonen Syndroms, insbesondere aber wegen der Gefahr des Übergangs in eine perniziöse Katatonie nicht zu vertreten. Bei katatonen Erregungszuständen ist eine zusätzliche Verordnung sedierender trizyklischer Neuroleptika indiziert. Auch die zusätzliche Gabe von Benzodiazepinen wurde zur Erregungsdämpfung und Anxiolyse empfohlen. Kasuistisch wurde sogar in vereinzelten Fällen vom Erfolg einer alleinigen Benzodiazepinbehandlung

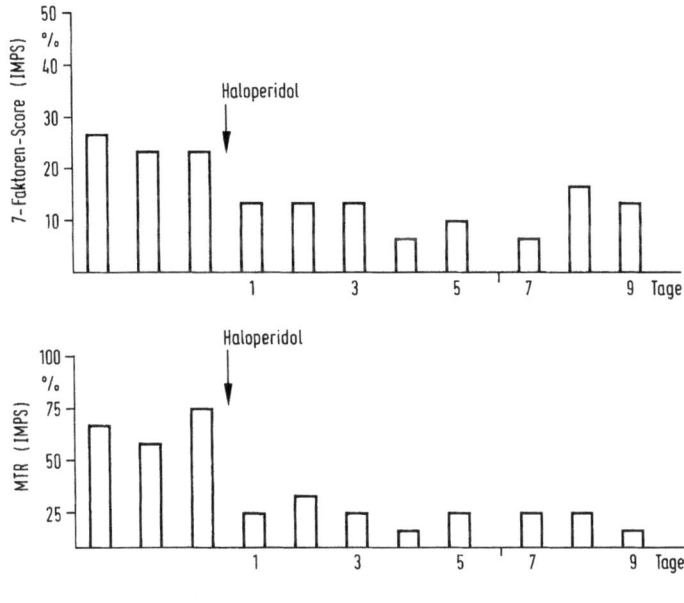

Abb. 1. Symptomverlauf eines Patienten mit katatoner Schizophrenie in den ersten Tagen einer Therapie mit 24 mg Haloperidol (↓ = Behandlungsbeginn). Die Symptomatik wurde mit der Inpatient Multidimensional Psychiatric Scale (IMPS) beurteilt. Das IMPS-Syndrom „motor disturbances" (MTR) bildet die katatone Symptomatik ab, der „7-Faktoren Score" das Gesamtspektrum produktiv schizophrener Symptomatik, u.a. psychotische Erregung, paranoid-halluzinatorische Symptomatik, formale Denkstörungen und katatone Symptome. Es wird deutlich, daß nach Reduktion der katatonen Symptomatik die psychotische Gesamtsymptomatik, die vorübergehend auch gebessert war, zunächst noch wieder zunehmen kann im Sinne einer Dekuvrierung psychotischer Inhalte nach Auflösung der mutistischen Blockade. (Die Scores sind in Prozent des theoretischen Maximalwertes angegeben.) (Aus Möller 1989)

berichtet (McEvoy u. Lohr 1984), eine Vorgehensweise, die aber bisher nicht in ihrer Effektivität überprüft worden ist und deshalb nicht empfohlen werden kann. Da die Antriebssperre bei katatonen Symptomen, wie Stupor, Negativismus oder Mutismus, als Antriebsdefizit imponieren kann, wird manchmal die Anwendung antriebsstimulierender Psychopharmaka erwogen. Vor solchen Therapieversuchen ist zu warnen, da es iatrogen zu abrupt einsetzenden bedrohlichen Erregungszuständen kommen kann (Benkert u. Hippius 1980). Die Anwendung antriebsstimulierender Pharmaka bei katatoner Antriebssperre ist allenfalls dann zu verantworten, wenn gleichzeitig ein stark wirksames Neuroleptikum appliziert wird. Bei dieser Kombinationstherapie ist das Neuroleptikum offenbar die wichtigere Komponente; es gelingt auch mit stark wirksamen Neuroleptika allein, den katatonen Stupor zu durchbrechen. Ein schwerwiegendes Problem der Behandlung mit Neuroleptika, insbesondere bei Anwendung hochpotenter Neuroleptika, ist, daß auftretende extrapyramidale Bewegungsstörungen ggf. differentialdiagnostisch gegenüber der originären katatonen Symptomatik schwer abzugrenzen sind. Das kann zu kaum lösbaren Entscheidungsunsicherheiten bei der weiteren Therapieplanung im Sinne des „katatonen Dilemmas" (Brenner u. Rheuban 1978) führen: Soll man die Neuroleptikadosis erhöhen, da die Wirkung noch nicht ausreichend ist, oder muß man reduzieren, um die neuroleptikainduzierten extrapyramidalen Bewegungsstörungen zu verringern?

Wegen dieser besonderen diagnostischen und therapeutischen Entscheidungsprobleme ist es sinnvoll, bei Beginn der neuroleptischen Behandlung sofort ein Anticholinergikum anzusetzen, um derartige Probleme zu vermeiden. Aus gleichem Grunde erscheint der großzügige Einsatz von Clozapin bei der Therapie dieser Erkrankung gerechtfertigt.

Unter neuroleptischer Medikation (Abb. 2) kommt es bei einem großen Teil der Patienten zu befriedigenden Therapieresultaten (Abrams u. Taylor 1977; Morrison 1974). Sollte selbst nach Erprobung verschiedener Dosierungen und Wechsel des Neuroleptikums ein ausreichender Effekt nicht in wenigen Wochen erreicht sein, muß je nach Schwere des klinischen Bildes früher oder später die Elektrokrampftherapie als mögliche Alternative in Erwägung gezogen werden. Von einigen Autoren (Gross u. Kaltenbäck 1980; Saß 1981; Häfner u. Kasper 1983) wird empfohlen, eine Neuroleptikatherapie nur bei Katatonen mit ausreichendem Allgemeinzustand, kurzem Krankheitsverlauf und Fehlen schwerer

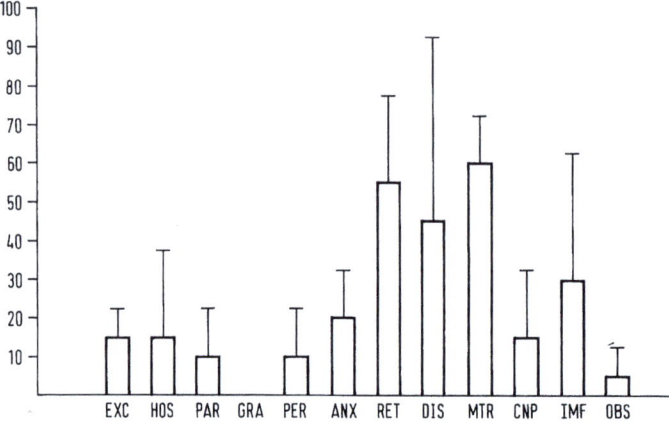

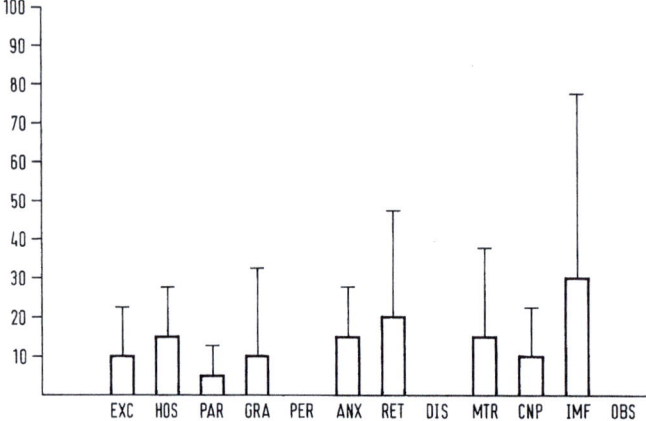

Abb. 2: Syndromprofile von 6 Patienten mit katatoner Schizophrenie, die im Zeitraum 1972–1974 im Max-Planck-Institut für Psychiatrie stationär aufgenommen wurden. Die Patienten wurden neuroleptisch behandelt, vorwiegend mit Haloperidol in Dosierungen bis 30 mg p.d. Die Patienten wurden bei Aufnahme und Entlassung mit der „Inpatient Multidimensional Psychiatric Scale" (IMPS) beurteilt. *EXC* euphorischer Erregungszustand, *HOS* dysphorischer Erregungszustand, *PAR* paranoides Syndrom, *GRA* megalomanes Syndrom, *PER* halluzinatorisches Syndrom, *ANX* depressives Syndrom, *RET* apathisches Syndrom, *DIS* Orientierungsstörungen, *MTR* katatones Syndrom, *CNP* formale Denkstörungen, *IMF* Erschöpfungszustand, *OBS* phobisch-anankastisches Syndrom. Das Syndromprofil bei Aufnahme (*oben*) ist vor allem durch eine hohe Ausprägung im „katatonen Syndrom" (*MTR*) und im „apathischen Syndrom" (*RET*) geprägt, aber zusätzlich bestehen andere Symptome, vorwiegend produktiv-psychotischer Art. Bei Entlassung (*unten*) hat sich die Symptomatik, insbesondere auch die katatone, deutlich gebessert. (Aus Möller 1989)

vegetativer Störungen einzusetzen und sonst primär die Elektrokrampftherapie durchzuführen. Bei der lebensgefährlichen Form der katatonen Schizophrenie ist die Elektrokrampftherapie das Mittel der Wahl (Lauter u. Sauer 1989), weil wegen der schweren vegetativen Entgleisung, der Elektrolytverschiebung und des oft schon schlechten Allgemeinzustandes durch ein längeres Weiterbestehen der zentralen Erregung und der vegetativen Dysfunktionen das Letalitätsrisiko bei ausschließlicher Therapie mit Neuroleptika vergrößert würde. Die Elektrokrampftherapie ist auch bei therapieresistenten Patienten (Renfordt u. Wardin 1985) mit katatoner Schizophrenie oder mit schweren extrapyramidalen Syndromen das Mittel der Wahl (O'Toole u. Dyck 1977). Wenn man sich bei der Behandlung katatoner Psychosen an die Regel hält, nur Neuroleptika mit möglichst geringer Kreislaufwirksamkeit zu verordnen, dann ist es möglich, die neuroleptische Therapie mit einer Elektrokrampfbehandlung zu kombinieren. Wenn die Patienten Neuroleptika mit starken Kreislaufbegleitwirkungen erhalten, kann eine Elektrokrampftherapie ohne längere Medikationspause ein erhöhtes therapeutisches Risiko bedeuten.

Ernstzunehmende medikamentöse Alternativen zur Behandlung der akuten Katatonie mit Neuroleptika gibt es derzeit nicht. Das vorübergehend unter der Endorphinhypothese propagierte Naloxon (Schenk 1978) hat keine ausreichende Effizienz bei dieser Indikation unter Beweis stellen können (Abrams et al. 1978; Dysken u. Davis 1978). Die von einigen Autoren propagierte Behandlung mit Antidepressiva hat sich ebenfalls nicht allgemein durchgesetzt, zumal der beschriebene Erfolg bei bestimmten katatonen Patienten möglicherweise mit ihrer Zugehörigkeit zu den affektiven Psychosen zu erklären ist (Abrams u. Taylor 1977). Vereinzelt wurden bei periodischer Katatonie bzw. bei katatoner Erregung positive Erfahrungen mit Lithium berichtet (Wald u. Lerner 1978; Weizsäcker et al. 1984). Jüngst wurde Dantrolen in zwei Fällen von perniziöser Katatonie als erfolgreich beschrieben (Pennati et al. 1991). Bevor daraus irgendwelche Schlüsse für die Routineversorgung gezogen werden können, bedarf es aber sicherlich einer sorgfältigen Evaluation von Dantrolen im Rahmen der Behandlung der perniziösen Katatonie. Unter theoretischen Aspekten ist der Einsatz dieses ursprünglich zur Behandlung von Muskelspastizität eingesetzten Kalziumantagonisten aber interessant, da Dantrolen derzeit zur Behandlung der malignen Hyperthermie und des malignen neuroleptischen Syndroms eingesetzt wird. Es wurden nämlich hypothetisch Beziehungen hergestellt zwischen dem malignen neuroleptischen Syndrom und der perniziösen Katatonie als einer iatrogenen Variante der perniziösen Katatonie (Castillo et al. 1989). Interessant ist in diesem Kontext auch, daß nicht nur die perniziöse Katatonie, sondern auch das maligne neuroleptische Syndrom auf die Elektrokrampftherapie anspricht, was ebenfalls auf gemeinsame Faktoren hinweisen könnte (Spieß-Kiefer 1989).

Meltzer (1973) stellte Vermutungen über vergleichbare zugrundeliegende Prozesse für die maligne Hyperthermie, das maligne neuroleptische Syndrom und die febrile Katatonie an und warf dabei die Frage auf, ob nicht für die Katatonie ein endogenes (oder exogenes) Psychotomimetikum die entsprechende Wirkung am Skelettmuskel bzw. für die Kalziumfreisetzung haben könnte. Zehn Jahre später formulierten Gabris u. Müller (1983) die Hypothese, alle drei Erscheinungsbilder seien Ausdruck einer vergleichbaren – wenn nicht sogar identischen – unspezifischen Reaktion auf ebenso unspezifische Faktoren, wie Hypoxie, Streß oder Psychopharmaka, und dies möglicherweise auf erblicher Basis.

Saß (1989) versucht, eine allgemeine Erklärung für katatone Symptomatik zu geben. Er geht davon aus, daß bestimmte Menschen eine besondere „psychomotorische Vulnerabilität" haben in dem Sinne, daß sie eine Disposition zu Störungen aus dem katatonen Symptomenkreis haben. Es kommt immer dann zu katatonen Erscheinungen, wenn die psychophysische Integrationsfähigkeit durch spezifische Störungen überfordert wird. Einige dieser Einflußfaktoren, die zu katatonen Phänomenen führen können, sind z.B. hirnorganische Schäden, Neuroleptikamedikation und emotionaler Streß. Saß schlägt vor, zur näheren Bestimmung der „psychomotorischen Vulnerabilität" nach Gemeinsamkeiten auf klinisch-psychopathologischem Gebiet zu suchen, vor allem aber nach den substratgebundenen Funktionsbesonderheiten im extrapyramidalmotorischen System.

Literatur

Abrams R, Taylor MA (1977) Catatonia: Prediction of response to somatic treatment. Am J Psychiatry 134: 78–80
Abrams R, Braff D, Janowsky D, Hall S, Segal D (1978) Unresponsiveness of catatonic symptoms to naloxone. Pharmakopsychiatr Neuropsychopharmakol 11: 177–179
Benkert O, Hippius H (1980) Psychiatrische Pharmakotherapie, 3. Aufl. Springer, Berlin Heidelberg New York
Brenner J, Rheuban WJ (1978) The catatonic dilemma. Am J Psychiatry 125: 1242–1243
Carmen JS, Wyatt RJ (1977) Calcium and malignant catatonia. Lancet II: 1124–1125
Caroff SN (1980) The neuroleptic malignant syndrome. J Clin Psychiatry 41: 79–83
Castillo E, Rubin RT, Holsboer-Trachsler E (1989) Clinical differentiation between lethal catatonia and neuroleptic malignant syndrome. Am J Psychiatry 146: 324–328
Dilling H, Mombour W, Schmidt MH (Hrsg) (1991) Internationale Klassifikation psychischer Störungen. ICD-10, Kapitel V (F) – Klinisch-diagnostische Leitlinien. Huber, Bern Göttingen Toronto
DSM-III-R (1989) Diagnostische Kriterien und Differentialdiagnosen des Diagnostischen und statistischen Manuals psychischer Störungen. Beltz, Weinheim Basel
Dysken MW, Davis JM (1978) Naloxone in amylobarbitone-responsive catatonia. Br J Psychiatry 133: 476
Eben E (1989) Katatonie – von der Krankheitseinheit zum Syndrom. In: Hippius H, Rüther E, Schmauß M (Hrsg) Katatone und dyskinetische Syndrome. Springer, Berlin Heidelberg New York Tokyo, S 85–93
Gabris G, Müller C (1983) La catatonie dite „pernicieuse". Encephale 9: 365–385
Gjessing LR (1983) Periodicity in „schizophrenia". Adv Biol Psychiatry 11: 95–113
Gross H, Kaltenbäck E (1980) Die sogenannte bedrohliche Katatonie und ihre Behandlung. In: Kryspin-Exner K, Hinterhuber H, Schubert H (Hrsg) Therapie akuter psychiatrischer Syndrome. Schattauer, Stuttgart New York, S 215–220
Häfner H, Kasper S (1982) Akute lebensbedrohliche Katatonie. Epidemiologische und klinische Befunde. Nervenarzt 53: 385–394
Häfner H, Kasper S (1983) Akute lebensbedrohliche Katatonie. Allgemeinmedizin 11: 665–666
Huber G (1954) Zur nosologischen Differenzierung lebensbedrohlicher katatoner Psychosen. Schweiz Arch Neurol Neurochir Psychiatr 74: 216–244
Kahlbaum KL (1874) Die Katatonie oder das Spannungsirresein. Eine klinische Form psychischer Krankheit. Hirschwald, Berlin
Keck PE, McElroy SL, Pope HG (1991) Neuroleptic malignant syndrome. Curr Opin Psychiatry 4: 34–37
Kick H (1981) Die katatone Hyperthermie. Nervenarzt 52: 51–55
Lauter H, Sauer H (1989) Zur Elektrokrampftherapie bei Katatonie. In: Hippius H, Rüther E, Schmauß M (Hrsg) Katatone und dyskinetische Syndrome. Springer, Berlin Heidelberg New York Tokyo, S 165–170
Leonhard K (1957) Aufteilung der endogenen Psychosen. Akademie-Verlag, Berlin
Mahendra B (1981) Where have all the catatonics gone? Psychol Med 11: 669–671
McEvoy JP, Lohr JB (1984) Diazepam for catatonia. Am J Psychiatry 141: 284–285
Meltzer HY (1973) Rigidity, hyperpyrexia and coma following fluphenazine enanthate. Psychopharmacologia 29: 337–346
Möller HJ (1989) Medikamentöse Therapie der katatonen Schizophrenie. In: Hippius H, Rüther E, Schmauß M (Hrsg) Katatone und dyskinetische Syndrome. Springer, Berlin Heidelberg New York Tokyo, S 157–163

Möller HJ, v. Zerssen D (1986) Der Verlauf schizophrener Psychosen unter den gegenwärtigen Behandlungsbedingungen. Springer, Berlin Heidelberg New York

Morrison JR (1973) Catatonia. Retarded and excited types. Arch Gen Psychiatry 28: 39–41

Morrison JR (1974) Catatonia. Prediction of outcome. Compr Psychiatry 15: 317–324

O'Toole JK, Dyck G (1977) Report of psychogenic fever in catatonia responding to electroconvulsive therapy. Dis Nerv Syst 38: 852–853

Pennati A, Sacchetti E, Clazeroni A (1991) Dantrolene in lethal catatonia. Am J Psychiatry 148: 268

Reichardt M (1905) Über Todesfälle bei funktionellen Psychosen. Zentralbl Nervenheilkd 28: 1–17

Renfordt E, Wardin B (1985) Elektrokrampf- und Dantrolen-Behandlung einer akuten febrilen Katatonie. Ein kasuistischer Beitrag. Nervenarzt 56: 150–152

Saß H (1981) Probleme der Katatonieforschung. Nervenarzt 52: 153–156

Saß H (1989) Die Stellung katatoner Symptome zwischen den affektiven und schizophrenen Psychosen. In: Hippius H, Rüther E, Schmauß M (Hrsg) Katatone und dyskinetische Syndrome. Springer, Berlin Heidelberg New York Tokyo, S 95–105

Schenk GK (1978) Application of the morphine antagonist naloxone in psychic disorders. Arzneimittelforschung 28: 274–277

Spieß-Kiefer C (1989) Malignes neuroleptisches Syndrom. In: Hippius H, Rüther E, Schmauß M (Hrsg) Katatone und dyskinetische Syndrome. Springer, Berlin Heidelberg New York Tokyo, S 171–195

Strauß A, Eben E, Franzek E, Ober H, Vonderschmid M, Lindmair D, Rüther E (1989) Die Katatonie – Gibt es schizophrene Verläufe mit einer langzeitstabilen katatonen Symptomatik? In: Hippius H, Rüther E, Schmauß M (Hrsg) Katatone und dyskinetische Syndrome. Springer, Berlin Heidelberg New York Tokyo, S 107–114

Taylor MA, Abrams R (1973) The phenomenology of mania. A new look at some old patients. Arch Gen Psychiatry 29: 520–522

Taylor MA, Abrams R (1977) Catatonia. Relevance and importance in the manic phase of manic-depressive illness. Arch Gen Psychiatry 34: 1223–1225

Wald D, Lerner J (1978) Lithium in the treatment of periodic catatonia: A case report. Am J Psychiatry 135: 751–762

Weinberger DR, Kelly MJ (1977) Catatonia and malignant syndrome: a possible complication of neuroleptic administration. J Nerv Ment Dis 165: 263–269

Weizsäcker M, Wöller W, Tegeler J (1984) Lithium-treatment of recurrent catatonic excitement in schizophrenia. Nervenarzt 55: 383–384

Psychische Störungen bei extrapyramidalmotorischen Krankheiten

A. BLUMENSCHEIN und W. KUHN

Die Verbindung zwischen emotionalen Prozessen und motorischer Aktivität ist seit langem bekannt und fand schon in früheren Theorien der Psychologie ihren Ausdruck, z.B. in der James-Lange-Theorie, einer der ältesten Theorien zur Emotion. Diese besagt, daß bestimmte emotionale Reaktionen auf spürbare innere Vorgänge folgen (d.h. daß die Wahrnehmung physiologischer Veränderungen, wie z.B. Anspannung bestimmter Muskelgruppen im Gesicht, zu spezifischen emotionalen Reaktionen führe). Diese Theorie hat mittlerweile nur noch historische Bedeutung, zumal die Zusammenhänge zwischen emotionalen und motorischen Prozessen heute besser bekannt sind.

In diesem Beitrag soll zu folgenden Fragen Stellung genommen werden:

– Sind bestimmte extrapyramidale Störungen mit psychischen Ausfällen gekoppelt?
– Deuten psychische Veränderungen als Frühzeichen auf später eintretende zentralmotorische Erkrankungen hin?
– Wie beeinflussen sich extrapyramidalmotorische Erkrankungen und psychische Störungen wechselseitig?

Extrapyramidalmotorische Krankheiten entstehen auf der Basis z.T. noch ungeklärter pathophysiologischer Prozesse in den Basalganglien und den dazugehörigen Regelkreisen, wobei die in Tabelle 1 aufgeführten Krankheitsgruppen unterschieden werden können. Im wesentlichen soll auf Morbus Parkinson, Morbus Huntington und auf die Dystonien eingegangen werden.

Morbus Parkinson

Das klinische Bild des Morbus Parkinson wird dominiert durch die klassische Trias von Rigor, Tremor und Akinese.

Darüber hinaus können verschiedene vegetative Symptome auftreten, wie thermoregulative Störungen, Seborrhöe, Hypersalivation etc.

Tabelle 1. Hauptgruppen extrapyramidalmotorischer Krankheiten

Parkinson-Syndrom	Myoklonien
Morbus Huntington	Tics
Dystonien	Tremor
	Morbus Wilson

Obwohl James Parkinson 1817 schrieb: „The senses and intellect being uninjured", besteht heute übereinstimmend die Meinung, daß es im Rahmen der Parkinson-Erkrankung zu psychopathologischen Veränderungen kommt (Tabelle 2).

Tabelle 2. Psychische Veränderungen bei Morbus Parkinson

Depression
Bradyphrenie
Demenz
Psychotische Entgleisungen

Depression

Hier schwanken die Angaben über die Häufigkeit als begleitendes Symptom zwischen 30 und 90%.

Bei ca. 50% der Patienten kann die Depression die initiale Parkinson-Symptomatik dominieren. Als Ursache werden sowohl durch den degenerativen Prozeß bedingte Neurotransmitterstörungen (endogene Genese) als auch sekundäre Belastungsreaktionen (durch krankheitsbedingte Beeinträchtigungen) diskutiert. Die Diagnose der Depression wird allerdings dadurch erschwert, daß Hypokinese, Hypomimie und andere motorische Störungen eine Depression vortäuschen können, andererseits finden sich Symptome wie Konzentrationsmangel, Interesselosigkeit, psychomotorische Verlangsamung und Aktivitätsabnahme auch bei nicht depressiven Parkinson-Patienten.

Ellgring et al. (1990) spezifizierten die depressive Symptomatik dahingehend, daß nur einige Aspekte der Depression krankheitsspezifisch sind (Traurigkeit, Unzufriedenheit, Entscheidungslosigkeit, Verlust der Arbeitsfähigkeit, Schlafstörungen, Sorge um den körperlichen Zustand), während Reizbarkeit, Veränderung des Körperbildes und Ermüdbarkeit eher altersspezifisch zu sein scheinen.

Eine einheitliche Beziehung der Depression zu Schweregrad und Dauer der Erkrankung besteht jedoch nicht, d.h., das Ausmaß der Depression entspricht nicht unbedingt dem Ausmaß der motorischen Beeinträchtigung. Fischer et al. (1982) konnten zeigen, daß die Depression in Abhängigkeit vom zeitlichen Verlauf der Erkrankung mit unterschiedlichen Faktoren zusammenhängt: Bei zunächst unbehandeltem Parkinson-Syndrom ist das Ausmaß der Depression mit der Ausprägung extrapyramidaler Symptome korreliert, im weiteren Behandlungsverlauf – bei Besserung körperlicher Symptome – spielen soziodemographische Daten eine entscheidende Rolle. Im fortgeschrittenen Stadium, wenn es im Rahmen des degenerativen Prozesses zu einer weiteren Verschlechterung des körperlichen Zustandes kommt, ist das Ausmaß der Behinderung entscheidend.

Daß die Depression jedoch nicht nur als eigentliches Krankheitsbild endogener Genese, sondern auch als reaktiv auf die mit der Krankheit verbundenen Beeinträchtigungen verstanden werden muß, wird bei Betrachtung der sozialen Situation dieser Patienten deutlich. Unsicherheiten beim Laufen und Stehen bzw. mögliche Stürze führen dazu, daß Patienten lieber in der eigenen, ihnen vertrauten Wohnung bleiben. Eventuell bestehende kognitive Defizite machen das Leben zunehmend komplizierter, z.B. wird der Weg, um jemanden zu besuchen, u.U. zu weit und zu schwierig.

Die außerdem in vielen Fällen vorhandene Angst vor der Öffentlichkeit, die die eigene

Behinderung bemerken könnte (z.B. das Zittern der Hand im Restaurant oder im Café) führt dazu, daß das soziale Umfeld kleiner wird, Kontakte vernachlässigt werden und zuletzt meist auf enge Angehörige reduziert werden.

Die Diagnose eines Parkinson-Syndroms scheint stigmatisierend zu sein. Die Krankheit gilt als unheilbar, am Arbeitsplatz wird Patienten häufig der vorzeitige Ruhestand nahegelegt, wenn Aufgaben nicht mehr in der vorgegebenen Zeit erfüllt werden können. Gesellschaftliche Bedingungen dieser Art können dazu führen, daß Parkinson-Patienten ihre Diagnose nicht akzeptieren und später vor der Umwelt zu verbergen suchen, zumal die häufig anzutreffende „perfektionistische Grundhaltung" mit hohem Leistungsanspruch „Versagen" in irgendeiner Form (z.B. das Zittern der Hand) für die betreffende Person zur persönlichen Schuld werden lassen kann.

Minderwertigkeitsgefühle, sozialer Rückzug und/oder das Angewiesensein auf fremde Hilfe bei alltäglichen Verrichtungen – z.B. beim Anziehen – führen in der Regel zu einer Verstärkung der depressiven Symptomatik. Gerade deshalb ist die therapeutische bzw. beratende Unterstützung von Patienten und Angehörigen besonders wichtig.

Bradyphrenie

Die von psychischen Veränderungen betroffenen kognitiven Defizite werden im deutschsprachigen Raum als Bradyphrenie (verzögerte Initiierung und Verlangsamung der Denk- und Wahrnehmungsvorgänge) der motorischen Verlangsamung (Bradykinese) gegenübergestellt, wobei dieser Begriff außerdem auf den Rückgang der Spontaneität sowie auf eine Tendenz zu fehlender Flexibilität und zunehmender Perseveration in bezug auf kognitive Prozesse hinweisen soll. Ob diese Veränderungen jedoch auch mit qualitativ-inhaltlichen Störungen einhergehen, ist umstritten.

Eine an der Bochumer Universitätsklinik durchgeführte Studie zur Beeinträchtigung höherer Hirnleistungen bei Parkinson-Patienten ergab 3 Leistungsprofile: testpsychologisch unauffällige Patienten unterscheiden sich von denen, die Defizite bei geschwindigkeitsabhängigen Subtests aufweisen, und von global auffälligen Patienten. Letztere ähneln in ihrem Leistungsprofil Patienten mit einer Demenz vom Alzheimer-Typ. Ein Zusammenhang zwischen Depression und kognitiver Leistung konnte nicht bestätigt werden (Steinberg et al. 1989).

Bedingt durch die Verlangsamung der Bewegungsabläufe, die eingeschränkte Mimik und die zögerliche Sprechweise entsteht u.U. fälschlich der Eindruck eines kognitiven Defizits oder sogar einer Demenz. Auch darüber müssen Angehörige aufgeklärt werden, damit es nicht zu einer Unterforderung des Patienten und zum Ausschluß aus dem aktuellen Tagesgeschehen kommt.

Schneider (1991) wies darauf hin, daß die tatsächliche Leistungsfähigkeit älterer Menschen sehr stark davon abhängt, ob sie mit persönlichem Erfolg oder Mißerfolg rechnen: Positive Rückmeldung bei der Bewältigung von Aufgaben führte zu einer Leistungssteigerung.

Bereits seit Anfang dieses Jahrhunderts wird immer wieder über typische Charakterzüge von Parkinson-Patienten berichtet, wobei konsistent Zwanghaftigkeit, Neigung zu Depression und Introversion sowie Inflexibilität berichtet werden. Auch das Rauchverhalten (zumeist Nichtraucher) wurde als Ausdruck einer prämorbiden Persönlichkeit gedeutet.

Ergebnisse neuerer Untersuchungen unterstützen die These der Spezifität prämorbider Persönlichkeitsmerkmale jedoch nicht. Poewe et al. (1990) fanden, daß Parkinson-

Patienten im Unterschied zu gesunden Kontrollpersonen als sich selbst gegenüber vorwurfsvoll, gespannt, skeptisch, getrieben und vorsichtig im Umgang mit anderen beschrieben werden. Darin unterscheiden sie sich jedoch nicht von Patienten mit essentiellem Tremor. Vermehrt wird diskutiert, daß bestimmte prämorbide Charakteristika Äquivalente jener neuropsychologischen Störung sind, die sich in frühen Krankheitsstadien als Defizite im Wechsel zwischen verschiedenen kognitiven Strategien („set-shifting abnormalities") bzw. als Bradyphrenie manifestieren. Unter Berücksichtigung der Tatsache, daß klinisch manifeste Symptome erst auftreten, wenn der degenerative Prozeß bereits weit fortgeschritten ist, erscheinen frühe, diskrete kognitive Veränderungen wahrscheinlich.

Demenz

Über die kognitive Verlangsamung hinaus kommt es in etwa 15–35% aller Fälle zu einer dementiellen Entwicklung. Der systemübergreifende, degenerative Prozeß umfaßt hierbei ähnliche Veränderungen, wie sie für Morbus Alzheimer bekannt sind (Degeneration cholinerger Neurone in Kortex, Hippokampus und Nucleus basalis Meynert mit entsprechender Aktivitätsabnahme der Cholinazetylotransferase). Unabhängig vom neurodegenerativen Prozeß kann sich eine Demenz auch durch Verschlüsse intrazerebraler Gefäße einstellen (Multiinfarktdemenz). Im Rahmen der Demenz treten außerdem gehäuft Verwirrtheitszustände und Desorientiertheit auf, darüber hinaus zeigen sich aber auch des öfteren psychotische Episoden, meist in Form von optischen Halluzinationen oder illusionären Verkennungen.

Psychotische Entgleisungen

Diese werden in der Mehrzahl der Fälle medikamentös ausgelöst und stellen eines der größten Probleme in der Therapie mit Dopaminergika dar, zumal im Verlauf der Erkrankung (aufgrund der zunehmenden Degeneration und der Notwendigkeit der Dosissteigerung) das Risiko für eine psychotische Entwicklung ansteigt.

Morbus Huntington

Ebenso wie Morbus Parkinson ist auch Chorea Huntington, eine autosomal-dominant vererbte Krankheit mit den klinischen Hauptsymptomen Hyperkinesen, Demenz und Gewichtsverlust, von einer Reihe psychopathologischer Auffälligkeiten begleitet (Tabelle 3).

Tabelle 3. Psychopathologische Begleitsymptome bei Morbus Huntington

Depressivität
Suizidalität
Verhaltensauffälligkeiten
Persönlichkeitsveränderungen
Paranoid-halluzinatorische Psychosen
Kognitive Defizite
Demenz

Gerade bei der Chorea Huntington ist das Vorhandensein von Frühzeichen von besonderer Bedeutung, zumal unspezifische Krankheitszeichen z.T. lange vor dem Auftreten neurologischer Symptome zu beobachten sind, etwa erhöhte Erregbarkeit, Launenhaftigkeit, Reizbarkeit, zunehmende affektive Verflachung, Leistungseinbußen in Schule oder Beruf sowie Nachlassen des allgemeinen Antriebs.

Bei einer Reihe von Erkrankten machen sich frühzeitig depressive Stimmungsschwankungen bemerkbar, wobei hier nicht klar zu trennen ist, inwieweit dies zum eigentlichen Krankheitsbild gehört oder aber reaktiv bedingt ist, zumal aufgrund der Erblichkeit eine spezielle Problematik besteht.

Aggressivität gepaart mit Enthemmtheit führt zu Beginn der Erkrankung häufig zu strafrechtlichen Verfolgungen wegen delinquenten Verhaltens (Verkehrs-, Eigentums- oder Sexualdelikte; Przuntek 1978).

Eine im süddeutschen Raum durchgeführte Studie zu Aspekten von Krankheitsmanifestation und -dauer sowie zu psychischen und sozialen Faktoren bestätigt die Annahme, daß die Krankheit meist mit psychiatrischen Symptomen beginnt, d.h. daß es spezifische psychische Veränderungen gibt, die als Frühzeichen auf eine spätere Erkrankung hinweisen (in bezug auf die Manifestation psychiatrischer und neurologischer Symptome weist die Altersverteilung einen früheren Gipfel für psychiatrische Symptome auf; Maue u. Weindl 1986). Nach Martin (1984) können die psychiatrischen Symptome den neurologischen um ca. 10 Jahre vorausgehen.

Die Frage nach kognitiven Defiziten im Zusammenhang mit Chorea Huntington wird dahingehend diskutiert, ob man von einer generellen dementiellen Entwicklung sprechen kann oder ob der Ausdruck „Demenz" die Leistungsbeeinträchtigungen insofern unzureichend beschreibt, als langfristige, semantische Gedächtnisfunktionen relativ lange intakt bleiben können (Butters 1979; Caine 1977). Es scheint sich jedoch herauszukristallisieren, daß die kognitiven Funktionen in typischer Weise im Sinne einer fokalen Betonung neuropsychologischer Störungen verändert sind. Charakterisiert sind diese durch Defizite im Gedächtnisbereich (rechnerisches Denken, Zahlennachsprechen) und im visuomotorischen Bereich (Bilderordnen, Bilderergänzen, Zahlensymboltest, Benton-Test sowie visuomotorische Leistungstests). Für den Hamburg-Wechsler-Intelligenztest (HAWIE) ergibt sich ein niedrigerer Handlungs-IQ im Vergleich zum Verbal-IQ (Oepen 1986).

Diese Störungsschwerpunkte scheinen durch radiomorphologische, neurophysiologische sowie biochemische Untersuchungen hinreichend gestützt zu sein. Auf dem Hintergrund dieser Methoden – eingebettet in die klinisch-anamnestische Diagnostik – können neuropsychologische Verfahren einen wichtigen Beitrag zur Frühdiagnostik leisten.

Besondere Aufmerksamkeit verdient neben der Diagnostik kognitiver Defizite die Sprache, die so gravierend verändert sein kann, daß sie ein großes Hindernis der Kommunikation darstellt. Auch wenn die sprachlichen Fähigkeiten bei fortgeschrittener Erkrankung lange erhalten bleiben und keine sprachsystematische Störung im Sinne einer Aphasie auftritt, können die Patienten im fortgeschrittenen Stadium oft nur noch kaum verständliche Laute hervorbringen. Die durch unwillkürlich einschießende Bewegungen stark eingeschränkte Artikulation führt zu einer deutlichen Verlangsamung der Sprechgeschwindigkeit. Darüber hinaus trägt die von Caine (1978) beschriebene Antriebsstörung dazu bei, daß spontane Sprachäußerungen fast vollständig ausbleiben.

Auch die nonverbale Kommunikation ist durch die Störung der willkürlichen Kontrolle über die Muskulatur des Gesichts sowie des Kopf- und Halsbereiches beeinträchtigt und erschwert u.U. die Verständigung. Durch die einschießenden Bewegungen kann die Mimik bzw. allgemein die Körpersprache als Mittel der Kommunikation nur mangelhaft eingesetzt werden. Bezugspersonen sind hiervon häufig irritiert. Falek (1979) sieht ein Hauptproblem darin, daß der Erkrankte von seiner Umgebung immer mehr ausgeschlossen wird. Auf diesem Hintergrund könnten die psychopathologischen Veränderungen (aggressive Ausbrüche, Eifersuchtwahn, Depression) auch Ausdruck der Lebenssituation des Betroffenen sein, die das eigentliche Krankheitsbild überlagern.

Die besondere Problematik dieser Erkrankung hängt jedoch, wie schon angedeutet, nicht nur mit den motorischen Symptomen zusammen, sondern mit dem Problem der Erblichkeit und dem Wissen um die Progredienz der Erkrankung. Den Patienten sind Krankheitsverläufe häufig durch die in der Familie aufgetretenen Fälle bekannt.

Im Zusammenhang mit der Problematik genetischer Diagnostik weist Wolff (1988) darauf hin, daß Angehörige von Choreatikern, die ihre Diagnose noch nicht kennen, mit einem für sie sehr belastenden Bewußtsein leben: Sie tragen mit einer relativ hohen Wahrscheinlichkeit die Anlage für eine Erkrankung, die erst nach einem unbekannten Zeitraum ausbrechen wird. Der Ausbruch wird jedoch nicht zu verhindern sein. Der Krankheitsverlauf kann nicht vorhergesagt werden. Für die Krankheit gibt es keine Heilung, sie ist aber so schwerwiegend, daß sie die Lebensplanung und Lebensgestaltung des betreffenden Individuums entscheidend beeinflussen wird.

Die innerfamiliäre Situation ist durch dieses Wissen sehr stark belastet, hinzu kommt, daß sich die Gesamtsituation der Betroffenen in den meisten Fällen sowohl in wirtschaftlicher Hinsicht – durch Verlust des Arbeitsplatzes – als auch auf sozialer Ebene aufgrund gesellschaftlicher Ächtung und Ausgrenzung verschlechtert. Besondere Anforderungen ergeben sich außerdem durch die Pflegebedürftigkeit schon erkrankter Familienmitglieder – Partner müssen häufig alle Aufgaben übernehmen, die vom Patienten wegen der bestehenden psychischen Veränderungen und der Demenz nicht mehr geleistet werden können (Maue u. Weindl 1988).

Schon vor Diagnosestellung kommt es häufig zu Scheidungen. Gründe sind meist Veränderungen der Persönlichkeit, die mit Aggression und/oder Alkoholmißbrauch einhergehen.

Immer wieder wird auf das hohe Suizidrisiko hingewiesen. Mehr als 80% aller Huntington-Patienten zeigen mehr oder weniger lang anhaltende Phasen depressiver Verstimmung, die überdurchschnittlich häufig in einem Suizid enden (Przuntek 1985). Nach Hayden (1981) kann jedoch nicht allein das Wissen um Unheilbarkeit und Progredienz als Erklärung dienen, da die Suizidrate bei anderen chronischen Erkrankungen weit niedriger liegt. Suizidgefahr besteht vor allem in den frühen Phasen der Erkrankung, wenn kognitive Beeinträchtigungen noch gering sind und die „Gewöhnung" an die Krankheit noch wenig ausgeprägt ist.

Wichtig ist in jedem Fall rechtzeitige therapeutische Unterstützung. In diesem Zusammenhang wird deutlich, daß die Forderung nach psychosozialer/therapeutischer Unterstützung für Patienten mit extrapyramidalen Störungen in besonderem Maße für Patienten und Familienangehörige gilt, die von Morbus Huntington betroffen sind (durch ärztliche Betreuung, familientherapeutische Beratungsstellen, Selbsthilfegruppen etc.)

Dystonien

Beim dystonen Syndrom finden sich sowohl rasche als auch langsam auftretende Bewegungen mit meist länger andauernden, unwillkürlichen Muskelkontraktionen. Insbesondere bei Willkürbewegungen, aber auch bei konzentrativer Anspannung und emotionaler Erregung läßt sich eine Verstärkung der Symptomatik beobachten. Das Klassifikationsprinzip nach dem Körperschema unterscheidet zwischen fokalen Dystonien, Blepharospasmus, Schreibkrampf, segmentalen Dystonien (z.B. Torticollis spasmodicus oder Meige-Syndrom) und generalisierten Dystonien.

Unter ätiologischen Gesichtspunkten müssen primäre (hereditär/nicht-hereditär) von sekundären Formen, die durch andere neurologische Erkrankungen bzw. exogene Faktoren bedingt sind, abgegrenzt werden. In der klinischen Praxis am häufigsten anzutreffen ist der idiopathische Torticollis spasmodicus, eine auf Hals- und Nackenmuskulatur beschränkte sehr schmerzhafte Bewegungsstörung.

Die Ursache der Erkrankung ist unbekannt. Aufgrund der partiellen Beeinflußbarkeit durch Anticholinergika und Dopaminantagonisten werden Störungen im Neurotransmittergleichgewicht der Basalganglien – insbesondere des Striatums – vermutet. Dafür spricht die Tatsache, daß Neuroleptika einen Torticollis spasmodicus auslösen können. Nur bei einer geringen Anzahl von Patienten konnten jedoch post mortem pathologisch-anatomische Veränderungen im Striatum nachgewiesen werden. In der Mehrzahl der Untersuchungen fanden sich keine Hinweise auf organische Läsionen.

Andererseits fehlen auch für eine psychogene Ursache überzeugende Anhaltspunkte. Deutungsversuche im Sinne eines konversionsneurotischen Prozesses (Mitscherlich) haben sich in der klinischen Praxis wenig niedergeschlagen. In einer psychologischen Untersuchung an 34 Tortikollispatienten fanden Choppey-Jacolin et al. (1977) Zeichen emotionaler Labilität und in zwischenmenschlichen Beziehungen eine Tendenz zu übergroßer Abhängigkeit sowie Schwierigkeiten im psychosexuellen Bereich. Psychische Veränderungen fand auch Meares (1973). Die Frage nach primärer oder sekundärer Verursachung blieb in beiden Studien jedoch unbeantwortet.

Auch die bei ca. 30% der Patienten spontan oder durch psychotherapeutische Interviews auftretenden Remissionen können nicht als Beweis für eine rein psychische Genese verwertet werden, da sie ebensogut im Rahmen reversibler Störungen des Transmittergleichgewichts interpretiert werden können.

Im klinischen Alltag auffällig ist das z.T. hohe Ausmaß psychischer Belastung durch eine Reihe zumeist erfolglos gebliebener Behandlungsversuche einerseits sowie durch die im zwischenmenschlichen Kontakt aufgebauten Hemmungen andererseits. Schamgefühle, sich in der Öffentlichkeit zu zeigen, sind häufig. Psychotherapeutische Unterstützung im Sinne eines adäquaten Umgangs mit der eigenen Erkrankung erscheint im Hinblick auf diese Problematik sinnvoll.

Was hier exemplarisch in bezug auf Psychogenese und psychische Störungen für den Torticollis beschrieben wurde, gilt in ähnlicher Form auch für andere dystone Syndrome, auf die hier jedoch nicht näher eingegangen wird.

Bei den *Tics*, einer weiteren Form extrapyramidalmotorischer Erkrankungen, sind einfache (z.B. Augenblinzeln) von komplexen Tics (z.B. Kopfschütteln mit Schulterzucken) zu unterscheiden. Hauptmanifestationsalter ist das 5.–10. Lebensjahr. Gehäuft finden sich Hinweise auf frühkindliche Hirnschäden im Sinne eines „minimal brain damage", das mit verminderter Konzentrationsfähigkeit sowie erhöhter Reizbarkeit und Ablenkbarkeit einhergeht. In der Regel treten diese Tics passager auf, insbesondere bei emotional belastenden Ereignissen (z.B. innerfamiliäre Schwierigkeiten, Schuleintritt etc.). Im Unterschied dazu meist chronisch-progredient verläuft das Gilles-de-la-Tourette-Syndrom, ein Krankheitsbild, das durch multiple motorische Tics und repetitive Vokalisationen (Echolalien, Koprolalien, Echokinesen etc.) charakterisiert ist. Eine neuroleptische Therapie ist hier in den meisten Fällen unvermeidbar.

Psychische Begleitsymptome für die übrigen extrapyramidalmotorischen Erkrankungen sind in Tabelle 4 zusammengefaßt.

Tabelle 4. Psychische Begleitsymptome bei anderen extrapyramidalmotorischen Erkrankungen

Tremor	Verstärkung durch affektive Belastung (physiologischer Tremor)
	Rein psychogen beim Krankheitsbild des „Kriegszitterns"
Myoklonien	Psychisch unauffällig
	Krankheitsbedingte reaktive Depression, keine Psychosen/Demenz
Morbus Wilson	
Kindesalter	Keine Auffälligkeiten
Juvenile Form	Leistungsabfall in der Schule, Antriebsarmut und Introvertiertheit, aber auch Extravertiertheit mit Enthemmung, sexuelle Verhaltensauffälligkeiten, Delinquenz, oft erfolglos psychotherapeutisch behandelt
Spätform (Westphal-Strümpel)	Dysphorisch, antriebslos, sozial zurückgezogen
	Psychische Symptome 3–6 Jahre vor Beginn: Merkfähigkeitsstörungen

Literatur

Birkmeyer W, Riederer P (1985) Die Parkinson-Krankheit. Biochemie, Klinik, Therapie. Springer, Berlin Heidelberg New York

Borchardt D, Oepen G, Kiesel B (1988) Zur Spezifität des neurologischen Testprofils bei Huntingtonscher Krankheit. In: Deuschl G, Oepen G, Wolff G (Hrsg) Huntingtonsche Krankheit. Klinik, Beratung, Diagnostik, Therapie. Springer, Berlin Heidelberg New York Tokyo, S 92–100

Butters N, Albert MS, Sax D (1979) Investigation of the memory disorders of patients with Huntington's disease. Adv Neurol 23: 203–214

Caine E, Ebert M, Weingarner H (1977) An outline for the analysis of dementia: The memory disorder of Huntington's disease. Neurology 27: 1087–1092

Caine ED, Hunt RD, Weingartner H, Ebert MN (1978) Huntington's dementia. Clinical and neuropsychological features. Arch Gen Psychiatry 35: 377–384

Choppey-Jacolin M, Ferry G, Demaria C (1977) A psychosomatic study of 34 patients afflicted with spasmodic torticollis. Acta Neurol Scand 55: 383–492

Danielczyk W (1985) Psychische und körperliche Krisen im Verlauf des Morbus Parkinson. In: Schnaberth G, Auff E (Hrsg) Das Parkinson-Syndrom. Roche, Wien 1990, S 85–91

Ellgring H, Seiler S, Nagel U, Perleth B, Gasser T, Oertel WH (1990) Psychosocial problems of Parkinson-patients: Approaches to assessment and treatment. Advances in Neurology, vol 53. Raven Press, New York, pp 349–353

Falek H (1979) Observations on patient and family coping with Huntington's disease. Omega: Journal of death and dying 10: 35–42

Fehrenbach RA, Wallesch CW (1988) Zur Kommunikationsstörung bei Huntingtonscher Krankheit. In: Deuschl G, Oepen G, Wolff G (Hrsg) Huntingtonsche Krankheit. Klinik, Beratung, Diagnostik, Therapie. Springer, Berlin Heidelberg New York Tokyo, S 101–108

Fischer PA, Schneider E, Jacobi P (1982) Depressive Verstimmung bei Parkinson-Kranken im Langzeitverlauf. In: Fischer PA (Hrsg) Psychopathologie des Parkinson-Syndroms. Roche, Basel, S 139–152

Fischer PA (1986) Spät-Syndrome der Parkinson Krankheit. Roche, Basel

Heinz A, Kuhn W (1991) Ein ergänzender therapeutischer Ansatz. Psycho 17: 689–693

Hobert U, Müller I, Przuntek H (1988) Der idiopathische Torticollis spasmodicus. Differentialdiagnose und Therapie. Med Klin 83: 137–141

Huber SJ, Paulson GW (1987) Memory impairment associated with progression of Huntington's disease. Cortex 23: 275–283

Jarka M (1986) Psychodynamik der Krankheitsverarbeitung. In: Oepen H (Hrsg) Die Huntingtonsche Krankheit. Zur Symptomatik, Ätiologie und Früherkennung, Therapie und Selbsthilfe. Hippokrates, Stuttgart, S 67–74

Jarka M (1988) Die psychologische Problematik prädiktiv genetischer Diagnostik bei Huntington-Risiko. In: Deuschl G, Oepen G, Wolff G (Hrsg) Huntingtonsche Krankheit. Klinik, Beratung, Diagnostik, Therapie. Springer, Berlin Heidelberg New York Tokyo, S 54–61

Kütemeyer M, Schultz U (1990) Neurologie. In: Uexküll T (Hrsg) Psychosomatische Medizin, 5. Aufl. Urban & Schwarzenberg, München, S 975–999

Langkafel M, Kuhn W (1991) Die Begleitsymptome der Parkinson-Erkrankung. Psycho 17: 663–676

Marsden CD (1976) Dystonia. The spectrum of the disease. In: Yahr MD (ed) The basal ganglia. Raven Press, New York, pp 351–432

Martin I (1984) Huntington's disease, new approaches to an old problem. Neurology 34: 1059–1072

Maue E, Weindl A (1988) Krankheitsmanifestation und psychosoziale Aspekte der Huntingtonschen Krankheit: Untersuchung an einem Patientenkollektiv im südlichen Bayern. In: Deuschl G, Oepen G, Wolff G (Hrsg) Huntingtonsche Krankheit. Klinik, Beratung, Diagnostik, Therapie. Springer, Berlin Heidelberg New York Tokyo, S 18–32

Mayeux R, Stern Y, Rosen J et al. (1981) Depression, intellectual impairment and Parkinson's disease. Neurology 31: 645–650

Meares R (1973) Behavior therapy and spasmodic torticollis. Arch Gen Psychiatry 28: 140–207

Mertens HG, Przuntek H (1985) Psychische Aspekte zentralmotorischer Erkrankungen. In: Schimrigk K (Hrsg) Zentralmotorische Krankheiten. Perimed, Erlangen, S 12–18

Mitscherlich M (1979) The theory and therapy of hyperkineses (torticollis). Psychother Psychosom 32: 306–312

Oepen G (1986a) Hinweise zur Pflege. In: Oepen H (Hrsg) Die Huntingtonsche Krankheit. Zur Symptomatik, Ätiologie und Früherkennung, Therapie und Selbsthilfe. Hippokrates, Stuttgart, S 75–81

Oepen H (Hrsg) (1986b) Die Huntingtonsche Krankheit. Zur Symptomatik, Ätiologie und Früherkennung, Therapie und Selbsthilfe. Hippokrates, Stuttgart

Poewe W, Karamat E, Kemmler GW, Gerstenbrand F (1990) The premorbid personality of patients with Parkinson's disease: A comparative study with healthy controls and patients with essential tremor. Advances in neurology, vol 53. Raven Press, New York, pp 339–342

Polinski RJ, Nee LE, Caine ED (1980) Gilles de la Tourette-Syndrome. Clinical family studies of 50 cases. Ann of Neurol 7: 41–49

Przuntek H, Baumgarten F v. (1982) Extrapyramidalmotorische Erkrankungen. In: Flügel A (Hrsg) Neurologische und psychiatrische Therapie. Perimed, Erlangen, S 395–422

Przuntek H (1985) Morbus Huntington, Frühdiagnostik, Epidemiologie, Pathogenese, Therapie, genetische Beratung. Vortrag, Tagung bayrischer Nervenärzte am 20.10.1985 in Würzburg

Remschmidt H, Remschmidt U (1974) Symptomatologie, Verlauf und Prognose von Ticerkrankungen im Kindes- und Jugendalter. Klin Pädiatr 186: 185–199

Schneider E (1989) Diagnostik und Therapie des Morbus Parkinson. De Gruyter, Berlin New York

Schneider E (1991a) Diagnostik und Therapie des Morbus Parkinson. De Gruyter, Berlin New York

Schneider K (1991b) Veränderungen von motivationalen und emotionalen Prozessen im Alter. Vortrag, Symposium der Ruhr-Universität Bochum/Neurologische Universitätsklinik im St.-Joseph-Hospital, Bochum

Steinberg R, Kraus PH, Przuntek H (1989) Psychometrische Erfassung von Beeinträchtigungen der höheren Hirnleistung beim Parkinsonsyndrom. Verh Dtsch Ges Neurol 5: 194–197

Thümler R (1989) Morbus Parkinson. Sandoz, Basel

Tibbets RW (1971) Spasmodic torticollis. J Psychosom Res 15: 461–469

Wolff G (1988) Genetische Beratung bei Huntingtonscher Krankheit. In: Deuschl G, Oepen G, Wolff G (Hrsg) Huntingtonsche Krankheit. Klinik, Beratung, Diagnostik, Therapie. Springer, Berlin Heidelberg New York Tokyo

Bewegungsstörungen aus psychiatrischer Sicht

H. Dilling

Am 18. Juli 1956 hielt der damals 95jährige Max Nonne in der Münchner Nervenklinik seine letzte, sehr eindrucksvolle Gastvorlesung (Nonne 1960). In dieser Vorlesung über Bewegungsstörungen stellte er das Massenphänomen der Kriegszitterer im Ersten Weltkrieg und ihre Behandlung dar. In den 4 Kriegsjahren hatte Nonne 1400 Kriegszitterer erfolgreich mit Hypnose behandelt, was für die psychogene Natur dieser Störung sprach. Er erinnerte damals auch an die berühmte Vorstellung von Patientinnen mit psychogenen Anfällen in der Salpêtrière bei Charcot, der in seinen Studien an hysterischen Kranken auch das Auftreten von Lähmungen unter Hypnose demonstrierte und damit die nichtorganische Ätiologie nachwies, obwohl er überzeugt war, daß die Lähmungen aus einer erblichen Disposition heraus entstanden (Oppenheim 1908).

Eine klassische Schilderung eines psychogenen Anfalls verdanken wir Thomas Mann, der in den Bekenntnissen des Hochstaplers Felix Krull seine Darstellung mit leichten Variationen dem Lehrbuch von Oppenheim entnommen haben könnte (Mann 1954). Es handelt sich um die Szene, in der Krull sich bei der Musterung den Militärärzten stellt und einen hysterischen Anfall produziert:

„Mein Gesicht verzerrte sich – aber damit ist wenig gesagt. Es verzerrte sich auf eine meiner Meinung nach völlig neue und Schrecken erregende Art, so, wie keine menschliche Leidenschaft, sondern nur teuflischer Einfluß und Antrieb ein Menschenantlitz verzerren kann. Meine Züge wurden buchstäblich nach allen vier Seiten, nach oben und unten, rechts und links auseinandergesprengt, um gleich darauf wieder gegen die Mitte gewaltsam zu schrumpfen; ein abscheulich einseitiges Grinsen zerriß danach meine linke, dann meine rechte Wange, während es das zugehörige Auge mit furchtbarer Kraft verkniff, das entgegengesetzte aber so unmäßig erweiterte, daß mich das deutliche und fürchterliche Gefühl ankam, der Apfel müsse herausspringen, und das hätte er immerhin tun mögen – mochte er doch! ... Mein übriger Körper verhielt sich inzwischen nicht ruhend, obgleich ich aufrecht an meiner Stelle blieb. Mein Kopf rollte umher und drehte sich mehrmals fast ins Genick, nicht anders, als sei der Leibhaftige im Begriff, mir den Hals zu brechen; meine Schultern und Arme verbogen sich, meine Knie kehrten sich gegeneinander, mein Bauch höhlte sich aus, indes meine Rippen die Haut zersprengen zu wollen schienen; meine Zehen verkrampften sich, kein Fingerglied, das nicht phantastisch und klauenhaft verbogen gewesen wäre, und so, gleichsam auf eine höllische Folter gespannt, verharrte ich etwa zwei Drittteile einer Minute.
Ich war ohne Besinnung während dieses unter so harten Bedingungen überaus langwierigen Zeitraums, zum wenigsten ohne Erinnerung an meine Umgebung und Zuschauerschaft, welche mir gegenwärtig zu halten die Strenge meines Zustandes mich völlig hinderte. Rauhe Zurufe drangen wie aus weiter Ferne an mein Ohr, ohne daß ich in der Lage gewesen wäre, ihnen Gehör zu schenken."

Bewegungsstörungen als psychogene Anfälle, als Lähmungen oder als Tic, als Tortikollis oder als sog. Beschäftigungsneurosen, etwa beim Schreibkrampf, haben Psychiater und Neurologen immer wieder intensiv beschäftigt (Vliegen 1991). Bemerkenswerterweise haben sich zunächst nicht die Psychiater, sondern im 19. Jahrhundert und um die Jahrhundertwende die Neurologen mit diesen Phänomenen befaßt. So gibt der bereits erwähnte Oppenheim in seinem Lehrbuch der Nervenkrankheiten sehr anschauliche Schilderungen auch gerade der psychogenen Anfälle; dabei vertrat er vehement die Organogenese im Sinne seiner Lehre von der traumatischen Neurose, beispielsweise gegenüber Nonne auf dem Neurologenkongreß 1916 in München, auf dem vor allem das Thema der Kriegsneurosen behandelt wurde. Ähnliche Darstellungen psychogener Bewegungsstörungen finden sich auch bei Bumke (1919) und bei Kehrer (1919) im *Handbuch der Neurologie*. Umfassend hat Charcots Schüler Janet (1894) diese Phänomene monographisch beschrieben, übrigens bei Annahme einer Psychogenese. In den frühen Psychiatriebüchern findet sich fast nichts über neurotische Störungen, denn die Psychiater fühlten sich nicht für die neurologische Erkrankungen imitierenden Störungen zuständig, sondern zunächst nur für die hypothetisch auf ein körperliches Substrat zurückzuführenden Geistes- und Gemütskrankheiten, aber natürlich auch für die körperlich begründbaren psychischen Erkrankungen. Der Neurologe Freud dagegen und die von ihm begründete psychoanalytische Schule betrachteten diese Störungen seit der Jahrhundertwende aus der Sicht des reinen Seelenarztes (Ellenberger 1973); das brachte gleichwohl den Nachteil mit sich, daß Psychisches von Körperlichem durch eine immer tiefer werdende Kluft getrennt wurde.

Ziel dieses Aufsatzes soll es sein, die funktionellen Bewegungsstörungen in einen Zusammenhang zu stellen, der gegenwärtige Diagnostik und Therapie aus psychiatrischer Sicht berücksichtigt. So sollen einleitend zwei eigene Fallbeispiele dargestellt werden, keine besonders ungewöhnlichen Fälle! Beide Patientinnen kamen im Laufe der letzten Monate zu uns in die Klinik.

Claudia P., 22 Jahre alt, wird uns aus der neurologischen Klinik überwiesen, nachdem es am Tage vor der Aufnahme zu einer psychogenen Gangstörung sowie einer psychogenen Aphonie gekommen war. Die 22jährige Hotelfachfrau ist unehelich geboren; sie hat eine problematische Beziehung zu ihrer unverheirateten 55jährigen Mutter, die Sekretärin in einer großen Steuerkanzlei ist. Ihr 67jähriger Vater ist verheiratet und hat aus dieser Ehe 5 Kinder. Die Mutter der Patientin hatte sich eigentlich einen Sohn gewünscht; sie konnte die Tochter, ihr einziges Kind, nie akzeptieren. Claudias Erziehung durch die Mutter war streng, öfter mußte sie auch Schläge mit der Reitpeitsche erdulden. Zeitweilig wuchs sie in einem Internat, zeitweilig auch bei einer Tante mütterlicherseits auf. Seit langem träumt sie von einer Karriere als Tänzerin oder Schauspielerin. Zu jungen Männern hat sie bisher nur distanzierte Beziehungen. Zu ihrem Vater hat sie, besonders im Laufe der letzten Jahre, ein intensives Verhältnis aufgebaut. Vor einigen Jahren erlitt er einen Herzinfarkt und 14 Tage vor der jetzigen Krankenhausaufnahme der Patientin einen Apoplex mit linksseitiger Parese. In den letzten Tagen hatte Claudia gegenüber dem unter ungünstigen finanziellen Umständen lebenden Vater auf seine Unterhaltszahlung an sie verzichtet, daraufhin drohte die Mutter ihrer Tochter mit Enterbung. Am Tag nach dieser massiven Auseinandersetzung stürzte die Patientin mit dem Fahrrad auf dem Wege zu ihrer Arbeit in einem Hotel; danach konnte sie weder gehen noch sprechen und wurde zunächst in die neurologische Klinik gebracht.

Zu ihrer Vorgeschichte ergänzt sie, sie sei vor 3 Jahren kurzzeitig schwerhörig gewesen, ohne Nachweis einer organischen Ursache. In den letzten Monaten sei es mehrfach zu vorübergehenden Lähmungen an Armen oder Beinen gekommen, die nur etwa 15 min dauerten. Gelegentlich seien auch Herzschmerzen aufgetreten, sie fühle das Herz wie eine Eisenfaust, dazu Atembeschwerden. Zeitweilig habe sie kaum noch schreiben können. Ferner litt sie auch unter Gefühlsstörungen von der Mitte des Oberschenkels bis zu den Zehen. Seit Jahren träume sie, sie sei behindert, blind, taub, vollständig oder an einem Glied gelähmt. Im vergangenen Jahr habe sie, gequält von ihren Gedanken, durch Sprung von einer Brücke Selbstmord verüben wollen; danach sei sie von einer Psychologin behandelt worden. Ähnliche Träume wie damals seien auch jetzt wieder aufgetreten: der linke Arm sei gelähmt, sie könne nicht richtig sehen, sie befände sich im Rollstuhl und verständige sich mit den Leuten nur durch Zeichen.

Nach ausführlicher Besprechung der Vorgeschichte ließ sich herausarbeiten, daß ihre Konversionsstörungen stets dann auftraten oder sich verschlechterten, wenn sich die konflikthafte Situation mit ihrer Mutter zuspitzte. Die immer stärkere Identifikation mit dem Vater, die zunehmende Ablehnung ihrer Mutter, mit der sie ein ambivalentes Verhältnis verband, und gegenwärtig ihre Hilflosigkeit, nachdem die Mutter ihr eine schwere Kränkung zugefügt hatte, indem sie die Beziehung zum Vater abwertete, all das führte zu dem Zustand der motorischen Schwäche und Sprachlosigkeit, in dem sie aufgenommen wurde. Auf der Station bildeten sich die Lähmungen wie auch die Aphonie innerhalb weniger Tage zurück. Es gelang uns, die Patientin zu einer längerfristigen stationären Psychotherapie zu motivieren.

Brigitte N. Auch diese Patientin, eine 28jährige verheiratete Frau, kommt mit einer Lähmung zu uns, nachdem sie zuvor in der neurologischen Klinik aufgenommen war. Frau N. ist als letztes von 7 Geschwistern geboren, davon waren 4 Halbgeschwister. Mit all diesen Geschwistern wie auch mit den Eltern hatte sie sich im Laufe der letzten Jahre überworfen. Nur mit ihrer leiblichen Schwester bestand bis vor kurzem noch Kontakt. Die Patientin hatte nach der Hauptschule eine Verkäuferinnenlehre nicht abgeschlossen, da sie Schwierigkeiten mit dem Geschäftsinhaber hatte. Sie war dann in verschiedenen Jobs beschäftigt, beispielsweise als Lageristin.
Im Alter von 9 und 12 Jahren sei sie von Nachbarn sexuell mißbraucht worden. Mit 25 Jahren wurde die Patientin unehelich schwanger. Ihr damaliger Freund, ein Alkoholiker, trennte sich während der Schwangerschaft von ihr. Um ihre Aversion gegen das ungeborene Kind zu verringern, behandelte ihr Nervenarzt sie mit Hypnose. Nach der Geburt ihrer Tochter, zum Zeitpunkt, als sie zum ersten Mal ihr Kind erblickte, kam es zu einer rechtsseitigen Armlähmung und anschließender zweimonatiger Behandlung in der neurologischen Klinik mit Verdacht auf PRIND. Dies ließ sich jedoch nicht objektivieren, und die Abschlußdiagnose lautete psychogene Lähmung.
8 Wochen vor der jetzigen Aufnahme kam es bei einem Besuch ihres Schwagers in ihrer Wohnung im Rahmen einer Verführungssituation zu Geschlechtsverkehr. Kurz nach diesem Ereignis verspürte sie Pelzigkeit, Ungeschicklichkeit und Schwäche in der rechten Hand. In den darauffolgenden Wochen stellten sich Kribbelparästhesien und eine Lähmung der rechten Hand und des rechten Armes ein. Etwa einen Monat vor der jetzigen Krankenhausaufnahme kam es zu einer Scheinschwangerschaft, die innerhalb weniger Tage zu einer deutlichen Wölbung des Unterleibes führte (ein ähnliches Ereignis war bei ihr vor mehreren Jahren bereits einmal aufgetreten). Bei der Untersuchung in der Klinik findet sich eine unvollständige schlaffe Lähmung der rechten oberen Extremität ohne Differenz der Eigenreflexe; die Ausprägung der Parese wechselt während des Tages. Die Lähmung des rechten Armes ging zwar nach einigen Tagen zurück, dafür stellte sich aber eine Schwäche im Bereich der linken oberen Extremität ein.
Wir erfuhren von Frau N., daß sie als Jüngste wohl sehr verwöhnt wurde. Stets idealisierte sie den Vater und ging mit der eher schwachen Mutter in Konkurrenz, aber auch mit den Geschwistern, was oft zu verbalen Aggressionen, aber auch zu Tätlichkeiten führte. Die alte Rivalität gegenüber ihrer nächstälteren Schwester verstärkte sich, als diese einen älteren erfolgreichen Mann heiratete; dessen „Inbesitznahme" bedeutete für sie einen Triumph, von dem sie jedoch schnell wieder Abstand nahm, zunächst in eine Scheinschwangerschaft flüchtete und zugleich regredierend die Symptome einer Armlähmung ausbildete, symbolisch das Glied, mit dem sie Aggressionen, aber auch intime Berührungen erlebt hatte.
Bei mangelnder Verbalisierung fanden wir eine starke Regressionstendenz bei der Patientin, die jegliche Schuldgefühle stark abwehrte und sich der Abwehrmechanismen Verleugnung und Ungeschehenmachen bediente. Die Aggression ihrem eigenen Kind gegenüber wurde überkompensiert und erschien als Angst vor dem plötzlichen Kindstod.
Mit dieser Patientin wird neben Gesprächen, die an ihrer Aktualität orientiert sind, in erster Linie ein übendes Programm einschließlich Krankengymnastik durchgeführt. Für eine konfliktorientierte Psychotherapie erscheint sie nicht ausreichend introspektiv und zu stark abwehrend.

Vielleicht ist es nicht untypisch, daß die zitierten historischen Fälle sich auf psychogene Anfälle und grobschlägigen Tremor beziehen, daß die gegenwärtig bei uns behandelten Patienten dagegen nur selten eine produktive Störung im Sinne von Zittern, Schütteln oder psychogenen Krampfanfällen aufweisen; vielmehr herrscht meist eine wenig spektakuläre Symptomatik in Form psychogener Lähmungen vor. Diese Entwicklung weist im übrigen Parallelen zum veränderten Erscheinungsbild bei psychotischen Störungen auf: Auch dort sind die spektakulären katatonen Erregungszustände seltener geworden, die sog. Negativsymptomatik dagegen tritt stärker in den Vordergrund.

Nach der ICD 9 (Degkwitz et al. 1979) würden wir bei beiden Patientinnen, die hier kurz beschrieben sind, psychogene Lähmung bei hysterischer Neurose (300.1) diagnostizieren. Bei beiden beschränkt sich die Symptomatik nicht auf die im Vordergrund stehenden Störungen der Bewegung. In beiden Fällen lassen sich ödipale Konflikte beschreiben. Nach eindeutiger bisheriger ICD-9-Diagnostik stellt sich die Frage, welchen Platz die vorgestellten typischen Fälle im neuen Diagnosensystem der ICD 10 (Weltgesundheitsorganisation 1991) finden würden.

Vorab sei erwähnt, daß die frühere Trennung psychotisch/neurotisch in der ICD 10 aufgegeben ist, da unter symptomorientierten, verlaufsbezogenen Gesichtspunkten beobachtbare Phänomene in der operationalisierten, kriterienorientierten Diagnostik der ICD 10 in den Vordergrund gestellt werden. Der gelegentlich in der ICD 10 noch auftauchende Begriff Neurose darf nicht ohne weiteres mit einem ätiologisch festlegbaren Konzept in Zusammenhang gebracht werden. So finden sich die früher im Neurosenkapitel der ICD 9 kodierten Störungen jetzt sowohl bei den affektiven Störungen im Unterkapitel F3 wie bei den in Tabelle 1 dargestellten Störungen des Unterkapitels F4. Dort sind unter F 40–49 die neurotischen, Belastungs- und somatoformen Störungen aufgeführt. Zu diesen Störungen gehören auch die dissoziativen, die den Konversionsstörungen gleichgestellt sind. Unter dissoziativen Störungen sind aufgeführt: Amnesie, Stupor, Trance und Besessenheitszustände, ferner Sensibilitäts- und Empfindungsstörungen, das Ganser-Syndrom und die multiple Persönlichkeit. Unter F 44.4 werden hier auch die dissoziativen Bewegungsstörungen sowie unter F 44.5 die dissoziativen Krampfanfälle genannt. Vergebens wird man den Begriff Hysterie suchen. Er ist als Krankheit „abgeschafft" (Wölk 1992) und lebt nur noch in subsyndromatisierter Form als „dissoziative Störung" weiter. Damit ist auch die Verbindung zur hysterischen Neurose (Mentzos 1991) aufgegeben.

Die enge Verbindung zwischen den Konzepten der Dissoziation und der Konversion bietet Vorteile. Unter Konversion versteht man die Abfuhr von Affekten hin zu körperlichen Manifestationen, die symbolische Darstellung von verdrängten Konflikten in erster Linie durch Bewegungsstörungen, die die quergestreifte Muskulatur betreffen, aber auch durch Ausfälle im Bereich der Wahrnehmung. Unter Dissoziation versteht man die Spaltung innerhalb des Erlebens, insbesondere die Abspaltung von bewußten Inhalten ins Unbewußte. Bei den Bewegungsstörungen sind sowohl Konversions- wie Dissoziationsmechanismen am Werk. Eine Unterscheidung im eben dargelegten Sinne allerdings bietet die ICD 10 nicht mehr, was man bedauern mag.

Versuchen wir die Beschreibung der ICD 10 für dissoziative Störungen nachzuvollziehen, so findet sich folgendes:

– der Verlust der Integration von Erinnerungen, Identitätsbewußtsein, unmittelbaren Empfindungen und Körperbewegungen und damit
– eine Störung der bewußten und selektiven Kontrolle dieser Funktionen;
– typisch ist plötzlicher Beginn und plötzliches Ende der Zustandsbilder, wechselndes Ausmaß der Störungen, ferner eine Tendenz zu Rezidiven und auch zur Chronifizierung, bei längerem Bestehen oft Therapieresistenz;
– dissoziative Störungen sind gekennzeichnet durch psychogene Verursachung und zu-

gleich durch den Ausschluß einer körperlichen Ursache, möglichst also Nachweis von in zeitlichem Zusammenhang stehenden traumatisierenden Ereignissen, ungelösten Konflikten und gestörten Beziehungen;
- bei den Patienten beobachtet man die Tendenz zu Verdrängung und Verleugnung; die entscheidende Problematik wird auf die aufgetretenen Symptome verschoben.

Mit dieser Beschreibung ist der von Psychoanalytikern dargestellte Konversionsmechanismus (Adler u. Hemmeler 1989; Hoffmann u. Hochapfel 1991) durchaus vereinbar: Ein abgewehrter, ins Unbewußte verlagerter, innerer Konflikt führt zur Aufspaltung von körperlichem und seelischen Erleben als Dissoziation, wobei der unbewußte Wunsch nach Ausdruck in Verbindung mit körperlichem Erleben zur „Somatisierung" gewendet werden kann oder in Form des Konversionssymptoms als Kompromiß zwischen dem unbewußten Impuls und der impulsunterdrückenden Tendenz im Sinne einer körperlichen Symbolisierung entsteht.

In der ICD 10 sind die dissoziativen Störungen der Bewegung und der Sinnesempfindung in 4 vierstelligen Kategorien zusammengeschlossen: F 44.4 dissoziative Bewegungsstörungen; F 44.5 dissoziative Krampfanfälle; F 44.6 dissoziative Sensibilitäts- und Empfindungsstörungen; F 44.7 dissoziative Störungen (Konversionsstörungen) gemischt:

- Typisch ist Verlust oder Veränderung von Bewegungsfunktionen oder Empfindungen, meist von Hautempfindungen, ohne Nachweis einer körperlichen Ursache. Diese Störungen treten oft entgegen anatomischen oder physiologischen Gegebenheiten auf.
- Der Funktionsverlust erleichtert ein Ausweichen vor seelischen Konflikten, die anderen Personen oft klar sind. Typisch ist ein situativ wechselnder Schweregrad der Behinderung aufgrund der Symptome.
- Häufig finden sich ähnliche Störungen in der sozialen Umgebung des Patienten, so daß eine gewisse Tendenz zur Nachahmung besteht. Manche Patienten entwickeln ein sich wiederholendes Reaktionsmuster von Störungen.

Es finden sich die unterschiedlichsten Bewegungsstörungen, etwa partielle oder vollständige Lähmungen, Koordinationsstörungen, wie Ataxie, Astasie und Abasie, Zittern oder Schütteln von Extremitäten oder des ganzen Körpers, sowie psychogene Dysphonie oder Aphonie. Die dissoziativen Krampfanfälle, auch als Pseudoanfälle zu bezeichnen, treten häufig in Verbindung mit stuporösen oder tranceähnlichen Zuständen auf und sind in der Regel vom Grand mal relativ einfach zu unterscheiden, schwieriger kann die Unterscheidung von weiteren Formen der Epilepsie sein.

Die Differentialdiagnose ist vielfältig: Zum einen ist an somatoforme Störungen (F 45) zu denken, also an meist länger andauernde Störungen, die eine Fülle körperlicher Beschwerden aufweisen (hierzu zählen nach ICD 10 auch Tortikollis und andere Störungen mit krampfhaften Bewegungen), ferner an ein Krankheitsbild, das neuerdings wieder aktiviert wird, nämlich die Neurasthenie (F 48.0) als eine allgemeine, seelisch bedingte Schwäche. Auch bei der Schizophrenie (F 20) und bei schweren Depressionen (F 3x) können Bewegungsstörungen auftreten. Differentialdiagnostisch ist auch an artifizielle Störungen (F 68.1) wie auch an Simulationen (F 76.5) zu denken. Neurologische Erkrankungen sollten ausgeschlossen sein (Lempert et al. 1991; Koller et al. 1989), wobei gerade die Differentialdiagnose in frühen Stadien der multiplen Sklerose sehr schwierig sein kann; es sollte vor allem auch an organische Anfallsleiden gedacht werden. Nicht selten finden sich auch beide Anfallsformen in Kombination als sog. Hysteroepilepsie (Rabe 1977).

F4 neurotische-, Belastungs-, und somatoforme Störungen

F40 phobische Störung
- F40.0 Agoraphobie
  - .00 ohne Panikstörung
  - .01 mit Panikstörung
- F40.1 soziale Phobien
- F40.2 spezifische (isolierte) Phobien
- F40.8 andere
- F40.9 nicht näher bezeichnete

F41 andere Angststörungen
- F41.0 Panikstörung (episodisch paroxysmale Angst)
- F41.1 generalisierte Angststörung
- F41.2 Angst und depressive Störung, gemischt
- F41.3 andere gemischte Angststörungen
- F41.8 andere näher bezeichnete
- F41.9 nicht näher bezeichnete

F42 Zwangsstörung
- F42.0 vorwiegend Zwangsgedanken oder Grübelzwang
- F42.1 vorwiegend Zwangshandlungen (Zwangsrituale)
- F42.2 Zwangsgedanken und -handlungen, gemischt
- F42.8 andere
- F42.9 nicht näher bezeichnete

F43 Reaktionen auf schwere Belastungen und Anpassungsstörungen
- F43.0 akute Belastungsreaktion
- F43.1 posttraumatische Belastungsstörung
- F43.2 Anpassungsstörungen
  - .20 kurze depressive Reaktion
  - .21 längere depressive Reaktion
  - .22 Angst und depressive Reaktion, gemischt
  - .23 mit vorwiegender Beeinträchtigung von anderen Gefühlen
  - .24 mit vorwiegender Störung des Sozialverhaltens
  - .25 mit gemischter Störung von Gefühlen und Sozialverhalten
  - .28 andere spezifische Anpassungsstörung
- F43.8 andere
- F43.9 nicht näher bezeichnete

F44 dissoziative Störungen (Konversionsstörungen)
- F44.0 dissoziative Amnesie
- F44.1 dissoziative Fugue
- F44.2 dissoziativer Stupor
- F44.3 Trance und Besessenheitszustände
- F44.4 dissoziative Bewegungsstörungen
- F44.5 dissoziative Krampfanfälle
- F44.6 dissoziative Sensibilitäts- und Empfindungsstörungen
- F44.7 dissoziative Störungen (Konversionsstörungen), gemischt
- F44.8 andere
  - .80 Ganser-Syndrom
  - .81 multiple Persönlichkeit
  - .82 vorübergehende dissoziative Störungen (Konversionsstörungen) in der Kindheit und Jugend
  - .88 andere näher bezeichnete
- F44.9 nicht näher bezeichnete

F45 somatoforme Störungen
- F45.0 Somatisierungsstörung
- F45.1 undifferenzierte Somatisierungsstörung
- F45.2 hypochondrische Störung
- F45.3 somatoforme autonome Funktionsstörung
  - .30 kardiovaskuläres System
  - .31 oberer Gastrointestinaltrakt
  - .32 unterer Gastrointestinaltrakt
  - .33 respiratorisches System
  - .34 Urogenitalsystem
- F45.4 anhaltende somatoforme Schmerzstörung
- F45.8 andere
- F45.9 nicht näher bezeichnete

F48 andere neurotische Störungen
- F48.0 Neurasthenie (Erschöpfungssyndrom)
- F48.1 Depersonalisations-, Derealisationssyndrom(-störung)
- F48.8 andere näher bezeichnete
- F48.9 nicht näher bezeichnete

Bei der gegenwärtig häufig verwendeten Diagnosenstellung nach DSM-III-R (Wittchen 1990) werden zum einen die Konversionsstörungen beschrieben (oder hysterische Neurose, Konversionstypus), zum anderen werden Konversionssymptome einschließlich Bewegungsstörungen auch der Diagnose Somatisierungsstörung zugeordnet. Hier sind eine große Zahl von einzelnen Symptomen, eine mehrjährige Dauer der Beschwerden und die Überzeugung des Patienten, krank zu sein, gefordert. In der ICD 10 dagegen wird stärker versucht, die auch hier vorkommende Diagnose der Somatisierungsstörung von der Dissoziation/Konversion zu trennen. Bei der Somatisierungsstörung nach ICD 10 stehen vegetative Störungen, Störungen des gastrointestinalen Systems, des kardiopulmonalen Systems und des Urogenitalsystems im Vordergrund, Konversionssymptome dagegen sind nicht mehr aufgeführt.

Im Jahre 1991 erschien, herausgegeben von der American Psychiatric Association, das *Options Book* für das DSM-IV, die zukünftige Diagnosenklassifikation, die eine erneute Revision im Unterschied zum DSM-III-R verspricht. Die Konversionssymptome sollen dann wieder im engeren Sinne gebraucht werden und diejenigen Symptome oder Funktionsausfälle darstellen, die typisch für eine neurologische Störung sein könnten und sich somit im wesentlichen auf die Sensorik und Sensibilität bzw. auf die Motorik beziehen. Bedingung ist, daß diese Symptome ohne bewußtes Zutun der Patienten entstehen und daß sie in sozialer oder beruflicher Funktion behindernd sind. Aus internationaler Sicht ist zu hoffen, daß im DSM-IV eine möglichst weitgehende Angleichung an die Diagnostik der ICD 10 erfolgt. Man könnte diskutieren, ob nicht noch weitere Symptome mit Ausdruckscharakter (Adler 1986) der Konversion zugerechnet werden sollten.

In den Ausführungen zur Diagnostik nach ICD 10 wurde deutlich, daß die beiden hier dargestellten Fälle alle die Kriterien aufweisen, die in der Beschreibung gefordert sind, wie Integrationsverlust, Störung der zentralen, bewußten Kontrolle, psychogene Verursachung, Tendenz zu Abwehrmechanismen, plötzliches Auftreten und rasches Verschwinden der Störungen, Vorkommen ähnlicher Störungen in der sozialen Umgebung und individuell sich wiederholende Reaktionsmuster.

Die Therapie der Bewegungsstörungen spiegelt ebenso wie die Diagnostik eine lange Geschichte wider. In früheren Zeiten wurden bei psychogenen Bewegungsstörungen häufig drastische Methoden verwendet, so die sog. Protreptik nach Kretschmer (Peters 1990), eine unter Suggestion angewandte Elektrisierungsbehandlung, mit der man den Patienten überrumpelte und die sehr schmerzhaft sein kann. Es gibt aus dem Zweiten Weltkrieg eine sehr eindrucksvolle Schilderung, wie es Panse und Mitarbeitern gelang, auf diese Weise 2/3 der Soldaten, die unter neurotischen Störungen litten, wieder „frontverwendungsfähig" zu machen (Schulz-Venrath u. Hermanns 1991). Aber auch die gegenwärtig bei bestimmten Indikationen durchgeführte phoniatrische Behandlung der Aphonie mittels lokaler Reizung des Kehlkopfes bis hin zum Brechreiz durch direkte Berührung basiert auf demselben Prinzip und soll gewissermaßen eine paradoxe Reaktion beim Patienten auslösen.

Die Therapie von Bewegungsstörungen kann nach heutigen Vorstellungen in der akuten Situation kurzdauernd medikamentös sedierend sein, im übrigen steht die psychotherapeutische Behandlung im Vordergrund. Welche Therapieform man empfiehlt, hängt nicht nur von der Ausprägung der Störung ab, sondern auch vom Differenzierungsgrad des jeweiligen Patienten. Nur wenige dieser Patienten dürften für eine psychoanalytische Behandlung geeignet sein und den Leidensdruck spüren, der bei einer solchen aufwendigen Behandlung Voraussetzung ist. Bei emotional und intellektuell differenzierteren

Patienten, wie etwa unserer ersten Kranken, kann man ein psychoanalytisch orientiertes Verfahren anwenden; in vielen Fällen jedoch wird man den bei diesem Krankheitsbild häufig eher wenig differenzierten Kranken zunächst pragmatische, übende Verfahren empfehlen. Trotzdem sollte stets in verstehenden psychotherapeutischen Gesprächen versucht werden, den Patienten schrittweise aus der „belle indifférence" oder der Alexithymie herauszulösen und ihn an seine aktuellen Probleme heranzuführen.

In schweren Fällen kann ein Wechsel der Umgebung günstig wirken und Krankenhausbehandlung angeraten sein. Bei stationär aufgenommenen Patienten muß eine entsprechende Tagesstruktur mit einem Schwergewicht auf körpernahen Behandlungsmethoden aufgebaut werden. Eine allgemeine Aktivierung des Patienten ist erforderlich, wobei darauf geachtet werden muß, daß die Symptome nicht fixiert werden. Sie sollten also nicht direkt angegangen werden, sondern die Symptomaufgabe ist vom Patienten selbst zu leisten. Der Therapeut muß dazu beitragen, daß der Patient auf den Krankheitsgewinn durch das Symptom verzichten kann (Bräutigam 1978). Wichtig ist auch, bei gut verbalisierenden Patienten besonders auf die Abwehr zu achten. In manchen Fällen kann Verhaltenstherapie mit Verstärkung des erwünschten und Abschwächung des unerwünschten Verhaltens weiterhelfen.

Am schwierigsten sind Bewegungsstörungen zu behandeln, bei denen ein besonders großer Anteil somatischer Verursachung anzunehmen ist, d.h. also eine vielfältige Verursachung, bei der der psychogene Faktor nur eine Teilkomponente darstellt, wie bei Patienten mit Tortikollis und mit Schreibkrampf, die aber nicht den Konversionsstörungen zugeordnet werden. Hier wie auch bei den Ticstörungen ist die ätiologische Diskussion noch nicht abgeschlossen, und dementsprechend sind auch die therapeutischen Konzepte noch nicht ausreichend klar, allerdings wird bis in die letzten Jahre hinein die psychische Komponente immer wieder stark betont (Frommer 1992; Mitscherlich 1971; Rentrop u. Straschill 1986; Schulz u. Hemke 1988).

Die Betrachtung der Bewegungsstörungen allein aus psychiatrischer Sicht ist unvollständig, da nur einige der Bewegungsstörungen als psychogen aufzufassen sind, einige weitere sind somatisch bedingt, und dazwischen liegen einige, bei denen psychische und somatische Einflüsse ineinander greifen, so daß eine Trennung der Komponenten aussichtslos erscheint. Die neurologische Sicht müßte sich also an die psychiatrische Darstellung anschließen. Entsprechend der unklaren Ätiologie ist es oft schwierig, therapeutische Richtlinien zu geben. Auch hier wird es darauf ankommen, daß psychotherapeutische und somatische Therapiemethoden sich ergänzen, um für diese vielgestaltige Gruppe von Patienten eine optimale Behandlung zu erreichen. Die Beschäftigung mit ihnen ist deshalb auch so attraktiv, da gerade diese Kranken uns die Unteilbarkeit von Soma und Psyche vor Augen führen.

Literatur

Adler R (1986) Konversion. In: Uexküll T v (Hrsg) Psychosomatische Medizin. Urban & Schwarzenberg, München Wien Baltimore, S 481–488
Adler R, Hemmeler W (1989) Praxis und Theorie der Anamnese. Fischer, Stuttgart
APA (1991) DSM-IV Options Book. American Psychiatric Association, Washington/DC
Bräutigam W (1978) Reaktionen – Neurosen – Abnorme Persönlichkeiten. Thieme, Stuttgart
Bumke O (1919) Kriegsneurosen. Handbuch der Neurologie, Ergänzungsband, 1. Teil. Springer, Berlin

Degkwitz R, Helmchen H, Kockott G, Mombour W (Hrsg) (1979) Diagnosenschlüssel und Glossar psychiatrischer Krankheiten. Springer, Berlin Heidelberg New York
Ellenberger HF (1973) Die Entdeckung des Unbewußten. Huber, Bern Stuttgart
Frommer J (1992) Der idiopathische Schreibkrampf als psychosomatische Erkrankung. Z Psychosom Med 38: 49–62
Hoffmann SO, Hochapfel G (1991) Einführung in die Neurosenlehre und Psychosomatische Medizin, 4. Aufl. Schattauer, Stuttgart
Janet P (1894) Der Geisteszustand der Hysterischen. Deuticke, Leipzig Wien
Kehrer F (1919) Handbuch der Neurologie, 1. Teil. Springer, Berlin
Koller W, Lang A, Vetere-Overfield B et al. (1989) Psychogenic tremors. Neurology 39: 1094–1099
Lempert T, Brandt T, Dieterich M, Huppert D (1991) How to identify psychogenic disorders of stance and gait. J Neurol 238: 140–146
Mann T (1954) Bekenntnisse des Hochstaplers Felix Krull. Fischer, Frankfurt/M
Mentzos S (1991) Hysterie. Fischer, Frankfurt/M
Mitscherlich M (1971) Zur Psychoanalyse des Torticollis spasmodicus. Nervenarzt 42: 420–426
Nonne M (1960) Die letzte Vorlesung von Max Nonne. Münch Med Wochenschr 102: 989–994
Oppenheim H (1908) Lehrbuch der Nervenkrankheiten. Karger, Berlin
Peters UH (1990) Wörterbuch der Psychiatrie und medizinischen Psychologie. Urban & Schwarzenberg, München Wien
Rabe F (1977) Anfälle nicht-organischer Genese bei chronischen Epilepsien. Internist 18: 81–85
Rentrop E, Straschill M (1986) Der Einfluß emotionaler Faktoren beim Auftreten des idiopathischen Torticollis spasmodicus. Z Psychosom Med 32: 44–59
Schultz-Venrath U, Hermanns LM (1991) Gleichschaltung zur Ganzheit. Gab es eine Psychosomatik im Nationalsozialismus? In: Richter HE, Wirsching M (Hrsg) Neues Denken in der Psychosomatik. Fischer, Frankfurt/M, S 83–103
Schulz G, Hemke S (1988) Torticollis spasmodicus. Ein Beitrag zur Psychogenese und Psychotherapie. Psychiatr Neurol Med Psychol (Leipz) 40: 564–571
Vliegen J (1991) Bewegungsstörungen in Neurologie und Psychiatrie. Fundam Psychiatr 5: 24–29
Weltgesundheitsorganisation (1991) Internationale Klassifikation psychischer Störungen. ICD-Kapitel V (F) Klinisch diagnostische Leitlinien. Dilling H, Mombour W, Schmidt MH (Hrsg). Huber, Bern Göttingen Toronto
Wittchen HU, Saß H, Zaudig M, Koehler K (Hrsg) (1989) Diagnostisches und Statistisches Manual Psychischer Störungen DSM-III-R. Beltz, Weinheim Basel
Wölk W (1992) Vergangenheit und Zukunft des Hysteriekonzepts. Nervenarzt 63: 149–156

Gefühlsstörungen aus neurologischer Sicht

B. Neundörfer

Einführung

Definition

Körpergefühl wird in den folgenden Ausführungen weitgehend mit der sog. „somatischen Sensibilität" gleichgesetzt, die Körperinformationen umfaßt, die vom Integument, Bewegungsapparat und den Körperorganen stammen (ten Bruggencate 1984). Dabei sollen nicht nur Einzelleistungen und deren Störungen, sondern auch solche der Integration im Sinne einer Einordnung in das Körperschema abgehandelt werden. Zwar stellt man traditionsgemäß das sensible dem motorischen System gegenüber, in Wirklichkeit handelt es sich dabei jedoch um eine Fiktion (Schaltenbrand 1969), da – worauf von Weizsäcker (1940) in seinem Buch *Der Gestaltkreis* schon hingewiesen hat – es praktisch kaum möglich ist, ohne motorische Reaktionen wahrzunehmen. Ein klassisches Beispiel ist das „Ertasten" eines Gegenstandes, wozu die Bewegungen der Finger notwendig sind.

Elemente der Sensibilität

Man kann die Sensibilität und deren Störungen nach mehreren Gesichtspunkten unterteilen (ten Bruggencate 1984; Mumenthaler 1988; Schaltenbrand 1969):

- danach, ob die Patienten *subjektiv Mißempfindungen* wahrnehmen (Dysästhesien, Parästhesien, Schmerzen), wobei es sich um die Folgen einer Reizung sensibler Bahnen oder Zentren handelt, oder ob *ein Ausfall* der Sensibilität vorhanden ist;
- nach der *Qualität* mit der Unterteilung in Oberflächensensibilität (Berührungs-, Schmerz- und Temperaturempfinden) und Tiefensensibilität (Vibrationsempfinden, Lage- und Bewegungsempfinden) und
- nach der Diskriminationsleistung mit Unterteilung in *protopathische* (elementare Wahrnehmungen wie Druck, Schmerz, Temperatur) und *epikritische* (genaue Lokalisation, Unterscheidung zweier oder mehrerer gleichzeitiger und/oder kurz aufeinander folgender Reize und Wahrnehmungen von Reizgestalten) Sensibilität.

Dimensionen

Schließlich sind bei der Analyse von Sensibilitätsstörungen immer folgende 4 Dimensionen zu beachten (ten Bruggencate 1984; Janzen 1982), weil daraus Angriffsort und Ursache einer Sensibilitätsstörung erfaßt werden können:

- Qualität,
- Intensität,
- Einordnung im Körperschema (Lokalisation) und
- zeitliche Komponenten (zeitliche Dimensionen der Entwicklung).

Anatomie und Physiologie der Sensibilität

Für die verschiedenen Modalitäten der Sensibilität stehen unterschiedliche Rezeptoren zur Verfügung. Man kann diese nach Sherrington (1947) in 3 Gruppen unterteilen: Exterozeptoren, Propriozeptoren und Enterozeptoren.

Exterozeptoren werden vornehmlich durch Umweltreize stimuliert: Als Mechanorezeptoren mit Reaktion auf Druck und Berührung fungieren die Merkel-Rezeptoren und Meißner-Körperchen sowie die Vater-Pacini-Körperchen, die auf Vibration reagieren. Die Ruffini-Körperchen sprechen auf Wärme- und die Krause-Endkolben auf Kältereize an. Freie Nervenendigungen dienen als Schmerzrezeptoren (Nozizeptoren). Zu den *Propriozeptoren* gehören die Muskelspindeln, die Golgi-Sehnen-Organe und Gelenkrezeptoren, wobei die letzteren vor allem für den Lagesinn der Extremitäten zuständig sind. Die *Enterozeptoren* schließlich sprechen auf Änderungen im Bereich der Viszeralorgane an.

Die Ganglienzellen der sensiblen Afferenzen befinden sich in den *Spinalganglien*, deren zentrale Neuriten die hinteren Wurzeln bilden.

Die verschiedenen Qualitäten der Sensibilität werden durch unterschiedliche Fasertypen, die sich nach Durchmesser und Erregungsleitgeschwindigkeit unterscheiden, fortgeleitet (Tabelle 1).

Die Schmerz- und Temperaturempfindung leitenden Fasern enden nach ihrem Eintritt ins Rückenmark über die Hinterwurzeln im Hinterhorn in der Substantia gelatinosa und werden hier auf ein 2. Neuron umgeschaltet, dessen Fasern vor dem Zentralkanal des Rückenmarks zur Gegenseite kreuzen und hier als Tractus spinothalamus lateralis im

Tabelle 1: Fasergruppen sensibler Nerven. (Nach ten Bruggencate 1984)

	Terminologie nach Erlanger u. Gasser				Terminologie nach Lloyd u. Hunt		
	Fasergruppe	Durchmesser (µm)	Leitungsgeschwindigkeit (m/s)		Fasergruppe	Durchmesser (µm)	Leitungsgeschwindigkeit (m/s)
Myelinisiert	A α	20–10	120–60	von primären Muskelspindelrezeptoren, von Sehnenorganen von sekundären Muskelspindelrezeptoren, von Mechanorezeptoren der Haut	Ia, Ib, II (I)	20–12, 12–7	120–70, 70–40
	β	15–7	90–40				
	γ	8–4	50–30	dünne myelinisierte Mechanoafferenzen, Thermoafferenzen	III	7–2	40–10
	δ	5–2	30–10	nozizeptive Afferenzen aus Haut und Tiefensensibilität			
	B	3–1	20–5	Chemoafferenzen, viszerale Afferenzen			
Unmyelinisiert	C	1,5–0,5	2–0,5	unmyelisierte mechano-, thermo-, und chemosensible Afferenzen aus Haut und tiefer gelegenen Strukturen	IV	1,5–0,5	2–0,5

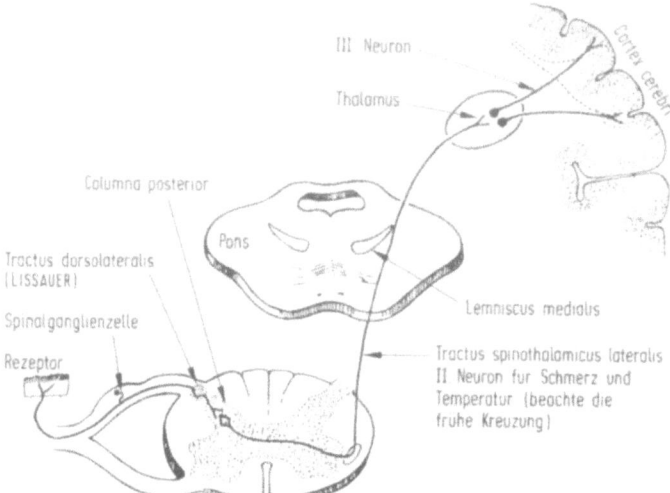

Abb. 1. Schmerz- und Temperaturbahnen (Aus Chusid 1978)

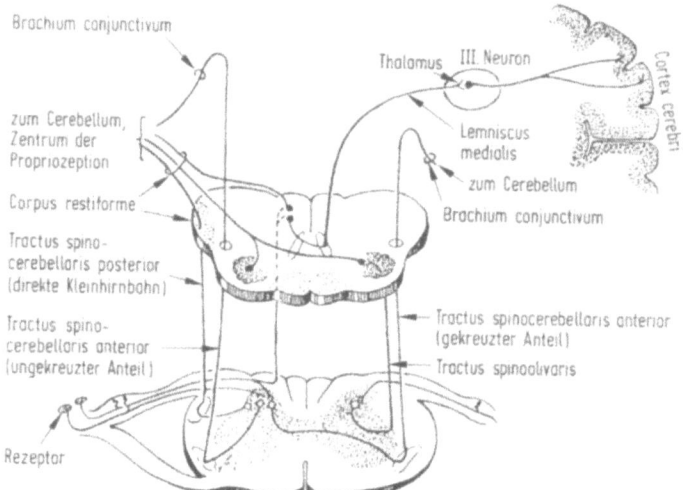

Abb. 2. Propriozeptive Bahnen (Aus Chusid 1978)

Rückenmark und Hirnstamm zum Nucleus posteroventralis des Thalamus ziehen. Von hier erfolgt eine Projektion auf den Gyrus postcentralis des Lobus parietalis (Abb. 1).

Die propriozeptiven Fasern bauen nach Eintritt ins Rückenmark die Hinterstränge auf und enden in der Medulla oblongata im Nucleus gracilis und cuneatus. Nach Umschaltung auf das nächste Neuron kreuzen die Fasern im Lemniscus medialis, um gleichfalls im Nucleus posteroventralis des Thalamus zu enden. Die Weiterleitung erfolgt dann zum Parietallappen. Ein kleinerer Teil der propriozeptiven Afferenzen endet als Teil des Muskeleigenreflexbogens an den α-Motoneuronen des kontralateralen Vorderhornes oder bildet nach Umschaltung im Hinterhorn die Tractus spinocerebellares (Abb. 2).

Das Berührungsempfinden wird entweder über die Hinterstränge und den Lemniscus

Gefühlsstörungen aus neurologischer Sicht 127

Abb. 3. Bahnen für Berührungs- und Druckempfinden (Aus Chusid 1978)

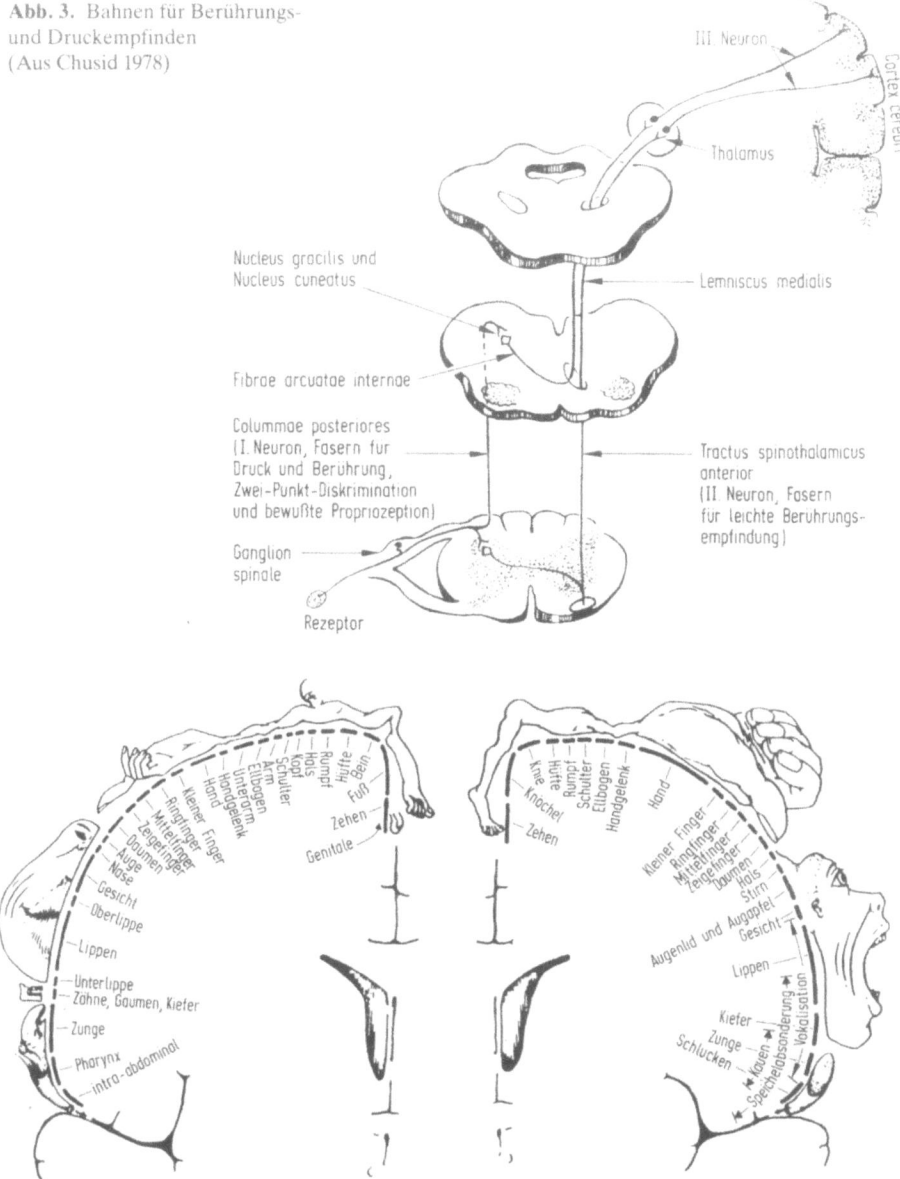

Abb. 4. Sensibler (*links*) und motorischer Homunkulus nach Penfield und Rasmussen (Aus Chusid 1978)

medialis (epikritische Leistungen) oder nach Kreuzung zur Gegenseite im Tractus spinothalamicus anterior (protopathische Leistungen) zum Nucleus ventralis posterolateralis des Thalamus und von dort zum Parietallappen fortgeleitet (Abb. 3). Im Gyrus postcentralis sind die Projektionsfelder für die einzelnen Körperabschnitte in der Größenordnung je nach der Bedeutung für die Körperwahrnehmung unterschiedlich groß: So sind z.B. die sensiblen Projektionsfelder für das Gesicht und die Hand wesentlich umfangreicher als für den Stamm oder die Beine (Abb. 4).

Sensibilitätsstörungsmuster in Relation zur Lokalisation

Aus dem Verteilungsmuster der Sensibilitätsstörungen läßt sich in vielen Fällen auf die Lokalisation des krankmachenden Prozesses im Bereich des peripheren oder zentralen Nervensystems schließen.

Eine Schädigung einzelner oder mehrerer Nerven erkennt man daran, daß sich die Störungen genau an das Versorgungsgebiet des betroffenen Nerven halten (Abb. 5 und 6). Eine Läsion der Nervenwurzeln führt zu Sensibilitätsstörungen in den dazu gehörigen Dermatomen. Bei peripheren Nervenläsionen entspricht die Zone der Hypästhesie, bei Wurzelläsionen die Zone der Hypalgesie am besten dem anatomischen Versorgungsmuster (s. Abb. 5 und 6).

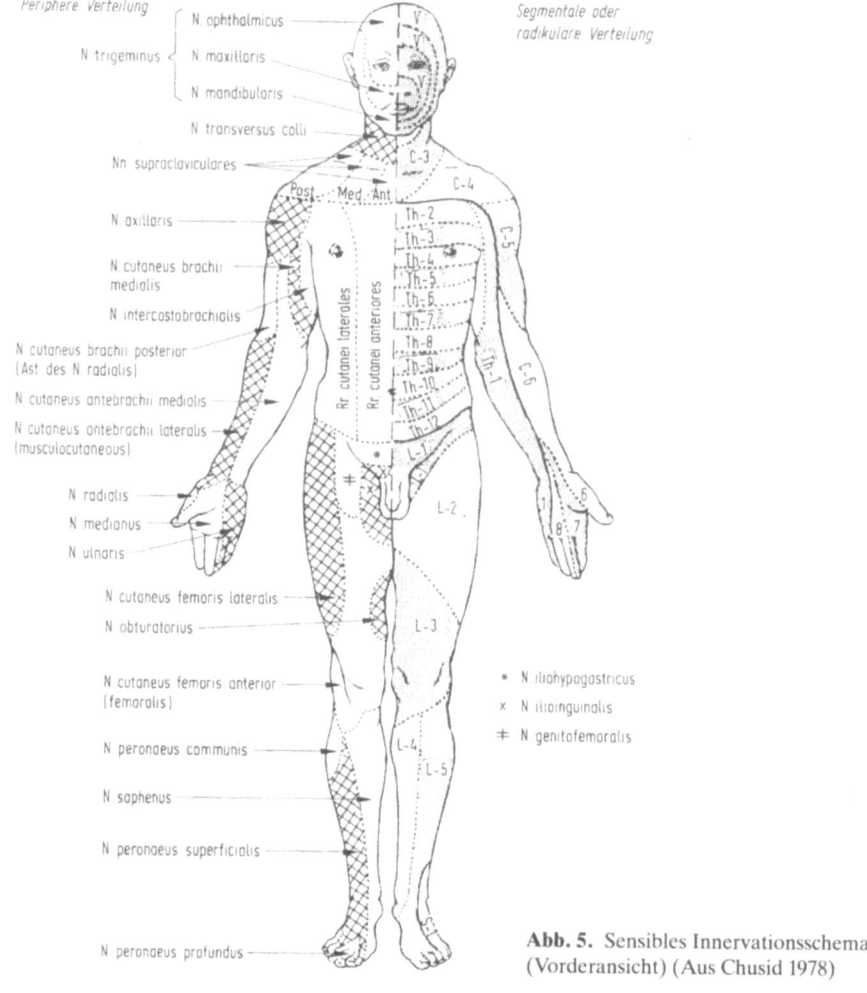

Abb. 5. Sensibles Innervationsschema (Vorderansicht) (Aus Chusid 1978)

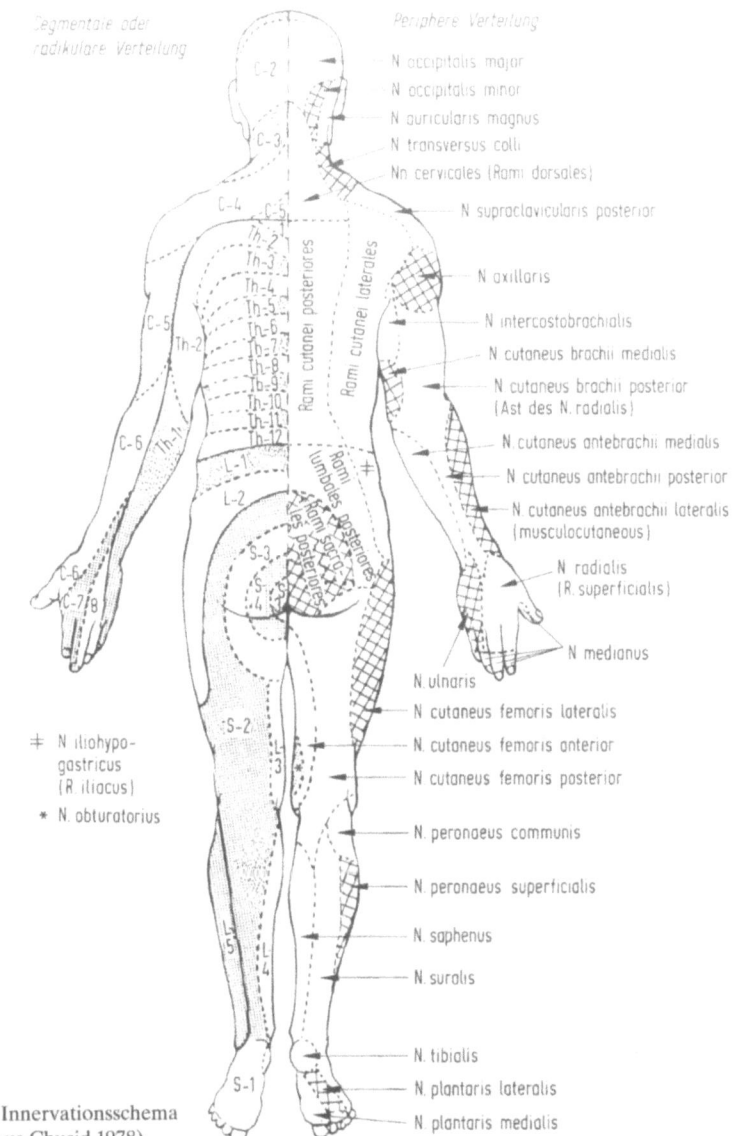

Abb. 6. Sensibles Innervationsschema (Dorsalansicht) (Aus Chusid 1978)

Bei einer halbseitigen Querschnittsläsion des Rückenmarkes (Brown-Séquard-Syndrom) findet man neben der gleichseitigen segmentalen schlaffen und der gleichseitigen spastischen Lähmung unterhalb der Läsionsstelle eine homolaterale anästhetische Zone entsprechend dem lädierten Segment und darunter eine Störung der Tiefen- und epikritischen Sensibilität sowie kontralateral eine dissoziierte Empfindungsstörung (Abb. 7).

Typisch für eine Läsion im Bereich des Hirnstammes ist die gekreuzte Sensibilitätsstörung, z.B. beim Wallenberg-Syndrom eine dissoziierte Sensibilitätsstörung homolateral im Versorgungsgebiet des N. V und kontralateral am Körperstamm (Abb. 8).

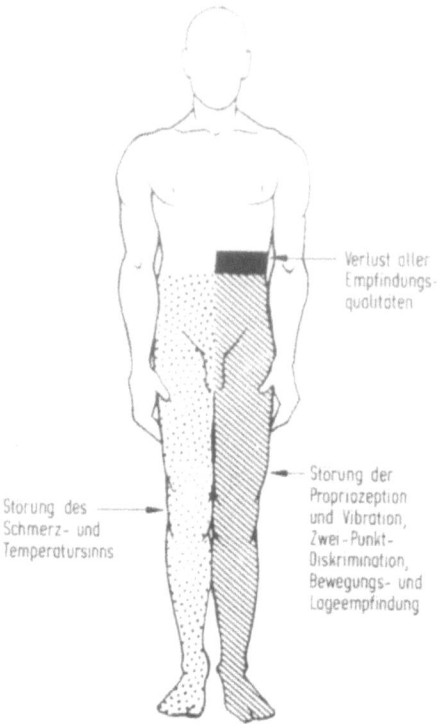 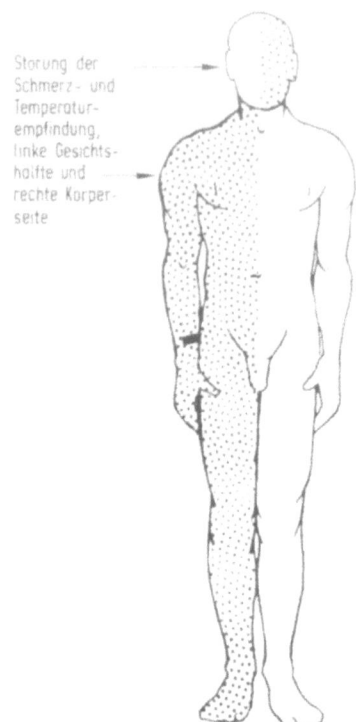

Abb. 7. Brown-Séquard-Syndrom (Aus Chusid 1978)

Abb. 8. Wallenberg-Syndrom (Aus Chusid 1978)

Bei einer Läsion des Parietallappens findet man durchgehend kontralateral eine halbseitige Sensibilitätsstörung im Gesicht und am Körper einschließlich der kontralateralen Extremitäten (Abb. 9).

Bei Erkrankungen innerer Organe treten Mißempfindungen und Dysästhesien im Bereich der Head-Zonen auf (Hansen u. Schliack 1962) (Tabelle 2), die durch eine Konvergenz von Haut- und Viszeralafferenzen im Hinterhorn des Rückenmarks zustande kommen.

Tabelle 2. Wichtigste Head-Zonen (Nach Hansen u. Schliack 1962)

Herz, Perikard	$C_8 - Th_8$
Lunge, Pleura	$Th_3 - Th_{10}$
Magen	$Th_5 - Th_9$
Duodenum	$Th_6 - Th_{10}$
Pankreas	$Th_7 - Th_9$
Leber, Galle	TH_{6-10}
Milz	$Th_7 - Th_{10}$
Zäkum, Appendix	$Th_9 - Th_{11}$
Niere	$Th_9 - L_2$

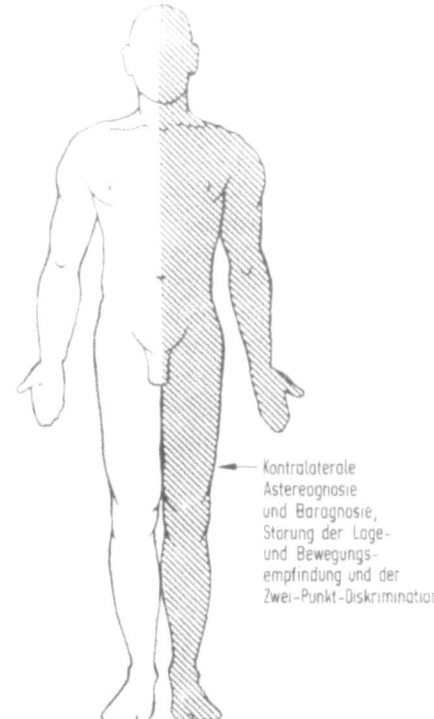

Abb. 9. Läsion des Parietallappens
(Aus Chusid 1978)

Differentialdiagnose typischer klinischer Syndrome mit Sensibilitätsstörungen

Sensible Reizerscheinungen (subjektive sensible Mißempfindungen)

Qualitäten sensibler Reizerscheinungen

Die von den Patienten geschilderten Mißempfindungen einschließlich Schmerzen weisen auf eine Irritation im Sinne eines Reizgeschehens der sensiblen Afferenzen oder Zentren hin. Dabei kann man sogar bis zu einem gewissen Grad aus der Art der Mißempfindung auf den Typ der betroffenen Afferenz rückschließen. So lassen Klagen über Kribbeln, Prickeln, Ameisenlaufen, Pelzigkeitsgefühl u.a. auf eine Irritation der das Berührungsempfinden leitenden Afferenzen in peripheren Nerven oder im Rückenmark, Klagen über Wärme- und Kälteparästhesien und Schmerzen auf eine Irritation der Schmerz- und Temperatur leitenden Systeme und Klagen über unangenehmen tiefen Gewebedruck, über Eingepreßt- und Eingeschnürtsein einer Extremität oder über Größenveränderungen auf eine Irritation der die Tiefensensibilität vermittelnden Afferenzen und Zentren rückschließen.

Anfallsartig auftretende sensible Reizerscheinungen

Einfach partielle Anfälle (Neundörfer 1989) mit sensiblen Reizerscheinungen lassen vor allem an eine Läsion oder einen Prozeß in der kontralateralen Postzentralregion denken. Man spricht von einem sensiblen Jackson-Anfall, wenn sich die Parästhesien oder auch der Schmerz von einer Stelle ausgehend in einem „march" ausbreiten (z.B. von der Hand über den Arm zum Gesicht).

Selten können paroxysmal auftretende halbseitige, sehr schmerzhafte Mißempfindungen in einer Körperhälfte *Hirnstammanfälle* sein, die Sekunden bis 1–2 min andauern und meist Folgen der multiplen Sklerose sind (Wolf 1979).

Zu den einfach partiellen Anfällen – allerdings mit Lokalisation des auslösenden Fokus im Temporallappen – gehören auch paroxysmal auftretende, meist schwer beschreibbare Mißempfindungen im Oberbauch mit Aufsteigen zum Rachen („epigastrische Aura") oder andere paroxysmale auftretende Veränderungen der Körpergefühlssphäre, wie Vergrößerungen oder Verkleinerungen der Extremitäten oder Verzerrungen des Körperschemas.

Fortdauernde sensible Reizerscheinungen

Über halbseitige Schmerzen und/oder schmerzhafte Parästhesien klagen häufig Patienten mit einer kontralateralen *Thalamusläsion*. Meist ist allerdings dort auch die Sensibilität insgesamt herabgesetzt, und bei Berührung der Haut entstehen sehr unangenehme und schmerzhafte Mißempfindungen (Dysästhesien).

Auch bei *Rückenmarksläsionen*, z.B. im Rahmen eines *Brown-Séquard-Syndroms*, sind solche unangenehmen Dysästhesien im Bereich der dissoziierten Sensibilitätsstörungen zu beobachten.

Auf eine Irritation vor allem der Hinterstränge, wohl aber auch bei schmerzhaften Parästhesien auf eine Irritation des Tractus spinothalamicus zu beziehen sind Mißempfindungen, meist distal an den Extremitätenenden betont im Zusammenhang mit Rückenmarkserkrankungen, wie Tabes dorsalis, funikulärer Myelose oder auch Encephalomyelitis disseminata.

Bei der Irritation peripherer Nerven treten sensible Reizerscheinungen in besonders typischer Weise und z.T. in diagnostisch wegweisender Form auf (Mumenthaler 1988; Neundöfer 1987; Neundörfer et al. 1990).

Parästhesien, meist symmetrisch angeordnet, an den Extremitätenakren, in der Regel beginnend an den Zehen, sind ein typisch polyneuropathisches Syndrom, wobei der sog. sensible Manifestationstyp mit lediglich Sensibilitätsstörungen und Reflexausfällen der am häufigsten vorkommende Ausprägungstyp ist. Wie erwähnt, kann man aus der Art der Parästhesien auf den irritierten Fasertyp zurückschließen. Als sensibler Manifestationstyp beginnen nahezu alle toxischen Neuropathien, die alkoholische und nephrogene Polyneuropathie und die größte Gruppe der diabetischen Polyneuropathie (Abb. 10).

Besonders quälend können vor allem nächtlich exazerbierende Brennschmerzen an den Füßen und z.T. auch an den Händen sein („burning feet and hands"). Sie kommen vor allem bei diabetischer, alkoholischer und Vitaminmangelneuropathie vor.

Nächtliche Parästhesien, z.T. als schmerzhaft empfunden, im Bereich der Finger sowie Schwellungsgefühle der Finger und Hände sind typisch für das Karpaltunnel-

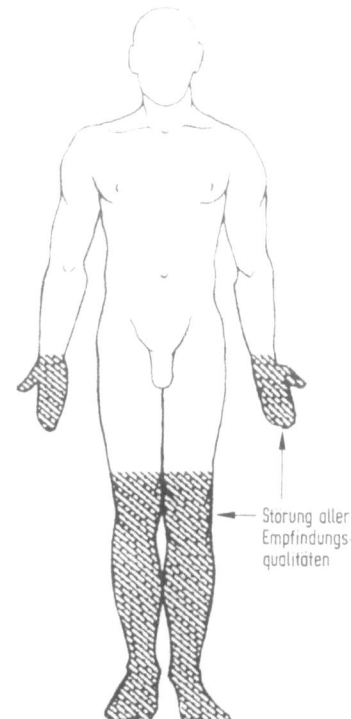

Abb. 10. Symmetrisch-sensible Polyneuropathie
(Aus Chusid 1978)

syndrom. Da die Parästhesien häufig auch den Unterarm miteinbeziehen, spricht man von einer *Brachialgia paraesthetica nocturna*.

Als *Notalgia paraesthetica* bezeichnet man schmerzhafte Parästhesien in einem etwa handtellergroßen Bezirk zwischen Wirbelsäule und Schulterblatt durch Kompression der Rami dorsales. Meist ist dort auch die Sensibilität herabgesetzt.

Bei der *Meralgia paraesthetica* handelt es sich um z.T. schmerzhafte Parästhesien an der Außenseite des Oberschenkels im Versorgungsgebiet des N. cutaneus femoris lateralis. Man geht von einer Irritation dieses Nerven an seinem Durchschnitt durch das Leistenband aus.

Sensibilitätsausfälle

Je nach betroffenem Fasertyp der peripheren Nerven bzw. nach betroffener Rückenmarksbahn können die einzelnen sensiblen Qualitäten isoliert betroffen werden.

Dissoziierte Empfindungsstörungen

Auf einen vorwiegenden Befall der dünnen, markarmen oder marklosen Nervenfasern der *peripheren Nerven* gehen dissoziierte Empfindungsstörungen bei den hereditär-sensorisch-autonomen Neuropathien (HSAN), den Amyloidpolyneuropathien und z.T. bei der Lepra, der Acrodermatitis atrophicans und der diabetischen Polyneuropathie („small fibre-neuropathy") zurück (Neundörfer 1987).

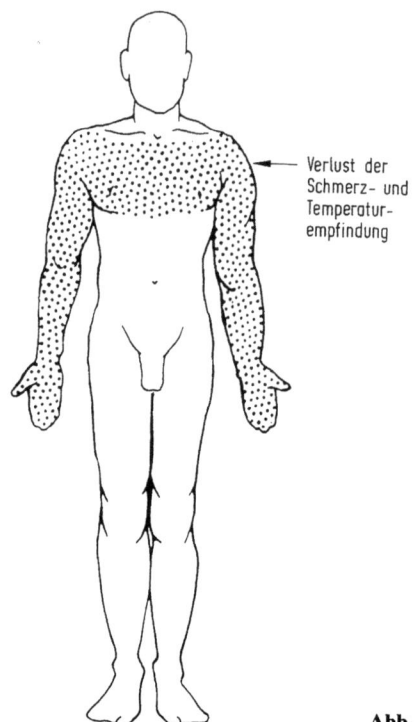

Abb. 11. Syringomyelie (Aus Chusid 1978)

Dissoziierte Empfindungsstörungen, hervorgerufen durch Erkrankungsprozesse auf Rückenmarksebene, gehen auf Läsionen des Tractus spinothalamicus entweder segmental im Bereich der Kreuzung vor dem Zentralkanal oder im Vorderseitenstrang zurück. Auf das typische Muster des *Brown-Séquard-Syndroms*, das z.B. durch einen raumfordernden oder entzündlichen Prozeß hervorgerufen sein kann, wurde schon hingewiesen. Beim *Spinalis-anterior-Syndrom*, bei dem es zu einer Ischämie der vorderen 2/3 des Rückenmarks kommt, ist ein Ausfall der Schmerz- und Temperaturempfindung bei erhaltener Berührungs- und Tiefensensibilität unterhalb der Myelomalazie charakteristisch. Typisch sind dissoziierte Empfindungsstörungen auch für die *Syringomyelie* und für *intramedulläre Tumoren*, wobei die dissoziierten Empfindungsstörungen – oft im oberen Körperbereich angesiedelt – durch Läsion der segmentalen Kreuzung der spinothalamischen Fasern zustande kommen (Abb. 11).

Dissoziierte Empfindungsstörungen durch Krankheitsprozesse im Bereich des Gehirnes sind zum einen typisch kontralateral zum Krankheitsherd am Stamm und den Extremitäten bei Hirnstammläsionen, z.B. beim Wallenberg-Syndrom, aber auch die ganze kontralaterale Körperhälfte betreffend bei Herden im Nucleus posterolateralis ventralis des Thalamus, wobei es sich in der Regel um vaskuläre oder tumoröse Prozesse handelt.

Isolierter Ausfall der Tiefensensibilität

Bei vorwiegendem oder ausschließlichem Befall dickbemarkter sensibler Fasern peripherer Nerven stehen Störungen des Vibrationsempfindens, des Lage- und Bewegungsempfindens und der epikritischen Sensibilität im Vordergrund. Dies ist z.B. häufig anfänglich typisch für die alkoholische und für einen Teil der diabetischen Polyneuropathien, für die Polyneuropathie bei Hypothyreose und für die sensorische paraneoplastische Polyneuropathie (Neundörfer 1987). Man spricht dann von *Pseudotabes peripherica*.

Vorwiegend zu Tiefensensibilitätsstörungen führen auf Rückenmarksebene Erkrankungen, die vor allem die Hinterstränge involvieren, wie z.B. Tabes dorsalis, funikuläre Myelose und Friedreich-Heredoataxie.

Ausfall aller sensibler Qualitäten

Bei einem Großteil der Polyneuropathien kommt es von Anfang an oder im Verlauf der Erkrankung zu einer globalen Sensibilitätsminderung mit der symmetrischen distalen Betonung und der gliedabschnittsweisen Verteilung der Ausfälle (socken-/strumpf- und/ oder handschuhförmig).

Auf Rückenmarksebene kommt es zu einem globalen Sensibilitätsverlust distal der Läsion beim Querschnittssyndrom, hervorgerufen durch Trauma, Ischämie, Entzündung oder Raumforderung.

Zu globalen Sensibilitätsstörungen einer Körperhälfte kommt es bei Läsionen des Parietalhirnes oder aber auch des hinteren Schenkels der inneren Kapsel. Dabei muß nicht immer die ganze kontralaterale Körperhälfte betroffen sein, sondern es können entsprechend der topischen Gliederung auch nur Körperteile betroffen sein.

Weitere Störungen der Körpergefühlssphäre

Nach dem Verlust eines Gliedes wird dieses meist doch noch längere Zeit als vorhanden empfunden: *Phantomgefühl* (Hallen 1987) Dabei schrumpft das Glied mit der Zeit in der Größe, wobei Hand oder Fuß in der Regel ihre ursprüngliche Größe behalten, während Unter- oder Oberarm, bzw. Unter- und Oberschenkel kleiner werden. Häufig werden Bewegungen im Phantomglied als sehr schmerzhaft empfunden. Interessant ist, daß das Phantomgefühl verschwindet, wenn es durch tumoröses Wachstum oder Ischämie zu Läsionen im Parietallappen kommt. Phantomgefühle gibt es auch nach Zahnextraktionen sowie Brust- oder Rektumamputationen.

Eine einseitige Vernachlässigung einer Körperhälfte und/oder des extrapersonalen Raumes nennt man „Neglect" (de Renzi 1983). Dabei nimmt der Patient z.B. eine Hemiplegie nicht wahr (*Anosognosie*) und erkennt z.T. auch seine eigenen Gliedmaßen nicht als zum eigenen Körper gehörig (*Hemiasomatognosie*). Darüber hinaus vernachlässigt er eine Hälfte des visuellen Umfeldes. Diese Störungen gehen auf eine Läsion des Parietalhirnes zurück, wobei ein Neglect auf dem Boden einer rechtshirnigen Läsion häufiger, schwerer und weniger gut reversibel ist als nach linkshirniger Schädigung. Die Ursache ist unbekannt.

Literatur

Bruggencate G ten (1984) Medizinische Neurophysiologie. Thieme, Stuttgart New York

Chusid JG (1978) Funktionelle Neurologie. Springer, Berlin Heidelberg New York

Hallen O (1987) Über Phantomschmerzen. Nervenheilkunde 6: 225–227

Hansen K, Schliack H (1962) Segmentale Innervation. Ihre Bedeutung für Klinik und Praxis. Thieme, Stuttgart

Janzen R (1982) Grundlagen der klinischen Analyse – Begriffsbildung. In: Janzen R, Kühn HA (Hrsg) Neurologische Leit- und Warnsymptome bei inneren Erkrankungen. Thieme, Stuttgart New York, S 19–27

Mumenthaler M (1988) Klinische Untersuchung und Analyse neurologischer Syndrome. Thieme, Stuttgart New York

Neundörfer B (1987) Polyneuritiden und Polyneuropathien. Edition Medizin VCH, Weinheim Deerfield Beach

Neundörfer B (1989) Internationale Klassifikation der epileptischen Anfälle und Epilepsien/epileptische Syndrome. In: Stefan H (Hrsg) Präoperative Diagnostik für die Epilepsiechirurgie. Springer, Berlin Heidelberg New York Tokyo, S 1–8

Neundörfer B, Claus D, Engelhardt A (1990) Diagnostik der Polyneuropathien. Dtsch Med Wochenschr 115: 220–223

Renzi E de (1983) Die funktionelle Asymmetrie der Großhirnhemisphären. In: Hopf HC, Poeck K, Schliack H (Hrsg) Neurologie in Praxis und Klinik, Bd 1. Thieme, Stuttgart New York, S 1.16–1.21

Schaltenbrand G (1969) Allgemeine Neurologie. Thieme, Stuttgart

Sherrington C (1947) The integrative action of the nervous system. Yale University Press

Weizsäcker V von (1940) Der Gestaltkreis. Theorie der Einheit von Wahrnehmungen und Bewegungen. Thieme, Leipzig

Wolf P (1979) Nicht-epileptische Anfälle bei multipler Sklerose. Dtsch Med Wochenschr 104: 1292–1294

Leibgefühlsstörungen als psychiatrisches Symptom

A. Marneros

Die Identifizierung von Leibgefühlsstörungen als psychiatrisches Symptom ist einfach und schwierig zugleich. Einfach kann die Identifizierung von Leibgefühlsstörungen als Symptom, das zu einer psychiatrischen Erkrankung gehört, sein, wenn die Störungen den Charakter des Bizarren, des Wahnhaften, des Halluzinatorischen, des „Andersartigen" haben. Schwierig ist dagegen die Identifizierung von Leibgefühlsstörungen als psychiatrisches Symptom, wenn sie qualitativ nicht zu unterscheiden sind von Leibgefühlsstörungen, die bei internistischen, neurologischen oder bei anderen primär somatischen Erkrankungen auftreten. Häufig nimmt man in diesen Fällen eine psychiatrische Erkrankung oder ein psychiatrisches Syndrom nur deshalb an, weil körperliche Korrelate der Leibgefühlsstörungen nicht auffindbar sind. Die Identifizierung der Leibgefühlsstörungen als psychiatrisches Syndrom erfolgt also in diesen Fällen per exclusionem – ein Vorgehen, das prinzipiell nicht zu begrüßen ist. Im Idealfall soll auch die psychiatrische Diagnose in der gleichen Weise wie in anderen medizinischen Fächern gestellt bzw. begründet werden. In diesem speziellen Fall sollte – idealtypisch – die Begründung der Diagnose etwa so lauten: Es handelt sich um eine psychiatrische Leibgefühlsstörung, weil dieses oder jenes *vorhanden* ist. Das ist jedoch nur der Idealfall; die Praxis lehrt uns, daß die Realität anders aussieht, daß die Diagnose „Leibgefühlsstörung" gestellt wird, weil bestimmte Dinge *nicht* vorhanden sind. Gerade die Exklusionstechnik zeigt die Schwierigkeiten, ja häufig die Unmöglichkeit, eine Pathophysiologie, eine Pathobiochemie, eine Pathoanatomie, ja sogar eine Psychopathologie der psychiatrischen Leibgefühlsstörungen zu finden.

Definitionen und Aufteilungen

Leibgefühle und Leibgefühlsstörungen sind untrennbare Bestandteile des Ich-Bewußtseins. Das Ich-Bewußtsein ist die Gewißheit des wachen, bewußtseinsklaren Menschen: „Ich bin ich selber" (Scharfetter 1976).

Die Fülle von Leibgefühlsstörungen bzw. abnormen Körpersensationen macht eine Einordnung und Gruppierung nötig. Die in dieser Richtung unternommenen Versuche sind, wie Lukianowsicz (1967) schon bemerkte, häufig verwirrend, kompliziert und problematisch, und man ist häufig zu einer Simplizität gezwungen, um das Unverständliche verständlich zu machen, wie etwa Critchley (1966), der nur von „quantitativen" und „qualitativen" Störungen spricht. Huber (1957a, b, 1971, 1976; Huber et al. 1979) hat unter der Rubrik der Coenästhesien versucht, die Leibgefühlsstörungen zu taxonomieren.

Coenästhesien

Als Coenästhesien werden eigenartige Leibgefühle verstanden, die durch die fast unübersehbare Mannigfaltigkeit, den raschen zeitlichen Wechsel, den häufig paroxysmalen oder phasenhaften Charakter ihres Auftretens, die subjektive Neu- und Andersartigkeit, den fremdartigen, seltsamen, zum Teil bizarren Charakter und die schwere Beschreibbarkeit gekennzeichnet sind (Huber 1957a, b).

Die von Huber unterschiedenen 12 Prägnanztypen von Zönästhesien sind in Tabelle 1 dargestellt.

Tabelle 1. Prägnanztypen von Coenästhesien nach Huber

1. Taubheits-, Steifigkeits- und Fremdheitsempfindungen bis zu Entfremdungserlebnissen am eigenen Körper, Erlebnisse des Nichtvorhandenseins von Organen und Extremitäten, Fehlen des Völlegefühls des Magens, der Blase etc.
2. Sensationen motorischer Schwäche, intensiv gesteigert bis zu sog. Bannungszuständen, in denen der Patient sich nicht bewegen und nicht sprechen kann („Ohnmacht des Bewegungsimpulses")
3. Mehr umschriebene Schmerzsensationen, paroxysmal oder langsam an- und abschwellend, von bohrendem, reißendem oder brennendem Charakter
4. Wandersensationen, d.h. unbestimmt fluktuierende, ziehende, kreisende, steigende Leibgefühle; sie können sich ebenso wie andere Typen, besonders die zirkumskripten Schmerzsensationen, zu qualvoller Unerträglichkeit steigern und den Patienten zum Suizid treiben
5. Elektrisierungssensationen
6. Thermische Sensationen (Hitze- und Kälteempfindungen), diffus oder mehr umschrieben, die gleichfalls häufig ohne Außenprojektion (ohne das Kriterium des Gemachten) vorkommen
7. Bewegungs-, Zug- und Druckempfindungen im Körperinneren und an der Körperoberfläche. Hierher gehören auch Oberflächenempfindungen nach Art der Reifen-, Band- und Ringsensationen mit enger Beziehung zum Typ 9 (Strangulationssensationen)
8. Erlebnisse abnormer Schwere oder Leichtigkeit und Leere, Fall- und Sink-, Levitations- und Elevationsphänomene
9. Erlebnisse der Verkleinerung und Schrumpfung, des Sich-Zusammenziehens und der Einschnürung (Luftnot- und Erstickungsgefühl!) oder der Vergrößerung und Ausdehnung des Körpers sind Typen, die man schon als Körperschemastörungen auffassen kann
10. Kinästhetische Sensationen (z.B. Scheinbewegungserlebnisse im Bereich der Gliedmaßen)
11. Vestibuläre Sensationen, Anfälle von Drehschwindel, Gefühl der Gangunsicherheit, Empfindungen, wie auf Wellen, auf Kork zu laufen, etc.
12. Sensorisch (besonders durch akustische Reize), affektiv und sensibel ausgelöste Dysästhesien. Letztere sind Hyperpathien und damit schon ein neurologisches Symptom. Gelegentlich sieht man auch halbseitige oder auf einzelne Körperteile begrenzte Hypästhesien und Hypalgesien; auch die Spontansensationen können halbseitig auftreten

Huber unterscheidet 3 Stufen von Coenästhesien:

- *Stufe 1:* völlig uncharakteristische und diagnostisch neutrale Mißempfindungen und Hypochondrismen;
- *Stufe 2:* qualitativ eigenartige Leibgefühlsstörungen (Coenästhesien in engerem Sinne);
- *Stufe 3:* Coenästhesien mit dem Kriterium des Gemachten (Leibhalluzinationen)

Homonome und heteronome Leibgefühlsstörungen

Die Versuche Glatzels (1969), die Leibgefühlsstörungen differentialtypologisch in Anlehnung an die Terminologie von Kleist zu klassifizieren, führten zu den in Abb. 1 dargestellten Unterscheidungen.

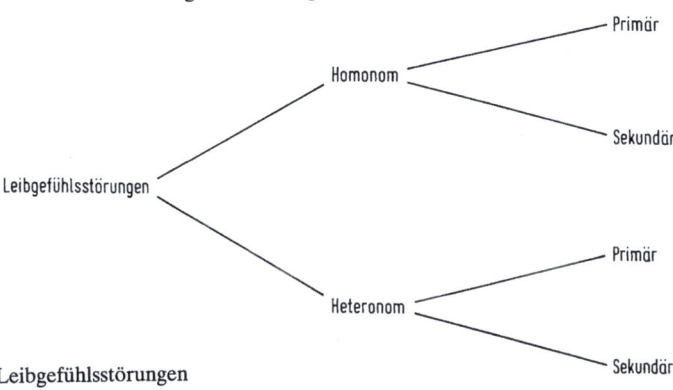

Abb. 1. Aufteilung der Leibgefühlsstörungen
(nach Glatzel, 1969)

Die Leibgefühlsstörungen werden in *homonome* und *heteronome* unterschieden. Homonome Leibgefühlsstörungen sind dadurch gekennzeichnet, daß sie in ihrer Erscheinungsweise Symptome der bekannten Körperkrankheiten imitieren. Sie erweisen sich phänomenologisch als gegliedert nach tatsächlich gegebenen oder vermuteten Organkrankheiten, wobei der anatomisch-physiologischen Stimmigkeit der Angaben durch den jeweiligen Bildungsgrad Grenzen gesteckt sind.

Weiter werden die homonomen Leibgefühlsstörungen in *primäre* und *sekundäre* unterteilt. Bei den primären homonomen Leibgefühlsstörungen handelt es sich um somatische Sensationen ohne zureichendes pathophysiologisches Substrat, die sich ohne Zwang aus der Sinnkontinuität des seelischen Lebens ableiten lassen. Das bedeutet, daß als primärhomonom die Leibgefühlsstörungen bezeichnet werden, die keine Beziehung zum Inhalt seelischen Erlebens erkennen lassen, z.B. nicht von der Affektivität ableitbar sind, sondern lediglich als Phänomene nebeneinander existieren können. Primäre homonome Leibgefühlsstörungen tragen in der Regel die Züge vegetativer Beschwerden. Die Schwierigkeiten des Klinikers, bei diesen Gruppen von Leibgefühlsstörungen zwischen neurologischem, somatologischem und psychiatrischem Syndrom zu unterscheiden, sind evident.

Bei den sekundären homonomen Leibgefühlsstörungen handelt es sich qualitativ in der Regel ebenfalls um Sensationen, die am ehesten dem „vegetativen Symptomenkomplex" zuzuordnen sind. Sie sind jedoch im Kontext gestörten seelischen Lebens zu verstehen, ableitbar von Erleben, Situation und Konflikten. In diesem Falle handelt es sich in der Regel um eine hypochondrische Grundhaltung; man findet dabei eine besondere Einstellung des Kranken zu seinem eigenen Leib.

Die beiden Typen homonomer Leibgefühlsstörungen unterscheiden sich durch die Beziehung zwischen somatischer Sensation und Inhalt seelischen Erlebens. Während bei den primären homonomen Leibgefühlsstörungen die Störung selbst im Vordergrund steht, tritt sie bei den sekundären Leibgefühlsstörungen eher in den Hintergrund und gewinnt nur als Ausdruck eines bestimmten seelischen Verhaltens ihre Bedeutung.

Die *heteronomen* Leibgefühlsstörungen sind hinsichtlich ihrer Qualität in der Regel mit keiner bekannten Körpersensation zu vergleichen. Ein wesentlicher Unterschied zu den homonomen Leibgefühlsstörungen ist, daß sich die heteronomen Leibgefühlsstörungen als ungegliedert erweisen. Die Gliederung des Körpers in Organe und Organsysteme ist im Unterschied zu den homonomen Leibgefühlsstörungen nicht mehr vorhanden.

Klinisch relevant scheint die Beschreibung, die man von den Patienten bekommt. Die Beschwerden werden von den Patienten meist vielgestaltiger und farbiger dargestellt als andere Beschwerden, in wortreichen und abstrus klingenden Formulierungen.

Auch heteronome Leibgefühlsstörungen werden in primäre und sekundäre unterschieden. Bei den primären heteronomen Leibgefühlsstörungen steht die somatische Sensation ganz im Vordergrund. Die Kranken stehen dem Neuartigen und Fremdartigen des Erlebnisses ratlos gegenüber und wirken beängstigt und besorgt. Diese Gruppe von Störungen entspricht den Coenästhesien im engeren Sinne nach Huber.

Bei den sekundären heteronomen Leibgefühlsstörungen dominiert die psychopathologische Begleitsymptomatik. Erlebnismäßig steht die Interpretation der Mißempfindungen auf dem Hintergrund psychotischer Symptomatik ganz im Vordergrund. Dazu zählen die qualitativ eigenartigen und neuartigen Körpermißempfindungen, die von den Kranken wahnhaft gedeutet und interpretiert werden. Es sind die Sensationen, die bei der Wahnbildung der verschiedenen Ich-Dimensionen das Bild beherrschen.

Versucht man, nach diesen Typologien die Leibgefühlsstörungen in ihrer klinischen, vorwiegend in ihrer diagnostischen und differentialdiagnostischen Relevanz zu umschreiben, kann folgendes gesagt werden (Tabelle 2): Patienten mit primären homonomen Leibgefühlsstörungen gehören zu der Gruppe von Patienten, die zwischen Internisten, Neurologen, Orthopäden, Gynäkologen und Urologen etc. ohne Erfolg hin und her wandern. Nach langer Odyssee landen sie beim Psychiater, der diesen Symptomen ebenfalls mit einer gewissen Ratlosigkeit begegnet. Die primären homonomen Leibgefühlsstörungen können aber auch eine endogene Depression begleiten – denken wir z.B. an die „larvierte Depression". Deshalb ist die Suche nach anderer psychiatrischer Symptomatik von großer Bedeutung.

Tabelle 2. Klinische Relevanz der Leibgefühlsstörungen

Primär homonom	?
Sekundär homonom	psychogene Syndrome depressive Syndrome hirnorganischer Hintergrund
Primär heteronom	coenästhetische Syndrome schizophrene Syndrome depressive Syndrome hirnorganischer Hintergrund
Sekundär heteronom	psychotisch

Auch wenn keine eindeutige depressive Symptomatik besteht, können rhythmologische Veränderungen der Befindlichkeit, des Antriebs und der Intensität der Beschwerden, vor allem im Sinne einer zirkadianen Rhythmik, ein sehr starkes Indiz in diese Richtung sein. Solche Symptome können außerdem auch als präepisodische Alterationen bzw. präepisodische Symptomatik vor dem phänomenologischen Vollbild der Depression auftreten. Bei unseren eigenen Untersuchungen affektiver Psychosen fanden wir bei mehr als 1/4 der Patienten vor der vollen Manifestation der Erkrankung Befindlichkeits- und Leibgefühlsstörungen, vor allem in Form von vegetativen Erscheinungen, Schmerzsyndromen, abnormen Sensationen, abdominalen Sensationen und Schwindel (Marneros et al. 1991).

Die sekundären homonomen Leibgefühlsstörungen (die von der Affektivität getragen werden und psychologisch situativ oder aus dem Gesamtkontext ableitbar sind), gestalten oder komplettieren Syndrome wie Hypochondrie, Somatisierungssyndrome, andere psychosomatische Erscheinungen und depressive Syndrome („hypochondrische" und „vegetative" Depression).

Die primären heteronomen Leibgefühlsstörungen finden sich bei der coenästhetischen Schizophrenie, bei der endogenen Depression („coenästhetische Depression"), aber auch bei hirnathrophischen Prozessen und anderen Hirnaffektionen (vorwiegend parietotemporal? Vorwiegend im Thalamusbereich?).

Die sekundären heteronomen Leibgefühlsstörungen sind Leibgefühlsstörungen, die eindeutig innerhalb des psychotischen Geschehens erlebt und mitgeteilt werden. Dazu gehören die Schizophrenien und die verwandten Psychosen wie auch verschiedene Formen toxischer, epileptischer und anderer organischer Psychosen, etwa der Dermatozoenwahn.

Die phänomenologische Unterteilung der Leibgefühlsstörungen von Glatzel (1969) ist einerseits hilfreich, andererseits aber leidet sie an Mängeln, die wahrscheinlich themaimmanent sind und deswegen alle solche Taxinomierungen begleiten. Wir haben schon im Jahre 1979 bei der Analyse der sog. hypochondrischen Zustände bei hirnatrophischen Erkrankungen (Marneros 1979) festgestellt, daß die scharfe Trennung zwischen homonomen und heteronomen Symptomen, wie sie Kleist vorgesehen hat, in der psychischen Sphäre nicht so sehr problematisch ist, dafür jedoch um so mehr im leiblichen Bereich. Bei ein- und demselben Patienten findet man einerseits Symptome, die zweifellos den Charakter des Homonomen tragen (also Symptomen bekannter Erkrankungen entsprechen), andererseits aber auch Symptome, die zu keiner bekannten Körperkrankheit passen. Ein und dasselbe Symptom kann nicht ohne weiteres einfach als homonom oder heteronom bezeichnet werden, wie etwa das „Ameisenlaufen" oder „Kaltwerden" der Extremitäten.

Psychiatrische Syndrome mit Leibgefühlsstörungen

Aus den dargestellten deskriptiven Aufteilungen, Dimensionierungen und Taxinomierungen der Leibgefühlsstörungen geht hervor, daß sie im ganzen Spektrum psychiatrischer Erkrankungen anzutreffen sind. Erlebnisreaktionen, Neurosen und Persönlichkeitsstörungen, organische Psychosyndrome und Intoxikationszustände, Schizophrenien und depressive Erkrankungen können ebenso wie unklassifizierbare und atypische Psychosyndrome durch Leibgefühlsstörungen gekennzeichnet sein. In diesem Sinne sollen nur einige selektierte Syndrome paradigmatisch erwähnt werden, bei denen die Leibgefühlsstörungen entweder das Leitsymptom oder eines der imponierendsten Symptome darstellen (Tabelle 3).

„Psychogene Syndrome"

Aus dem *nichtpsychotischen* Bereich imponieren Syndrome mit homonomen Leibgefühlsstörungen, wie etwa:

- Hypochondrie (hypochondrische Neurosen),
- körperdysmorphe Störungen (Dysmorphophobie),

Tabelle 3. Syndromatische Konstellationen von Leibgefühlsstörungen

„Psychogen"
Hypochondrie
Körperdysmorphe Störungen (Dysmorphophobie)
Somatisierungsstörung
Konversionsneurosen
Somatomorphe Schmerzstörungen
Sekundär bei anderen psychischen Störungen (z.B. Eßstörungen)

„Affektiv"
„Vegetative Depression"
„Larvierte Depression"
„Coenästhetische Depression" (Cotard-Syndrom)
Depressiver Stupor (?)

„Schizophren"
Schizophrenie mit leiblichen Beeinflussungserlebnissen
Coenästhetische Schizophrenie
Katatonie (?)

„Organisch"
Dermatozoenwahn
Intoxikationssyndrome (Meskalin, LSD, Kokain)
etc.

- bestimmte Formen von Konversionsneurosen,
- Somatisierungsstörungen,
- somatomorphe Schmerzstörungen.

Bei der *Hypochondrie* handelt es sich teilweise um real existierende Leibgefühlsstörungen, die durch ängstliche Selbstbeobachtung des Patienten in ihrem Krankheitswert überbewertet werden. Dazu können aber auch homonome Leibgefühlsstörungen, vorwiegend sekundäre, bestehen. Bei der Hypochondrie kann sich Somatisches mit Psychischem verzahnen, sich gegenseitig potenzieren und komplettieren (Kehrer 1953; Ladee 1966; Schilder 1923).

Die *Dysmorphophobie* (körperdysmorphe Störungen) wird nur partiell von echten Leibgefühlsstörungen begleitet. Häufig gelangt der Patient durch die optischen Wahrnehmungsveränderungen zu seinem Syndrom und nicht immer durch das Leibempfinden.

Die *Konversionsstörung* ist ebenfalls nur partiell von Leibgefühlsstörungen begleitet. In der Regel handelt es sich um reine Funktionsstörungen.

Schizophrene Symptome

Aus dem Bereich der schizophrenen Psychosen sind die vorwiegend *coenästhetischen Symptome psychopathologischer Konstellationen* und die *körperlichen Beeinflussungserlebnisse mit dem Charakter des Gemachten* zu erwähnen. Da die Ich-Erlebnis-Störungen Kernsymptome der schizophrenen Erkrankungen darstellen, gehören sie im Grunde genommen zu den selbstverständlichsten Symptomen einer schizophrenen Erkrankung, so daß es erlaubt sei, sie hier nicht darzustellen.

Zur sog. *coenästhetischen Schizophrenie* ist folgendes zu sagen: Als solche bezeichnete Huber (1957b) erstmals einen Prägnanztyp, also eine Unterform der schizophrenen Erkrankungen, bei denen qualitativ eigenartige Leibgefühlsstörungen die wesentliche und primäre Symptombildung darstellen. Die coenästhetische Schizophrenie sei wie die anderen Unterformen nur ein Prägnanztyp und nicht als eigenständige Krankheitsform anzusehen. Der coenästhetische Typ der Schizophrenie ist nach der Beschreibung Hubers gekennzeichnet durch das klinische Bild beherrschende, innigst mit affektiven Wandlungen verbundene Leibgefühlsstörungen. Hinzu kommen vegetative, motorische und sensorische Symptome. Schizophrene Erlebnisse und Ausdruckssymptome treten nur in passageren Episoden auf und fehlen über weitere Strecken. Die Patienten sind daher die meiste Zeit im Querschnittsbild nicht als schizophren zu erkennen, die Diagnosestellung ist nur während der kurzen psychotischen Exazerbationen möglich. Die uncharakteristischen Verlaufsstrecken sollen bei langjährigen Verlaufsbeobachtungen gegenüber den typisch schizophrenen überwiegen. Daher kommen die coenästhetischen Formen der Schizophrenie nach Meinung Hubers selten in psychiatrischen Kliniken und Krankenhäusern vor. Seine früheren Befunde, die eine enge Beziehung zwischen Erweiterung des dritten Ventrikels und coenästhetischer Schizophrenie sowie zwischen einer schlechteren Prognose und Coenästhesien nahelegten, wurden durch seine eigenen späteren Untersuchungen nicht vollständig bestätigt (Huber 1957a, b, 1971, 1976; Huber et al. 1979).

Betrachtet man die Langzeitverläufe, tut man sich angesichts des Polymorphismus schizophrener Verläufe (Marneros et al. 1991) schwer, unter longitudinalen Aspekten von einem reinen coenästhetischen Typ der Schizophrenie zu sprechen. Vielmehr finden sich coenästhetische Symptomkonstellationen (es sei nochmals betont, daß nicht die psychotischen Leibgefühlsstörungen mit Wahnbildung und dem Charakter des Gemachten gemeint sind) häufig als präepisodische Alterationen (also prodromal), als persistierende Alterationen (sog. Residualzustände) oder auch als Bestandteil komplexer Symptomkonstellationen.

Depressive Syndrome

Im Bereich der „*endogenen*" *Depressionen* imponieren Syndrome wie etwa die „hypochondrische Depression", „vegetative Depression" oder „coenästhetische Depression". Es handelt sich aber viel häufiger nur um eine zwar eindrucksvolle, aber doch nur komplettierende Symptomatik im Rahmen eines gesamtpsychopathologischen Bildes. Die sog. larvierten Depressionen können, wenn man sie überhaupt als Subform depressiven Geschehens ansehen will, den oben genannten Kategorien zugerechnet werden.

Eine besondere Form eines depressiven Syndroms mit ausgeprägten Leibgefühlsstörungen stellt das Cotard-Syndrom dar, bei dem der Patient u.a. auch die Überzeugung hat, daß seine inneren Organe nicht funktionieren, abgestorben sind, daß Teile seines Körpers nicht zu fühlen sind oder sich wie tot fühlen, wie aus Marmor usw. Es ist aber noch zu erwähnen, daß das Cotard-Syndrom auch im Rahmen schizophrener und organischer Psychosen auftritt, freilich in einem anderen psychopathologischen Kontext.

Dermatozoenwahn

Als letzter exemplarischer Prägnanztypus der Leibgefühlsstörungen soll der Dermatozoenwahn stichwortartig dargestellt werden. Dem Dermatozoenwahn kommt für die Erforschung der Leibgefühlsstörungen eine besondere Bedeutung zu, da es sich um ein seltenes Syndrom mit umschriebenen und verschiedene Bereiche psychischen Erlebens umfassenden Störungen handelt.

Bekanntlich wird das von Ekbom (1938) beschriebene Syndrom vorwiegend durch die unkorrigierbare Überzeugung der Patienten gekennzeichnet, daß sie auf oder in ihrer Haut „Tierchen", „Würmchen" oder „Ungeziefer" haben. Das Erleben von Parasiten in Darm, After oder Genitalien wird als Enterozoenwahn bezeichnet. Es darf als gesichert gelten, daß der Dermatozoenwahn in psychiatrischen Kliniken ein seltenes Syndrom ist. In der Nervenklinik der Universität Köln wurden in 30 Jahren 40029 psychiatrische Patienten aufgenommen, davon wurde nur in 28 Fällen ein Dermatozoenwahn diagnostiziert, das sind 0,67 pro 1000 Aufnahmen bzw. weniger als 1 Aufnahme pro Jahr (Marneros et al. 1988). Diese Zahl scheint für Universitätskliniken weitgehend repräsentativ zu sein, denn sehr ähnliche Ergebnisse fand auch die Gruppe um Huber in Bonn (Maier 1987). Sie scheint jedoch nicht repräsentativ zu sein für die absolute Häufigkeit des Dermatozoenwahns, weil viele Patienten sich an Hygieneinstitute, Gesundheitsbehörden und dermatologische Kliniken wenden und den Kontakt mit psychiatrischen Institutionen ablehnen (Döhring 1960; Batchelor u. Reilly 1987). Man kann davon ausgehen, daß die ursprüngliche Vermutung von Ekbom, der Dermatozoenwahn sei präsenil, relativiert werden muß. Man kann davon ausgehen, daß der Dermatozoenwahn eine Erkrankung des mittleren und höheren Alters ist (de Leon et al. 1992; Marneros et al. 1988; Reilly u. Batchelor 1986). Es scheint, daß Frauen 4mal häufiger erkranken als Männer.

In einer eigenen Studie wurden 20 Patienten mit Dermatozoenwahn mit 2 anderen Patientengruppen verglichen, nämlich mit einer Gruppe von Patienten mit psychopathologischen Syndromen bei zerebraler Arteriosklerose, die im Alter vergleichbar waren (120 Patienten), sowie einer zweiten Gruppe von Patienten mit sog. Spätschizophrenie (170 Patienten). Der klinische Vergleich zwischen diesen 3 Gruppen zeigte viel mehr Ähnlichkeiten zwischen Patienten mit Dermatozoenwahn und Patienten mit arteriosklerotisch bedingten Psychosyndromen als zu Patienten mit Spätschizophrenie. Die Patienten mit Dermatozoenwahn konnten symptomatologisch/kriteriologisch nach DSM-III in 3 Gruppen unterteilt werden, und zwar konnten 14 der 20 Fälle als organisches Wahnsyndrom zugeordnet werden, 4 Patienten als schizophreniforme Psychose, während 2 Patienten nicht weiter klassifiziert werden konnten. In phänomenologischer Hinsicht zeigten sich zwischen Fällen, die als organisches Wahnsyndrom bezeichnet werden konnten, und den Patienten mit phänomenologisch schizophreniformer Psychose einige Unterschiede, so etwa hinsichtlich Symptomkonstellation, chronologischer Entwicklung der Symptomatik und Topographie der Leibgefühlsstörung. In der erwähnten eigenen Untersuchung wurde auch die Hypothese geprüft, daß kein Dermatozoenwahn diagnostiziert wird, wenn Symptome anderer bekannter psychischer Erkrankungen, wie etwa Schizophrenie oder anderer organischer Psychosyndrome, vorhanden sind, und daß damit die Diagnose Dermatozoenwahn zu selten gestellt wird. Diese Hypothese konnte nach der Auswertung von 4157 Aufnahmen, darunter 1208 ersthospitalisierte schizophrene Patienten und 1658 Aufnahmen von organischen Patienten, nicht bestätigt werden. Bei keinem fand sich eine dermatozoenwahnähnliche Symptomatik.

Die Seltenheit des Syndroms spricht auch gegen die psychodynamische Interpretation des Dermatozoenwahns, bei der die Ursache des Dermatozoenwahns in einer Reaktion gesehen wird, die aus dem Konflikt zwischen einer narzißtischen Persönlichkeit und einer Situation des Versagens entsteht (Mester 1981).

Ätiopathologische Annäherung

Es ist evident, daß Leibgefühlsstörungen vielfältig, vielschichtig und klinisch-nosologisch ubiquitär sind. Also kann eine noch so vorsichtige Annäherung an eine mögliche Ätiopathogenese kaum gewagt werden.

Die primären homonomen Leibgefühlsstörungen (also Körpersensationen, die bekannte somatologische Störungen imitieren, ohne psychologisch ableitbar zu sein) stellen zuerst ein großes Problem dar. Die psychische Verursachung bzw. die Zugehörigkeit zu einem psychiatrischen Syndrom wird leider meist per exclusionem vermutet. Zu Ätiologie und pathophysiologischen Mechanismen kann also per definitionem nichts gesagt werden.

Die Ätiologie der sekundären homonomen Leibgefühlsstörungen (also Leibgefühlsstörungen, die bekannten somatologischen Gefühlsstörungen entsprechen, aber aus der Situation, dem Erleben, dem Konflikt ableitbar sind) liegt logischerweise im Psychischen, wobei die Art der Störung, die Organwahl usw. in den Bereich der psychodynamischen Korrelationen und pathopsychologischen Mechanismen gehören.

Anders liegen jedoch die Dinge bei den sog. heteronomen Leibgefühlsstörungen (also Leibgefühlsstörungen, die den bekannten körperlichen Erkrankungen nicht entsprechen). Sehr früh wurde die Beobachtung von Leibgefühlsstörungen bei strukturellen Veränderungen des Gehirns gemacht. Man sprach damals – und spricht leider heute noch immer – undifferenziert vom „hypochondrischen Syndrom" (in diesem Sinne wird die Bezeichnung auch in den folgenden Ausführungen verwendet).

Der Zusammenhang des sog. hypochondrischen Syndroms mit der Hirnatrophie ist von vielen Autoren hervorgehoben worden (Kehrer 1953; Ladee 1966). Kehrer berichtete in der „Anatomie der Hypochondrie", daß er bei 50 Patienten mit einem hypochondrischen Syndrom nur bei einem Patienten keine hirnatrophische Veränderung fand, die übrigen Fälle zeigten atrophische Veränderungen überwiegend im *Parietalbereich*. Ähnliche Ergebnisse erbrachten die Untersuchungen anderer Autoren, etwa von Ladee (1966). Kehrer (1953) führte das Vorkommen des hypochondrischen Syndroms bei der Hirnatrophie auf die Störung von Hirnregionen im Parietal- und Thalamusbereich zurück, die für die Wahrnehmung der Leibgefühle zuständig seien. Durch diese Annahme wäre die Hartnäckigkeit oder Unheilbarkeit der hypochondrischen Syndrome erklärbar.

Das Problem der „Hypochondrie" bei Hirnatrophie ist kompliziert und kommt durch die Verschmelzung psychogener und physiologischer Faktoren zustande. Bei Patienten mit organisch bedingten abnormen Körpersensationen findet man im Initialstadium Ratlosigkeit als Reaktion auf die neu- und fremdartigen Erlebnisse, die aber rasch in eine ängstliche Besorgnis übergeht. Starke affektive Erscheinungen treten dann in das hypochondrische Syndrom ein. In diesen Fällen kann man sagen, daß die organische Abnormität der Sensationen die primäre Symptomatik bildet, während die Affektreaktionen des Patienten auf die neuartigen Erlebnisse einen sekundären Symptomkomplex bilden. Bei anderen hirnorganischen Patienten jedoch darf das hypochondrische Symptom als eine Antwortmöglichkeit auf gestörte psychologische und interaktionale Systeme verstanden werden (Marneros 1979).

In einer früheren Arbeit (Marneros 1979) haben wir die Initialsymptomatik von Hirnatrophien ohne Berücksichtigung ihrer nosologischen Zuordnung erfaßt und untersucht. Es fand sich, daß 22% der Patienten im Initialstadium u.a. auch „hypochondrisch" anmutende Symptome boten.

Starke Impulse zur Erforschung der psychiatrisch relevanten Leibgefühlsstörungen und strukturellen Veränderungen des Gehirns gaben die Beschreibungen und Abgrenzungen der coenästhetischen Syndrome und des Dermatozoenwahns.

Da sämtliche bei der Schizophrenie auftretenden Körpersensationen, die von Huber unter dem Begriff Coenästhesien katalogisiert worden sind, in gleicher oder ähnlicher Art bei einzelnen Fällen von organischen Thalamuserkrankungen vorkommen, liegt es nahe, einen ähnlichen Zusammenhang auch bei der coenästhetischen Schizophrenie zu vermuten. Die ersten Untersuchungen von Huber (1957a, b) schienen diese Hypothese zu bestätigen. Von insgesamt 50 Fällen, die er untersuchte, zeigten 47, das sind 94%, eine sicher pathologische stärkere hydrocephalische Erweiterung des dritten Ventrikels, 76% außerdem sicher pathologische Veränderungen an den Seitenventrikeln in Form einer Erweiterung und nur 18% dazu Veränderungen im kortikalen Bereich. Darin sah Huber ein wichtiges Argument für eine subkortikal-diencephale Bedingtheit der coenästhetischen Syndrome (1957a, b).

Diese Befunde mußten von ihm selbst dann später relativiert werden (1971; Huber et al. 1979), indem er diese Korrelationen in dem Sinne erweiterte, daß die pneumencephalischen Befunde auch Residualsyndrome mit viel reicherer und vielgestaltigerer Symptomatik betrafen. Die Korrelation von schizophrenen Leibgefühlsstörungen und strukturellen Veränderungen des Gehirns erwies sich insofern als problematisch, als die Leibgefühlsstörungen in der Regel einen passageren, häufig paroxysmalen und fluktuierenden Charakter haben. Auch die Gruppe von Huber konnte in späteren Untersuchungen mit Computertomographie die erhobenen Befunde nicht mehr mit einem Prägnanztypus „coenästhetische Schizophrenie" korrelieren (Gross et al. 1982).

Moderne topographische Studien untersuchen zwar eine vermeintliche Beziehung zwischen negativer oder positiver schizophrener Symptomatik und strukturellen Veränderungen des Gehirns, sie nehmen aber keine spezielle Stellung zur Korrelation zwischen Leibgefühlsstörungen und erhobenen Befunden (Shelton u. Weinberger 1986; Cec u. Weinberger 1986; Kirch u. Weinberger 1986).

Die starke Vermutung, daß die schizophrenen Leibgefühlsstörungen eine hohe Verwandtschaft zu thalamoparietalen organischen Syndromen aufweisen, erfordert noch weitere Bestätigung.

Man hat gehofft, daß die Erforschung des mehr umschriebenen und seltenen Syndroms des Dermatozoenwahns leichter und in ihrer Aussage schlüssiger wird als bei den Schizophrenien. Die wenigen Fälle, die mit verschiedenen bildgebenden Verfahren untersucht worden sind, zeigen häufig eine Erweiterung des dritten Ventrikels und/oder auch der Seitenventrikel, häufig in Kombination mit kortikaler Atrophie. De Leon et al. (1992) und Musalek et al. (1989) fanden eine Reduktion der regionalen zerebralen Durchblutung (RCF) im temporalen Bereich. Andere Untersuchungen fanden keine thalamische oder gar keine zerebrale Beteiligung (de Leon et al. 1992). Man kann jedoch davon ausgehen, daß die Mehrzahl der kasuistischen Mitteilungen eine direkte oder indirekte Beteiligung von Thalamusregionen und/oder Parietalregionen vermuten läßt.

Das Syndrom der taktilen Halluzinose und des Dermatozoenwahns ist ein nicht seltenes Phänomen bei Kokain- und Amphetaminabusus. Abnorme Körpersensationen im Sinne einer taktilen Halluzinose, auch in der Form des Dermatozoenwahns, werden von 13–32% der Kokainkonsumenten berichtet (de Leon et al. 1992). Bei Amphetaminabusus liegt die Zahl derjenigen, die abnorme Körpersensationen bis hin zum Dermatozoenwahn haben, bei bis zu 44%. Experimentell ist ein ähnliches Bild auch bei Affen gesichert, es kann eine solche Intensität annehmen, daß die Affen sich selbst Extremitäten amputieren. Die angebotenen Erklärungstheorien für alle diese Phänomene zielen in die Richtung einer dopaminergen Hyperaktivität im mesolimbischen System (de Leon et al. 1992).

Hochinteressant sind die Berichte vor allem in der alten Literatur, die ein Nebeneinander-Existieren von Symptomen einer Thalamusaffektion mit einer allgemeinen psychopathologischen Symptomatik diskutieren. Es wird zum Beispiel von Störing (1938) in der „Psychopathologie des Zwischenhirns", von Trostdorf (1953) bei Patienten mit Porphyrie oder bei Pötzl (1944) bei den sog. thalamischen Anfällen das Nebeneinander-Existieren affektiver Syndrome mit Hyperpathie, Hyperalgesie u. ä. ohne eine psychotische Amalgamierung der neurologischen Symptome dargestellt.

Die faszinierende Frage bleibt also: Was macht eine neurologische Leibgefühlsstörung zu einer psychiatrischen? Wie kommt es dazu, daß der neurologische Thalamuspatient oder der parietotemporal geschädigte Patient zum psychotischen Patienten wird? Was wandelt das Kribbeln oder andere neurologisch anmutende Sensationen zu einem Dermatozoenwahn oder zu Beeinflussungserlebnissen mit dem Charakter des Gemachten? Sicher eine der faszinierendsten Fragen der neuropsychiatrischen Wissenschaft!

Literatur

Batchelor DH, Reilly TM (1987) Epidemiological aspects of delusional parasitosis in the United Kingdom: a psychiatric appraisal of dermatological data. In: Berner P, Walter, Musalek (eds) Int Symp Dermatol Psychiat. Riegelnik, Wien
Critchley M (1966) The enigma of Gerstman's Syndrome. Brain 89: 183–196
Döhring E (1960) Zur Häufigkeit des Syndroms „wahnhafter Ungezieferbefall". Münch Med Wochenschr 44: 2158–2160
Ekbom KA (1938) Der präsenile Dermatozoenwahn. Acta Psychiatr Neurol Scand 13: 227–259
Glatzel J (1969) Leibgefühlsstörungen bei endogenen Psychosen. In: Huber G (Hrsg) Schizophrenie und Zyklothymie. Thieme, Stuttgart, S 163–176
Gross G, Huber G, Schüttler R (1982) Computerized tomography studies on schizophrenic diseases. Arch Psychiatr Nervenkr 231: 519–526
Huber G (1957a) Pneumoencephalographische Bilder bei endogenen Psychosen. Springer, Berlin Göttingen Heidelberg
Huber G (1957b) Die Coenästhetische Schizophrenie. Fortschr Neurol Psychiatr 25: 491–520
Huber G (1971) Die „Coenästhetische Schizophrenie" als ein Prägnanztyp schizophrener Erkrankungen. Acta Psychiatr Scand 47: 349
Huber G (1976) Indizien für die Somatohypothese bei den Schizophrenien. Fortschr Neurol Psychiatr 44: 77–94
Huber G, Gross G, Schüttler R (1979) Schizophrenie. Eine verlaufs- und sozialpsychiatrische Langzeitstudie. Springer, Berlin Heidelberg New York
Jaspers K (1973) Allgemeine Psychopathologie, 9. Aufl. Springer, Berlin Heidelberg New York
Kehrer HE (1953) Zur „Anatomie" hypochondrischer Zustände. Arch Psychiatr Nervenkr 190: 449–460
Kirch DG, Weinberger DR (1986) Anatomical neuropathology in schizophrenia: post-mortem findings. In: Nasrallah HA, Weinberger DR (Hrsg) Handbook of schizophrenia, vol 1: The neurology of schizophrenia. Elsevier, Amsterdam New York Oxford
Ladee GA (1966) Hypochondrical Syndromes. Elsevier, Amsterdam
Leon J de, Eduardo R, Antello G, Simpson (1992) Delusion of parasitos or chronic tactile hallucinosis. Hypothesis about their brain physiopathology. Compr Psychiatry 33: 25–32
Lukianowsicz (1967) „Body image" disturbances in psychiatric disorders. Br J Psychiatry 113: 31–47
Maier C (1987) Zum Problem des Dermatozoenwahnsyndroms. Nervenarzt 58: 107–115
Marneros A (1979) Erstmanifestation der Hirnatrophie. Fortschr Neurol Psychiatr 47: 273–306

Marneros A, Deister A, Rohde A (1988) Delusional parasitosis. A comparative study to late-onset schizophrenia and organic mental disorders due to cerebral arteriosclerosis. Psychopathology 21: 267–274

Marneros A, Deister A, Rohde A (1991) Affektive, schizoaffektive und schizophrene Psychosen. Eine vergleichende Langzeitstudie. Springer, Berlin Heidelberg New York Tokyo

Mester H (1981) Der Ungezieferwahn – ein Beitrag über die Aetiologie und den Aufbau dieser Halluzinose. Fortschr Neurol Psychiatr 49: 136–144

Musalek M (1989) Delusional theme, sex and age. Psychopathology 22: 260–267

Pötzl O (1944) Über Anfälle vom Thalamustypus. Z Ges Neurol Psychiatr 176: 793–800

Reilly TM, Batchelor DH (1986) The presentation and treatment of delusional parasitosis: a dermatological perspective. Int Clin Psychopharmacol 1: 340–353

Scharfetter C (1976) Allgemeine Psychopathologie. Thieme, Stuttgart

Schilder P (1923) Das Körperschema. Ein Beitrag zur Lehre vom Bewußtsein des eigenen Körpers. Springer, Berlin

Shelton RC, Weinberger DR (1986) X-ray computerized tomography studies in schizophrenia: a review and synthesis. In: Nasrallah HA, Weinberger DR (Hrsg) Handbook of schizophrenia, vol 1: The neurology of schizophrenia. Elsevier, Amsterdam New York Oxford

Störing GE (1938) Zur Psychopathologie des Zwischenhirns (Thalamus und Hypothalamus). Arch Psychiatr 51: 786–847

Trostdorf E (1953) Vegetativ-thalamische Erscheinungen bei akuter Prophyrie (Beitrag zur Klinik der akuten Prophyrie). Dtsch Z Nervenheilkd 170: 130–159

Zec RF, Weinberger DR (1986) Brain areas implicated in schizophrenia: a selective overview. In: Nasrallah HA, Weinberger DR (Hrsg) Handbook of schizophrenia, vol 1: The neurology of schizophrenia. Elsevier, Amsterdam New York Oxford

Visuelle Halluzinationen – neurologische Aspekte

D. Kömpf

Manifestationen gestörter visueller Perzeption können gemäß Hughling Jacksons genereller Definition neurologischer Defizite in „positive" (Tabelle 1) und „negative" (Tabelle 2) eingeteilt werden. Häufiger finden sich negative Symptome, vor allem Gesichtsfeldausfälle, jedoch sind auch positive visuelle Phänomene im klinischen und nichtklinischen Bereich außerordentlich zahlreich und vielfältig. Das verwundert nicht, wenn man bedenkt, daß das visuelle System unsere wichtigste sensorische Außeninformation vermittelt und bei der Verarbeitung visueller Eindrücke 1/3 des zentralen Nervensystems involviert ist.

Tabelle 1. Visuelle Halluzinationen (Übersicht)

Entoptische Phänomene

Psychophysiologische Phänomene
 „Mental imagery"
 Tagträume
 Eidetik
 Hypnagoge Halluzinationen
 Träume
 Halluzinationen nach Reizdeprivation
 Visionen

Visuelle Phänomene bei elektrischer Kortexstimulation

Visuelle Halluzinationen bei neurologischen Krankheitsbildern
 Charles-Bonnet-Syndrom
 Pedunkuläre Halluzinose
 Halluzinatorische Phänomene und visuelles System
 Palinopsie, visuelle Perseveration, „illusory visual spread", visuelle Allästhesie
 Visuelle Migräneaura
 Epileptische Halluzinationen

Medikamenten- und drogeninduzierte Halluzinationen

Psychiatrische Erkrankungen mit Halluzinationen

Halluzinationen sind definitionsgemäß Trugwahrnehmungen ohne entsprechenden äußeren Reiz. Sie unterscheiden sich von *Illusionen*, die durch äußere Reize entstehen. Halluzinationen können einfacher und komplexer Natur sein. *Einfache* visuelle Halluzinationen beinhalten die Wahrnehmung bunter oder schwarzweißer Punkte, Linien, Kurven, Kreise, Blitze, Flammen, Sterne (Photome, Photopsien oder Phosphene). Man spricht von

Tabelle 2. Visuelle Wahrnehmungsstörungen: Negativphänomene

Anopsien/kortikale Blindheit

Agnosien
 Visuelle Objektagnosie
 Prosopagnosie
 Topographagnosie

Zentrale Achromatopsie

Visuelles Hemineglectsyndrom

Charcot-Willbrand-Syndrom

---

komplexen visuellen Halluzinationen, wenn unbelebte oder belebte Objekte aus der persönlichen Vorstellungswelt visuelle Gestalt annehmen oder wenn ganze szenische Abläufe gesehen werden.

Nach Jaspers (1973) liegt den echten Halluzinationen ein Mangel an Erkenntnis zugrunde, daß das Wahrgenommene irreal ist. Demgegenüber handelt es sich um *Pseudohalluzinationen*, wenn das Wahrgenommene als subjektiv und unwirklich, also nicht in der Außenwelt, sondern im eigenen Inneren entstanden erkannt wird.

Die meisten halluzinatorischen Wahrnehmungen in der Neurologie gehören in diese Kategorie. Als klinisches Klassifizierungskriterium ist die Unterscheidung von echten Halluzinationen und Pseudohalluzinationen jedoch nur bedingt verwendbar, die Übergänge sind fließend – etwa bei dem Parkinson-Patienten, der sich verbal von seinen Erscheinungen distanziert und gleichzeitig nonverbal darauf reagiert, indem er z.B. wahrgenommene kleine Männchen von seinem Schlafanzug entfernt. Pseudohalluzinationen nehmen insbesondere dann vorübergehend den Charakter echter Halluzinationen an, wenn eine Störung des Bewußtseins eingetreten ist; klart das Bewußtsein auf, so wird der Charakter der Halluzinationen häufig wieder richtig eingeschätzt. Häufig sind neurologische Patienten bei Beginn einer Halluzinose auch so überrascht, daß ihnen eine richtige Einschätzung schwerfällt, sie gewinnen jedoch in aller Regel schnell wieder die Orientierung und korrigieren den Wirklichkeitsgrad ihrer Wahrnehmungen.

Tabelle 1 faßt das Spektrum positiver visueller Störungen zusammen. Die Schwierigkeit einer Systematik liegt darin, daß ganz unterschiedliche Ätiologien oder spezifische Krankheiten/Syndrome zu denselben Phänomenen führen können – z.B. eine Photopsie, eine elementare undifferenzierte optische Halluzination, bei Glaskörperretraktion oder bei Schizophrenie.

Die „neurologischen Aspekte" legen eine schwerpunktsmäßige Betrachtung der später aufgeführten Phänomene nahe.

Entoptische Phänomene

Entoptische Phänomene sind definiert als reproduzierbare sichtbare Phänomene, die entweder im Auge selbst ihren Ursprung haben oder nach einer inadäquaten Reizung der Netzhaut auftreten können.

Zunächst ist – physiologisch – das sog. Eigengrau oder Eigenlicht des Auges zu nennen, die dunkle Grauempfindung bei geschlossenen Augen ohne Lichtreizung. Teilweise werden auch leichte nebelartige Bewegungserscheinungen oder spontan auftretende Lichtmuster sehr wechselnder Gestaltung wahrgenommen, wobei es sich offenbar um das Korrelat eines labilen Gleichgewichts mit wechselnder Ruheaktivität der beiden hell- und dunkelmeldenden retinalen Neuronensysteme handelt (Jung 1978). Dieses Eigenlichtempfinden erinnert an die Verse Goethes:

> Wär nicht das Auge sonnenhaft
> die Sonne könnt es nicht erblicken;
> läg nicht in uns des Gottes eigne Kraft,
> wie könnt uns Göttliches entzücken?

Das bekannteste pathologische Beispiel sind die Moore-Blitzstreifen: Eine Glaskörperretraktion führt über die Reizung von Makula und Retina zum Auftreten kurzer, vertikal verlaufender Lichtblitze, die nach Augenbewegungen im temporalen Gesichtsfeld wahrgenommen werden (Zaret 1985). Da hier morphologische Strukturen wahrgenommen werden, handelt es sich nicht um echte (Pseudo-)Halluzinationen.

Psychophysiologische Phänomene

Bildliche Vorstellungen (Visualisieren, „mental imagery") haben seit Plato ihren festen Platz in philosophischen Theorien des menschlichen Denkens. Marcel Proust (1871–1922) beschrieb meisterhaft, wie meist durch Geschmacks- oder Geruchssensationen ausgelöste Erinnerungsbilder halluzinatorische Klarheit gewinnen können. Die kognitive Erforschung von „imagery" begann jedoch erst ab Ende der 60er Jahre. Bildliche Vorstellungen beeinflussen stark unser Gedächtnis, sie haben einen meßbaren Einfluß auf unsere kognitiven Leistungen und sind somit funktioneller Bestandteil und nicht nur Epiphänomen kognitiver Prozesse (Paivio u. de Linde 1982).

Bildliche Vorstellungen erscheinen wie ein Abbild der Wirklichkeit, man sieht vor dem „inneren Auge" ein Bild, das wie eine abgeschwächte Wahrnehmung ist. Dem vorgestellten Bild entspricht jedoch kein aktuell vorhandenes Objekt, es entsteht aus vorhandenem Wissen oder aus der Erinnerung an früher gesehene Objekte. Bildliche Vorstellungen hängen einerseits mit visueller Wahrnehmung, andererseits mit Gedächtnisfunktionen zusammen.

SPECT-Untersuchungen zeigten entsprechend bei Vorstellungsaufgaben eine Aktivierung sowohl inferior-temporaler und okzipitaler Regionen mit den sekundären visuellen Feldern als auch des Hippocampus („Vorstellungssystem", Goldenberg 1987).

Nach Kosslyn (1983) könnten dabei die visuellen Felder als „visuospatialer Skizzenblock" des Arbeitsgedächtnisses dienen.

Das Negativphänomen in der klinischen Neurologie, also der Verlust der Fähigkeit, bildliche Vorstellungen zu bilden, wird nach den Erstbeschreibern (1883 und 1892) Charcot-Wilbrand-Syndrom genannt. „Imagery" ist so unter vielen Aspekten von Interesse, u.a. ergibt sich hier die Möglichkeit der kognitiven Forschung an der Schnittstelle zwischen Hirnfunktion und psychischen Phänomenen, zwischen Geist und Materie.

Eidetische Phänomene wurden insbesondere von Jaensch (1930) im 2. und 3. Jahrzehnt dieses Jahrhunderts untersucht: Vorangegangene optische Eindrücke werden – insbesondere von Jugendlichen – weiter im äußeren Raum gesehen, und hochgradige Eidetiker erkennen nur an der Tatsache, daß das Anschauungsbild den Blickbewegungen folgt, seinen subjektiven Charakter. Eidetische Bilder stehen als psychische Phänomene eigener Art zwischen Nachbildern und Vorstellungsbildern.

Die *fiktiven Spielkameraden kleiner Kinder* gehören ebenfalls in diesen Grenzbereich zur Psychopathologie. Generell ist die Neigung von Kindern zu optischen Halluzinationen auch unter Bedingungen, die im Erwachsenenalter nicht halluzinogen sind, größer. Offenbar ist der komplizierte Prozeß der sensorischen Reizverarbeitung noch nicht voll ausgereift, und die Emotionalität dominiert bei Wahrnehmungsvorgängen die rationale Realitätskontrolle.

Durch exogene Einflüsse, wie Fieber, Pharmaka, Allgemeininfektionen etc., kommt es so beim Kind leichter zu einer Entdifferenzierung von Wahrnehmung und Vorstellung (Eggers 1987).

Hypnagoge Halluzinationen sind an den Zustand zwischen Wachen und Schlafen gebunden. Diese nur im Zustand der Müdigkeit auftretenden Halluzinationen sind bei Gesunden selten, sie treten besonders charakteristisch bei der Narkolepsie auf. Bei Gesunden unterscheidet McKellar (1979) 2 Typen hypnagoger Halluzinationen, den perseverativen Typ, wo meist Tageserinnerungen die Inhalte der Halluzinationen ausmachen, und den archetypischen Typ, mit Inhalten, die sich nicht auf erinnertes Material zurückführen lassen. Gegenüber hypnagogen Halluzinationen besteht zumeist das Erleben der Passivität, d.h. das Erleben von deren Unbeeinflußbarkeit (Schacter 1976). Hypnagoge Halluzinationen im Rahmen einer Narkolepsie werden auf REM-Phasen während des Wachzustandes zurückgeführt. Sie sollen traumähnlicher empfunden werden als die hypnagogen Halluzinationen Gesunder, so daß sie bereits aufgrund dieser phänomenologischen Merkmale mit Träumen und deren Physiologie in Verbindung gebracht werden können (Zarcone 1973).

Seit Aristoteles' *De Somnis* ist der *Traum* immer wieder als physiologische Halluzination aufgefaßt worden, formale Ähnlichkeiten führten jedoch rasch zu Widersprüchen. Wir „sehen" zwar Traumbilder, obwohl sie nicht da sind, der Halluzinierende ist jedoch wach und nimmt sogleich wahr, während der Träumende im Schlaf aktiv von der Umwelt abgeschlossen ist. Der Halluzinationsbegriff sollte auf den Wachzustand beschränkt bleiben (Spitzer, 1988), wenngleich formale Ähnlichkeiten und die Traumdeprivationshypothese von Fisher u. Dement (1983) der Halluzinationsforschung Impulse geben konnten.

Einsamkeit und Monotonie können Halluzinationen hervorrufen, das war lange bekannt, bevor von den 50er Jahren an systematische Untersuchungen der halluzinogenen Wirkung *sensorischer Deprivation* erfolgten – man vermutete in den USA die militärische Anwendung der sensorischen Deprivation durch Kriegsgegner.

Naturgemäß lassen sich heute die historisch berichteten Halluzinationen und *visionären Erscheinungen* retrospektiv ätiologisch nicht zuordnen. Bei halluzinatorischen Massenphänomenen im Mittelalter dürften Malnutrition und toxische Einflüsse schlechter bzw. verdorbener Lebensmittel eine große Rolle gespielt haben (Camporesi 1990). Bei visionären Erfahrungen von Eremiten ist u.a. auch die mögliche Bedeutung zerebraler Hypoglykämien oder auch einer intrazerebralen Isopropylalkoholakkumulation bei extremem Fasten oder Unterernährung vermutet worden (Phillips 1973). Die vielen visionären Beispiele aus Geschichte, Mythologie und Religion – von Moses über Hildegard von Bingen bis zu Jeanne d'Arc – belegen die Bedeutung des soziokulturellen Umfeldes für Wirkung und Deutung eines halluzinatorischen Erlebnisses.

Visuelle Phänomene bei elektrischer Kortexstimulation

Reizversuche des Okzipitallappens ergaben im wesentlichen nur einfache Halluzinationen (Sterne, Linien, Kreise etc.), abhängig vom Reizort sowie der Reizart (Foerster 1930; Brindley u. Lewin 1968). In Area 17 sind die Erscheinungen elementarer als in den anderen Feldern, die Komplexität der am Sehen beteiligten Strukturen nimmt von okzipital nach temporal ständig zu. Die Befunde stimmen gut mit den Ergebnissen von Hubel u. Wiesel (1968) zur Struktur der rezeptiven Felder überein. Erst die Temporallappenstimulation führte dann spektakulär zu komplexen szenischen Halluzinationen (Penfield u. Perot 1963), und durch neuere Untersuchungen mit Tiefenelektroden konnte die Bedeutung des limbischen Systems bei der Entstehung von subjektiven Erlebnissen einschließlich Halluzinationen belegt werden (Wieser, 1982; Gloor et al. 1982). Im Gegensatz zu den ausgelösten stereotypen Bewegungsmustern bei Reizung des motorischen Kortex ist die Reizantwort bei Stimulation temporaler und vor allem limbischer Strukturen „individualisiert", d.h., das, was die Patienten erleben, ist mehr von der einzelnen Persönlichkeit geprägt als von dem exakten Ort, an dem im limbischen System gereizt wird. Der genaue Mechanismus, wie der elektrische Reiz z.B. komplexe visuelle Halluzinationen bewirken kann, ist nicht exakt geklärt. Es ist jedoch anzunehmen, daß der elektrische Reiz keinen genuinen Hirnmechanismus, keine hier gespeicherten Informationen, freisetzt, sondern daß der elektrische Reiz eher über eine Inaktivierung limbischer Strukturen, denen physiologisch eine inhibitorische Funktion zukommt, eine Freisetzung von visuellen Bildern oder auch Emotionen bewirkt.

Visuelle Halluzinationen bei neurologischen Krankheitsbildern

Halluzinationen können im Rahmen der verschiedensten Krankheitsbilder auftreten. Am bekanntesten sind die positiven visuellen Phänomene bei Migräne, im Rahmen von Anfallsleiden sowie die Halluzinationen im hemianopen Gesichtsfeld.

Generell wird diesen Phänomenen jedoch in der Neurologie – anders als in der Psychiatrie – nur wenig Beachtung geschenkt, da in aller Regel die den Patienten stärker belastenden negativen, defizitären Symptome im Vordergrund stehen. Zudem berichten die meisten Patienten nicht spontan von ihren visuellen Wahrnehmungen, aus Furcht, für „verrückt" gehalten zu werden. Oft erfährt man erst von einer organischen Halluzinose, wenn ein therapeutisches Vertrauensverhältnis aufgebaut ist und die Patienten gezielt auf das eventuelle Vorkommen von optischen Erscheinungen angesprochen werden.

Charles-Bonnet-Syndrom

Der schweizerische Naturforscher und Philosoph Charles Bonnet (1720–1793) hatte 1760 die optischen Trugwahrnehmungen seines fast blinden, aber psychisch unauffälligen Großvaters mitgeteilt, der amüsiert erzählte, daß ihm seit Monaten Menschen, Tiere und Gebäude erschienen, die in der Realität nicht vorhanden waren. Aufgrund dieser Schilderung prägte de Morsier 1936 den Ausdruck Charles-Bonnet-Syndrom zur Bezeichnung optischer Halluzinationen bei Patienten mit Augenerkrankungen ohne gleichzeitig bestehende psychiatrische Erkrankungen. Die heutigen Kriterien eines Charles-Bonnet-Syndroms (*CBS*; de Morsier 1967; Podoll et al. 1989) sind in Tabelle 3 zusammengefaßt. Wesentlich ist, daß in nahezu allen Fällen eine deutliche Visusminderung vorliegt.

Tabelle 3. Charles-Bonnet-Syndrom: Diagnostische Kriterien

Bei normalem Bewußtsein auftretende visuelle Halluzinationen
Bei der überwiegenden Mehrheit (87%) der Erkrankten Vorliegen einer Visusminderung
Hohes Durchschnittsalter
Keine Bewußtseinstrübung wie beim Delir
Keine Demenz
Keine dominierende Verstimmung wie bei organischen affektiven Syndrom
Keine dominierenden Wahnphänomene wie beim organischen Wahnsyndrom
Keine floride Psychose
Keine Intoxikation
Keine neurologischen Grunderkrankungen mit Läsionen der zentralen Sehbahn und/oder des visuellen Kortex

Die meisten Patienten mit CBS schildern sowohl einfache Photopsien als auch sehr häufig komplexe Halluzinationen von menschlichen Figuren, Landschaften oder unbelebten Objekten, wobei bekannte Gedächtnisinhalte von den Patienten in ihren Trugwahrnehmungen in aller Regel nicht zu erkennen sind (Lefèbre u. Kömpf 1991). Bei 50% der Patienten treten Tier-, bei 46% Pflanzenhalluzinationen auf.

Die erscheinenden Gegenstände werden im äußeren Raum lokalisiert, manchmal zur Seite der größeren Visusminderung bzw. in den Bereich eines Skotoms (Uhthoff 1899; Bartlet 1953). Sie sind meist wirklichkeitsgetreu groß, sonst eher verkleinert, dreidimensional, farbig, den Hintergrund verdeckend und fast immer nur in ihrer Gesamtheit („en bloc") bewegt, können aber gelegentlich in ihrem Ablauf moduliert werden, d.h., Befehle werden befolgt oder Teile der Scheinsubjekte können durch bestimmte Manöver wie „Wegpusten" oder durch den Versuch, körperlichen Kontakt aufzunehmen, zum Verschwinden gebracht werden. Gelegentlich bewegen sich vor allem die Photopsien bei Augenbewegungen mit, sie können bei Lidschluß verschwinden, persistieren oder sich sogar verstärken. 13% der Patienten (Podoll et al. 1989) bemerkten Trugwahrnehmungen anderer Sinnesmodalitäten, wie taktiler oder olfaktorischer, aber nie akustischer Art. Nur 7% der Patienten realisieren nicht den Trugcharakter der Erscheinungen, 2/3 der Patienten reagieren neutral oder sogar angenehm berührt auf die Erscheinungen. Bei 1/4 der Patienten kommt es je nach Inhalt der Trugwahrnehmungen zu Angst und Erschrecken, auch Flucht- oder Abwehrreaktionen können auftreten, bis unter Umständen eine Selbstkorrektur eintritt. 43 der 46 in der Literatur beschriebenen Fälle (Podoll et al. 1989) zeigten keine Entwicklung paranoider Wahnideen, bei den übrigen 3 Patienten (7%) wurde eine an die Halluzinationen anknüpfende paranoide Entwicklung beobachtet.

Obwohl genaue epidemiologische Daten fehlen, dürfte das CBS zu selten diagnostiziert werden. Bei systematischer Untersuchung der erblindeten Patienten einer Augenklinik fanden sich unter 43 Patienten 5 mit einem CBS im Krankheitsverlauf. Das durchschnittliche Alter bei Beginn des Syndroms beträgt bei den 46 von Podoll et al. (1989) aus der Literatur zusammengestellten Fällen 75,7 Jahre (59–92) bei einer Geschlechtsverteilung von nahezu 1:1.

Bis auf die pathogenetisch bedeutsame Visusminderung (87%; Podoll et al. 1989) ließen sich weitere pathologische Faktoren in diesem Kollektiv nicht aufzeigen, der neurologische Untersuchungsbefund ist unauffällig, insbesondere finden sich keine Hinweise auf eine Irritation des zentralen visuellen Systems. Kraniale CT- oder NMR-Untersuchungen konnten nur an den wenigen Patienten der letzten Jahre durchgeführt werden, die altersentsprechende Befunde ohne Hinweise auf Läsionen des kortikalen visuellen Systems ergaben. Sie wurden bis jetzt jedoch insgesamt zu selten eingesetzt, um eindeutige Angaben zu erlauben. Im EEG fanden sich während der visuellen Trugwahrnehmungen keine Hinweise auf eine Epileptogenese der Erscheinungen und keine Unterschiede zu den entsprechenden Befunden ohne Sinnestäuschungen.

Das CBS ist ein wichtiger Beleg dafür, daß auch komplexe visuelle Halluzinationen ohne eine direkte Irritation kortikaler Strukturen auftreten können. Die Pathogenese dieser Halluzinose im Rahmen des CBS ist nicht klar. Es wird vermutet, daß die visuelle Deafferenzierung zur Freisetzung visueller Repräsentationen führen könne („release"-Phänomen, Cogan 1973). Als weiterer Faktor, der erklären könnte, warum nur überwiegend ältere Menschen an einem CBS erkranken, werden diffuse zerebrale Funktionsstörungen zur Begründung herangezogen (Patry 1939; de Morsier 1967), die sich insbesondere in einer verminderten Vigilanz mit Verlangsamung bemerkbar machen (Olbrich 1987), was auch schon bei Gesunden eher zu Trugwahrnehmungen führen kann (Ziskind et al. 1963).

Zusammenfassend scheint also insbesondere die Kombination von typischerweise im Alter zu konstatierenden zerebralen Funktionsstörungen mit ausgeprägten Vigilanzschwankungen und einer visuellen Deafferenzierung zur Entwicklung eines CBS zu prädisponieren. Interessanterweise ergeben sich völlig entsprechende – auf das akustische System übertragene – ätiopathogenetische Überlegungen bei der Musikhalluzinose Schwerhöriger (Podoll et al. 1991; Klostermann et al. 1992).

Eine zuverlässige medikamentöse Therapie ist nicht bekannt. Ein Medikamenteneffekt wäre vermutlich angesichts des Spontanverlaufs des Syndroms mit häufigem spontanem Sistieren und Rezidivieren auch nur bei Erprobung an einer größeren Zahl von Patienten signifikant zu beurteilen. Die bislang einzige zuverlässige Therapie besteht in einer – meist operativen – Verbesserung des Visus.

Unter dem Begriff *„phantom vision"* werden optische Halluzinationen nach Enukleation zusammengefaßt, oft gepaart mit einer Anosognosie für den Verlust des Auges bzw. auch Sehvermögens (Cohn 1971), so daß hier bezüglich des letzteren Aspekts quasi ein „peripheres Pendant" des Anton-Syndroms vorliegt, der Anosognosie für eine kortikale Blindheit (Bender 1984).

Als *Kataraktdelirium* werden die nach einer Kataraktoperation postoperativ auftretenden Psychosyndrome mit räumlicher und zeitlicher Desorientiertheit, mit psychomotorischer Unruhe, gelegentlich bis hin zu psychotischen Angst- und Wahnzuständen mit visuellen Halluzinationen zusammengefaßt. Als ursächliche Faktoren wird hier vor allem auch die sensorische Deprivation einerseits aufgeführt, andererseits zusätzlich das hohe Durchschnittsalter, vaskuläre bzw. degenerative Enzephalopathien und medikamentöse Einflüsse (Weissman u. Hackett 1958; Karhunen u. Orko 1982; Olbrich et al. 1987).

Pedunkuläre Halluzinose

Der Begriff der pedunkulären Halluzinose wurde geprägt von van Bogaert (1927), bezogen auf die Beschreibung einer Halluzinose bei einer Patientin mit mesenzephalem Infarkt durch Lhermitte (1922); die topische Zuordnung erfolgte rein klinisch (Ophthalmoplegie, Intentionstremor, Vertigo) ohne pathoanatomische Verifikation. Der französische Ausdruck „pedonculaire" bezieht sich in diesem Kontext auf das Mittelhirn insgesamt und nicht notwendigerweise ausschließlich auf den Pedunculus cerebri.

Die wenigen später beschriebenen Patienten (Caplan 1980; Feinberg u. Rapcsak 1989; McKee et al. 1990; Kölmel 1991) berichteten lebhafte, szenische, bunte Halluzinationen im gesamten Gesichtsfeld. Zumindest anfänglich sind die Patienten kaum distanziert, sie erleben die Wahrnehmungen, häufig Tierhalluzinationen, angstbesetzt. Gute histopathologische Untersuchungen liegen nur in 2 Fällen vor (van Bogaert 1927; McKee et al. 1990). Neuere NMR-Befunde (Geller u. Bellur 1987; Kölmel 1991) bestätigten generell die mesenzephalothalamische Region, wobei in der Regel immer von ausgedehnteren bilateralen Läsionen ausgegangen werden muß. Die kleinste beschriebene Läsion (McKee et al. 1990) beschränkte sich auf die medialen Anteile der Substantia nigra, die Pars reticulata bilateral.

Schon die Erstbeschreibung erhielt Hinweise auf eine in aller Regel gleichzeitig vorliegende Störung des Schlaf-Wach-Zyklus, wobei ursächlich eine gestörte Funktion der vigilanzregulierenden mesenzephalen Formatio reticularis angenommen werden kann. Häufig traten die Halluzinationen bevorzugt abends in der Dämmerung auf. Die Reduktion des visuell-sensorischen Zustroms, kombiniert durch die äußeren Gegebenheiten der Dunkelheit und die pathologische Somnolenz, scheinen so besonders zum Auftreten halluzinatorischer Wahrnehmungen bei mesenzephalen Läsionen zu prädisponieren. Lhermitte (1922) vermutete als Ursache dieser Halluzinose sogar eine pathologische Freisetzung der Traumaktivität, die normalerweise im Wachzustand unterdrückt war: die pedunkuläre Halluzinose als Traum im Wachzustand bei einer dissoziativen Schlafstörung. Heutige Vorstellungen über die Wichtigkeit der Strukturen im Dienzephalon und im mesenzephalen Tegmentum für die Schlafphasen einschließlich der „rapid eye movements" des REM-Schlafs (Hobson et al. 1986) lassen diese früheren Theorien in neuem Licht erscheinen, schlafpolysomnographische Untersuchungen entsprechender Patienten wurden bislang noch nicht durchgeführt.

Phänomenologische Ähnlichkeiten zu Halluzinosen bei postenzephalitischen Parkinson-Syndromen (Alajouanine u. Copcevitch 1928) oder dopamininduzierter Halluzinosen bei Parkinson-Syndromen (Moses et al. 1986) führten zu einer weiteren interessanten Spekulation über die mögliche pathogenetische Bedeutung eines läsionsbedingten Ungleichgewichts zwischen serotoninergen und dopaminergen Transmittern. Einzelmitteilungen über das gute Ansprechen dieser Halluzinose auf Neuroleptika könnten ebenfalls in diese Richtung weisen (Kölmel 1991).

Halluzinatorische Phänomene und visuelles System

Halluzinatorische Phänomene können im Bereich des gesamten visuellen Systems ausgelöst werden (Cogan 1973; Lepore 1990), wobei optische Halluzinationen bei Läsionen zwischen Retina und Corpus geniculatum laterale sehr selten sind. Jedoch auch im anterioren visuellen Bereich können bei Optikus- und/oder Chiasma-opticum-Irritationen, z.B. durch Tumoren, nicht nur einfache geometrische Figuren, sondern auch komplexe Formen und Lebewesen wahrgenommen werden (Weinberger u. Grant 1940; Lepore 1990).

Eine systematische eingehende Untersuchung der Phänomenologie optischer Wahrnehmungen bei 125 Patienten mit homonymer Hemianopsie wurde von Kölmel durchgeführt (1984, 1985, 1988). Die Photopsien wurden nach ihren Struktur- und Farbmerkmalen sowie nach ihrer Helligkeit unterschieden. Geometrische Strukturen und die bei den Mustern beschriebenen 4 Farben (grün, rot, gelb und blau) werden als Sichtbarwerden der funktionellen Neuronenarchitektonik des visuellen Kortex interpretiert. Unbunte blendende Photopsien werden der Area 17 zugeordnet – Ähnlichkeiten mit den Fortifikationsspektren der Migräne (s. unten) werden deutlich –, bunte Muster eher der Area 18 und 19, die farbspezifische Neurone enthalten. Die Wahrnehmung der Photopsien erfolgt ausschließlich im hemianopen Feld, bei Augenbewegungen werden sie mittransloziert (wie retinale Nachbilder), durch Augenschluß waren sie nicht zu beeinflussen.

Pathogenetisch können Photopsien bei okzipitalen Läsionen am ehesten als unspezifisches Erregungssymptom interpretiert werden, vor allem wenn sie kurz und konstant, d.h. ruhig und unbewegt auftreten. Photopsien als Epilepsieäquivalente, als selbständiges epileptisches Phänomen (s. unten), ändern sich phänomenologisch und dauern in aller Regel länger, meist werden sie zudem nicht ausschließlich im hemianopen, sondern auch in den funktionstüchtigen Gesichtsfeldern erlebt, oder sie breiten sich über die Gesichtsfelder aus und gehen dann in komplexe Halluzinationen über. Eine Drehbewegung des Kopfes und der Augen leitet dann in aller Regel den folgenden Grand-mal-Anfall ein.

Komplexe visuelle Halluzinationen waren deutlich seltener. Die CT-Schädigungsmuster reichen von okzipital bis nach temporal. Auffallend waren Farbarmut und relative Stereotypie der Wahrnehmungen. Augenbewegungen bewirkten hier – im Gegensatz zu den Photopsien – keine Translokation, teilweise jedoch ein Verschwinden der halluzinierten Bilder und Szenen. Die Unterscheidung in bewegte und unbewegte Halluzinationen ergab keine weiteren lokalisatorischen oder nosologischen Hinweise. Die Wahrnehmung auch dieser komplexen Halluzinationen ist bei Gesichtsfeldausfällen immer streng hemianop konfiguriert, wobei jedoch die wahrgenommenen Bilder immer ganzheitlich sind, nie gehälftet, wie man es ebenso hätte erwarten können. Der zeitliche Verlauf des Auftretens dieser Wahrnehmungen zeigte ebenfalls einen Unterschied zu den obigen Photopsien, komplexe halluzinatorische Phänomene traten immer erst mit einer gewissen Latenz von Stunden bis Tagen nach Eintritt des Gesichtsfeldausfalls in Erscheinung. Entgegen früheren Berichten (Teuber 1961; Lance 1976) ergaben die Untersuchungen Kölmels keine rechtsseitige Hemisphärendominanz für halluzinatorische Phänomene.

Auch temporale Läsionen können komplexe visuelle Halluzinationen auslösen, diese treten dann aber überwiegend im gesamten Gesichtsfeld, also nicht halbseitig auf (Sanford u. Bair 1939; Anastasopoulos 1962; Gloning et al. 1967). Häufig sind die Halluzinationen bei Temporallappenläsionen Teil eines epileptischen Anfalls (s. unten), und die halluzinatorischen Phänomene sistieren, wenn sich ein Gesichtsfelddefekt ausbildet.

Die alte Kontroverse um die diagnostische und lokalisatorische Bedeutung von (Pseudo-)Halluzinationen in der Neurologie ist bis heute nicht entschieden. Generell können sowohl einfache als auch komplexe Halluzinationen im Bereich des gesamten visuellen Systems – einschließlich der höheren visuellen Verarbeitungszentren außerhalb der Sehbahn und der Area striata – ausgelöst werden. Auch die Ätiologie der zugrundeliegenden Erkrankung ist vieldeutig – ischämische oder tumoröse Läsionen, epileptische Anfälle, Migräne etc. Betrachtet man Halluzinationen also als isoliertes Phänomen, ist ihre Bedeutung relativ gering. Schon eine so simple Tatsache jedoch wie das gleichzeitige Vorliegen von Gesichtsfelddefekten und die Berücksichtigung, ob die Halluzinationen nur im hemianopen Feld auftreten, erlaubt eindeutigere klinische Schlußfolgerungen, wenngleich einschränkend immer berücksichtigt werden muß, daß Schädigungs-, Reiz-

und Wahrnehmungsort nicht identisch sein müssen. Geometrische Photopsien, die hemianop konfiguriert wahrgenommen werden, weisen auf eine Entstehung okzipital-kortikal hin, je weniger Ordnung die Photopsien erkennen lassen, desto schwieriger wird ihre nähere lokalisatorische Zuordnung (Kölmel 1984). Werden komplexe Halluzinationen im hemianopen Gesichtsfeld wahrgenommen, liegt in der Regel neben einer okzipitalen eine weitere zusätzliche temporoparietale Schädigung vor. Man nimmt an, daß die Okzipitalläsion die Hemianopsie verursacht und den Informationsfluß nach parietal und temporal unterbricht und daß die Läsionen in diesen Bereichen dann – neben limbischen Strukturen (Wieser 1982; Gloor et al. 1982) – für die Freisetzung der visuellen Bilder verantwortlich sind. Ausschließlich von temporal ausgehende Halluzinationen werden im gesamten Gesichtsfeld wahrgenommen, in aller Regel sind sie Teil eines epileptischen Anfalls.

Die Pathophysiologie der Halluzinationen ist nicht geklärt. Bei Vorliegen visueller Defizite mit dem Ausfall physiologischer Afferenzen wird eine produktive Freisetzung von Schaltkreisen im visuellen System postuliert (*Release-Phänomen*, Enthemmungs- oder Entkoppelungsphänomen) und dies als eine wesentliche Ursache von visuellen Halluzinationen angesehen. Andererseits können auch *Reizphänomene*, d.h. die Bereitschaft zur spontanen Entladung visueller Neurone, zu Halluzinationen führen, wobei im einzelnen eine Unterscheidung zwischen unspezifischen, sich selbst beendenden Erregungssymptomen und selbständigen epileptischen Anfällen schwierig ist. Generell scheint beiden Mechanismen pathophysiologisch eine Bedeutung bei der Entstehung von Halluzinationen zuzukommen.

Cogan (1973) versuchte phänomenologisch topologisch-spezifische, stereotype und nur episodisch auftretende kortikale Reizhalluzinationen von topologisch-unspezifischen, inhaltlich variablen und häufig kontinuierlich ablaufenden visuellen Halluzinationen abzugrenzen, die im Bereich des gesamten übrigen visuellen Systems entstehen (Tabelle 4).

Tabelle 4. Cogans (1973) Kriterien der Differenzierung in Anfalls- (irritative) und Enthemmungs- (Release-) Phänomene

	Release-Phänomene	Reizphänomene unspezifisch/spezifisch epileptisch
Inhalte	variabel, neu	stereotyp, vertraut
Auftreten/Dauer	kontinuierlich, Minuten bis Stunden	episodisch, kurz (Sekunden bis Minuten)
Topologie	unspezifisch, im gesamten visuellen System	spezifisch, kortikal
Komplexität	meist komplex	okzipital: einfach temporal: komplex
Bewußtsein	klar	verändert
Lateralisierung	häufig	selten
Beeinflußbarkeit (z.B. durch Schließen der Augen)	positiv	negativ

Diese Differenzierungskriterien und die daraus nach Cogan folgende topische Zuordnung haben sich klinisch jedoch nicht bewährt, da die vorausgesetzte Unterscheidbarkeit mittels der genannten Kriterien keineswegs in jedem Fall vorliegt. Bei hemianopen Halluzinationen kombinieren sich wahrscheinlich beide Mechanismen.

Palinopsie, visuelle Perseveration, „illusory visual spread", visuelle Allästhesie

Der Ausdruck *Palinopsie* (palin = wieder, noch einmal) wurde von Pötzl (1954) in Anlehnung an den Begriff der Palilalie geprägt und bezeichnet das erneute Auftreten visueller Bilder mit einer kurzen Latenz nach Entfernung des Stimulus. Critchley (1951) bildete dafür den Begriff „visual perseveration in time". Der Begriff der *visuellen Perseveration* im engeren Sinne kann jedoch eingegrenzt werden auf die unmittelbare Perseveration des nicht mehr vorhandenen Stimulus, wo eine Kontinuität zwischen Wahrnehmung von Realität und Trugbild gegeben ist (Robinson u. Watt 1947; le Beau et al. 1952). Die wahrgenommenen Trugbilder wirken äußerst natürlich, sie werden als echt wie eine Fotographie („une persistance quasi photographique", Le Beau et al. 1952) wahrgenommen.

Generell stellen diese Wahrnehmungen ein Nachbildphänomen dar. Palinoptische Nachbildphänomene sind jedoch im Gegensatz zu physiologischen Nachbildern und auch zu den sog. Blendbildern auch bei schwachen Lichtreizen unter normalen Sehbedingungen auslösbar und quantitativ auf Minuten verlängert. In der Literatur werden Zeiträume bis zu Stunden berichtet (Critchley 1951; Bender et al. 1968). Sie erscheinen auf einem Untergrund auch qualitativ verändert als positive Nachbilder in der Farbe des Primärbildes, und bei Intensitätsabnahme treten keine Farbänderungen auf. Sie waren weiter in der Regel nur hemianopisch orientiert im Bereich der in ihrer Funktion nur leicht gestörten Gesichtsfelder auszulösen. Die bei Patienten mit Palinopsie gemessenen Latenzzeiten von unter experimentellen Bedingungen ausgelösten früheren periodischen Nachbildern werden unterschiedlich angegeben: Pötzl (1954) und Bender et al. (1968) beschreiben physiologische Verhältnisse und das Fehlen von Palinopsie unter diesen Bedingungen, wohingegen von Kinsbourne u. Warrington (1963) eine signifikante Verlängerung betont wird.

Palinoptischen Bildern, insbesondere dem einfachen Persistieren des visuellen Eindrucks nach Entfernung des Stimulus, kommen somit manche Ähnlichkeiten mit physiologischen Nachbildern zu, aber auch entscheidende Unterschiede in quantitativer und qualitativer Hinsicht. Entsprechend den physiologischen Nachbildern bewegen sich auch die palinoptischen Bilder bei Augenbewegungen mit den Augen mit und erscheinen so transparent auf strukturlosen Flächen und auch auf neuen visuellen Objekten. Ein Patient (Kömpf et al. 1983) sah überall, z.B. auch auf der Stirn des visitierenden Stationsarztes, die zuvor angeschaute Rot-Kreuz-Brosche der Stationsschwester (Abb. 1a).

Critchley (1951) beschreibt, wie sich Muster eines Kleides auf das Gesicht seiner Trägerin oder das Muster eines Vorhanges über alle Wände des Zimmers ausbreiten und bezeichnet diese Illusion einer Ausbreitung und Ausdehnung visueller Gegebenheiten als räumliche visuelle Perseveration („visual perseveration in space"), oder „illusory visual spread".

Ein weiterer interessanter Aspekt dieser palinoptischen Phänomene ist, daß die palinoptischen Trugbilder nicht nur zufällig im jeweiligen Gesichtsfeld des Kranken auftreten, sondern auch kategorial in die visuelle Umwelt eingeordnet werden können. So berichtet ein Patient von Pötzl (1954), daß nach Anblick eines Mannes mit einem Gams-

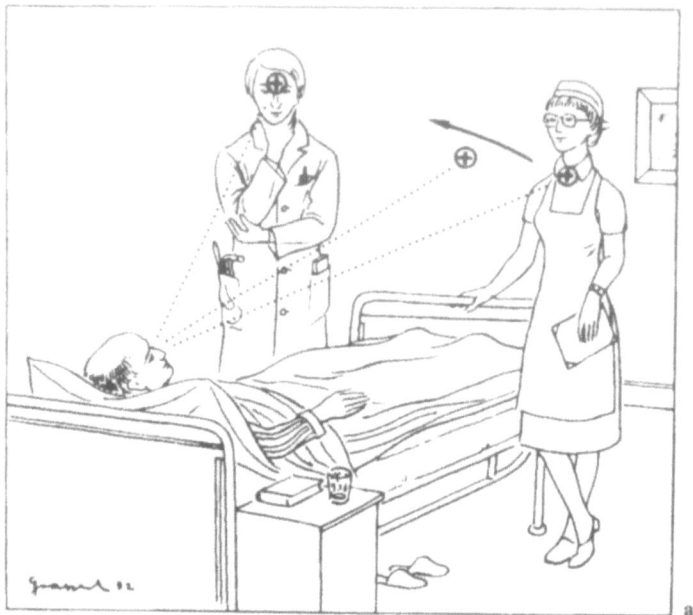

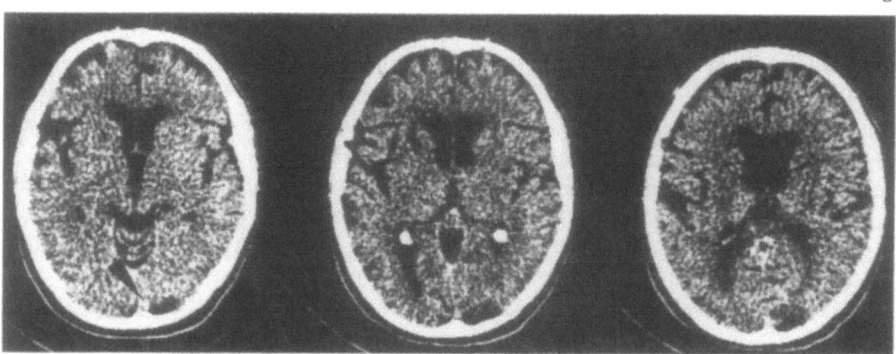

Abb. 1a, b. Palinopsie. **a** Projektion eines palinoptischen Bildes (Rot-Kreuz-Brosche) bei Blickwendung auf Objekte der Umwelt (Zimmerwand, Gesicht). **b** Computertomographischer Befund: Hypodense Läsion okzipital rechts in Angrenzung an die Sehrinde

barthut über Stunden alle Menschen, die er anschaute, einen solchen Hut trugen; oder, als ein Beispiel für ein längeres Intervall, wieder die Patientin von le Beau et al. (1952), die nach einem Kinobesuch Tränen über die Wangen ihres Mannes laufen sah, die sie kurz zuvor aus den Augen eines Filmhelden kommen sah. Lefèbre u. Kölmel (1989) berichten von einer Patientin (Zustand nach Resektion eines temporo-okzipital rechts gelegenen Astrozytoms, fokal-motorische Epilepsie), die kurz nach dem Betrachten eines realen Taxis wenig später den Eindruck hatte, als trugen alle Autos, ja selbst Motorradfahrer, ein Taxischild.

Eine Transposition palinoptischer Bilder aus defekten Gesichtsfeldbereichen auf die Gegenseite und Wahrnehmung im ungestörten Gesichtsfeld wird als *visuelle Allästhesie* bezeichnet (Jacobs 1980).

Auffallend ist, daß bei einigen Patienten mit Palinopsie weitere komplexe Halluzinationen auftreten. Unser Patient (Kömpf et al. 1983) beschrieb als „Nachtbilder" folgende visuelle Trugwahrnehmungen:

„Bei fortgeschrittener Dämmerung wach und ruhig im Bett liegend, nahm ich von links aufsteigende Gestalten wahr. Es gelang mir dabei schnell, bei Wiederholung der Erscheinungen eine Gestalt, die auf mich zukam und sich über mich beugte, als meine Frau zu identifizieren. Eine weitere, die sich über meine linke Körperseite neigte, als den behandelnden Stationsarzt, der damit beschäftigt war, am linken Arm eine Infusion anzuhängen. Die Figuren, die immer wieder in stereotyper Weise auftraten und so Abläufe des vorangegangenen Tages wiederholten, bewegten sich gemessen, vergleichbar den Bewegungen eines Chores in einer klassischen griechischen Tragödie und hatten keinerlei bedrohlichen Charakter. Es waren lediglich Grau-Abstufungen, nie Farben zu erkennen. Nach einer Woche wurden diese Erscheinungen immer uncharakteristischer und konnten dann auch nicht mehr identifiziert werden, insbesondere auch, weil sich zunehmend weiter zurückliegende Erinnerungsbilder untermischten."

Die Schilderung dieser abendlichen bildhaften Szenen durch unseren Patienten erinnert an die „instant-replay"-Technik des Fernsehens, indem sie in stereotyper Weise (jeweils beginnend im Bereich des linken Gesichtsfeldes) banale Szenen des vorangegangenen Tages ohne begleitende Geräusche wiederholen. Ähnliche Wahrnehmungen eines Patienten von Engerth et al. (1935) wurden dort von den Autoren als der „Abendtyp hemianopischen Illusionierens" bezeichnet, der Patient selbst nannte diese Erscheinungen „Einschlaffiguren". Auch bei diesem Patienten war die Richtung dieser Trugbilder durch die hemianopische Funktionsstörung bedingt, die Wahrnehmungen wurden fast immer durch reale Gegenstände ausgelöst, „deren Konturen dann zum Teil mit den Konturen der Visionen übereinstimmen", und der Einfluß von Tageseindrücken wird hier nur noch entfernt deutlich („blaß aussehende ältere Leute, die wie Patienten waren"). Auch in dieser Schilderung waren die Gestalten jedoch „farblos, schattenähnlich und bewegungsarm immer von links nach rechts gehend".

Pötzl prägte 1954 für diese besondere Form der komplexen Pseudohalluzinationen, wo zwischen Reiz und Trugbildwahrnehmungen eine lange Latenz tritt, den Ausdruck *halluzinatorische Palinopsie*. Da die Patienten häufig Schwierigkeiten haben, sich überhaupt noch an den ursprünglichen visuellen Eindruck, der hier wieder in Erscheinung treten soll, zu erinnern, sind hier sicherlich fließende Übergänge zu den oben beschriebenen Halluzinationen im hemianopen Gesichtsfeld gegeben.

Die einer Palinopsie unterliegenden Erkrankungen sind sehr vielfältig, berichtet wurden Epilepsien, Hirntumoren, Hirninfarkte, Migräne und Hirntraumen. Auf jeden Fall ist bei Patienten, die palinoptische Phänomene aufweisen, eine gründliche Abklärung hinsichtlich des Vorliegens einer etwaigen strukturellen Läsion erforderlich. Eine nachgewiesene Hirnschädigung liegt immer kontralateral zur Seite der Palinopsie. Computertomographische Befunde ergaben immer okzipitale, zusätzlich dann auch noch parietale und temporale Läsionen (Meadows u. Munro 1977; Michel u. Troost 1980; Kölmel 1982; Kömpf et al. 1983). Obwohl die Analyse der morphologischen Befunde keinen eindeutigen Schädigungsort zuließ, ist aufgrund der beschriebenen eng umgrenzten computertomographisch nachgewiesenen morphologischen Läsionen im Bereich randständiger Sehrindenanteile die Folgerung zulässig, daß palinoptischen Phänomenen ursächlich eine direkte Irritation des visuellen Kortex zugrunde liegt, entsprechend sind die vorliegenden Gesichtsfelddefekte nicht komplett, sondern die Sehfunktion ist in diesem Bereich lediglich eingeschränkt (Kömpf et al. 1983). Die in einem Fall registrierte Veränderung visuell evozierter Potentiale während der Wahrnehmung palinoptischer Phänomene stellt einen weiteren Hinweis auf eine veränderte kortikale Aktivität als Grundlage der Palinopsie dar (Cummings et al. 1982). Auch die Tatsache, daß monokulär ausgelöste Palinopsie bei anschließender monokulärer Betrachtung über das Gegenauge gesehen wird, sowie die häufig angegebene kategoriale Einordnung (Pötzl 1954) dieser Nachbilder in weitere visuelle Objekte weisen auf kortikale Mechanismen hin. Im Gegensatz zu anderen positiven visuellen Phänomenen kommt somit der Palinopsie eine entscheidende lokalisatorische Bedeutung zu: sie weist auf eine Funktionsstörung im direkten Anschluß an den visuellen Kortex okzipital hin (Abb. 1b).

Eine epileptische Genese palinoptischer Phänomene ist möglich (Jacobs et al. 1972; Swash 1979), iktale EEG-Entladungen konnten jedoch nur in einem Fall registriert werden (Lefèbre u. Kölmel 1989). Eine Abgrenzung von epileptischen palinoptischen Phänomenen wird jedoch in aller Regel auch klinisch einfach dadurch möglich sein, daß während palinoptischer Phänomene nicht epileptischer Genese Bewußtseinseinschränkungen, weitere iktale Phänomene und auch EEG-Veränderungen fehlen.

Der neuronale Entstehungsmechanismus nicht epileptischer palinoptischer Phänomene bleibt weiterhin unklar; neben der sensorischen Dysfunktion dürfte eine gestörte neuronale Verarbeitung visueller Signale entscheidend sein; Gesehenes wird entweder nicht mehr gelöscht, oder Bilder, die gerade im visuellen Gedächtnis aufgenommen wurden, werden wieder freigesetzt. Teuber (1963) nahm hypothetisch an, daß zeitlich nicht koordinierte neuronale Entladungen im visuellen Kortex zu einer ungenügenden Begrenzung des perzeptiven Prozesses führen. Hypothetisch könnten auch mögliche zerebrale Komponenten physiologischer visueller Nachbilder hier eine Rolle spielen und bei gestörter Funktion als eine grobe Übertreibung eines Teils des normalen visuellen Vorgangs erscheinen. Bei palinoptischen Phänomenen zeigt sich hier eine Übereinstimmung mit der generellen Erfahrung, daß eine Hirnläsion bzw. eine Hirnfunktionsstörung kaum je zu einem isolierbaren Ausfall einer bestimmten Leistung, d.h. einer reinen Minussymptomatik, führt, sondern das klinische Bild ist in der Regel als Ausdruck der funktionalen Reorganisation zu werten, also als eines das Funktionsganze betreffenden Leistungswandels, innerhalb dessen nicht geschädigte Funktionssysteme besondere Bedeutung erlangen.

Migräne

Eine klassische Migräne ist charakterisiert durch kurzdauernde neurologische Funktionsstörungen. Am häufigsten sind visuelle Symptome, die typischerweise dem Kopfschmerzanfall phasenhaft abgesetzt vorausgehen. Diese *ophthalmische Migräne* ist also die Kombination einer *visuellen Migräneaura* mit nachfolgendem Kopfschmerz.

Das klassische Phänomen der ophthalmischen Migräne ist das *Flimmerskotom*: innerhalb des Gesichtsfeldes entwickelt sich ein stark flimmernder Fleck, in dessen Mitte der Patient keine oder verfälschte visuelle Wahrnehmungen hat. Normalerweise sind die homonymen Gesichtsfeldabschnitte beider Augen betroffen, wobei diese homonyme Konfiguration der Störung allerdings oft erst auf gesondertes Nachfragen hin angegeben wird. Monokuläre Störungen und auch bilaterale Skotome, die zeitlich synchron über beide Gesichtshälften wandern, sind jedoch durchaus möglich.

Migräneskotome sind äußerst variabel. Positive Reiz- und negative Ausfallserscheinungen greifen zeitlich ineinander; Zacken, Sterne etc. gehen allerdings meist den als leerer Fleck erscheinenden Skotomen voraus (Bücking u. Baumgartner 1974). Die flimmernde Randzone ist oft zackig begrenzt wie eine mittelalterliche Befestigungsanlage, man spricht dann von einem VAUBAN-Fortifikationsspektrum (Sebastian le Prestre de Vauban, Festungsbauer, 1633–1707). Es kann angenommen werden, daß die eigentümlichen zickzackförmigen Fortifikationsfiguren durch eine unkontrollierte Aktivität kortikaler Neurone der Area 17 entstehen (Richards 1971).

Flimmerskotome dehnen sich allmählich zur Peripherie hin aus, entsprechend größer wird das zentrale Skotom. Die Ausdehnungsgeschwindigkeit ist meßbar, sie ist langsam und liegt bei ungefähr 3–3,5 mm/min. (Lashley 1941) und entspricht somit der von Leao (1944) im Tierversuch beschriebenen kortikalen „spreading depression", worunter man eine sich nach einem kortikalen Reiz langsam über den Kortex ausbreitende Unerregbarkeit versteht. Nach der Gesichtsfeldperipherie hin nimmt die Ausbreitungsgeschwindigkeit zu, und das Fortifikationsmuster vergrößert sich. Dies ist aufgrund der retinalen kortikalen Repräsentation zu erwarten, denn die lineare kortikale Repräsentation pro Sehwinkelgrad nimmt nach der Gesichtsfeldperipherie hin ab.

Neben diesen klassischen Fortifikationsmustern wurden jedoch eine ganze Reihe weiterer visueller Wahrnehmungsstörungen beschrieben, insbesondere Mikropsie und Makropsie. Die berühmtesten Beschreibungen solcher Wahrnehmungsstörungen stammen von Lewis Carroll, dem Verfasser von „Alice im Wunderland", der selbst unter Anfällen klassischer Migräne litt. Es ist anzunehmen, daß die Träume von Alice, in denen sich diese und ihre Welt seltsam verändern, als Beschreibungen komplexer visueller Wahrnehmungsstörungen bei Migräne verstehen lassen.

Komplexe szenische Halluzinationen sind im Rahmen einer Migräne sehr seltene Ereignisse (Speed 1964; Lance u. Anthony 1966).

Ob die von Hildegard von Bingen (1098–1180) beschriebenen Visionen ebenfalls auf eine Migräne zurückgehen – wie Sacks (1985) vermutet –, ist natürlich nicht gesichert, insgesamt jedoch gut vorstellbar. In ihrer Vision *Erloschene Sterne* (Abb. 2a) verlöscht ein Schwarm funkelnder Sterne, pathophysiologisch deutbar als Aufeinanderfolge positiver Phosphene und negativer Skotome, ihre Vision *Der Eifer Gottes* (Abb. 2b) könnte als migränöse Fortifikationsfigur, die strahlenförmig aus einem zentralen Punkt heraus entsteht, interpretiert werden. Hildegard, die „vom Tag ihrer Geburt unter schmerzhaften Erkrankungen verstrickt, in ihren Adern, ihrem Mark und ihrem Fleische von Schmerzen ständig geplagt" (*Buch der Welt*) war, beschrieb ihre Vision – gezeichnet in Abb. 2a – als „Fall der Engel": „Ich sah einen herrlichen wunderbaren Stern und dann eine unübersehbare Menge fallender Sterne denen der Stern nach Süden folgte. Und plötzlich waren sie alle ausgelöscht, verwandelt in schwarze Kohle und in einen Abgrund geschleudert, so daß ich sie nicht mehr sehen konnte."

Epileptische Halluzinationen

Epileptische visuelle Halluzinationen sind äußerst vielfältig und variabel. Es finden sich vor allem positive Phänomene, wie einfache und komplexe Halluzinationen, sowie illusionäre Verkennungen, jedoch auch negative Symptome („negative Halluzinationen"), wie Gesichtsfelddefekte oder Agnosien (Karbowski 1982).

Einfache Halluzinationen iktaler Genese sind gut okzipital zu lokalisieren (Williamson et al. 1992), wobei neben spezifischen EEG-Veränderungen und evtl. weiteren epileptischen Äquivalenten (z.B. Blickwendung) insbesondere auch eine Größenzunahme der Trugbilder und eine Ausbreitung der häufig zumindest anfänglich nur halbseitig wahrgenommenen Bilder über das gesamte Gesichtsfeld auf eine iktale Genese hinweisen.

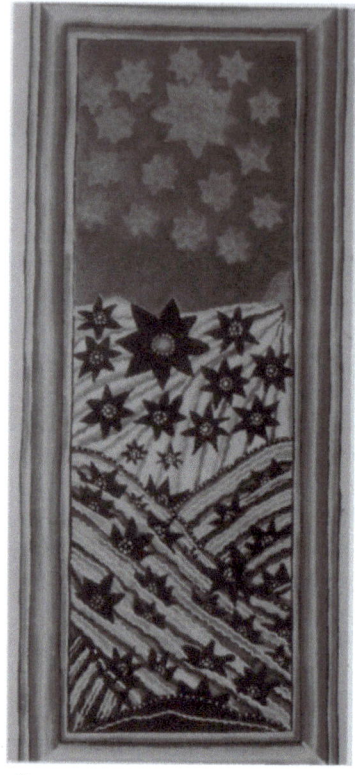
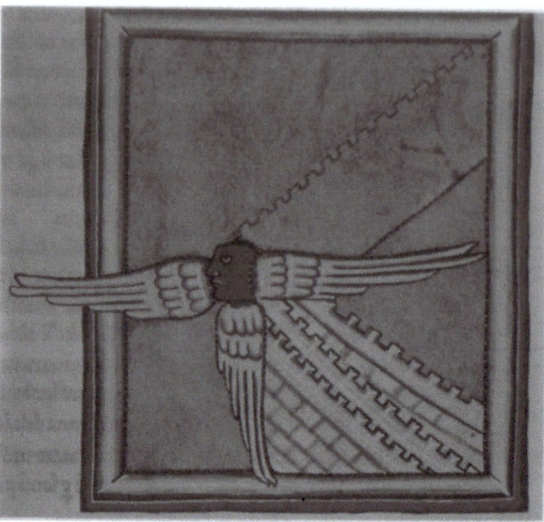

Abb. 2a, b. Visionen Hildegards von Bingen (1098–1180). **a** Erloschene Sterne. **b** Der Eifer Gottes. (Aus *Scivias – Wisse die Wege*)

Komplexe epileptische Halluzinationen sind häufig multimodal (visuell, auditiv, vestibulär, olfaktorisch, gustatorisch), sie sind nach Ansicht nahezu aller Autoren auf parietale und temporale Läsionen zurückzuführen (Janz 1969), wobei insbesondere limbischen Strukturen – und nicht wie früher vermutet dem neotemporalen Kortex – die entscheidende Bedeutung zukommt (Gloor et al. 1982).

Die lokalisatorische Bedeutung epileptischer Halluzinationen ist jedoch nur gegeben, wenn spezifische Beisymptome die epileptische Genese belegen (iktale EEG-Phänomene, Bewußtseinsveränderungen, Multimodalität etc.), eine rein phänomenologische Abgrenzung von anderweitigen Halluzinationen anhand bestimmter Merkmale entsprechend Cogans (1973) Vorschlägen (s. oben) ist nicht möglich.

Häufig wird sowohl von den Patienten als auch von den Autoren bei der Beschreibung der komplexen visuellen epileptischen Halluzinationen der Ausdruck „traumhaft" gebraucht, wobei vor allem ausgedrückt werden soll, daß nicht nur die Wahrnehmung, sondern das gesamte Befinden verändert ist („dreamy state"). Zwischen echten Traumbildern und diesen im Rahmen eines epileptischen Anfalls erlebten Trugbildern gibt es ansonsten jedoch erhebliche Unterschiede. Epileptische Halluzinationen bestehen nie aus sich entwickelnden Episoden, wie sie für Träume typisch sind, sondern die wahrgenommenen Bilder bleiben fragmentarisch und entsprechen eher einem lebhaften Flashback eines Erinnerungsbildes, trotz möglicher Bewegungswahrnehmungen am ehesten einem Standbild aus einer Videosequenz vergleichbar.

Bei epileptischen Halluzinationen – ganz entsprechend den durch elektrische Stimulation ausgelösten Empfindungen – ist es generell oft schwierig, die von dem Patienten mitgeteilten Erfahrungen zu kategorisieren. Die meisten Patienten neigen dazu, das, was sie fühlen, in visuellen Begriffen zu beschreiben, oft ist nicht zu unterscheiden, ob sie das, was sie beschreiben, wirklich „sahen" oder ob sie nur ein inneres Erlebnis wiedergeben, das sie an ein Ereignis mit vorwiegend visuellem Inhalt erinnert.

Medikamenten- und drogeninduzierte Halluzinationen

Eine besondere Rolle spielen Halluzinationen nach Einnahme von Medikamenten und Drogen, insbesondere Halluzinogenen. Die berühmten frühen Meskalinbeschreibungen von Beringer (1927) oder Aldous Huxley (1954, 1956) und generell auch die große Bedeutung der drogeninduzierten Modellpsychose in der Psychiatrie (Übersicht bei Spitzer 1988) kann hier nur erwähnt werden. In diesem Zusammenhang ist es jedoch interessant zu konstatieren, daß nach Einnahme von Halluzinogenen optische Halluzinationen auffallend dominieren, bei schizophrenen Psychosen jedoch die akustischen Halluzinationen ganz im Vordergrund stehen.

Es ist bedeutsam, daß bei einer ganzen Reihe von Substanzgruppen (Tabelle 5) Halluzinationen als Nebenwirkung auftreten können, häufig allerdings nur im Rahmen eines deliranten Syndroms mit Störung der Vigilanz sowie der Orientierung und mit vegetativer Symptomatik.

Tabelle 5. Pharmakagruppen, die optische Halluzinationen induzieren können

Halluzinogene
Sympathikomimetika
Antiparkinsonika
Antidepressiva
Analgetika und nichtsteroidale Antiphlogistika
Digitalis
β-Blocker
Hormone
Antibiotika

Einzelfalldarstellungen:
Cimetidin, Disulfiram, Baclofen, Vincristin etc.

Die digitalisbedingte Chromatopsie, vor allem das Gelbsehen, ist eine schon seit der Jahrhundertwende bekannte medikamenteninduzierte visuelle Störung. Ansonsten sind die digitalisinduzierten optischen Halluzinationen ohne delirante Symptomatik – im Gegensatz zum sog. Digitalisdelirium – selten (Classon 1983). Die häufigeren Halluzinationen nach β-Blocker-Therapie sind hingegen weniger bekannt (Fleming u. Drachman 1982).

Noch unbekannter ist, daß Nasen- (Ephedrin) oder auch Augentropfen (Atropin, Skopolamin) vor allem bei Kindern Halluzinationen auslösen können (Sankey et al. 1984; Hamborg-Petersen et al. 1984).

Für das Auftreten von Halluzinationen unter Antidepressiva wurde vor allem die anticholinerge Wirkungskomponente verantwortlich gemacht, teilweise auch serotoninerge Effekte.

In der Neurologie sind die antiparkinsonikainduzierten Halluzinationen am bedeutsamsten. Sie treten nach L-Dopa-Medikation wie auch nach Gabe aller Dopaminagonisten (Bromocriptin, Lisurid, Pergolid) auf und werden auf deren dopaminergen Wirkungsmechanismus zurückgeführt: Dopaminrezeptorantagonisten – die klassischen Neuroleptika – haben einen günstigen Einfluß auf Halluzinationen, Pharmaka, die Dopaminrezeptoren stimulieren, induzieren sie. Die Inzidenz von Halluzinationen unter dieser Medikamentengruppe wird sehr unterschiedlich eingeschätzt, von großer Bedeutung für die „Vulnerabilität" sind Erkrankungsdauer und -schwere sowie vor allem der Grad einer evtl. vorliegenden Demenz (Gilbert 1976; Goetz et al. 1982). Von Moses et al. (1986) wurde auf eine gewisse Ähnlichkeit zwischen dopaminagonisteninduzierten und pedunkulären (s. oben) Halluzinosen hingewiesen und hypothetisch ein gemeinsamer Entstehungsort im rostralen Hirnstamm angenommen. Phänomenologisch lassen sich die Halluzinationen bei Parkinson-Kranken unter Dopaminagonisten nicht von den durch Anticholinergika ausgelösten Halluzinationen unterscheiden. Insbesondere nach kombinierter Gabe von Amantadin und Anticholinergika soll es besonders rasch zum Auftreten von Halluzinationen kommen (Harper u. Knothe 1973).

Schlußfolgerung und Zusammenfassung

Halluzinationen sind eine Sammelbezeichnung für wahrnehmungsähnliche Erfahrungsmodalitäten, ein perzeptuell-kognitives Kontinuum menschlicher Erfahrungsmöglichkeiten (Scharfetter 1982). Der Wahrnehmungscharakter der halluzinatorischen Erfahrung kann ganz nahe einem eindeutigen Sinneserlebnis sein oder auch recht weit davon entfernt, nahe einer Vorstellung. Die Intensität der halluzinatorischen Erfahrung kann

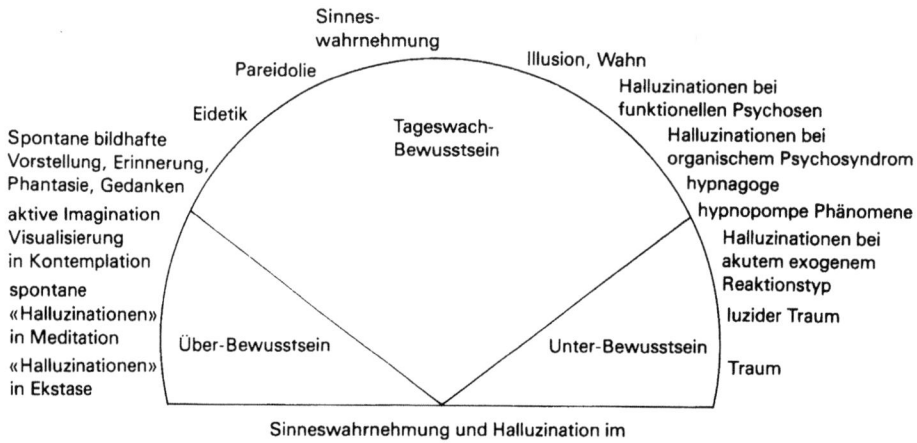

Abb. 3. Sinneswahrnehmung und Halluzinationen im Spektrum wahrnehmungsartiger Erfahrungen. (Aus: Scharfetter, Ch.: Differentialdiagnose der Halluzinationen aus dem Gesichtspunkt des Psychopathologen. In: K. Karbowski [Hrsg.] Halluzinationen bei Epilepsien und ihre Differentialdiagnose, S. 101–114. Huber, Bern-Stuttgart-Wien 1982)

zwischen einer aufdringlichen, z.B. visuell figürlichen Gegenständlichkeit und einem mehr unscheinbaren, distanten Erahnen einer Gestalt liegen. Es gibt Halluzinationen verschiedener Art in allen differenzierbaren Wachheitsstufen: Visionen mit oder ohne Ekstase sind ein Beispiel für Überwachheit, ebenso optische Phänomene in der Konzentration und in der Wachheit der Meditation. Im mittleren Wachheitszustand des Alltagsbewußtseins auftretende Halluzinationen sind am ehesten als abnorm anzusehen. In herabgesetzter Wachheit, bei eingeengtem oder getrübtem Bewußtsein, sind Halluzinationen besonders geläufig, die Unterscheidung verschiedener Erfahrungsmodalitäten ist hier auch verschwommen. Ähnlich kann auch bei einer Sinnesisolierung, starker Angst und Erregung etc. häufig nicht mehr sicher zwischen sinnenhafter Wahrnehmung, Vision, Illusion, Phantasie und Traumbild unterschieden werden (Abb. 3) (Scharfetter 1982).

Dementsprechend gibt es bis heute keine überzeugend einheitliche Theorie der Halluzinationen. Es ist auch unwahrscheinlich, daß die ganze Vielfalt halluzinatorischer Phänomene auf einen einzigen Mechanismus zurückgeführt werden kann. Entsprechend ist auch ein einheitliches biologisches Substrat, wie es z.B. von den *pontinogenikulookzipitalen Wellen* im EEG angenommen wurde, unwahrscheinlich (Fischman 1983; Asaad u. Shapiro 1986), wenngleich auch gerade nicht-psychiatrische Halluzinationen, wie die hypnagogen und pedunkulären Halluzinationen, eine gewisse topische Evidenz für einen wesentlichen Mechanismus im oberen Hirnstamm darstellen.

Die Bedeutung der vom Hirnstamm ausgehenden monoaminergen Transmittersysteme (Dopamin, Serotonin, Noradrenalin) in der Pathogenese von Halluzinationen ist noch unklar.

Auch die historische Kontroverse um die diagnostische und lokalisatorische Bedeutung von Halluzinationen allgemein und speziell in der Neurologie ist nicht entschieden. Beisymptomen, wie insbesondere Gesichtsfelddefekten oder spezifisch epileptischen Phänomenen, kommt entscheidende Hinweisfunktion zu.

Generell kann weiterhin von der Hypothese ausgegangen werden, daß nicht lichtinduzierte Erregungen innerhalb des visuellen Systems ausschließlich visuelle Wahrnehmungen verursachen, deren Art durch die spezifische Leistung des Systembereiches bestimmt wird, in dem die Erregung entsteht (Baumgartner 1982). Eine topische Zuordnung wird jedoch dadurch erschwert, daß umschriebene Läsionen häufig zu einer verminderten Erregungskontrolle in ihrer Umgebung oder in ihren Projektionsgebieten führen. Einzelne Regeln lassen sich erkennen, die Differenzierungskriterien Cogans können jedoch allenfalls als Anhaltspunkte dienen. Die exakte neuronale Interpretation der verschiedenen halluzinatorischen Fehlwahrnehmungen ist bis heute noch weitgehend spekulativ.

Literatur

Alajouanine T, Copcevitch M (1928) Hallucinose préhypnique avec syndrome de Parinaud chez une malade atteinte de parkinsonisme post-encéphalitique. Rev Neurol 11: 714–718

Anastasopoulos G (1962) Beiträge zu den Halluzinationsproblemen. Psychiatr Neurol 143: 233–249

Asaad G, Shapiro B (1986) Hallucinations: theoretical and clinical overview. Am J Psychiatry 143: 1088–1097

Bartlet JEA (1953) A case of organized visual hallucinations in an old man with cataract, and their relation to the phenomena of the phantom limb. Brain 74: 363–373

Baumgartner G (1982) Visuelle Wahrnehmungsstörungen und Halluzinationen bei Epilepsie und anderen Hirnerkrankungen. In: Karbowski K (Hrsg) Halluzinationen bei Epilepsien und ihre Differentialdiagnose. Huber, Berlin, S 9–23

Bender AL (1984) Dissociated perception of a visual field defect. J Nerv Ment Dis 172: 364–368
Bender MB, Feldmann M, Sobin AJ (1968) Palinopsia. Brain 91: 321–338
Beringer K (1927) Der Mescalinrausch. Springer, Berlin
Bogaert L van (1927) L'hallucinose pédonculaire. Rev Neurol 47: 608–617
Bonnet C (1760) Essai analytique sur les facultés d l'âme. Philibert, Copenhague Genève (1760)
Botez MI, Olivier M, Vezina IL (1985) Defective revisualisation: Dissociation between cognitive and imaginistic thought. Cortex 21: 375–389
Brindley GS, Lewin WS (1968) The sensations produced by electrical stimulations of the visual cortex. J Physiol 196: 479–493
Bücking H, Baumgartner G (1974) Klinik und Pathophysiologie der initialen neurologischen Symptomatik bei fokalen Migränen. Arch Psychiat Nervenkr 219: 37–52
Camporesi C (1990) Das Brot der Träume. Hunger und Halluzinationen im vorindustriellen Europa. Campus, Frankfurt New York
Caplan LR (1980) „Top of the basilar" syndrome. Neurology 30: 72–79
Classon RG (1983) Visual hallucinations as the earliest symptom of digoxin intoxication. Arch Neurol 40: 386
Cogan DG (1973) Visual hallucinations as release phenomena. Graefes Arch Clin Exp Ophthalmol 188: 139–150
Cohn R (1971) Phantom vision. Arch Neurol 25: 468–471
Critchley M (1951) Types of visual perseveration: „Palinopsia" and „illusory visual spread". Brain 74: 267–299
Cummings JL, Syndulko K, Goldberg Z, Traiman DM (1982) Palinopsia. Neurology 32: 444–447
Eggers C, Schepker R (1987) Optische Halluzinationen. In: Lund OE, Waubke TN (Hrsg) Okuläre Symptome. Strategien der Untersuchung. Bücherreihe des Augenarztes, Bd 112. Henke, Stuttgart, S 119–127
Engerth G, Hoff H, Pötzl O (1935) Zur Patho-Physiologie der hemianopischen Halluzinationen. Z Ges Neurol Psychiatr 152: 399–421
Feinberg MF, Rapcsak SZ (1989) „Peduncular hallucinosis" following paramedian thalamic infarction. Neurology 39: 1535–1536
Fisher C, Dement WC (1963) Studies on the psychopathology of sleep and dreams. Am J Psychiatry 119: 1160–1168
Fischman LG (1983) Dreams, hallucinogenic drug states, and schizophrenia: a psychological and biological comparison. Schizophr Bull 9: 73–94
Fleming PD, Drachman DA (1982) Propanolol, hallucinations and sleep disturbance. Am J Psychiatry 139: 540–541
Foerster D (1930) Beiträge zur Pathophysiologie der Sehbahn und der Sehsphäre. J Psychol Neurol 39: 463–485
Geller TJ, Bellur SN (1987) Peduncular hallucinosis: magnetic resonance imaging confirmation of mesencephalic infarction during life. Ann Neurol 21: 602–604
Gilbert JG (1976) Hallucination from levodopa. J Am Med Assoc 235: 597
Gloning J, Gloning K, Hoff H (1967) Über optische Halluzinationen. Wien Z Nervenheilk 25: 1–19
Gloor P, Olivier A, Quesney LF, Anderman F, Horrowitz S (1982) The role of the limbic system in experiential phenomena of temporal lobe epilepsy. Ann Neurol 12: 129–144
Goetz CG, Tanner CM, Klawans HL (1982) Pharmacology of hallucinations induced by long-term drug therapy. Am J Psychiatry 139: 494–497
Goldenberg G (1987) Neurologische Grundlagen bildlicher Vorstellungen. Springer, Berlin Heidelberg New York Tokyo
Hamborg-Petersen B, Muff-Nielsen M, Thordal C (1984) Toxic effects of scopolamine eyedrops in children. Acta Ophthalmol 62: 485–488
Harper RW, Knothe BA (1973) Coloured Lilliputian hallucinations with amantadine. Med J Aust 1: 444
Hobson JA, Lydic R, Baghdoyan HA (1986) Evolving concepts of sleep cycle generation: from brain centers to neuronal population. Behav Sci 9: 371–448
Hubel DH, Wiesel TN (1968) Receptive fields and functional architecture of monkey striate cortex. J Physiol 195: 214–243
Huxley A (1954) The doors of perception. Chatto & Windus, London
Huxley A (1956) Heaven and hell. Chatto & Windus, London
Jacobs L (1980) Visual allesthesia. Neurology 30: 1059–1063

Jacobs L, Feldman M, Bender MB (1972) The persistence of visual or auditory percepts as symptoms of irritative lesions of the cerebrum of man. Z Neurol 203: 211–218
Jaensch ER (1930) Eidetic imagery and typological methods of investigations. Kegan Paul, London
Janz D (1969) Die Epilepsien. Thieme
Jaspers K (1973) Allgemeine Psychopathologie. Springer, Berlin Heidelberg New York
Jung R (1978) Einführung in die Sehphysiologie. In: Gauer OH, Kramer K, Jung R (Hrsg) Sehen, Sinnesphysiologie III. Urban & Schwarzenberg, München
Karbowski K (1982) Halluzinationen bei Epilepsien und ihre Differentialdiagnose. Huber, Bern
Karhunen U, Orko R (1982) Psychiatric reactions complicating cataract surgery. Ophthalmic Surg 13: 1008–1012
Kinsbourne M, Warrington EK (1963) A study of visual perseveration. J Neurol Neurosurg Psychiatry 26: 468–475
Klostermann W, Vieregge P, Kömpf D (1992) Musik-Pseudohalluzinose bei erworbener Schwerhörigkeit. Fortschr. Neurol Psychiatr 60: 262–273
Kölmel HW (1982) Visuelle Perseveration. Nervenarzt 53: 560–571
Kölmel HW (1984) Coloured patterns in hemianopic fields. Brain 107: 155–167
Kölmel HW (1985) Complex visual hallucinations in the hemianopic field. J Neurol Neurosurg Psychiatry 48: 29–38
Kölmel HW (1988) Die homonymen Hemianopsien. Springer, Berlin Heidelberg New York Tokyo
Kölmel HW (1991) Peduncular hallucinations. J Neurol 238: 457–459
Kömpf D, Piper HF, Neundörfer B, Dietrich H (1983) Palinopsie (visuelle Perseveration) und zerebrale Polyopie – klinische Analyse und computertomographische Befunde. Fortschr Neurol Psychiatry 51: 270–281
Kosslyn SM (1983) Ghosts in the mind's machine – Creating and using images in the brain. Norton, New York London
Lance JW (1976) Simple formed hallucinations confined to the area of a specific visual field defect. Brain 99: 719–734
Lance JW, Anthony M (1966) Some clinical aspects of migraine. A prospective survey of 500 patients. Arch Neurol 15: 356–369
Lashley KS (1941) Patterns of cerebral integration indicated by scotomas of migraine. Arch Neurol Psychiatry 46: 331–339
Leao AAP (1944) Spreading depression of activity in cerebral cortex. J Neurophysiol 7: 359–390
Le Beau J, Wolinetz E, Rosier M (1952) Phénomène de persévération des images visuelles dans un cas de méningiome occipital droit. Rev Neurol 86: 692–695
Lefèbre C, Kölmel HW (1989) Palinopsia as an epileptic phenomenon. Eur Neurol 29: 323–327
Lefèbre C, Kömpf D (1991) Das Charles-Bonnet-Syndrom: Visuelle Halluzinationen bei Visusminderung. Focus MUL 8: 177–181
Lepore EL (1990) Spontaneous visual phenomena with visual loss: 104 patients with lesions of retinal and neuronal afferent pathways. Neurology 40: 444–447
Lhermitte J (1922) Syndrome de la calotte du pédoncle cérébral. Les troubles psychosensorielles dans les lésions du mésencéphale. Rev Neurol 38: 1359–1365
McKee AC, Levine DN, Kowall NW, Richardson EP (1990) Peduncular hallucinosis associated with isolated infarction of the substantia nigra pars reticulata. Ann Neurol 27: 500–504
McKellar P (1979) Between wakefulness and sleep: Hypnagocic fantasy. In: Sheikh AA, Shaffer JT (eds) The potential of fantasy and imagination. Brandon, London pp 189–197
Meadows JC, Munro SSF (1977) Palinopsia. J Neurol Neurosurg Psychiatry 40: 5–8
Michel EM, Troost BT (1980) Palinopsia: cerebral localization with computed tomography. Neurology 30: 887–889
Morsier G de (1936) Les automatismes visuelles (Hallucinations visuelles rétrochiasmatiques). Schweiz Med Wochenschr 66: 700–703
Morsier G de (1967) Le syndrome de Charles Bonnet: hallucinations visuelles des vieillards sans déficience mentale. Ann Med Psychol 125: 677–702
Moses H, Uhl G, Preziosi T (1986) Mesallergine (CU 32–085) in idiopathic parkinsonism. In: Fahn S, Marsden CD, Tenner P (eds): Recent developments in Parkinson's disease. Raven Press, New York pp 347–354
Olbrich HM (1987) Optische Halluzinationen bei älteren Menschen mit Erkrankungen des Auges

(Charles-Bonnet-Syndrom). In: Olbrich HM (Hrsg) Halluzination und Wahn. Springer, Berlin Heidelberg New York Tokyo, S 33–41

Olbrich HM, Engelmeier MP, Paul-Eickhoff D, Waubke T (1987) Visual hallucinations in ophthalmology. Graefes Arch Clin Exp Ophthalmol 225: 217–220

Paivio A, Te Linde J (1982) Imagery, memory and the brain. Canad J Psychol 36: 243–272

Patry A (1939) Hallucination visuelle consciente chez le vieillard (Typ Charles Bonnet). Schweiz Med Wochenschr 69: 1090–1091

Penfield W, Perot P (1963) The brain's record of auditory and visual experience. Brain 86: 595–696

Phillips RL (1973) Religious revelations and bovine ketosis. Perspect Biol Med 21: 398–405

Podoll K, Osterheider M, Noth J (1989) Das Charles-Bonnet-Syndrom. Fortschr Neurol Psychiatr 57: 43–60

Podoll K, Thilmann AF, Noth J (1991) Musikalische Halluzinationen bei Schwerhörigkeit im Alter. Nervenarzt 62: 451–453

Pötzl O (1954) Über Palinopsie (und deren Beziehung zu Eigenleistungen okzipitaler Rindenfelder). Wien Z Nervenheilkd 8: 161–186

Proust M (1964) Auf der Suche nach der verlorenen Zeit. Suhrkamp, Frankfurt/M

Richards W (1971) The fortification illusions of migraine. Sci Am 224: 89–96

Robinson PK, Watt AC (1947) Hallucinations of remembered scenes as an epileptic aura. Brain 70: 440–448

Sacks O (1985) Migräne. Kohlhammer, Stuttgart

Sanford HS, Bair HL (1939) Visual disturbances associated with tumors of the temporal lobe. Arch Neurol Psychiatr 42: 21–43

Sankey RJ, Nunn AJ, Sills JA (1984) Visual hallucinations in children receiving decongestants. Br Med J 288: 1369

Schacter DL (1976) The hypnagogic state: A critical review of the literature. Psychol Bull 83: 452–481

Scharfetter C (1982) Differentialdiagnose der Halluzinationen aus dem Gesichtspunkt des Psychopathologen. In: Karbowski K (Hrsg) Halluzinationen bei Epilepsien und ihre Differentialdiagnose. Huber, Bern, S 101–114

Siegel RK, West LJ (1975) Hallucinations. Wiley, New York

Speed WG (1964) A few interesting neurologic manifestations of migraine. Headache 3: 128–133

Spitzer M (1988) Halluzinationen. Springer, Berlin Heidelberg New York Tokyo

Swash M (1979) Visual perseveration in temporal lobe epilepsy. J Neurol Neurosurg Psychiatry 42: 569–571

Teuber HL (1961) Effect of brain wounds implications right or left hemisphere in man. In: Mountcastle VB (ed) Interhemispheric relations and cerebral dominance. Johns Hopkins Press, Baltimore

Teuber HL (1963) Discussion of: Polyopia and palinopsia in homonymous field of vision. Trans Am Neurol Assoc 88: 58

Uhthoff W (1899) Beiträge zu den Gesichtstäuschungen (Halluzinationen, Illusionen etc.) bei Erkrankungen des Sehorgans. Monatsschr Psychiatr Neurol 5: 241–264, 370–379

Weinberger LM, Grant FL (1940) Visual hallucinations and their neurooptical correlates. Arch Ophthalmol 23: 166–199

Weissman AD, Hackett PP (1958) Psychosis after eye surgery. N Engl J Med 258: 1284–1289

Wieser HG (1982) Zur Frage der lokalisatorischen Bedeutung epileptischer Halluzinationen. In: Karbowski K (Hrsg) Halluzinationen bei Epilepsien und ihre Differentialdiagnose. Huber, Bern, pp 67–92

Williamson PD, Thadani VM, Darcey TM, Spencer TD, Spencer SS, Mattson RH (1992) Occipital lobe epilepsy: Clinical characteristics, seizure spread patterns and results of surgery. Ann Neurol 31: 3–13

Zarcone E (1973) Narcolepsy. N Engl J Med 288: 1156–1166

Zaret BS (1985) Lightning streaks of Moore: A cause of recurrent stereotypic visual disturbance. Neurology 34: 1078–1081

Ziskind E, Graham R, Kuninobo L, Ainsworth R (1963) The hypnoid syndrome in sensory deprivation. In: Wortis J (ed) Recent advances in biological psychiatry, vol 5. Grune & Stratton, New York, pp 331–346

Schmerz aus neurologischer Sicht

H. C. Diener

Schmerz ist eine unerfreuliche Begleiterscheinung vieler Krankheiten, er tritt auch bei einer Reihe ärztlicher diagnostischer und therapeutischer Maßnahmen auf. Schmerz steht paradigmatisch für die Wechselwirkung zwischen Körper und Psyche. Im folgenden soll Schmerz am Beispiel der Migräne aus den Blickwinkeln der Wissenschaft, des behandelnden Arztes und des Patienten dargestellt werden.

Der Blickwinkel der Wissenschaft

Migräne galt lange Zeit als Lehrbeispiel für eine psychosomatische Erkrankung. Von Wolff (1937) wurde ein „Typus migraenicus" postuliert. Darunter verstand man Personen, die zwanghaft, pünktlich, zuverlässig und ordentlich sind und nichts auf die lange Bank schieben können. Prospektive Studien zeigen allerdings, daß die Migräne in allen Kulturen gleich häufig ist und daß anakastische Persönlichkeiten eher einen Arzt aufsuchen. Viele Patienten berichten über die Auslösung von Migräneattacken nach Streß oder aus Angst vor einer kommenden psychischen Belastung. Im Rahmen psychologischer Lerntheorien wurde postuliert, daß Kinder bei familiärer Migräne schon frühzeitig das Verhalten der Mutter übernehmen, die Belastungssituationen durch eine Migräneattacke ausweicht („sie nimmt ihre Migräne").

In den letzten Jahren kumulieren klinische und experimentelle Erkenntnisse, die belegen, daß Migräne eine biologisch begründete Funktionsstörung des Gehirns darstellt. Psychische Veränderungen bei Patienten mit häufigen Migräneattacken sind fast immer sekundärer Natur. Die Rolle externer Triggerfaktoren, wie Streß und Belastungssituationen, aber auch Nahrungsmittel oder Wetterumschwung, wird durch ein immanentes Rationalisierungsbedürfnis überschätzt. Schon 24 h vor dem Beginn der Migräneattacke tritt bei vielen Patienten eine Prodromalphase auf. Die typischen Symptome, wie Antriebsminderung oder submanische Antriebssteigerung, Reizbarkeit, vermehrte Müdigkeit, Licht- oder Lärmempfindlichkeit, Muskelschwäche oder Nackensteifigkeit, Heißhunger auf Süßigkeiten (wird häufig als Trigger fehlinterpretiert), Diarrhöe oder Verstopfung sowie Ödeme, sprechen für eine Funktionsänderung im Bereich von Zwischenhirn und Hypothalamus. Bisher ist ungeklärt, ob es sich um die ersten vorwiegend vegetativen Störungen der Migräneattacke handelt, oder ob Schwankungen endogener Rhythmen zur Auslösung einer Migräneattacke disponieren, wenn zusätzlich ein Triggerreiz hinzukommt (Blau 1991).

Bei etwa 10–15% aller Patienten kommt es vor dem Einsetzen der Kopfschmerzen zu einer sog. Auraphase. Migräneattacken mit Aura sind seltener als ohne Aura. Bevorzugt treten Symptome auf, die auf den visuellen Kortex zu beziehen sind: Verschwommensehen, wandernde oder wachsene Skotome und Fortifikationen. Seltener sind Dysästhesien, Hypästhesien und Sprachstörungen. Ungeklärt ist, warum Hand und Arm häufiger betroffen sind als das Bein.

Bei der pathophysiologischen Erklärung der Aura prallen die beiden aktuellsten Theorien der Migräneforschung aufeinander. Messungen der regionalen Hirndurchblutung während Migräneattacken mit Aura (klassische Migräne) zeigten eine Abnahme der Durchblutung zunächst im Okzipitalpol und eine langsame Wanderung dieser Oligämie von okzipital nach parietal und temporal. Das Ausbreitungsmuster, das sich nicht an kortikale Versorgungsgebiete zerebraler Arterien hält, erinnert an die „spreading depression", ein elektrophysiologisches Phänomen, das bei niedrigen Säugetieren nach Reizung des Kortex beobachtet werden kann (Lauritzen 1987; Lauritzen u. Hansen 1988). Bei der „spreading depression" kommt es nach einem kurzen Exitationsimpuls zu einer Hemmung der kortikalen Aktivität, die sich mit einer Geschwindigkeit von 2–3 mm/min über den Kortex ausbreitet. Bisher ist ungeklärt, ob es bei der Migräne primär zu einer Hemmung der Hirnaktivität und konsekutiv zu einer Minderung der Hirndurchblutung oder umgekehrt kommt(Olesen 1985; Olesen et al. 1990).

Bei exogen induzierten Migräneattacken durch Injektion von Xenon in die A. carotis interna zeigte sich bereits vor Beginn der Aurasymptome eine kortikale Hypoperfusion. Noch während der Auraphase ändert sich die Hirndurchblutung, und anschließend kommt es zu einer Luxusperfusion, die länger anhält als die Kopfschmerzen (Olesen et al. 1990). Diese Diskrepanz zwischen Hirndurchblutung und klinischen Symptomen ist bisher ungeklärt. Gegen die Annahme einer „spreading depression" spricht allerdings die Tatsache, daß sie bei Primaten nicht ausgelöst werden kann und daß es auch bei Menschen bei epilepsiechirurgischen Eingriffen nicht gelang, dieses Phänomen zu provozieren (Piper et al. 1991). Gegen die Annahme einer reinen Änderung der Durchblutung spricht die Tatsache, daß bei Patienten nach Subarachnoidalblutungen in der transkraniellen Dopplersonographie weitaus dramatischere Änderungen der Strömungsgeschwindigkeiten intrazerebraler Gefäße beobachtet werden können, ohne daß daraus neurologische Ausfälle resultieren. Bei Migräneattacken ohne Aura konnten zu keinem Zeitpunkt Veränderungen der regionalen Hirndurchblutung festgestellt werden (Olesen 1985).

Auch bezüglich der Entstehung der Kopfschmerzen bei der Migräne gibt es neue wissenschaftliche Erkenntnisse. Mehrere Arbeitsgruppen konnten in letzter Zeit die Existenz sensorischer Nervenfasern in den Gefäßwänden von Duraarterien und zerebralen Arterien nachweisen (Edvinsson et al. 1988). Ein Teil dieser Afferenz ist offenbar in der Lage, Schmerzinformationen zu vermitteln. Diese Fasern enden im zentralen Trigeminuskern, der seinerseits unter der Kontrolle des periaquäduktalen Graus steht, einer Struktur mit schmerzmodulierender Wirkung. Elektrische Stimulation von Ganglienzellen des Trigeminus führt im Tierexperiment zu einer Extravasation gefäßaktiver Substanzen, die eine aseptische Entzündung in der Dura verursachen (Markowitz et al. 1987; Moskowitz et al. 1988). Ergotamintartrat und Sumatriptan, ein Serotonin-(5-HT-)1-Like-Rezeptor-Agonist, waren in diesen Experimenten in der Lage, die Entzündungsreaktion zu hemmen (Buzzi u. Moskowitz 1990, 1991). Auch wir fanden in Untersuchungen mit Hilfe der transkraniellen Dopplersonographie, daß die Wirkung von Ergotamin offenbar nicht von seiner vasokonstriktorischen Wirkung abhängt (Diener et al. 1991).

Früher war angenommen worden, daß die Dilatation extrakranieller Arterien den Kopfschmerz erzeugt. Im Tierexperiment läßt sich eine ausgeprägte Dilatation extrakranieller Arterien durch Stimulation der Trigeminuskerne hervorrufen. Die peripheren Neurotransmitter an den Gefäßterminalen sind vasoaktives intestinales Polypeptid (VIP), Substanz P (SP) und Calcitonin-Gene-Related Peptid (CGRP). CGRP läßt sich im venösen Blut (V. jugularis) während der Migräneattacke beim Menschen nachweisen (Goadsby u. Edvinsson 1991). Die zentralen trigeminalen Kerne reichen bis nach spinal in Höhe C2 und projizieren zu Neuronen mit Afferenzen aus den oberen zervikalen Wurzeln. Dies erklärt, warum es bei der Migräne neben dem temporalen Kopfschmerz auch zu ausgeprägten Nackenschmerzen kommen kann. Stimulation des im Hirnstamm gelegenen Locus coeruleus beim Primaten führt frequenzabhängig entweder zu einer ipsilateralen Minderung der zerebralen Durchblutung und bei höheren Stimulationsfrequenzen zu einer Normalisierung des intrakraniellen Blutflusses, oder aber zu einer bis zu 20%igen Zunahme der Durchblutung in den extrakraniellen Arterien (Goadsby et al. 1982; Goadsby u. Lance 1988). Hauptneurotransmitter im Locus coeruleus ist Noradrenalin. Die Stimulation des im Zwischenhirn gelegenen dorsalen Raphekerns bedingt eine Zunahme der zerebralen Durchblutung. Wichtigster Neurotransmitter ist hier Serotonin.

Diese pathophysiologischen Vorstellungen haben auch Auswirkungen auf die Neuropharmakologie der Behandlung der Migräne. Die Annahme einer aseptischen perivaskulären Entzündung von Duraarterien könnte gut die Wirksamkeit von Aspirin bei der Migräne erklären. Ergotamin wirkt offenbar nicht vasokonstriktorisch, sondern ebenso wie Sumatriptan über Serotonin-5-HT-1-Rezeptoren.

Migräne und Psyche

Zweifelsfrei hängen Kopfschmerz und Psyche eng miteinander zusammen. Bei der Erklärung der Migräne werden allerdings häufig Triggerfaktoren, d.h. Auslöser, mit der eigentlichen Ursache der Migräne verwechselt. Eine genaue Analyse auslösender Faktoren zeigt, daß streßbeladene Situationen, ungelöste Konflikte und Erwartungsängste durchaus einzelne Migräneattacken triggern können. Häufige Migräneattacken mit daraus resultierender häufiger Einnahme von Analgetika oder Migränemischpräparaten führen im Laufe der Zeit nicht nur zu vermehrten Kopfschmerzen (Diener u. Wilkinson 1988), sondern auch zu einer depressiven Stimmungslage, die dadurch akzentuiert wird, daß sich viele Patienten von den Angehörigen und vom Arzt nicht verstanden fühlen. Diese depressive Stimmungslage ihrerseits akzentuiert die Schmerzempfindung. Die Unkenntnis über die pathophysiologischen Vorgänge bei der Migräne verführt dann häufig zur Annahme einer rein psychischen Ursache der Migräne.

Arzt und Schmerz

Kopfschmerzen sind die häufigsten subjektiven Beschwerden, mit denen Patienten praktische Ärzte aufsuchen. Epidemiologische Studien zeigen, daß etwa 8% aller Männer und etwa 16–20% aller Frauen unter Migräne und etwa 20% aller Menschen unter episodischem Spannungskopfschmerz leiden. Die meisten Betroffenen suchen allerdings wegen dieser Beschwerden nicht den Arzt auf, sondern behandeln die Kopfschmerzen mit frei verkäuflichen Medikamenten. Etwa 20% aller Patienten mit Migräne suchen den Arzt auf, und etwa 2% aller Migräniker werden vom Neurologen gesehen.

Kopfschmerzpatienten sind in der Praxis nicht sehr beliebt. Sie gelten als schwierig im Umgang und neurotisch, und die Anamneseerhebung gestaltet sich sehr zeitraubend. In einer Zeit, in der die persönliche Leistung des Arztes insbesondere bei der Anamneseerhebung schlecht, apparative Zusatzuntersuchungen aber gut honoriert werden, sind diese Patienten auch wenig lukrativ, da in der Regel alle wesentlichen apparativen Untersuchungen bereits mehrfach durchgeführt worden sind. Ein weiteres Vorurteil ist, daß Kopfschmerzpatienten schwierig zu diagnostizieren sind. Eine strukturierte Anamneseerhebung mit Fragen nach Charakter der Kopfschmerzen, Lokalisation, Begleiterscheinungen, erfolgreichen und erfolglosen Therapieversuche sowie familiärer Belastung kann bereits eine gute Differenzierung verschiedener Kopfschmerzformen ermöglichen (Einzelheiten in Tabelle 1).

Wir haben in einer prospektiven Studie 95 Migränepatienten nach ihren bisherigen Erfahrungen im Umgang mit Ärzten befragt. Dabei erkundigten wir uns nach den genannten pathophysiologischen Erklärungen, nach der genannten Diagnose und nach den vorgeschlagenen Therapien. Es fällt dabei auf, daß eine relativ strikte facharztbezogene Tendenz besteht, unimodale Erklärungsansätze zu wählen (Tabelle 2), was auch zu entsprechenden unimodalen Therapieansätzen führt.

Ein weiteres Problem im Umgang mit Schmerz- und Kopfschmerzpatienten sind inadäquate Erwartungshaltungen sowohl seitens des Arztes wie seitens des Patienten. Viele Patienten berichteten, daß die behandelnden Ärzte, aber auch naturheilkundlich orientierte Ärzte und Heilpraktiker ihnen zugesagt hätten, die Migräne zu „heilen". Alle epidemiologischen Daten sprechen aber dafür, daß Migräne eine genetisch determinierte Erkrankung ist, die zwar einen extrem variablen Spontanverlauf hat, die aber durch medikamentöse oder nichtmedikamentöse Therapieverfahren nicht geheilt werden kann. Ähnliche Mißverständnisse gibt es bei der Behandlung von Deafferenzierungsschmerzen und Neuralgien.

Patient und Schmerz

Unsere Befragung bei Migränepatienten ergab aus Sicht der Patienten weitere wichtige Informationen. Die Darstellung der Medizin in den Medien erzeugt häufig die Erwartung einer therapeutischen Omnipotenz. So werden in Fernsehen, Funk und Zeitschriften häufig neue oder vermeintlich neue Therapieverfahren angeboten und eine Lösung des Problems Migräne versprochen. Trifft nun der Patient auf einen Arzt, der bereit ist, sich seiner Migräne anzunehmen, und erlebt den dann typischen Therapieerfolg mit einer erfolgreichen Migräneprophylaxe und der damit verbundenen Reduktion der Migräneanfälle um 30–50%, sieht er dies als Mißerfolg an und ist dann geneigt, den Arzt oder Therapeuten zu wechseln. Häufig machen die Patienten dann die Erfahrung, daß sie beim nächsten Arzt mit völlig anderen pathophysiologischen Vorstellungen und Therapieansätzen konfrontiert werden und auch wiederum hier nicht der gewünschte Therapieeffekt, d.h. die Heilung der Migräne, erreicht wird. Fast alle Patienten, die wir befragt haben, haben deshalb paramedizinische Verfahren angewandt und Heilpraktiker aufgesucht.

Schmerz aus neurologischer Sicht 175

Tabelle 1. Differentialdiagnose von Kopfschmerzen

Form	Lokalisation	Alter Geschlecht	Zeitpunkt	Dauer	Charakteristik	Provokation	Begleitsymptome
Migräne ohne Aura	Hemikranie temporal	Pubertät, Frauen > Männer	Morgens	12–72 h Wochenende	Pulsierend pochend	Alkohol Streß	Übelkeit, Erbrechen, Photophobie, sucht Ruhe
Migräne mit Aura	Hemikranie temporal frontal	Siehe oben	Morgens	12–36 h	Pulsierend pochend	Siehe oben	Gesichtsfelddefekt Dysästhesien, Übelkeit, Erbrechen
Cluster-Kopfschmerz	Unilateral retroorbital	> 30 Jahre 80% Männer	Meist nachts	30–120 min	Unerträglich, stechend, bohrend	Alkohol Nitrate	Ptosis, Miosis, Lakrimation, Rhinorrhoe, motorische Unruhe
Spannungs-kopfschmerz	Diffus frontal, parietal	Frauen > Männer	Am Tage	12–16 h	Dumpf, drückend	Alkohol	Schlafstörungen, diffuser Schwindel
Analgetika-kopfschmerz	Diffus	Erwachsene, Frauen > Männer (10:1)	Morgens	Täglich	Dumpf drückend, stechend	Analgetika-entzug	Graue Gesichtsfarbe, Anämie, Ergotismus, Nierenschäden
Posttraumatischer Kopfschmerz	Diffus	Alle Altersgruppen	Ganztags	Täglich Wochen Monate	Dumpf drückend	Bücken Pressen	Häufige Analgetikaeinnahme
Postpunktioneller Kopfschmerz	Diffus okzipital	Nicht bei Kindern, > 65 Jahre	Ganztags	3–7 Tage	Dumpf pochend	Aufstehen	Tinnitus, Schwindel, Hörminderung, Übelkeit
Arteriitis temporalis	Bitemporal frontal	> 60 Jahre	Ganztags	Wochen Monate	Dumpf stechend	Kauen	BSG, Fieber, Leukozytose, Gelenkschmerzen
Trigeminusneuralgie	Unilateral V2 > V3	Frauen > Männer, höheres Alter	Tagsüber	Sekunden	Heftigst stechend, brennend	Essen, Kauen, Berührung, Schlucken	Gewichtsverlust, Sprechunfähigkeit
Atypischer Gesichtsschmerz	Unilateral Wange	Frauen > Männer, 30.–50. Lebensjahr	Tagsüber	Ganztags Täglich	Dumpf drückend	Keine	Angst, Tumorphobie, Schlafstörungen

Tabelle 2. Facharztspezifische Erklärungen für die Ursache der Migräne und daraus resultierende Therapieansätze (jeweils nur 1. oder 2. Diagnose bzw. Therapie genannt; Erhebung an 95 Patienten mit Migräne)

Facharzt	Diagnose	Therapie
Internist	Hypotonie	Dihydroergotamin
Ophthalmologe	Brechungsanomalie	Neue Brille
HNO-Arzt	Sinusitis	Abschwellende Tropfen, Operation der Kieferhöhle
	Nasenscheidewandkrümmung	Begradigung
Zahnarzt	Amalgamfüllungen	Füllungen entfernen
	Fokussuche	Zahnextraktionen
Kieferorthopäde	Bruxismus	Schiene
	Kiefergelenkarthropathie	Schiene
Gynäkologe	Hormonstörung	Substitution von Hormonen
Orthopäde	Halswirbelsäule	Chiropraxis, lokale Injektionen
Psychiater	Depression	Thymoleptika
Psychologe	Psychosomatische Erkrankung	Psychotherapie
Praktischer Arzt	Mehrere der genannten	

Bei der Migräne besteht ein ausgeprägter Plazeboeffekt. In kontrollierten Studien hat Plazebo bei über der Hälfte der behandelten Patienten zu einer signifikanten Besserung der Migränehäufigkeit und -intensität über einen Zeitraum von 3 Monaten geführt (Couch 1987; Migraine-Nimodipine European Study Group 1989). Nach 3 Monaten klingt der Plazeboeffekt häufig wieder ab. Dieser ausgeprägte Effekt kann gut den vermeintlichen vorübergehenden Erfolg vieler paramedizinischer Verfahren erklären.

Die Interaktion von chronischen Schmerzpatienten und Ärzten ist häufig durch eine Verkettung überzogener Erwartungshaltung und therapeutischer Mißerfolge geprägt. Dieser Circulus vitiosus führt zu unbewußten aggressiven Äußerungen des Patienten, der dem Arzt unterstellt, unfähig zu sein, und einer entsprechenden unbewußten aggressiven Antwort des Arztes, der dann noch eher geneigt ist, zu aggressiven therapeutischen Maßnahmen, wie Spritzen, Einrenken oder zerstörenden Operationen, zu greifen. Die Geschichte der Migränebehandlung zeigt dies ganz deutlich, da Migränepatienten seit dem Mittelalter immer außerordentlich aggressiven und z.T. verstümmelnden Therapieverfahren ausgesetzt waren (Isler 1986). Bis vor 15 Jahren noch wurde beispielsweise die Hysterektomie zur Behandlung der Migräne propagiert.

Versuch einer Synthese

Will man versuchen, aus den oben gemachten Äußerungen eine sinnvolle Behandlung der Migräne durchzuführen, würde ich in Übereinstimmung mit den Therapierichtlinien der Deutschen Migräne- und Kopfschmerz-Gesellschaft (Soyka et al. 1992) das folgende Vorgehen empfehlen:

Aufklärung

Patienten mit Migräne sollten über die pathophysiologischen Grundlagen der Migräne aufgeklärt werden. Sie sollten verstehen, welche Rolle die eigentlichen Ursachen und die einzelnen Triggerfaktoren spielen. Sie sollten auf Fehler in der bisherigen Therapie und im Umgang mit ihrer Krankheit aufmerksam gemacht werden. Die Patienten sollten darüber hinaus gebeten werden, ein Kopfschmerztagebuch zu führen, in dem sie Häufigkeit und Schwere der Migräneattacken eintragen und die eingenommenen Medikamente dokumentieren. Nach einem einführenden Gespräch, das eine diagnostische Zuordnung ermöglicht, und nach der neurologischen Untersuchung gebe ich persönlich den Patienten einen Ratgeber mit, den sie bis zur nächsten Konsultation durchlesen sollen (Diener 1992). Nach dieser Lektüre lassen sich Fragen der Patienten sehr viel strukturierter beantworten.

Akuttherapie

Für die Akuttherapie von Migräneattacken rät die Deutsche Migräne- und Kopfschmerz-Gesellschaft zu Rückzug in ein dunkles Zimmer und Anwendung von Eisbeuteln. Leichte Migräneattacken werden mit Antiemetika (Metoclopramid, Domperidon), gefolgt von Analgetika in einer ausreichenden Dosierung behandelt. Als Analgetika können Azetylsalizylsäure (1000 mg), Paracetamol oder Ibuprofen eingesetzt werden. Applikationen als Brausetabletten sind sinnvoller als nicht lösliche Substanzen.

Schwerere Migräneattacken werden mit Antiemetika, gefolgt von Ergotamintartrat behandelt. Hier sollte sich die Applikationsform nach den Begleitsymptomen der Migräne richten. Bei frühzeitigem Erbrechen ist ein Suppositorium vorzuziehen. Die höchsten Serumspiegel werden mit Ergotamin als Spray zum Inhalieren erreicht. Als Alternative steht ab Ende 1992 Sumatriptan zur Verfügung, das in der oralen Applikationsform mit 100 mg und in der subkutanen mit 6 mg dosiert wird.

Schwere Migräneattacken, die durch den Arzt behandelt werden müssen, werden durch Injektion von Antiemetika, gefolgt von 2 Ampullen Azetylsalizylsäure (Aspisol) oder durch parenterale Gabe von Ergotamintartrat behandelt.

Prophylaxe der Migräne

Die medikamentöse Prophylaxe der Migräne ist indiziert, wenn mehr als 2–3 Migräneattacken pro Monat auftreten, wenn die Migräneattacken länger als 48 h anhalten und wenn die Migräneattacken so intensiv sind, daß sie vom Patienten nicht toleriert werden können. Migräneprophylaktika der ersten Wahl sind die β-Rezeptoren-Blocker Metoprolol und Propranolol, und Prophylaktikum der zweiten Wahl ist Flunarizin. Hier kommt es vor allem darauf an, den Patienten die zahlreichen Nebenwirkungen der Prophylaktika zu erklären. Patienten mit Migräne zeigen andere und häufigere Nebenwirkungen als andere Menschen.

Im Bereich der Verhaltenstherapie sollten die Patienten lernen, ihre Triggerfaktoren zu beeinflussen. Auch die Sporttherapie hat einen prophylaktischen Effekt. Anzustreben sind hier Ausdauersportarten ohne Kampf- und Konkurrenzcharakter. Weitere etablierte Verfahren sind Streßbewältigungstraining und Relaxationsverfahren.

Literatur

Blau JN (1991) The clinical diagnosis of migraine: the beginning of therapy. J Neurol [Suppl 1] 238: S6–S11

Buzzi MG, Moskowitz MA (1990) The antimigraine drug, sumatriptan (GR43175), selectively blocks neurogenic plasma extravasation from blood vessels in dura mater. Br J Pharmacol 99: 202–206

Buzzi MG, Moskowitz MA (1991) Evidence for 5-HT1B/1D receptors mediating the antimigraine effect of sumatriptan and dihydroergotamine. Cephalalgia 11: 165–168

Couch JR (1987) Placebo effect and clinical trials in migraine therapy. Neuroepidemiology 6: 178–185

Diener HC (1992) Migräne: Hinweise und Ratschläge für Patienten, 3. Aufl. Edition Medizin VCH, Weinheim

Diener HC, Wilkinson M (1988) Drug-induced headache. Springer, Berlin Heidelberg New York

Diener HC, Peters C, Rudzio M et al. (1991) Ergotamine, flunarizine and sumatriptan do not change cerebral blood flow velocity in normal subjects and migraneurs. J Neurol 238: 245–250

Edvinsson L, MacKenzie ET, McCulloch J, Uddman R (1988) Nerve supply and receptor mechanism in intra- and extracerebral blood vessels. In: Olesen J, Edvinsson L (eds) Basic mechanisms of headache. Elsevier, Amsterdam, pp 129–144

Goadsby PJ, Edvinsson L (1991) Sumatriptan reverses the changes in calcitonin gene-related peptide seen in the headache phase of migraine. Cephalalgia 11 [Suppl 11]: 3–4

Goadsby PJ, Lance JW (1988) Brain stem effects on intra- and extracerebral circulations. Relation to migraine and cluster headache. In: Olesen J, Edvinsson L (eds) Basic mechanisms of headache. Elsevier, Amsterdam, pp 413–427

Goadsby PJ, Lambert GA, Lance JW (1982) Differential effects on the internal and external carotid circulation of the monkey evoked by locus coeruleus stimulation. Brain Res 249: 247–254

Isler H (1986) A hidden dimension in headache work: applied history of medicine. Headache 26: 27–29

Lauritzen M (1987) Cortical spreading depression as a putative migraine mechanism. TINS 10: 8–13

Lauritzen M, Hansen AJ (1988) Spreading depression of Leao. Possible relation to migraine pathophysiology. In: Olesen J, Edvinsson L (eds) Basic mechanisms of headache. Elsevier, Amsterdam, pp 439–446

Markowitz S, Saito K, Moskowitz MA (1987) Neurogenically mediated leakage of plasma protein occurs from blood vessels in dura mater, but not brain. J Neurosci 7: 4129–4136

Migraine-Nimodipine European Study Group (1989) European multicenter trial of nimodipine in the prophylaxis of common migraine (migraine without aura). Headache 29: 633–638

Moskowitz MA, Henrikson BM, Markowitz S, Saito K (1988) Intra- and extracraniovascular nociceptive mechanisms and the pathogenesis of head pain. In: Olesen J, Edvinsson L (eds) Basic mechanisms of headache. Elsevier, Amsterdam, pp 439–438

Olesen J (1985) Migraine and regional cerebral blood flow. TINS 8: 318–321

Olesen J, Friberg L, Olsen TS, Iversen HK, Lassen NA, Andersen AR, Karle A (1990) Timing and topography of cerebral blood flow, aura and headache during migraine attacks. Ann Neurol 28: 791–798

Piper RD, Matheson JM, Hellier M, Vonau M, Lambert GA, Olausson B, Lance JW (1991) Cortical spreading depression is not seen intra-operatively during temporal lobectomy in humans. Cephalalgia 11 [Suppl 11]: 1–2

Soyka D, Diener HC, Pfaffenrath V, Gerber WD, Ziegler A (1992) Therapie und Prophylaxe der Migräne. Überarbeitete Empfehlung der Deutschen Migräne- und Kopfschmerz-Gesellschaft. Münch Med Wochenschr 134: 145–153

Wolff HG (1937) Personality features and reactions of subjects with migraine. Arch Neurol Psychiatry 37: 895–921

Schmerz aus psychiatrischer Sicht

S. KASPER und S. RUHRMANN

Während der akute Schmerz in der Medizin recht gut beherrscht werden kann, bereitet der chronische Schmerz nach wie vor größere Schwierigkeiten. Gerade beim chronischen Schmerz zeigt sich das Wechselspiel zwischen psychischer und körperlicher Ebene. Sehr häufig wird der Schmerz als eine Gefühlswahrnehmung angesehen, die als Folge einer seelischen Belastung dann im Zusammenhang mit anderen leiblichen Symptomen im Körper erzeugt wird. Das häufige Zusammentreffen von depressiven und Schmerzsyndromen (Bochnik u. Koch 1990) legt nahe, daß bei der kollegialen Zusammenarbeit verschiedener Fachrichtungen auch der psychiatrische Blickwinkel gefragt ist. Die wichtigsten Aufgaben des Psychiaters in einer interdisziplinären Schmerzsprechstunde sind nach Merskey (1980):

- Patienten mit vorwiegend psychisch bedingten Schmerzzuständen zu identifizieren;
- Verhinderung von somatischen Eingriffen bei Patienten mit psychisch bedingten Schmerzzuständen, da somatische Eingriffe häufig zur Verschlechterung führen und am Schmerzerleben meistens nichts ändern;
- bei der Behandlung von Patienten mit psychisch bedingten Schmerzzuständen sollte das Ziel nicht die Heilung sein, sondern eine Veränderung der Erwartung des Patienten, weiter eine Reduktion unnötig hoher Schmerzmittelmedikation und schließlich eine Verbesserung der sozialen Fehlanpassung sowie ein adäquater Umgang mit dem Schmerzerleben;
- ggf. Einleitung einer spezifisch ausgewählten psychopharmakologischen Behandlung (Antidepressiva, Neuroleptika) mit dem Ziel einer Symptomreduktion.

Organischer oder psychogener Schmerz?

Da häufig Unsicherheit darüber besteht, inwiefern für das Schmerzsyndrom eine psychogene oder somatogene Ursache anzunehmen ist, wurden vielfach Versuche einer Abgrenzung unternommen. Sowohl die Höhe der Schmerzschwelle (Merskey u. Evans 1975) als auch die Art der Schmerzbeschreibung (Leavitt u. Garron 1979) ergaben einen sehr breit überlappenden Bereich der beiden Patientengruppen. Obwohl z.T. gefunden wurde, daß z.B. Patienten mit einem organisch bedingten Schmerzzustand eine höhere Schmerzschwelle aufweisen bzw. Patienten mit einem psychisch bedingtem Schmerzsyndrom dazu tendieren, die Schmerzen komplexer zu beschreiben, sind sich die Autoren darüber einig, daß sich die Patienten aufgrund dieser beiden Parameter nicht eindeutig trennen lassen

(Lehrl et al. 1980). Im Gegensatz dazu scheint jedoch eine Abgrenzung dieser beiden Bereiche aus der Anamnese möglich (Tabelle 1). Bei Patienten mit einem organisch bedingten Schmerzsyndrom fanden sich signifikant weniger Probleme während der Kindheit, weniger Persönlichkeitsprobleme vor der Erkrankung sowie weniger neurotische Tendenzen als bei Schmerzpatienten ohne neurologischen Befund (Merskey u. Boyd 1978; Egle et al. 1991). Weiter konnte bei Patienten mit organischen Schmerzen eine Abhängigkeit des Schmerzes von bestimmten Bewegungen gefunden werden, wobei von Bedeutung zu sein scheint, daß bei dieser Patientengruppe die Angaben konstant bleiben. Unter einem praktischen Aspekt mag vielleicht weiter von Bedeutung sein, daß Patienten mit einem psychogenen Schmerzsyndrom wahrscheinlich aufgrund eines Selektionsfaktors häufiger in Schmerzambulanzen anzutreffen sind.

Tabelle 1. Abgrenzung zwischen organischem und psychogenem Schmerz

	Organischer Schmerz	Psychogener Schmerz
Schmerzbeschreibung		
Schmerzschwelle	Überlappend	
Anamnese		
Familiäre Probleme in der Kindheit	↓	↑
Persönlichkeitsprobleme vor Erkrankung	↓	↑
Neurotische Tendenzen	↓	↑
Abhängig von motorischer Bewegung (konstante Angaben)	+	−
Häufig in Schmerzambulanzen	Niedrig	Hoch

↓ geringer, ↑ vermehrt, + abhängig, − unabhängig

Obwohl die Trennung der beiden Bereiche (organischer bzw. psychogener Schmerz) bereits vielfach versucht wurde, spiegelt die Praxis eher die Realität wider, daß beide Bereiche beteiligt sind, wenn auch in unterschiedlichem Ausmaß. Auch bei primär rein organisch bedingtem Schmerz können sich oft psychische Aspekte als Folgezustände hinzugesellen, was von Wörz (1977) als „algogenes Psychosyndrom" bezeichnet wurde. Bei diesem Syndrom, das bei etwa 30% der Patienten einer Schmerzambulanz anzutreffen ist, besteht die folgende Symptomatik: mißmutig-traurige Verstimmung, affektive Labilität, Reizbarkeit und Gereiztheit sowie Einengung von Interessen und Erlebnisfähigkeit auf das ständige Schmerzerleiden. Daß das algogene Psychosyndrom eine fakultative Folge eines chronisch-somatogenen Schmerzes darstellt, wird z.B. durch eine Untersuchung an 100 amputierten Schmerzpatienten belegt, wobei sich bei 49 (72%) von 68 Patienten mit ständigem Stumpf- und/oder Phantomschmerz ein algogenes Psychosyndrom fand, hingegen bei nur 11 (34%) von 32 Patienten mit Attacken von Stumpf- und/oder Phantomschmerz (Wörz u. Wörz 1990).

Unter psychotherapeutischem Gesichtspunkt wurden von Adler (1977) Kriterien zusammengefaßt, um einen positiven Hinweis für das Vorliegen eines psychogenen Schmerzsyndroms zu gewinnen. Die Kenntnis dieser Kriterien ermöglicht es auch, einen psychotherapeutischen Zugang zum Patienten zu gewinnen, der möglichst bald im Verlaufe einer Untersuchung beginnen soll, um dem Patienten zu ersparen, daß er zu einem späteren Zeitpunkt plötzlich von der Feststellung „überführt" wird, daß letztendlich doch alles „nur psychisch" sei. Dies wird dann vom Patienten meist als kränkend und abweisend erlebt. Die von Adler hervorgehobenen Kriterien beinhalten folgende Fragen:

- Warum wurde das Symptom Schmerz gewählt?
- Warum ist dieses Symptom gerade jetzt aufgetreten?
- Weshalb hat dieses Syndrom diese Lokalisation?
- Neutralisiert dieses Schmerzerleben einen inneren Konflikt (primärer Krankheitsgewinn; nach psychoanalytischem Denkmodell kommt es durch Bildung des Schmerzsymptoms zu einer verdrängten Tiebbefriedigung)?
- Bringt das Symptom Schmerz dem Patienten einen Vorteil, d.h., wird aus dem Symptom durch die damit verbundene größere Aufmerksamkeit bzw. Anerkennung und Geltung eine Befriedigung gezogen (sekundärer Krankheitsgewinn nach psychoanalytischem Denkmodell)?

Keineswegs sollte jedoch der Umgang mit diesen Kriterien dazu verführen, eine exakte Organdiagnostik zu vernachlässigen, da dadurch eine organische Genese oder Mitverursachung der Beschwerden nicht ausgeschlossen werden kann.

Probleme der Diagnostik und Klassifikation

Die Internationale Gesellschaft zum Studium des Schmerzes (IASP 1979) hat die ursprünglich von Merskey u. Spear (1967) vorgelegte Definition des Schmerzes leicht abgeändert und wie folgt ausgeführt: „Schmerz ist ein unangenehmes Sinnes- und Gefühlserlebnis, das mit aktueller oder potentieller Gewebsschädigung verknüpft ist und mit Begriffen einer solchen Schädigung beschrieben wird." Dadurch wird zum Ausdruck gebracht, daß der Schmerz nicht nur eine ausschließlich sensorische Wahrnehmung darstellt, sondern als subjektive Erfahrung gesehen wird und von verschiedenen Faktoren, auch nicht körperlichen beeinflußt werden kann. Da jedoch die pathogenetischen Kenntnisse über chronische Schmerzsyndrome lückenhaft sind, müssen die in Tabelle 2 aufgeführten spezifischen Klassifikationsversuche als vorläufig und als auf Konventionen und nicht als auf sicherem Wissen beruhende Vorschläge angesehen werden.

Im ICD-Schlüssel der 9. Revision (Degkwitz et al. 1980) standen nur 2 Kategorien zur Klassifikation von Schmerzzuständen zur Verfügung, die Diagnose der Psychalgie (Nr. 307.8), bei der Kopf- oder Rückenschmerzen festgehalten werden konnten, wenn eine genauere medizinische oder psychiatrische Diagnose nicht möglich war, ferner konnte noch die Migräne (Nr. 346) als eigene Kategorie erfaßt werden. In der ICD-10 (Dilling et al. 1991) ist dann in Anlehnung an das DSM-III-R (American Psychiatric Association 1987) eine differenziertere Aufschlüsselung möglich. Als Hauptkategorie für die Klassifizierung eines chronischen Schmerzsyndroms psychischen Ursprungs besteht bei der ICD-10 die *„anhaltende somatoforme Schmerzstörung"* (F 45.4). Während bei der Somatisierungsstörung (F 45.0) bzw. bei der undifferenzierten Somatisierungsstörung (F 45.1) meist vielerlei Schmerzsymptome auftreten, die wiederum nur Teil von weiteren Symptomen sind, wie z.B. gastrointestinalen Beschwerden oder abnormen Hautempfindungen, steht der Schmerz bei der anhaltenden somatoformen Schmerzstörung im Mittelpunkt. Von der klinischen Beschreibung her ist der Schmerz bei der letztgenannten Kategorie andauernd, schwer und quälend und kann durch einen physiologischen Prozeß oder eine körperliche Störung nicht vollständig erklärt werden. Weiter kann gefunden werden, daß

Tabelle 2. Mögliche Kategorisierung von Schmerzsymptomen bzw. Schmerzsyndromen bei ICD-10 und DSM-III-R.

Diagnosen	Klassifikationsnummern
ICD-10	
Anhaltende somatoforme Schmerzstörung[a] (Psychalgie, psychogener Rückenschmerz)	F45.4
Somatisierungsstörung	F45.0
Undifferenzierte Somatisierungsstörung	F45.1
Hypochondrische Störung	F45.2
Konversionsstörung	F44
Andere andauernde Persönlichkeitsänderung (Persönlichkeit bei chronischem Schmerzsyndrom)	F62.8
Psychologische Faktoren oder Verhaltensfaktoren bei andernorts klassifizierten Erkrankungen	F54
Nicht näher bezeichnete Rückenschmerzen	M54.9
Migräne	G33.x
Andere Kopfschmerzen	G44.x
Spannungskopfschmerz	G44.2
Schmerz, nicht andernorts klassifizierbar	R52
DSM-III-R	
Somatoforme Schmerzstörung[a]	*307.80*
Somatisierungsstörung	300.81
Undifferenzierte somatoforme Störung	300.70[b]
Somatoforme Störung NNB (nicht näher bezeichnet)	300.70[b]
Hypochondrie (Hypochondrische Neurose)	300.70[b]
Konversionsstörung (Hysterische Neurose, Konversionstypus)	300.11
Körperlicher Zustand, bei dem psychische Faktoren eine Rolle spielen	316.00

[a] Hauptkategorien für die Diagnostik chronischer Schmerzsyndrome psychischen Ursprungs
[b] Diese Kodierung wird für mehr als eine DSM-III-R-Diagnose oder einen Subtyp verwendet, um die Kompatibilität mit der ICD-9 zu gewährleisten

dieser Schmerz in Verbindung mit emotionalen Konflikten und psychosozialen Problemen aufgetreten ist. Diese seelischen Konflikte sowie Probleme des psychosozialen Umfeldes sollten schwerwiegend genug sein, um als entscheidende ursächliche Einflüsse zu gelten. Diese Schmerzen können weiter eine deutliche persönliche bzw. medizinische Betreuung oder Zuwendung bewirken. Unter dieser Kategorie wird jedoch nicht ein vermutlich psychogener Schmerz im Verlauf einer depressiven Störung oder einer Schizophrenie eingeordnet. Darüber hinaus sollten unter dieser Kategorie auch nicht Schmerzen abgebildet werden, die wahrscheinlich psychogen sind, für die aber bekannte psychophysiologische Mechanismen wie Muskelspannungsschmerzen oder Migräne vorliegen. Diese sollten dann unter Verwendung von F 54 (psychologische Faktoren oder Verhaltenseinflüsse anderenorts klassifizierter Erkrankungen) sowie einer zusätzlichen Kodierung aus einem anderen Teil der ICD-10 (z.B. Migräne, G 53.x) klassifiziert werden.

Die Differentialdiagnose zu F 45.4 besteht neben den genannten Kategorien weiter zum einen gegenüber der hypochondrischen Störung (F 54.2), zum anderen gegenüber einer histrionischen Verarbeitung organisch verursachter Schmerzen (F 54) und schließlich gegenüber der Konversionsstörung (F 44). Bei der hypochondrischen Störung ist das vorherrschende Kennzeichen die beharrliche Beschäftigung mit der Möglichkeit, an einer oder mehreren schweren und fortschreitenden körperlichen Erkrankungen zu leiden. Gegenüber der Somatisierungsstörung liegt hier also der Akzent mehr auf der Erkrankung und ihren häufigen Folgen und nicht so sehr auf den einzelnen Symptomen. Die histrionische Verarbeitung organisch verursachter Schmerzen kann man z.B. bei Patienten finden, bei denen eine eindeutige körperliche Diagnose noch nicht zu stellen ist und die dadurch verängstigt und vorwurfsvoll werden und ein aufmerksamkeitssuchendes Verhalten entwickeln. Die Konversionsstörung bringt es mit sich, daß der Patient als Haupt- oder einzige Symptome psychogene Körperfunktionsstörungen, z.B. Lähmung, Tremor bzw. Anfälle, beklagt, die wiederum mit einer Schmerzsymptomatik verbunden sein können. Bei Patienten mit einer chronischen Schmerzsymptomatik besteht auch die Möglichkeit, eine dadurch verursachte andauernde Persönlichkeitsänderung zu diagnostizieren (F 62.8), worunter wahrscheinlich das von Wörz (1977) beschriebene algogene Psychosyndrom nach ICD-10 eingestuft werden kann.

Tabelle 3. Somatoforme Schmerzstörung nach DSM-III-R (Kategorisierungsnummer 307.80)

A	Übermäßige Beschäftigung mit Schmerz seit mindestens 6 Monaten
B	Entweder (1) oder (2):
	(1) In eingehenden Untersuchungen werden keine organischen Erkrankungen oder pathophysiologischen Mechanismen gefunden (z.B. eine körperliche Erkrankung oder Auwirkung einer Verletzung), die für den Schmerz verantwortlich gemacht werden können
	(2) Sollte der Schmerz mit einer organischen Erkrankung in Beziehung stehen, gehen die Beschwerden bzw. die daraus resultierenden sozialen oder beruflichen Beeinträchtigungen weit über das aufgrund des körperlichen Befundes erwartete Ausmaß hinaus

Zur Diagnose einer somatoformen Schmerzstörung muß das Kriterium A und B erfüllt sein

Die in Tabelle 3 zusammengestellte Beschreibung der *somatoformen Schmerzstörung* nach DSM-III-R ist im Vergleich zu den ICD-10-Kriterien kriteriologisch gefaßt und beinhaltet ein Zeitkriterium von 6 Monaten sowie entweder den Ausschluß einer körperlichen Erkrankung oder ein deutlich übersteigertes Ausmaß bei einer vorhandenen organischen Erkrankung. Neben dem subjektiv empfundenen Schmerz werden auch psychosoziale Bereiche miteingeschlossen. Ähnlich wie bei der ICD-10 ergibt sich auch beim DSM-III-R die Möglichkeit, Schmerzsymptome noch bei anderen Krankheitsgruppen einzustufen. Dafür gelten im wesentlichen die gleichen differentialdiagnostischen Überlegungen wie für die ICD-10, nur mit dem Unterschied, daß nach DSM-III-R zu erfüllende Kriterien berücksichtigt werden müssen (s. Tabelle 3).

Am häufigsten ist die Schmerzsymptomatik bei depressiven Syndromen anzutreffen (Blumer u. Heilbronn 1982; Brown 1990; Wörz u. Basler 1991) und soll deshalb im nächsten Abschnitt ausführlicher dargestellt werden. Die am seltensten gestellte psychiatrische Diagnose bei Schmerzpatienten (ungefähr 1–2%) ist die Schizophrenie (Delaplaine et al. 1978). Dies kann unter anderem daran liegen, daß bei schizophrenen Patienten ein gestörtes Schmerzempfinden angenommen wird (Jakubaschk u. Böker 1991). Wenn eine Schmerzsymptomatik bei schizophrenen Patienten vorhanden ist, findet sich als Lokalisation meistens der Kopf, und die Schmerzsymptomatik ist dabei häufig in ein Wahnsystem eingebunden (Huber 1957). Unscharf umschriebene Schmerzerlebnisse sowie thermische oder Elektrisierungsempfindungen werden dann als bohrend, reißend oder brennend beschrieben. Dadurch wird manchmal die Differentialdiagnose zum thalamischen Schmerz schwierig. Schmerzen können jedoch auch Frühsymptome einer Schizophrenie darstellen und, als solche uncharakteristisch für die Erkrankung, von der Diagnose einer Psychose ablenken, die dann später im Verlauf deutlicher wird und diagnostische Relevanz erlangt.

Tabelle 4. Schmerzzustände bei psychiatrischen Erkrankungen

Krankheitsgruppen	Häufigkeit von Schmerzsyndromen
Endogene Depression[a] (larvierte Depression) Entscheidend typische Symptomatik, Schmerz steht nicht im Vordergrund, häufig Schmerz und „Depression"	~5%
Schizophrenie (coenästhetische) Lokalisation oft Kopf, Wahnsystem liegt vor	~1–2%
Erlebnisreaktionen, Neurosen[b] Konversonsneurotisches Syndrom: MMPI-Trias von Hypochondrie, Depression und Hysterie; häufig Mischbilder mit verschiedenen Persönlichkeitszügen, psychosomatische Krankheit	

[a] Entspricht weitgehend der nun unter ICD-10 diagnostizierten depressiven Episode (F32, F33).
[b] Entsprechen weitgehend der nun unter ICD-10 diagnostizierten somatoformen (F45) und neurotischen Störungen (F44, F48).

Die weitaus häufigste Gruppe von Patienten mit vorwiegend psychisch bedingten Schmerzzuständen findet sich bei der Gruppe der nichtpsychotischen, nichtendogen depressiven (d.h. keine depressive Episode nach ICD-10) Patienten (Tabelle 4).

Schmerz im Rahmen von Depressionen

Depressionen und Schmerzsyndrome sind nach der Erhebung von Bochnik u. Koch (1990) die häufigsten Probleme in der nervenärztlichen Tätigkeit. Im Tätigkeitsspektrum der Nervenärzte spiegelt sich das depressive Syndrom mit 40% und das Schmerzsyndrom mit 33% wider, gefolgt von neurasthenisch-psychovegetativen Beschwerden (25%) und Schlafstörungen (22%). Sowohl in Pathogenese als auch in Symptomatik und Therapie ergeben sich dabei überlappende Bereiche, die je nach dem bestehenden Schwerpunkt zu behandeln sind.

„Depressionen" finden sich in Schmerzambulanzen sehr häufig, wobei die Zahlen zwischen 10 und 83% schwanken (Tabelle 5). Der Grund dieser enormen Streubreite mag wohl darin liegen, daß oft nicht klar oder überhaupt nicht zwischen den verschiedenen Depressionsformen unterschieden wird und daß unterschiedliche Einrichtungen auch verschiedene Patientenpopulationen anziehen bzw. selektieren. Bei endogenen Depressionen, die nach dem heutigen Sprachgebrauch als „major depression" (DSM-III-R) bzw. als depressive Episode (ICD-10) bezeichnet werden, sind Schmerzerlebnisse relativ häufig, jedoch werden sie vom Patienten selten als im Vordergrund stehend beklagt. Der prozentuale Anteil der depressiven Patienten mit einer derartigen Schmerzsymptomatik liegt meist bei über 50%, wobei Kopf-, Herz-Brust- und Bauchschmerzen am häufigsten angegeben werden (Cassidy et al. 1957; Lehrl et al. 1980). Eine schwere Schmerzsymptomatik trat in der Untersuchung von Pilowsky (1988) dagegen nur bei etwa 5–14% endogen depressiven Patienten auf. Die Patienten dieser Untersuchung hatten sich aufgrund ihrer Schmerzerlebnisse in primär algologische und nicht in psychiatrische Behandlung begeben.

Tabelle 5. „Verstimmungen" bei chronischen Schmerzen

„Depressionen":
10–83% der Schmerzambulanzen
(Probleme der Definition und Patientenselektion)

Algogenes Psychosyndrom (Wörz 1977)
~ 30% der Schmerzambulanzen

Symptomatik:
– mißmutig – traurig
– affektive Labilität
– Einengung von Interessen
– Einengung von Erlebensfähigkeit

Keine psychiatrisch relevante Symptomatik:
Etwa die Hälfte der Patienten der Schmerzkliniken haben keine behandlungsbedürftigen psychischen Probleme

---

Hinsichtlich der diagnostischen Abgrenzung konnte von von Knorring et al. (1983) in einer Stichprobe von 161 depressiven Patienten gezeigt werden, daß der Schmerz bei neurotisch-reaktiven Depressionen signifikant häufiger auftrat als bei unipolaren und bipolaren Depressionen. Vereinzelt findet sich im Schrifttum auch der Begriff „depressive Äquivalente", wobei zum Ausdruck kommen soll, daß der Schmerz das Präsentiersyndrom einer zugrundeliegenden Depression darstellt (Lopez-Ibor 1969). Schmerz als Hauptsymptom einer psychotischen Depression ist selten (Pilowsky 1981) und, wenn überhaupt, auf den Gesichts- bzw. Mund- und Genitalbereich beschränkt. Insbesondere wenn der Gesichts- und Mundbereich betroffen ist, kann der von Schwarz geprägte Begriff der „zirkumskripten Hypochondrie" in der Literatur gefunden werden (Hallen 1970).

Depressive Verstimmungen können auch als Folge chronischer Schmerzzustände auftreten (F 62.8 nach ICD-10, andere andauernde Persönlichkeitsänderung), wobei der Charakter meist dem bereits zuvor erwähnten algogenen Psychosyndrom (Wörz 1977) gleichkommt.

Medikamentöse Behandlung

Zur Behandlung chronischer Schmerzsyndrome können Psychopharmaka (Antidepressiva, Neuroleptika) unter der Annahme indiziert sein, daß einerseits chronische Schmerzen zu psychischen Veränderungen führen können und daß andererseits psychische Prädispositionen die Chronifizierung von Schmerzzuständen begünstigen. Darüber hinaus kann die Gabe von Antidepressiva und Neuroleptika auch bei „rein organisch bedingtem Schmerz" wegen ihres die Wirkung von Analgetika potenzierenden und dadurch Analgetika sparenden Effekts sinnvoll sein (Plattig u. Kocher 1983; Stiefel et al. 1989; Zech u. Grond 1991).

Antidepressiva

Ausgehend von Imipramin, werden seit 3 Jahrzehnten Antidepressiva bei der Behandlung von chronischen Schmerzen eingesetzt (Paoli et al. 1960). Schon in den Anfängen zeigte sich, daß dadurch die chronischen Schmerzsymptome günstig beeinflußt werden können und daß zusätzlich die häufig damit einhergehenden depressiven Verstimmungen behandelt werden können, ohne daß das Vorherrschen einer Depression eine Bedingung dafür darstellt. Der Großteil der vorhandenen Literatur zu diesem Thema basiert auf individuellen Fallgeschichten, und es existieren nur wenige kontrollierte Studien. Diese sind nicht immer mit dem Standard vergleichbar, wie er bei der Prüfung von Substanzen für die Depressionsbehandlung gefordert wird (Möller 1988; Maier u. Benkert 1987). Die in den vergangenen Jahren publizierten Übersichtsarbeiten zur Effektivität der Antidepressiva bei chronischen Schmerzsyndromen (Walsh 1983; France 1987; Magni 1987) stimmen jedoch darin überein, daß Antidepressiva die Schmerzsymptomatik günstig beeinflussen können, obwohl der spezifische Wirkmechanismus weitgehend unbekannt bleibt (France 1987). Als Arbeitshypothese wird zum einen angenommen, daß Antidepressiva primär auf die emotionale Komponente des Schmerzes einwirken („Entpersönlichung des Schmerzes", Linke 1963) und damit den Circulus vitiosus der Schmerzwahrnehmung durchbrechen (Magni et al. 1987), zum anderen besteht ein Anhaltspunkt dafür, daß Antidepressiva selbst über eine spezifisch schmerzlindernde Wirkung verfügen, die direkt auf umschriebene Strukturen des Zentralnervensystems, z.B. auf die serotonerger Neuronenverbände, ausgeübt wird (Rosenblatt et al. 1984). Diese Wirkung soll nach Gourlay et al. (1986) bereits nach wenigen Tagen auftreten, im Unterschied zur Latenz der antidepressiven Wirkung von 2–3 Wochen. Weiter ist denkbar, daß die Schmerzreduktion auch in Abhängigkeit von der Reduzierung der begleitenden Depression steht (Gringas 1976; Lindsay u. Wyckoff 1981).

Von den etwa 40 plazebokontrollierten Doppelblindstudien, in denen trizyklische Antidepressiva an Patienten mit chronischen Schmerzsyndromen geprüft wurden, fand sich in über 80% das Antidepressivum dem Plazebo statistisch signifikant überlegen. Wie aus Tabelle 6 ersichtlich ist, lag die Dosierung der Antidepressiva bei einem Großteil der Studien in einem Bereich, der für die Behandlung depressiver Syndrome als meist nicht ausreichend angesehen wird (Möller et al. 1989). Diese Niedrigdosierung wird jedoch nicht aufgrund spezifischer Dosis-Wirkungs-Studien durchgeführt, wahrscheinlich wurde sie zur Minimierung der Nebenwirkungen gewählt. Einen Hinweis für die Notwendigkeit einer höheren Dosierung kann man aus den Arbeiten von Watson et al. (1982) sowie Max et al. (1987) entnehmen, die bei Respondern einen höheren Plasmaspiegel von

Amitriptylin fanden. Es könnte daher sein, daß bei einer ähnlich wie bei Depressionen gewählten Dosierung (Äquivalent von 150 mg Imipramin bzw. Amitriptylin) auch eine bessere Effektivität erzielt werden könnte. Wie bei der Behandlung depressiver Syndrome konnte auch hier keine signifikante Korrelation zwischen klinischem Ansprechen und Blutplasmaspiegel hergestellt werden.

Tabelle 6. Kontrollierte Studien mit Antidepressiva bei der Therapie chronischer Schmerzzustände (Auswahl)

Krankheit	Antidepressivum	Dosis (mg/Tag)	Ergebnis[a]
Arthritis			
McDonald-Scott (1969)	Imipramin	75	69% Schmerzreduktion
Gringas (1976)	Imipramin	75	52% Schmerzreduktion
Glick et al. (1979)	Imipramin	75	Imipramin > Plazebo
Ganvir et al. (1980)	Clomipramin	25	0% Schmerzreduktion
Thorpe u. Marchand-Williams (1974)	Dibenzepin	240	Dibenzepin > Plazebo
Postherpetische Neuralgie			
Watson et al. (1982)	Amitriptylin	25–137	66% Schmerzreduktion
Diabetische Neuropathie			
Turkington (1980)	Amitriptylin	100	100% Schmerzreduktion
Kvinesdal et al. (1984)	Imipramin	100	58% Schmerzreduktion
Kopfschmerz			
Gomersall u. Stuart (1973)	Amitriptylin	10-60	80% Schmerzreduktion
Couch et al. (1976)	Amitriptylin	100	55% Schmerzreduktion
Curran et al. (1965)	Amitriptylin	30–75	55% Schmerzreduktion
Diamond u. Baltes (1971)	Amitriptylin	10–25	Signifikante Besserung (prä/post)
Nappi et al. (1990)	Ritanserin/Amitriptylin	10/50	Ritanserin = Amitriptylin
Okasha et al. (1973)	Doxepin	30–50	Signifikante Besserung (prä/post)
Morland et al. (1979)	Doxepin	100	Signifikante Besserung (prä/post)
Ottevanger (1987)	Fluvoxamin	100–300	Signifikante Besserung (prä/post)
Diamond u. Freitag (1989)	Fluoxetin	20–40	Signifikante Besserung (prä/post)
Fogelholm u. Murros (1984)	Maprotilin	25–75	Maprotilin > Plazebo
Gesichtsschmerz			
Lascelles (1966)	Phenelzin	45	75% Schmerzreduktion
Feinmann et al. (1984)	Dothiepin	150	71% Schmerzreduktion
Rückenschmerzen			
Jenkins et al. (1976)	Imipramin	75	0% Schmerzreduktion
Alcoff et al. (1982)	Imipramin	150	Signifikante Besserung (prä/post)
Hameroff et al. (1982)	Doxepin	2.5 mg/kg KG	Signifikante Besserung (prä/post)

Tabelle 6. Fortsetzung

Krankheit	Antidepressivum	Dosis (mg/Tag)	Ergebnis[a]
Sternbach et al. (1974)	Clomipramin	150	Signifikante Besserung (prä/post)
Goodkin et al. (1990)	Trazodon	200	Trazodon = Plazebo
Storch u. Steck (1982)	Maprotilin	50–75	Maprotilin = Plazebo
Verschiedene Ätiologie			
Pilowsky et al. (1982)	Amitriptylin	150	0% Schmerzreduktion
Zitman et al. (1990)	Amitriptylin	75	Amitriptylin > Plazebo
Evans et al. (1973)	Doxepin	150	0% Schmerzreduktion
Langohr et al. (1982)	Clomipramin	150	Signifikante Besserung (prä/post)
Eberhard et al. (1988)	Maprotilin/ Clomipramin	100/100	Clomipramin > Maprotilin
Panerai et al. (1990)	Clomipramin/ Nortriptylin	25/25	Clomipramin > Nortriptylin
Ventafridda et al. (1987)	Trazodon/ Amitriptylin	75–225/25–75	Signifikante Besserung (prä/post)
Davidoff et al. (1987)	Trazodon	150	Trazodon = Plazebo
Johansson et al. (1980)	Zimelidin	200	Signifikante Besserung (prä/post) > Plazebo

[a] Wenn nicht anders dargestellt, beziehen sich die Prozentangaben auf den Anteil der Patienten der jeweiligen Studien, die eine Schmerzreduktion aufwiesen.

In der Mehrzahl der Studien wurden die Trizyklika Amitriptylin und Imipramin eingesetzt. In den vergangenen Jahren finden sich jedoch auch Berichte über selektive Serotoninwiederaufnahmehemmer, wie z.B. Zimelidin (Johansson u. Knorring 1980; Gourlay et al. 1986), Fluoxetin (Messing et al. 1975; Diamond u. Freitag 1989) und Fluvoxamin (Ottevanger 1987). Diese letztgenannten Substanzen sind insofern von Bedeutung, als eine Reihe von Ergebnissen auf eine Beteiligung des Neurotransmitters Serotonin an der Pathogenese chronischer Schmerzsyndrome hinweist (de Benedittis et al. 1981; Rosenblatt et al. 1984; Knorring 1991).

Da etwa 80% der Patienten mit chronischem Schmerz signifikante Schlafstörungen aufweisen, werden häufig trizyklische Antidepressiva ausgewählt, um diese zu behandeln. Meist werden von den Patienten jedoch die dabei beobachtbaren Nebenwirkungen, wie Mundtrockenheit, Sedierung während des Tages, Gewichtszunahme sowie Harnverhaltung, berichtet, was zu Reduktion der Compliance und häufiger Beendigung der Therapie geführt hat. Eine nebenwirkungsgeleitete antidepressive Therapie wird daher den Antidepressiva der neueren Generation, wie den selektiven Serotoninwiederaufnahmehemmern (Fluoxetin, Fluvoxamin, Paroxetin, Sertralin) oder den selektiven reversiblen MAO-Hemmern (Brofaromin, Moclobemid), bei der Indikation der anhaltenden somatoformen Schmerzstörung eine neue Chance eröffnen.

Es liegen nur wenige Studien vor, in denen die Wirkung verschiedener Antidepressiva bei chronischen Schmerzsyndromen miteinander verglichen wurde (Langemark et al. 1990). In einer kontrollierten Doppelblindstudie (Eberhard et al. 1988) wurde Clomipramin (hemmt überwiegend und selektiv die Serotoninwiederaufnahme) mit Maprotilin (hemmt selektiv die Noradrelaninwiederaufnahme) zur Behandlung von Patienten mit idiopathischen Schmerzsyndromen eingesetzt. Dabei zeigte sich, daß das überwiegend serotonerg wirkende Clomipramin signifikant effektiver als Maprotilin war. Daraus kann u.a. eine Beteiligung des Serotonins an der Pathogenese der Schmerzentstehung abgelesen werden. Daß die Situation jedoch weitaus komplexer ist, zeigt sich beispielsweise daran, daß sich ein spezifischer Hemmer der Serotoninwiederaufnahme (Citalopram) zur Behandlung chronischer Schmerzsyndrome als ungeeignet erwiesen hat (Knorring 1991). Neuere Untersuchungen ergeben auch den Hinweis, daß Antidepressiva über eine Induktion der Endorphin-Enkephalin-Systeme im Gehirn wirksam werden (Lindsay u. Wycoff 1981).

Einige Arbeiten lassen erkennen, daß chronische Schmerzsyndrome günstiger behandelt werden können, wenn Antidepressiva in der Kombination mit Phenothiazinen, Antiepileptika, Lithium bzw. Tranquilizer verwendet werden (Langohr et al. 1982; Gomez-Perez et al. 1985; Mendel et al. 1986). Diese Hinweise basieren jedoch vorwiegend auf Fallberichten, ob die Kombinationstherapie wirklich effektiver ist als die Monotherapie, kann zum jetzigen Zeitpunkt nicht mit Sicherheit belegt werden.

Zusammenfassend kann festgestellt werden, daß Antidepressiva bei einem Großteil chronischer Schmerzsyndrome eine günstige Wirkung entfalten, daß jedoch weitere kontrollierte Studien notwendig sind, um eine sichere Datenbasis zu haben. Obwohl vereinzelt Hinweise darauf vorliegen, daß Antidepressiva mit einem vorwiegend serotonergen Wirkmechanismus bei der Behandlung von Schmerzsyndromen günstiger sind als andere Antidepressiva, gilt gerade für diese Substanzklasse, daß konfirmatorische Studien noch ausstehen.

Neuroleptika

Auf der Suche nach einem neuen morphinähnlichen Analgetikum mit zentraler Wirkung entdeckte Janssen 1958 das Butyrophenon Haloperidol (Janssen 1961). In der Folge konnte ein Vielzahl offener Studien, jedoch nur eine geringe Anzahl kontrollierter Untersuchungen, auf die Wirksamkeit der Neuroleptika bei chronischen Schmerzsyndromen hinweisen. In der Übersichtsarbeit von Monks u. Merskey (1984) werden für den Einsatz von Neuroleptika folgende Indikationsgebiete genannt: diabetische Neuropathie, Migräne, postherpetische Neuralgie, thalamischer Schmerz, gemischter Schmerz neurologischen Ursprungs sowie Schmerzen bei Fibrose nach Bestrahlung. Meist werden in den kontrollierten Studien Phenothiazine und Thioxanthene verwendet, wobei hervorhebenswert ist, daß die Beobachtungsdauer wahrscheinlich häufig zu kurz gewählt wurde (weniger als 3 Monate). Für die chronische postherpetische Neuralgie konnte z.B. nach einem anfänglich guten Ansprechen auf Neuroleptika gezeigt werden, daß nach 6 Monaten nahezu keine Wirkung mehr vorhanden war (Nathan 1978). Für die Behandlung des chronischen Schmerzes scheinen besonders Neuroleptika von Vorteil zu sein, die keine bzw. eine nur geringe sedierende Komponente beinhalten, wie z.B. Flupentixol (1–2 mg/Tag bzw. 20 mg als Depot 14tägig) oder Perazin (100–200 mg/Tag). Als effektiv hat sich jedoch auch Levomepromazin (bis zu 75 mg/Tag) oder Haloperidol (bis zu 3 mg/Tag) erwiesen. Ebenso wie bei Antidepressiva kommt es auch bei Neuroleptika im Gegensatz zu zentral wirksamen Analgetika bei längerfristiger Gabe nicht zu einer Abhängigkeitsentwicklung. Im Einzelfall ist bei der Gabe von Neuroleptika eine sorgfältige Abwägung des Nutzen-Risiko-Faktors hinsichtlich der Entwicklung extrapyramidal motorischer Syndrome (vor allem der Spätdyskinesie) notwendig. Für das diesbezügliche Risiko bei den bisher üblichen niedrigen Dosierungen in der Schmerztherapie liegen noch keine exakten Daten vor.

Die genauen pathophysiologischen Mechanismen der analgetischen Wirkung von Neuroleptika sind nicht bekannt. Zum einen wird eine opiatagonistische Wirkung diskutiert, zum anderen ein dämpfender Effekt insbesondere auf aktivierende Zentren in der Formatio reticularis mit resultierender Verminderung afferenter nozizeptiver Impulse. Weiter wurde eine Erhöhung der Endorphinspiegel über die dopaminantagonistische Aktivität von Neuroleptika beobachtet. Wegen der sehr komplexen Regulationsmechanismen der Opiataktivität kann jedoch allein aus dem Endorphinanstieg im Liquor nicht direkt auf analgetische Effekte geschlossen werden. Neben der Wirkung auf das Dopaminsystem haben Neuroleptika auch zum Teil sehr ausgeprägte antagonistische Effekte auf weitere Neurotransmitter, wie Serotonin, Histamin oder Noradrenalin, deren Beeinflussung neben sedativ-hypnotischen und anxiolytischen möglicherweise auch antidepressive Wirkungen zuzuschreiben sind.

Andere Psychopharmaka

Insbesondere für die Behandlung des Cluster-Kopfschmerzes hat sich die Medikation von Lithium bewährt (Mathew 1978), wobei ähnlich wie bei der prophylaktischen Behandlung manisch-depressiver Episoden ein Plasmaspiegel zwischen 0,6 und 1,0 mmol/l angestrebt werden sollte. Es gibt auch Hinweise dafür, daß niedrigere Spiegel (0,3–0,4 mmol/l) bei dieser Indikation wirksam sind. Von der Gruppe der Antiepileptika gilt als Mittel erster Wahl für die Behandlung chronischer Schmerzen, insbesondere für die Behandlung der Trigeminusneuralgie, Carbamazepin, als solches der zweiten Wahl Phenytoin. Die Wirkung dieser Medikamente könnte nach Schmutz et al. (1981) in der Fähigkeit liegen, epileptische Entladungen im limbischen System zu unterdrücken.

Patienten mit chronischen Schmerzsyndromen werden auch häufig mit Benzodiazepinen behandelt, vorwiegend um die begleitende Angst, die Schlafstörungen und die Muskelverspannungen zu beherrschen. In kontrollierten Untersuchungen konnten mit dieser Substanzgruppe jedoch gegenüber Antidepressiva signifikant geringere analgetische Effekte erzielt werden (Monks u. Merskey 1984). Wegen der nicht gesicherten Wirksamkeit und des bestehenden Abhängigkeitspotentials dieser Substanzgruppe können die Benzodiazepine für die Behandlung von chronischen Schmerzsyndromen nicht empfohlen werden.

Psychologische Therapien

Patienten mit chronischen Schmerzen für eine Psychotherapie zu motivieren, ist ein besonders schwieriges Unterfangen, da diese in der Regel in hohem Maße auf eine organische Herleitung ihrer Beschwerden fixiert sind. Unabhängig von der angewandten Methode ist deshalb eine der wichtigsten Voraussetzungen eines erfolgreichen psychotherapeutischen Zugangs die frühzeitige Einbeziehung der psychosozialen Dimension von Schmerz in das dem Patienten vermittelte Konzept seiner Beschwerden (Egle u. Hoffmann 1990). Hierzu bedarf es jedoch auch auf seiten der organisch orientierten Spezialisten, die gemeinhin die ersten Ansprechpartner des Schmerzpatienten sind, eines Bewußtseins für das bei chronischen Schmerzen oft simultan vorliegende Bedingungsgefüge aus organischen, psychischen und sozialen Faktoren. Insbesondere bei Patienten ohne oder ohne einen die geschilderten Beschwerden ausreichend erklärenden Organbefund sollte die Diagnose eines „psychogenen Schmerzes" nicht als „Notetikett" (Heiss et al. 1990) gebraucht werden: Auch diese Diagnose bedarf positiver, rationaler Kriterien. Entsteht bei dem Patienten hingegen der Eindruck, seine Beschwerden würden nur mangels einer „besseren" Erklärung als psychogen interpretiert, so wird er sich – berechtigterweise – unverstanden fühlen und künftig versuchen, alle diesbezüglichen positiven Erklärungsansätze zu entkräften.

Indikationen psychologischer Behandlungsverfahren sind in Anlehnung an Wittchen et al. (1989) 1. Krankheitsbilder, bei denen eine Überlegenheit dieser Verfahren gegenüber einer rein medizinischen Behandlung erwiesen ist (u.a. chronische Rückenschmerzen und chronisch-progrediente degenerative Erkrankungen), 2. psychosomatische Störungen, 3. Schmerzen ohne organischen Befund, sofern positive Hinweise auf eine tragende Rolle psychischer Faktoren nachgewiesen wurden, 4. Schmerzen mit Organbefund, bei denen organmedizinische Methoden versagt haben oder die 5. ein zu hohes Risiko beinhalten, um eine Schmerzreduktion auf diesem Wege zu rechtfertigen, und 6. eine Diagnose bzw. ein medizinisches Behandlungsverfahren oder psychosoziale Aspekte, die die Entwicklung psychischer Probleme wahrscheinlich machen und bei denen eine Prävention möglich erscheint. Hinsichtlich spezieller Krankheitsbilder sei auf die Übersichten bei Miltner et al. (1986) sowie Hand u. Wittchen (1989) hingewiesen.

Die gegenwärtig in der Schmerztherapie eingesetzten, in ihrer Wirksamkeit nur teilweise überprüften Verfahren umfassen Entspannungsverfahren (progressive Muskelrelaxation nach Jacobson, autogenes Training, Meditation), verhaltenstherapeutische Verfahren (Biofeedback, operante und kognitive Methoden, integrative Konzepte), Hypnose sowie tiefenpsychologisch orientierte Einzel- und Gruppentherapie.

Die Anforderungen der klassischen Psychoanalyse hinsichtlich Therapiemotivation und Zeitaufwand werden von Schmerzpatienten in der Regel nicht erfüllt, so daß diese Methode bei diesem Indikationsbereich kaum zum Einsatz kommt. Egle u. Hoffmann (1990) nennen als praktikable Verfahren die psychoanalytisch orientierte Psychotherapie, die psychoanalytische Kurztherapie sowie die psychoanalytische Gruppenpsychotherapie. Die Zahl der kontrollierten Studien ist hier zwar noch gering, weist jedoch auf eine effektive Einsetzbarkeit hin.

Während die Wirksamkeit der Hypnose bei akuten Schmerzzuständen als gut belegt angesehen wird (Birbaumer 1986), existieren relativ wenige Studien zum Erfolg bei chronischem Schmerz. In einer Übersichtsarbeit berichtet Barber (1990) über z.T. erst kasuistisch belegte Therapieerfolge bei Tumorschmerz, chronischem Kopfschmerz, „low back pain", Phantomschmerz sowie Sichelzellenanämie. Gleichzeitig verweist er darauf, daß Hypnose bei psychogenen Schmerzsyndromen in der Regel nicht wirksam sei, da sie deren Komplexität nicht gerecht werde.

Entspannungsverfahren, unter denen besonders die progressive Muskelrelaxation (PMR) und das autogene Training (AT) vielfach untersucht wurden, sind vor allem bei Schmerzzuständen angezeigt, die primär durch Spannungszustände induziert oder durch Angst-Spannungs-Schmerz-Zyklen (Birbaumer 1986) aufrechterhalten werden. Ein relevanter Unterschied zwischen PMR und AT hinsichtlich der Schmerzreduktion wurde nicht gefunden (Shapiro u. Lehrer 1980). Im Rahmen der Schmerztherapie hat die PMR ggf. den Vorteil einer rascheren Erlernbarkeit. Häufig kommen Entspannungsverfahren in Kombinaton mit Verfahren der kognitiven Verhaltenstherapie zum Einsatz. Ob dieses Vorgehen dem alleinigen Einsatz der Entspannung überlegen ist, ist noch umstritten (Syrjala 1990).

Das Biofeedback zielt primär auf Schmerzzustände, die auf autonomen oder zentralnervösen Mechanismen basieren. Hauptindikationsgebiete sind Spannungskopfschmerz, Migräne, Rückenschmerzen sowie temporomandibuläre Gelenkschmerzen (Blanchard u. Ahles 1990). Basler (1991) weist darauf hin, daß verschiedene Studien zeigen, daß die Tonussenkung hier nicht, wie früher angenommen, als entscheidend angesehen werden kann. So werden kognitive Prozesse im Sinne einer besseren Körperwahrnehmung und vor allem im Sinne eines gesteigerten Kontrollerlebens als mögliche Träger des Therapieerfolges diskutiert (vgl. Wittchen et al. 1989). Im Zusammenhang damit scheint auch der Nutzen des Biofeedback bei Patienten zu stehen, die in besonderem Maße auf den organischen Aspekt ihrer Beschwerden fixiert sind. Zur Technik des Biofeedback sei auf die Darstellung von Hölzl (1989) hingewiesen.

Operante Methoden haben ein breites und gut untersuchtes Spektrum von Einsatzmöglichkeiten. Sie beruhen auf dem lerntheoretischen Konzept, daß die Auftretenswahrscheinlichkeit eines Verhaltens von dessen Konsequenzen abhängig ist. Bezogen auf den Schmerz bedarf es einer genauen Analyse des Schmerzverhaltens und der aufrechterhaltenden Konsequenzen in der Umwelt des Patienten. Neben positiver Verstärkung, z.B. durch vermehrte Zuwendung, spielt häufig auch der Wegfall aversiver Stimuli, wie etwa ungeliebter Tätigkeiten, eine tragende Rolle. Fordyce (1976, 1990) nennt als zentrale Ziele dieser Verfahren:

- Reduzierung des Medikamentengebrauchs;
- Aktivierung, wobei Umfang und Frequenz von Körperbewegungen bei motorisch inaktiven oder bestimmte Bewegungen längerfristig vermeidenden Patienten erhöht werden sollen;
- Reduktion von verbalem oder körpersprachlichem Verhalten, das andere veranlaßt, den Patienten als leidend zu identifizieren;
- Aufbau gesunden Verhaltens unter Einbeziehung von Berufs- und Alltagsleben sowie Freizeitaktivitäten;
- Änderung der Reaktionen von Familienmitgliedern und anderer auf das Schmerz- bzw. Aktivitätsverhalten des Patienten.

Im Zentrum der kognitiven Verfahren zur Schmerzbehandlung steht nicht der Schmerz als solcher, sondern die Wahrnehmung und Bewertung des Schmerzes durch den Betroffenen. Wird der Schmerz vor allem als überwältigend erlebt, so geht damit ein starker Kontrollverlust bis hin zur völligen Hilflosigkeit einher. Inaktivität und Depression sind mögliche Folgen. Ein wichtiges Anliegen der kognitiven Verhaltenstherapie ist daher die Steigerung der Selbsteffektivität (Birbaumer 1986). Dazu bedarf es einer Änderung der abträglichen Kognitionen, etwa auf dem Wege der Selbstverbalisierung. Diese kommt z.B. bei der von Meichenbaum entwickelten und gemeinsam mit Turk für die Anwendung bei Schmerz modifizierten Streßinokulation zur Anwendung (vgl. Turner u. Romano 1990). Die bisher vorliegenden Daten zur Wirksamkeit kognitiver Verfahren bei chronischem Schmerz weisen zwar auf erfolgreiche Einsatzmöglichkeiten hin, reichen jedoch zu einer abschließenden Beurteilung noch nicht aus.

Sowohl im ambulanten als auch im stationären Sektor wurde eine Reihe von Therapieprogrammen entwickelt, die auf die verschiedenen Dimensionen von Schmerz zielenden Therapiestrategien zu integrieren suchen. Dazu gehört u.a. das von Rehfisch et al. (1989) entwickelte Programm zur Behandlung der chronischen Polyarthritis, in dem z.B. kognitive, imaginative und Entspannungsverfahren zur Anwendung kommen. Auch hier gilt, daß es zur Beurteilung der Effizienz derartiger Konzepte noch einer größeren Anzahl kontrollierter Studien bedarf, bei denen insbesondere auch langzeitkatamnestische Erhebungen berücksichtigt werden.

Zusammenfassend kann die Wirksamkeit psychologischer Verfahren bei der Schmerzbehandlung sowohl als alleinige Intervention wie auch im Rahmen interdisziplinärer Strategien als erfolgversprechend angesehen werden. Eine differentielle, d.h. auf bestimmte Krankheitsbilder bezogene Indikation für bestimmte Verfahren ist dabei jedoch erst in Ansätzen vorhanden.

Schlußbemerkung

Ein chronischer Schmerz nimmt auf fast alle Bereiche unseres Lebens Einfluß, so z.B. auf somatischer Ebene durch muskuläre Verspannungen und Bewegungseinschränkungen oder auf psychischer Ebene durch die Symptome der Hilflosigkeit, Angst und Verzweiflung. Weiter haben Schmerzen dieser Art auch häufig eine signifikant einschränkende Auswirkung auf soziale Bereiche. Daraus wird deutlich, daß diesem multifaktoriellen Geschehen auch multidisziplinär begegnet werden muß. Von psychiatrischer Seite sind in den vergangenen Jahren Bemühungen hinsichtlich der exakteren Klassifikation und auch der medikamentösen und nichtmedikamentösen Behandlungsstrategien gemacht worden. Für die Zukunft bleibt herauszufinden, welche Patienten besonders von welcher Therapieform profitieren. Aus wissenschaftlichen Zwecken und aus Gründen der Praktikabilität werden Bereiche des Schmerzerlebens und der Schmerzverarbeitung in Untersuchungen getrennt bearbeitet. In der praktischen Behandlung des Kranken müssen diese Bereiche allerdings aus der Vielzahl der Studien wieder zusammengefügt werden. Das gilt sowohl für psychologische Therapieverfahren untereinander als auch für die Kombination medikamentöser und psychologischer Maßnahmen. Das Miteinander psychologischer und medizinischer Methoden einschließlich der Psychopharmakotherapie erscheint bei der Behandlung chronischer Schmerzzustände am erfolgversprechendsten.

Literatur

Adler R (1977) Psychologische Aspekte des Schmerzes. In: Frey G, Gerbershagen HU (Hrsg) Schmerz und Schmerzbehandlung heute. Fischer, Stuttgart, S 34–41

Alcoff J, Jones E, Rust P, Newman R (1982) A trial of imipramine for chronic low back pain. J Fam Pract 14: 841–846

American Psychiatric Association (1987) DSM-III-R. Diagnostic and statistical manual of mental disorders, 3rd edn. APA Press, Washington

Barber J (1990) Hypnosis. In: Bonica JJ (ed) The management of pain, 2nd edn. Lea & Febiger, Philadelphia London, pp 1733–1741

Basler HD (1991) Stellenwert nichtmedikamentöser Maßnahmen bei chronischen Schmerzen. In: Wörz R, Basler HD (Hrsg) Schmerz und Depression. Deutscher Ärzteverlag, Köln, S 111–119

Birbaumer N (1986) Schmerz. In: Miltner W, Birbaumer N, Gerber WD (Hrsg) Verhaltensmedizin. Springer, Berlin Heidelberg New York Tokyo, S 113–134

Blanchard EB, Ahles TA (1990) Biofeedback therapy. In: Bonica JJ (ed) The management of pain, 2nd edn. Lea & Febiger, Philadelphia London, pp 1722–1732

Blumer D, Heilbronn M (1982) Chronic pain as a variant of depressive disease. The pain-prone disorder. J Nerv Ment Dis 7: 381–406

Bochnik HJ, Koch H (1990) Die Nervenarztstudie. Deutscher Ärzteverlag, Köln

Brown GK (1990) A causal analysis of chronic pain and depression. J Abnorm Psychol 2: 127–137
Cassidy WL, Flanagan NB, Spellmann M, Cohen ME (1957) Clinical observations in manic-depressive disease. JAMA 164: 1535
Couch JR, Ziegler DK, Hassanein R (1976) Amitriptyline in the prophylaxis of migraine. Neurology 26: 121–127
Curran DA, Hinterberger H, Lance JW (1965) Total plasma serotonin, 5-hydroxyindoleacetic acid excretion in normal and migrainous subjects. Brain 88: 997–1010
Davidoff G, Guarracini M, Roth E, Sliwa J, Yarkony (1987) Trazodone hydrochloride in the treatment od dysesthetic pain in traumatic myolopathie: a randomizid, double-blind, placebo-controlled study. Pain 29: 151–161
De Benedittis G, di Giulio AM, Massei R (1981) Effects of 5-hydroxytryptophan on central and de-afferentation chronic pain. Pain 1: 535
Degkwitz R, Helmchen H, Kockott G, Mombour W (1980) Diagnoseschlüssel und Glossar psychiatrischer Krankheiten, 9. Revision. Springer, Berlin Heidelberg New York
Delaplaine R, Ifabumuyi OL, Merskey H, Zarfas F (1978) Significance of pain in psychiatric hospital patients. Pain 4: 361–366
Diamond S, Baltes BJ (1971) Chronic tension headaches – treated with amitriptyline — a double-blind study. Headache 11: 110–116
Diamond S, Freitag FG (1989) The use of fluoxetine in the treatment of headache. Clin Pain 5: 200–201
Dilling H, Mombour W, Schmidt MH (1991) Internationale Klassifikation psychischer Störungen, ICD-10. Huber, Bern Göttingen Toronto
Eberhard G, Knorring v L, Nilsson HL et al. (1988) A double-blind randomized study of clomipramine versus maprotiline in patients with idiopathic pain syndromes. Neuropsychobiology 19: 25–34
Egle UT, Hoffmann SO (1990) Psychotherapie und ihre Wirksamkeit bei chronischen Schmerzzuständen. In: Wörz R (Hrsg) Chronischer Schmerz und Psyche. Fischer, Stuttgart New York, S 171–209
Egle UT, Schwab R, Porsch U, Hoffmann SO (1991) Ist eine frühe Differenzierung psychogener von organischen Schmerzpatienten möglich? Nervenarzt 62: 148–157
Evans W, Gensler F, Blackwell B, Galbrecht C (1973) The effect of antidepressant drugs on pain relief and mood in the chronically ill. Psychosomatics 14: 214–219
Feinmann C, Harris M, Cawley R (1984) Psychogenic facial pain: presentation and treatment. Br Med J 288: 436–438
Fogelholm R, Murros K (1984) Maprotiline in chronic tension headache: a double-blind cross-over study. Headache 25: 273–275
Fordyce WE (1976) Behavioral methods for chronic pain and illness. Mosby, Saint Louis
Fordyce WE (1990) Contingency Management. In: Bonica JJ (ed) The management of pain, 2nd edn. Lea & Febiger, Philadelphia London, pp 1702–1710
France RD (1987) The future for antidepressants: Treatment of pain. Psychopathology 20 [Suppl 1]: 99–113
Ganvir P, Beaumont G, Seldrup J (1980) A comparative trial of clomipramine and placebo as adjunctive therapy in arthralgia. J Int Med Res 8: 60–66
Glick EN, Fowler PD (1979) Imipramine in chronic arthritis. Pharm Med 1: 94–96
Gomersall JD, Stuart A (1973) Amitriptyline in migraine prophylaxis. J Neurol Neurosurg Psychiatry 36: 684–690
Gomez-Perez FJ, Rull JA, Dies H, Rogriguez-Rivera JG, Gonzalez-Barranco J, Lozano-Castaneda O (1985) Nortriptyline and fluphenazine in the symptomatic treatment of diabetic neuropathy. A double-blind cross-over study. Pain 23: 395–400
Goodkin K, Gullion CM, Agras S (1990) A randomized, double-blind, placebo-controlled trial of trazodone hydrochloride in chronic low back pain syndrome. J Clin Psychopharmacol 4: 269–278
Gourlay GK, Cherry DA, Cousins MJ, Love BL, Graham JR, Murray O, McLachlan (1986) A controlled study of a serotonin reuptake blocker, zimelidine, in the treatment of chronic pain. Pain 25: 35–52
Gringas M (1976) A clinical trial of tofranil in rheumatic pain in general practice. J Int Med Res 4: 41–49
Hallen O (1970) Über circumskripte Hypochondrien. Nervenarzt 41: 215–220
Hameroff SR, Cork RC, Scherer K, Crago BR, Neuman C, Womble JR, Davis TP (1982) Doxeptin effects on chronic pain, depression and plasma opoids. J Clin Psychiatry 43: 22–26
Hand I, Wittchen HU (Hrsg) (1989) Verhaltenstherapie in der Medizin. Springer, Berlin Heidelberg New York Tokyo

Heiss B, Günther S, Kröner-Herwig B (1990) Verhaltensmedizinische Diagnostik chronischer Schmerzstörungen. In: Wörz R (Hrsg) Chronischer Schmerz und Psyche. Fischer, Stuttgart New York, S 12–28
Hölzl R (1989) Mehrstufige Biofeedbacktherapie bei gemischen Kopfschmerzsyndromen. In: Hand I, Wittchen HU (Hrsg) Verhaltenstherapie in der Medizin. Springer, Berlin Heidelberg New York Tokyo, S 143–177
Huber G (1957) Die coenästhetische Schizophrenie. Fortr Neurol Psychiatr 25: 491–520
International Association for the Study of Pain (Subcommittee on Taxonomy) 1979 Pain terms: a list with definitions and notes on usage. Pain 6: 249–252
International Association for the Study of Pain (1986): Classification of chronic pain. Descriptions of chronic I pain syndromes and definitions of pain terms. Pain [Suppl 3]: 1–225
Jakubaschk J, Böker W (1991) Gestörtes Schmerzempfinden bei Schizophrenie. Schweiz Arch Neurol Psychiatr 142: 55–76
Janssen PAJ (1961) Vergleichende pharmakologische Daten über sechs neue basische 4-Fluorbutyrophenon-Derivate. Haloperidol, Haloanison, Triperidol, Methylperidil, Haloperidid und Dipiperon. 1. und 2. Mitteilung. Arzneimittelforschung 11: 819–824, 932–938
Johansson F, van Knorring L (1979) A double-blind controlled study of a serotonin uptake inhibitor (zimelidine) versus placebo in chronic pain patients. Pain 7: 69–78
Johansson F, van Knorring L, Sedvall G, Terenius L: Changes in endorphins and 5-hydroxyindoleacetic acid in cerebrospinal fluid as a result of treatment with a serotonin reuptake inhibitor (zimelidine) in chronic pain patients. Psychiatry Res 198/2: 167–172
Jenkins DG, Ebbutt AF, Evans CD (1976) Tofranil in the treatment of low back pain. J Int Med Res 4: 28–40
Knorring L v (1991) Gemeinsame pathogenetische Mechanismen bei chronischen Schmerzsyndromen und depressiven Erkrankungen. In: Wörz R, Basler HD (Hrsg) Schmerz und Depression. Antidepressiva und psychologische Verfahren. Deutscher Ärzteverlag, Köln, S 20–33
Kockott G (1982) Psychiatrische Aspekte bei der Entstehung und Behandlung chronischer Schmerzzustände. Nervenarzt 53: 365–376
Kvinesdal B, Molin J, Froland A, Gram LF (1984) Imipramine treatment of painful diabetic neuropathy. JAMA 251: 1727–1730
Langemark M, Loldrup D, Bech P, Olesen J (1990) Clomipramine and mianserin in the treatment of chronic tension headache. A double-blind, controlled study. Headache 30: 118–121
Langohr HD, Stahr M, Petruch F (1982) An open and double-blind cross-over study on the efficacy of clomipramine (Anafranil) in patients with mono- and polyneuropathies. Eur Neurol 21: 309–317
Lascelles RG (1966) Atypical facial pain and depression. Br J Psychiatr 112: 651–659
Leavitt F, Garron DC (1979) Psychological disturbance and pain report difference in both organic and non-organic low back pain patients. Pain 6: 187–195
Lehrl S, Zenglein R, Gallwitz A (1980) Schmerzangaben bei Schizophrenie sowie endogener und psychogener Depression im Vergleich zu Schmerzangaben bei definierten Körperkrankheiten. Krankenhausarzt 53: 55–62
Lindsay PHG, Wyckoff M (1981) The depression-pain syndrome and its response to antidepressants. Psychosom Med 22: 571–577
Linke H (1963) Die Entpersönlichung des Schmerzes durch Phenothiazinderivate. Ther Ber 35: 94–99
Lopez-Ibor JJ (1969) Depressive Äquivalente. In. Hippius H, Selbach H (Hrsg) Das depressive Syndrom. Urban & Schwarzenberg, Berlin München Wien, S 403–407
Mc Donald-Scott WA (1969) The relief of pain with an antidepressant in arthritis. Practitioner 202: 802–807
Magni G (1987) On the relationship between chronic pain and depression when there ist no organic lesion. Pain 31: 1–21
Magni G, Conlon P, Arsie D (1987) Tricyclic antidepressants in the treatment of cancer pain: A review. Pharmacopsychiatry 20: 160–164
Maier W, Benkert O (1987) Methodenkritik des Wirksamkeitsnachweises antidepressiver Pharmakotherapie. Nervenarzt 58: 595–602
Mathew NT (1978) Clinical subtypes of cluster headache and response to lithium therapy. Headache 18: 26–30
Max MB, Culnane M, Schager CS (1987) Amitriptyline relieves diabetic neuropathy pain in patients with normal of depressee mood. Neurology 37: 589–96

Mendel CM, Klein RF, Chappell DA et al. (1986) A trial of amitriptyline and fluphenazine in the treatment of painful diabetic neuropathy. JAMA 5: 637-639
Merskey H (1980) The role of the psychiatrist in the investigation and treatment of pain. In: Bonica JJ (ed) Pain. Raven Press, New York, pp 14-36
Merskey H, Boyd D (1978) Emotional adjustment and chronic pain. Pain 5: 173-178
Merskey H, Evans PR (1975) Variatons in pain complaint threshold in psychiatric and neurological patients with pain. Pain 1: 73-79
Merskey H, Spear FG (1967) Pain: Psychological and psychiatric aspects. Bailliere, Tindall & Cassel, London
Messing RB, Phebus L, Fischer L (1975) Analgesic effect of fluoxetine HCL (Lilly 110140), a specific uptake inhibitor for serotoninergic neurons. Psychopharmacol Commun 1: 511-521
Miltner W, Birbaumer N, Gerber WD (1986) Verhaltensmedizin. Springer, Berlin Heidelberg New York Tokyo
Möller HJ (1988) Methodische und psychopathometrische Probleme bei der Evaluation von Depressionsbehandlungen. In: Wolfersdorf M, Kopittke W, Hole W (Hrsg) Klinische Diagnostik und Therapie der Depression. Roderer, Regensburg, S 190-206
Möller HJ, Kissling W, Stoll KD, Wendt (1989) Psychopharmakotherapie. Ein Leitfaden für Klinik und Praxis. Kohlhammer, Stuttgart
Monks R, Merskey H (1984) Psychotropic drugs. In: Wall PD, Melzack R (eds) Textbook of pain. Churchill Livingstone, pp 526-537
Morland TJ, Storli OV, Mogstadt TE (1979) Doxepin in the treatment of mixed vascular and tension headaches. Headache 19: 382-383
Nappi G, Sandrini G, Granella F et al. (1990) A new 5-HT$_2$ antagonist (ritanserin) in the treatment of chronic headache with depression. A double-blind study vs amitriptyline. Headache 30: 439-444
Nathan PW (1978) Chlorprothixene (Taractan) in post herpetic neuralgia and other severe chronic pain. Pain 5: 367-371
Okasha A, Ghaleb HA, Sadek A (1973) A double-blind trial for the clinical management of psychogenic headache. Br J Psychiatry 122: 181-182
Ottevanger EA (1987) Fluvoxamine – highly selective 5-HT-reuptake inhibitor (Basic brochure). Duphar, Weesp
Panerai AE, Monza G, Movilia P, Bianchi M, Francucci BM, Tiengo M (1990) A randomized, within-patient, cross-over, placebo-controlled trial on the efficacy and tolerability of the tricyclic antidepressants chlorimipramine and nortriptyline in central pain. Acta Neurol Scand 82: 34-38
Paoli F, Darcourt C, Cossa P (1960) Note préliminaire sur l'action de l'imipramine dans les états douloreux. Rev Neurol 102: 503-504
Pilowsky I (1981) Current views on the role of the psychiatrist in the management of chronic pain. In: Swerdlow M (ed) The therapy of pain. MTP, Lancaster, pp 31-61
Pilowsky I (1988) Affective disorders and pain. In: Dubner R, Gebhart GF, Bond MR (eds) Proceedings of the Vth world Congress on Pain. Elsevier, Amsterdam New York Oxford, pp 263-275
Pilowsky I, Hallett EC, Bassett DL, Thomas PG, Penhall RK (1982) A controlled study of amitriptyline in the treatment of chronic pain. Pain 14: 169-179
Plattig KH, Kocher R (1983) Psychopharmakotherapie bei Schmerzzuständen. In: Langer G, Heimann H (Hrsg) Psychopharmaka. Grundlagen und Therapie. Springer, Wien New York, S 531-558
Rehfisch HP, Basler HD, Seemann H (1989) Psychologische Schmerzbehandlung bei Rheuma. Springer, Berlin Heidelberg New York Tokyo
Rosenblatt RM, Reich J, Dehring D (1984) Tricyclic antidepressants in treatment of depression and chronic pain. Anesth Analg 63: 1025-103
Schmutz M, Buerki H, Koella WP (1981) Electrically induced hippocampal after-discharge in the freely moving cat: an animal model of focal (possibly temporal lobe) epilepsy. In: Dam, Gam, Penry (eds) Advances in epileptology: 12th Epilepsy International Symposium. Raven Press, New York, pp 59-65
Shapiro S, Lehrer PH (1980) Psychophysiological effects of autogenic training and progressive relaxation. Biofeedback Self Regul 52: 249-255
Sternbach RA, Wolff SR, Murphy RW, Akeson WH (1974) Traits of pain patients: the low back „loser". Psychosomatics 14: 234-239
Stiefel F, Volkenandt M, Breitbart W (1989) Schmerzen bei Tumorpatienten und Indikationen für Psychopharmaka. Schweiz Rundschau Med (Praxis) 51: 1441-1444

Storch H, Steck P (1982) Begleitende thymoleptische Therapie im Rahmen einer kontrollierten Studie mit Maprotilin (Ludiomil) bei der Behandlung von Kreuzschmerzen. Nervenarzt 53: 445–450

Syrjala KL (1990) Relaxation techniques. In: Bonica JJ (ed) The management of pain, 2nd edn. Lea & Febiger, Philadelphia London, pp 1742–1750

Thorpe P, Marchant-Williams R (1974) The role of an antidepressant, dibenzepin (Noveril), in the relief of pain in chronic arthritic states. Med J Aust 1: 264–266

Turkington RW (1980) Depression masquerading as diabetic neuropathy. JAMA 243: 1147–1150

Turner AJ, Romano JM (1990) Cognitive-behavioral therapy. In: Bonica JJ (ed) The management of pain, 2nd edn. Lea & Febiger, Philadelphia London, pp 1711–1721

Ventafridda V, Bonezzi C, Caraceni A et al. (1987) Antidepressants for cancer pain and other painful syndromes with deafferentation component: comparison of amitriptyline and trazodone. Ital J Neurol Sci 8: 579–587

Walsh TD (1983) Antidepressants in chronic pain. Clin Neuropharmacol 6: 271–295

Watson CP, Evans RJ, Reed K, Merskey H, Goldsmith L, Warsh J (1982) Amitriptyline versus placebo in postherpetic neuralgia. Neurology 32: 671–673

Wittchen HU, Köhler F, Schaller S (1989) Verhaltenstherapeutische Strategien bei chronischen Schmerzen – Grundlagen, Prinzipien und Anwendungsfehler. In: Hand I, Wittchen HU (Hrsg) Verhaltenstherapie in der Medizin. Springer, Berlin Heidelberg New York, pp 121–142

Wörz R (1977) Psychiatrische Aspekte des Schmerzes und der Schmerztherapie. Therapiewoche 27: 1790–1801

Wörz R, Basler HD (1991) Schmerz und Depression. Antidepressiva und psychologische Verfahren. Deutscher Ärzteverlag, Köln

Wörz R, Lendle R (1980) Schmerz. Psychiatrische Aspekte und psychotherapeutische Behandlung. Fischer, Stuttgart New York

Wörz R, Wörz E (1990) Chronische Stumpf- und Phantomschmerzen und weitere Amputationsfolgen. Fortschr Med 108: 53

Zech D, Grond S (1991) Medikamentöse Tumorschmerztherapie nach dem WHO-Stufenplan. Dtsch Z Onkol 24: 85–92

Zitman FG, Linssen ACG, Edelbroek PM, Stijnen T (1990) Low dose amitriptyline in chronic pain: the gain is modest. Pain 42: 35–42

Epilepsie und Psychose

G.-K. KÖHLER

Die *Epilepsie als Anfallsleiden und als Psychose*, wie H. Tellenbach (1965, 1966) eine Studie über alternative Psychosen paranoider Prägung bei „forcierter Normalisierung" (Landolt 1963 a, b, 1972) „des Elektroenzephalogramms Epileptischer" im Jahre 1965 nannte, gilt als ein klassisches Beispiel für die interdisziplinäre Zusammenarbeit zwischen somatischer und psychologischer Medizin.

Sonderstellung, Begriffsbestimmung und Klassifikation der Epilepsiepsychosen

Im triadischen System der klinischen Psychiatrie kommt den Epilepsiepsychosen eine Sonderstellung zu (Tabelle 1). Selbst Kurt Schneider (1976), der als Kriterium für die Zuordnung der Psychosen bei Epilepsie zu den körperlich begründbaren Psychosen und Defektzuständen das „entscheidende Symptom des Krampfes, also etwas Körperliches" wertete, rückte die Epilepsie in seiner somatologischen Ordnung in die Nachbarschaft von Zyklothymie und Schizophrenie. Unser heute umfangreicheres Wissen um das „Wesen" der Epilepsie läßt eine noch größere Nähe der Psychosen Anfallskranker zu den endogenen Psychosen und den „abnormen Variationen" im Sinne Kurt Schneiders zu.

Tabelle 1. Sonderstellung der Epilepsiepsychosen im triadischen System der klinischen Psychiatrie

	Somatologische Ordnung	Psychologische (symptomatologische) Ordnung
Körperlich begründbare (exogene) Psychosen und Defektzustände		Akut
		Chronisch
	Epilepsiepsychosen	
Endogene Psychosen		Zyklothymien Schizophrenien
Abnorme Variationen seelischen Wesens		Abnorme Verstandesanlagen Abnorme Persönlichkeiten und Entwicklungen (Neurosen) Abnorme Erlebnisreaktionen

Erstes Argument für eine Sonderstellung der Psychosen bei Epilepsie ist ihre psychopathologische Vielgestaltigkeit. In Pathogenese und Pathoplastik spielen hirnanatomische, biochemische, neurophysiologische, psychosoziale, entwicklungspsychologische, kognitive und psychodynamische Faktoren auf eine besonders komplizierte Weise zusammen.

Die Psychosen bei Epilepsie umfassen gut beschriebene, aber heterogene psychopathologische Syndrome. Aufgrund psychopathologischer Kriterien des Erscheinungsbildes und des Verlaufs werden sie von nichtpsychotischen Störungen abgegrenzt.

Das allen Psychosen bei Epilepsie Gemeinsame besteht in der Verflechtung und Wechselwirkung epileptischer Anfälle und seelischer Störungen, im Zusammenspiel oder Gegeneinanderwirken biologischer und psychosozialer Ursachen sowie im Ablauf neurophysiologischer und biochemischer Prozesse in mesolimbischen, temporalen und kortikalen (hypofrontalen) Strukturen des Gehirns.

Unsere phänomenologische, vor allem am Kriterium der Bewußtseinsstörung orientierte Klassifikation der Psychosen bei Epilepsie (Köhler 1973) bewährt sich in Diagnostik und Therapie.

Andere Einteilungen, die sich auf Ursachen, basale Krankheitsprozesse des Gehirns, auf das Verhältnis zwischen Anfall und Psychose (z.B. „iktale" und „interiktale" Psychosen), auf elektroenzephalographische Befunde oder auf unterschiedliche psychodynamische Prozesse stützen, erweisen sich für die Beurteilung und Durchführung der medikamentösen und psychologischen Therapien als weniger geeignet.

Die psychiatrische Pharmakotherapie orientiert sich noch immer pragmatisch an psychopathologischen Zielsymptomen- bzw. Syndromen (Tabelle 2).

Tabelle 2. Syndromorientierte Zuordnung von Psychopharmaka und Antikonvulsiva zur medikamentösen Behandlung der Psychosen bei Epilepsie

1	Bedeutung des psychopathologischen Syndroms
1.1	Medikamentöse Therapie
1.1.1	Statusformen als Dämmerzustand
	– Diazepam
	– Clonazepam
1.1.2	Postparoxysmaler Dämmerzustand
	– Diazepam
	– Butyrophenontherapie oder andere Neuroleptika
	– Optimierung der antikonvulsiven Therapie (z.B. Dipropylazetat, Carbamazepin)
1.2	Schizophrenieähnliche und affektive Psychosen
	– Neuroleptika: Haloperidol, Benperidol, Melperon, Levomepromazin, Perazin, Clozapin, Chlorprothixen, Zotepin? Remoxiprid?
	– Diazepam
	– Thymoleptika
	– Carbamazepin, Lithium
	– Dipropylazetat? Vigabatrin?
	– Fluvoxamin? Fluoxetin? Moclobemid?
1.3	Episodische Verstimmung
	– Neurothymoleptika (z.B. Chlorprothixen)
	– Diazepam
	– Sulpirid

Auch in der Psychotherapie führt der Weg von der phänomenologischen zur psychodynamischen und psychogenetischen Diagnose, bevor die Behandlung beginnt.

Bedeutung der psychopathologischen Syndrome für die medikamentöse Therapie

Für diese syndromorientierte Therapie und damit für die erfolgreiche Wahl der Medikamente ist zuerst die Erkennung quantitativer oder qualitativer Bewußtseinsstörungen erforderlich, z.B. die Zuordnung jedweden Dämmerzustandes zu einer Statusform (Petit-mal-Status, Status psychomotoricus).

Die Identifizierung der Psychose als Status psychomotoricus kann durch den Nachweis „immer vorhandener motorischer Anfallskerne" (Hallen 1970) gelingen. Manchmal hilft der Nachweis statusspezifischer elektroenzephalographischer Muster, z.B. regelmäßiger 3/s-Spike-wave-Komplexe oder zumindest hochgespannter ϑ-Wellen (im Status psychomotoricus), die nach langsamer intravenöser Injektion von Clonazepam oder Diazepam nicht mehr nachzuweisen sind, differentialdiagnostisch weiter.

Die Zuordnung (und Behandlung) des Status psychomotoricus als körperlich begründbare Psychose findet in den psychopathologischen und neurologischen Symptomen sowie in den elektroenzephalographischen Mustern ihre überzeugendste Begründung (Köhler 1980).

In der Therapie der postparoxysmalen (produktiven) Dämmerzustände bewährt sich die zugleich sedierende und antikonvulsive Wirkung des Diazepams.

Der Einsatz von Butyrophenon oder anderen Neuroleptika kann wegen der produktiven Bewußtseinsstörung, der psychomotorischen Unruhe und der Angst notwendig werden. Gleichzeitig ist auf eine Optimierung der antikonvulsiven Basismedikation zu achten.

Für die Differentialtherapie der endomorphen, schizophrenieähnlichen und affektiven Psychosen gelten Indikationen, wie sie auch für endogene Psychosen gleichen Sichtbildes und Verlaufes außerhalb des epileptischen Formenkreises aufgestellt wurden.

Mittel der ersten Wahl für akute, produktive schizophrenieähnliche Psychosen sind Butyrophenon, Levomepromazin und Benperidol. Läßt die Produktivität nach oder nähern sich Affektivität und Stimmung schizoaffektiven oder depressiven Syndromen, verbunden mit gleichzeitiger Antriebsverminderung, empfehlen sich Thioxanthene, Perazin und Thioridazin.

Die Thymoleptikaindikation ist bei endoformen Epilepsiepsychosen mit der bei endogenen Psychosen nahezu identisch.

Wie bei manisch-depressiven Psychosen wägen wir bei „zyklothymieähnlichen" und schizoaffektiven Psychosen Anfallskranker Vor- und Nachteile, vor allem das Risiko unerwünschter Nebenwirkungen der Lithiumprophylaxe gegenüber Carbamazepin ab. Wir versuchen, die psychotropen Wirkungen des Carbamazepins und des Lithiums in der Akut- und Langzeittherapie zu nutzen.

In der Therapie episodischer Verstimmungen, agitiert-depressiver, manischer sowie katatoner Psychosen nutzen wir die tranquilisierende Wirkung von Benzodiazepinpräparaten.

Hinreichende Beobachtungen über die Wirkung neuer Antidepressiva, wie Fluvoxamin, Fluoxetin und Moclobemid, bei Anfallskranken wurden bisher nur vereinzelt mitgeteilt (Harmant et al. 1990). Sie bestätigen eigene klinische Erfahrungen, nach denen diese neuen Antidepressiva eine antidepressive Wirkung entfalten, die der bei nichtepileptischen Patienten vergleichbar ist, ohne Anfallshäufigkeit, Anfallsform oder elektroenzephalographische Befunde zu verändern. Deshalb sprechen einige Autoren von „epilepsieneutralen" Psychopharmaka.

Eine antikonvulsive und zugleich antipsychotische Wirkung diskutieren wir seit Mitte der 70er Jahre für Dipropylazetat.

Nach klinischer Erfahrung sind endomorphe Psychosen bei Anfallskranken selten, wenn ausschließlich oder in Kombination mit Dipropylazetat behandelt wird.

Nach Umstellung auf Natriumvalproat können sich endomorphe Psychosen auch ohne Psychopharmakagabe zurückbilden.

Unter Berücksichtigung des biochemischen Ansatzes von Dipropylazetat im GABA-Stoffwechsel wurde von uns im Jahre 1977 die sog. GABA-Hypothese der Entstehung epileptischer Psychosen zur Diskussion gestellt (Köhler 1977 a). Sie besagt, daß ein GABA-Mangel oder die Hypaktivität GABAerger Neuronensysteme als eine Möglichkeit des gestörten Zusammenspiels dopaminerger, azetylcholinerger und GABAerger Neuronensysteme nicht nur bei endogenen, sondern auch bei affektiven und schizophrenen Psychosen Anfallskranker in Betracht kommt.

Der valproatinduzierte GABA-Anstieg oder eine Aktivierung GABAerger Systeme beeinflussen das bei diesen Psychosen gestörte Neurotransmittersystem offenbar günstig, wodurch die prophylaktische Wirkung von Valproat für psychotische Syndrome bei Anfallskranken oder die Rückbildung von Epilepsiepsychosen unter Valproatmonotherapie erklärt werden kann.

In Zukunft wird auch Vigabatrin im Hinblick auf eine psychotrope bzw. antipsychotische Wirkung und seine Eignung zur Monotherapie epileptischer Psychosen zu untersuchen sein.

Beckmann et al. haben 1977 keine positive Beeinflussung von endogenen Schizophrenien unter der Behandlung mit Baclofen (Para-chlorphenyl-GABA) nachweisen können.

Ein Bericht über das Auftreten von epileptischen Psychosen in 14 Fällen unter Behandlung mit Vigabatrin (γ-Vinyl-GABA) im Jahre 1991 (Sander et al. 1991), also eines irreversiblen Hemmers der GABA-Aminotransferase (GABA-T), spricht ebenfalls gegen eine einfache Interpretation der GABA-Hypothese.

Der Anstieg der GABA-Konzentration infolge Vigabatrinmedikation allein reicht zum Verständnis der komplizierten Neurotransmitterprozesse offenbar weder bei epileptischen noch bei endogenen Psychosen aus.

Das „Alternativkonzept" in der Therapie der Psychosen bei Epilepsie

Die GABA-Hypothese ist ein Beispiel dafür, daß das frühere therapeutische Konzept vom Antagonismus zwischen Psychose und Anfall in Richtung auf ein „Alternativkonzept" verändert wird.

Deshalb suchen wir heute nach Medikamenten, die sowohl das Anfallsleiden als auch die Psychose als „Alternativen 2. Wahl" für den Patienten verzichtbar werden lassen.

Aus ganzheitstherapeutischer Sicht wird das Ziel der Medikamentengabe darin gesehen, die „krankhaften Alternativen" Psychose und Anfall durch Normalität zu ersetzen. Dieses therapeutische Ziel ist nur zu erreichen, wenn psychodynamische Prozesse und die Arzt-Patient-Beziehung nicht nur in der Psychotherapie berücksichtigt, sondern auch in die medikamentöse Behandlung der Anfallskranken einbezogen werden.

Über die zielsymptom- bzw. syndromorientierte medikamentöse Behandlung hinaus werden Einsatz, Reduzierung oder Steigerung der Antikonvulsiva und Psychopharmaka vom Prinzip des Alternierens zwischen Zunahme der Anfälle (bzw. steiler Entladungen, Dysrhythmie oder Parenrhythmie im EEG) bei Rückbildung der Psychose und Abnahme, Sistieren der Anfälle (bzw. der Normalisierung oder abnormen Rhythmisierung des EEGs) bei Manifestation oder Zunahme der Psychose beeinflußt (Abb. 1).

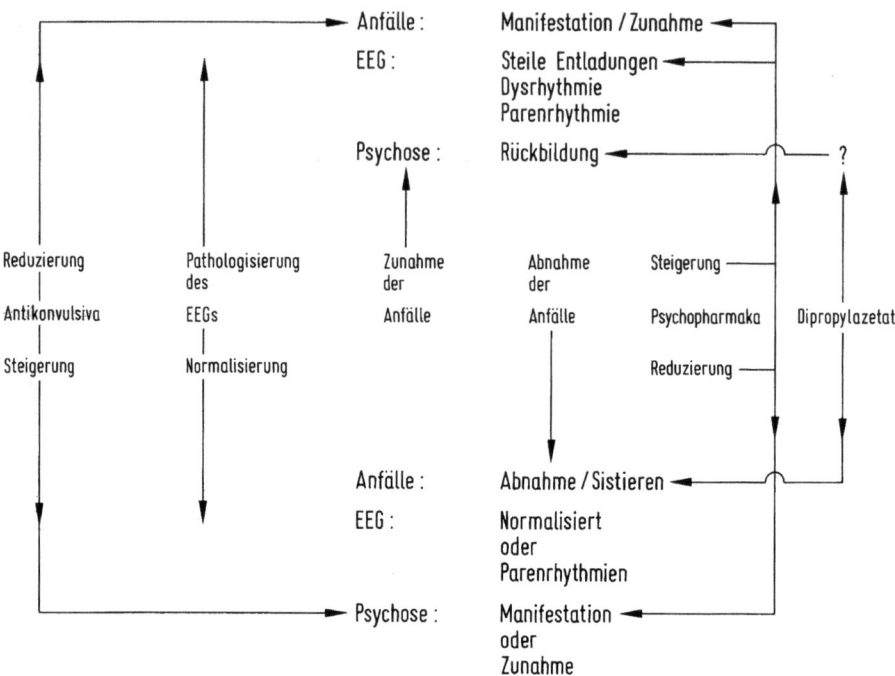

Abb 1. Wirkung von Psychopharmaka und Antikonvulsiva auf das alternative Verhalten zum Anfall und Psychose

Klinisch-elektroenzephalographische Korrelationsuntersuchungen unter Berücksichtigung der Prozeßaktivität ergaben allerdings, daß der Anteil akuter schizophrenieähnlicher Psychosen bzw. episodischer Verstimmungen und Affektpsychosen mit („forcierter") Normalisierung des EEGs im Sinne Landolts die Ausnahme sind. Zumindest während der akuten Epilepsiepsychose wird ein pathologisches EEG (mit oder ohne abnorme Rhythmisierung bzw. steile Entladungen) am häufigsten gesehen (Köhler 1975).

Nichtmedikamentöse biologische Therapie

Der Rückgang des Einsatzes der elektrischen Heilkrampfbehandlung (EKT) in der Behandlung endogener Depressionen und Schizophrenien hat offenbar dazu geführt, daß die EKT auch bei akuten Psychosen Anfallskranker nicht mehr durchgeführt wird.

Im Hinblick auf die statistisch und wissenschaftstheoretisch gesicherten Beziehungen zwischen psychomotorischen Anfällen, bestimmten morphologischen Strukturen des Gehirns, besonders der temporolimbischen Regionen, und vor allem schizophrenieähnlichen Psychosen sind in Zukunft sorgfältige Untersuchungen zu erwarten, die pschologische, psychopathologische, kognitive und sogar psychosoziale und psychodynamische Daten bei operativ behandelten epileptischen Patienten betreffen. Zum Beispiel berichteten Mace u. Trimble (1991) über 6 Fälle, in denen Psychosen nach neurochirurgischen Eingriffen im Temporallappen aufgetreten waren.

Auf diesem Gebiet ist eine besonders enge interdisziplinäre Zusammenarbeit zwischen Neurologie, Neuropsychologie, Psychiatrie und Neurochirurgie in Gang gekommen, die sich für die zukünftige Therapie und Prophylaxe epileptischer Psychosen als fruchtbar erweisen kann.

Psychotherapie der Psychosen bei Epilepsie

Die Wahl des Antikonvulsivums und des Psychopharmakons beeinflußt nur eine der vielen Variablen, die für den Feldwechsel vom Anfallsleiden zur Psychose bzw. umgekehrt, vielleicht sogar für die Ätiopathogenese des epileptischen Anfallsleidens und der epileptischen Psychosen relevant sind.

Wie in der Psychopharmakotherapie hat auch in der Psychotherapie der Epilepsiepsychosen das „alternative Konzept" Bedeutung erlangt.

Die Zuordnung psychotherapeutischer Methoden zu psychopathologischen Syndromen zeigt, daß das psychiatrisch-psychotherapeutische Gespräch, die Familientherapie sowie sozialpsychiatrische Hilfen essentieller Bestandteil der psychiatrischen Therapie der akuten und chronischen schizophrenieähnlichen und affektiven Psychosen Anfallskranken geworden sind.

In den letzten Jahren wurden kognitiv-übende Programme, z.B. Epikognikom (Baier u. Köhler 1991), IPT (Brenner 1986; Roder et al. 1988), entwickelt

Tiefenpsychologische und analytische Einzel- und Gruppentherapien wurden modifiziert.

Auf kognitive Defizienzen und psychodynamische Prozesse ausgerichtete Therapiekonzepte und -methoden setzen an den prä- oder postpsychotischen Persönlichkeitsstrukturen und den basalen entwicklungs- oder neuropsychologischen Defizienzen, vor allem der Kognition und der Affektivität, an.

Alternatives Denken in der Psychotherapie der Epilepsiepsychosen beruft sich dabei sowohl auf die klassisch-psychiatrische als auch auf die kognitionstherapeutische und die analytische Tradition.

In der Entstehung der Psychose wird eine krankhafte und unerwünschte, für den Patienten im schlimmsten Falle deletäre Bewältigungsstrategie gesehen. Sie schützt ihn aber in psychosozialen Streßsituationen oder kritischen Stadien seiner psychodynamischen Entwicklung. Sie kann ihm durch den Feldwechsel in den Wahn, die Depression oder in die Manie das Überleben ermöglichen.

Analytische Psychotherapie, die bei Anfallskranken an entwicklungspsychologischen Defiziten und gestörten psychodynamischen Prozessen ansetzt, wird auch floride Wahnbildungen oder halluzinatorisches Erleben zum Verständnis von Psychogenese und Psychodynamik sowie zur Behandlung nutzen. Seit Freud werden analytische Deutungen des epileptischen Wahns und des halluzinatorischen Erlebens der Anfallskranken gegeben. Es wird mit analytischen Methoden versucht, dem epileptischen Patienten einen Weg aus seinem paranoiden oder halluzinatorischen Dasein zu zeigen.

Die kognitionstherapeutisch orientierte Psychotherapie des prä- oder postpsychotischen „enechetischen" Prädilektionstyps berücksichtigt heute Analogien und eindrucksvolle Übereinstimmungen dieser früher als epileptische Wesensänderung beschriebenen Persönlichkeitsmerkmale bzw. Leistungsdefizite mit den von Huber et al. (1966, 1985) beschriebenen substratnahen Basisstörungen bei endogen schizophrenen bzw. epileptischen Patienten.

Die bereits erwähnten Trainingsprogramme sind für diese Patienten geeignet. Sie gehen von den die schizophrenen und die epileptischen Patienten behindernden kognitiven und affektiv-emotionalen Defiziten aus, die als „Vulnerabilität" unter unspezifischen Streßbedingungen (im Sinne des Vulnerabilitäts-Streß-Modells von Zubin u. Spring 1986) zur Ausbildung der Psychose führen.

Im „übenden" Umgang mit den Defizienzen soll die Vulnerabilität vermindert und die Streßtoleranz erhöht werden. Dadurch verfügt der Patient über „bessere" oder andere Umgangsmöglichkeiten mit seinen Defizienzen und über neue, kreative Bewältigungsstrategien. Anfall und Psychose sind nicht mehr seine einzigen Schutzräume.

In der ganzheitlichen Therapie und Prophylaxe der Psychosen Anfallskranker sind psychodynamische Aspekte der Psychopharmakologie zu berücksichtigen. In Zukunft wird es also mehr als bisher darauf ankommen, daß der Arzt Psychopharmakotherapie und Psychotherapie auf dem Hintergrund der reflektierten Psychodynamik der Arzt-Patient-Interaktion durchführt.

Immer erregten die Kunst und die künstlerische Kreativität der Anfallskranken das Interesse der Epileptologen. In unserer Klinik untersuchen wir in Pilotprojekten die Möglichkeiten der Video art therapy (Köhler et al. 1991). Wir knüpfen damit an den in der Diagnostik der epileptischen Anfälle bewährten Einsatz des Video an.

Die Kunsttherapie kann zu einer Vertiefung des psychoanalytischen Verständnisses der Psychosen Anfallskranker führen und die tiefenpsychologisch orientierte Psychotherapie intensivieren.

Die Kunsttherapie wird in Zukunft ihre Aufmerksamkeit den Erscheinungsformen substratnaher Basisstörungen im Sinne Hubers und Süllwolds sowohl in den Werken genialer epileptischer Künstler, z.B. in der Malerei van Goghs und in der Dichtung Dostojewskis, und dann der zu behandelnden epileptischen Patienten zuwenden. Sie wird die genialen kreativen Möglichkeiten, die anfallskranke Maler, Bildhauer, Musiker und Dichter in sich suchten und fanden, um durch die Aktivierung ihrer schöpferischen Kräfte Selbstheilungsprozesse einzuleiten, mit dem Ziel untersuchen, sie in der kunsttherapeutischen Praxis, d.h. beim Patienten, zu fördern.

Zum Beispiel erschließt sich die Kunsttherapie durch das Studium der Stilmittel Dostojewskis oder der Farbenlehre van Goghs den Horizont der Kunst genialer Epileptiker. Vor diesem Horizont kann sich Kunsttherapie mit dem anfallskranken Patienten in der Klinik vollziehen.

Schlußfolgerung und Ausblick

Unsere Übersicht über die Epilepsie als Anfallsleiden und Psychose läßt viele hoffnungsvolle Ansätze für die zukünftige interdisziplinäre Zusammenarbeit erkennen.

Sie führt aber auch zu der Erkenntnis, daß eine ganzheitliche Therapie der epileptischen Patienten in Zukunft nur in einem Team zu leisten ist. Zu diesem Team sollten außer dem Neurologen oder dem Psychiater die Mitarbeiter aus der Kognitionstherapie, die tiefenpsychologisch fundiert und analytisch arbeitenden Psychotherapeuten, Ergo- und Arbeitstherapeuten, Bewegungs- und Sporttherapeuten, klinischen Psychologen, Kunsttherapeuten und – last, but not least — Krankenschwestern und Krankenpfleger einer Klinik gehören.

Ein solches Team richtet seinen Blick also auf van Gogh und befindet sich in einer Situation, die Dostojewski in seinem Werk *Der Idiot* beschrieben hat:

Melden Sie nur, daß Fürst Myschkin da ist, und der Anlaß meines Besuches wird schon aus der Meldung ersichtlich sein. Empfangen sie mich, gut; empfangen sie mich nicht, auch gut, vielleicht sogar sehr gut. Aber ich glaube, sie werden nicht anders können, als mich empfangen ...
Es hätte scheinen können, daß diese Mitteilungen des Fürsten höchst einfach und natürlich waren; aber je einfacher und natürlicher sie an und für sich waren, umso absonderlicher kamen sie im gegenwärtigen Augenblick heraus, und der erfahrene Kammerdiener konnte nicht umhin, in ihnen etwas zu finden, was von einem Menschen zu einem anderen Menschen gesagt, durchaus angemessen, aber von einem Gast zu einem Diener gesagt, völlig unangemessen war. Aber da die Diener weit verständiger sind, als die Herrschaften gewöhnlich glauben, so ging es auch dem Kammerdiener durch den Kopf, daß hier zwei Fälle möglich seien; entweder sei der Fürst so ein Herumtreiber und jedenfalls gekommen, um bei der Herrschaft um ein Almosen zu bitten, oder er sei einfach ein Narr ...

Literatur

Baier D, Köhler G-K (1991) Videounterstützte Programme zum Training substratnaher Basisstörungen bei Anfallskranken. In: Köhler G-K (Hrsg) Psychiatrie vor Ort. Sterkrader Schriften zur Abteilungspsychiatrie, Bd 2. Roderer, Regensburg 205–211
Beckmann H, Frische M, Rüther E, Zimmer R (1977) Baclofen (para-chlorphenyl-GABA) in Schizophrenia. Pharmakopsychiatria 10: 26–31
Brenner HD (1986) Zur Bedeutung von Basisstörungen für Behandlung und Rehabilitation. In: Böker W, Brenner HD (Hrsg) Bewältigung der Schizophrenie. Huber, Bern Stuttgart Toronto
Dostojewski FM (1921) Der Idiot (geschrieben 1867–1868). Insel, Leipzig
Emrich HM, v. Zerssen D, Kissling W, Möller HJ, Windorfer A (1980) Effect of Sodium Valproate on Mania. Arch Psychiat Nervenkr 229: 1–16
Emrich HM, Altmann H, Dose M, v. Zerssen D (1983) Therapeutic effects of GABA-ergic drugs in affective disorders. A preliminary report. Pharmacol Biochem Behav 19: 369–372
Emrich HM, Dose M, v. Zerssen D (1984) Action of sodiumvalproate and oxcarbazepine in patients with affective disorders. In: Emrich HM, Okuma T, Muller AA (eds) Anti convulsants in affective disorders. Excerpta Medica, Amsterdam, 45–55
Gross G, Huber G (1985) Das Konzept der Basissymptome in der klinischen Anwendung. In: Janzarik (Hrsg) Psychopathologie und Praxis. Enke, Stuttgart
Gross G, Huber G (1986) Epilepsie und Schizophrenie. Psycho 10: 778–784
Hallen O (1970) Zur Problematik der sog. psychomotorischen Anfälle. Nervenarzt 41: 421–425
Harmant J, van Harmant K, de Barsky T (1990) Fluvoxamine: An antidepressant with low (or no) Epileptogenic effect. Lancet 336/8711: 386
Huber G (1966) Reine Defektsyndrome und Basisstadien endogener Psychosen. Fortschr Neurol Psychiatr 34: 409
Huber G (1973) Psychopathologie der Epilepsien. In: Penin H (Hrsg) Psychische Störungen bei Epilepsie. Schattauer, Stuttgart
Huber G (1985) Basisstadien endogener Psychosen und das Borderline-Problem. Schattauer, Stuttgart
Huber G, Penin H (1968) Klinisch-elektroenzephalographische Korrelationsuntersuchungen bei Schizophrenen. Fortschr Neurol Psychiatr 36: 641
Huber G, Penin H (1972) Psychische Dauerveränderungen und Persönlichkeit der Epileptiker. Psychiatrie der Gegenwart, Bd II, Teil II. Springer, Berlin
Jasper K (1953) Allgemeine Psychopathologie. Springer, Berlin
Kahlbaum K (1863) Die Gruppierung der psychischen Krankheiten und die Einteilung der Seelenstörungen. Danzig
Kahlbaum K (1874) Die Katatonie oder das Spannungsirresein. Hirschwald, Berlin

Köhler G-K (1973 a) Epileptische Psychosen. Kurzreferat über die Literatur der Jahre 1850–1971. Fortschr Neurol Psychiatr 9: 496–509

Köhler G-K (1973 b) Hirnelektrische Untersuchungen bei epileptischen Psychosen unter besonderer Berücksichtigung der Prozeßaktivität. In: Penin H (Hrsg) Psychische Störungen bei Epilepsie. Schattauer, Stuttgart, 41–50

Köhler G-K (1975) Epileptische Psychosen – Klassifikationsversuche und EEG-Verlaufsbeobachtungen. Fortschr Neurol Psychiat 3: 99–154

Köhler G-K (1977 a) Begriffsbestimmung und Klassifikation der sog. epileptischen Psychosen. Schweiz Arch Neurol Psychiatr 2: 261–281

Köhler G-K (1977 b) Rückbildung endomorpher Psychosen bei epileptischen Patienten unter Monotherapie mit Natrium-Valproat. Psycho III/7/8: 401–403

Köhler G-K (1980) Psychosen bei Epilepsiekranken. Abgrenzung gegenüber Status psychomotoricus. In: Karbowski K (Hrsg) Status psychomotoricus und seine Differentialdiagnose. Huber, Bern, 85–101

Köhler G-K (1981) Natrium-Valproat-Monotherapie der epileptischen Psychosen. In: Deutsch-Schweizerisches Symposium der Anfallskrankheiten, Zürich, 21. und 22.05.82. Labaz, München

Köhler G-K (1990 a) Psychotherapie für Anfallskranke. In: Payk TR (Hrsg) Psychiatrische Therapie. Schattauer, Stuttgart, 65–82

Köhler G-K (1990 b) Psychiatrische Epileptologie. In: Köhler G-K (Hrsg) Psychiatrie vor Ort. Sterkrader Schriften zur Abteilungspsychiatrie, Bd 2. Roderer, Regensburg, 212–231

Köhler G-K (im Druck a) Epileptische Psychosen. In: Möller AA, Fröscher W (Hrsg) Psychische Störungen bei Epilepsie. Thieme, Stuttgart New York

Köhler G-K (im Druck b) Psychotherapeutische Verfahren. In: Möller AA, Fröscher W (Hrsg) Psychische Störungen bei Epilepsie. Thieme, Stuttgart New York

Köhler G-K, Hoehne O, Veit S (1977) Prophylaxis of psychoses in epilepsy. A trial with dipropylvalerianic acid (Ergenyl). In: Majkowski J (ed) Posttraumatic epilepsy and pharmacologial prophylaxis. Polish Chapter of the ILAE, Warszawa

Köhler G-K, Bernhard-Köhler JM, Neveling U, Deik S (1991) Video Art Therapy – Elemente der Performance in der videounterstützten multiprof. Projektgruppenarbeit mit schizophrenen und epileptischen Patienten. Vortrag anläßlich der 100-Jahr-Feier der Nervenklinik der Univ. Halle-Wittenberg am 5.6.1991

Lambert PA, Charraz G, Borselli S, Bouchardy M (1975) Le dipropylacétamide dans le traitement de la psychose maniacodépressive. L'Encephale I: 25–31

Landolt H (1963) Über einige Korrelationen zwischen Elektroenzephalogramm und normalen und pathologischen Vorgängen. Schweiz Med Wochenschr 93: 107

Landolt H (1963) Die Dämmer- und Verstimmungszustände bei Epilepsie und ihre Elektroenzephalographie. Dtsch Z Nervenheilkd 198: 411

Landolt H (1972) Epilepsie und Psychose. In: Psychiatrie der Gegenwart, Bd II/2. Springer, Berlin

Mace CJ, Trimble MR (1991) Psychosis following temporal lobe surgery: a report of six cases. J Neurol Neurosurg Psychiatry 54/7: 639–644

Peters UH (1970) Epileptische Dauerzustände. In: Lechner H, Kugler J, Fontanari D (Hrsg) Akute Psychosen. Moser, Graz

Roder V, Brenner HD, Kienzle N, Hodel B (1988) Integriertes Psychologisches Therapieprogramm für schizophrene Patienten (IPT). Psychologie Verlags-Union, München Weinheim

Rosin U, Köhler G-K (1991) Psychodynamic aspects of psychopharmacology in functional somatic complaints. Psychother Psychosom 56: 129–134

Sander JW, Hart YM, Trimble MR, Shorvon SD (1991) Vigibatrin and psychosis. J Neurosurg Psychiatry 54: 435–439

Schneider K (1976) Klinische Psychopathologie. Thieme, Stuttgart

Süllwold L (1986) Schizophrenie. Kohlhammer, Stuttgart

Süllwold L, Huber G (1986) Schizophrene Basisstörungen. Springer, Berlin

Tellenbach H (1965) Epilepsie als Anfallsleiden und als Psychose (über alternative Psychosen paranoider Prägung bei „forcierter Normalisierung" (Landolt) des Elektroenzephalogramms Epileptischer. Nervenarzt 36: 190–202

Tellenbach H (1966) Zur Phänomenologie der Verschränkung von Anfallsleiden und Wesensänderung beim Epileptiker. Psychol Psychother Anthropol 14: 57

Tellenbach H (1966) Zur Psychopathologie und Klinik der Psychosen bei forcierter Normalisierung des Elektroenzephalogramms Epileptischer. Z Neurol 185:

Zubin J, Spring BJ (1986) Vulnerability – A new view of schizophrenia. J Abnorm Psychol 103–126

Carbamazepin, eine Substanz im Grenzgebiet von Neurologie und Psychiatrie

D. Schmidt

Carbamazepin (CBZ), ein trizyklisches Aminostilbenderivat, wurde 1957 von Schindler und Blattner synthetisiert und 1963 in Europa als Antiepileptikum zur Behandlung komplexer fokaler Anfälle und generalisierter tonisch-klonischer Anfälle eingeführt. Carbamazepin ist ein Mittel der ersten Wahl zur Behandlung fokaler Anfälle aufgrund seiner im Vergleich ausgezeichneten Wirksamkeit und der relativ niedrigen Nebenwirkungsrate sowie, zumindest bei einigen Patienten, seiner positiven Wirkung auf Stimmung und Verhalten. Weiter ist Carbamazepin ein Mittel der ersten Wahl zur antineuralgischen Therapie bei paroxysmalen Schmerzen, z.B. bei Trigeminus- und anderen Hirnnervenneuralgien, und bestimmten Polyneuropathien. Schließlich wird Carbamazepin aufgrund seiner antidepressiven und antimanischen Wirkung in der Behandlung psychiatrischer Erkrankungen eingesetzt, vor allem Manien und uni- oder bipolaren Depressionen sowie in der Rezidivprophylaxe manischer und depressiver Phasen bei bi- und unipolaren affektiven Psychosen. In dieser knappen Übersicht wird überwiegend auf die neurologischen und speziell die antiepileptischen Anwendungen von Carbamazepin eingegangen.

Biochemische und pharmakologische Daten ergeben Hinweise dafür, daß die antiepileptischen Wirkungen von Carbamazepin in Beziehung stehen zu peripheren Benzodiazepinrezeptoren, $\alpha 2$-noradrenergen Rezeptorsystemen und vor allem zur Eigenschaft von Carbamazepin, die Natrium- und Kalziumpermeabilität neuronaler Membranen zu verringern [39]. Bei therapeutisch relevanten Konzentrationen scheinen keine Wirkungen auf exzitatorische Aminosäuren und postsynaptische GABA-Effekte aufzutreten. Der Hauptmetabolit, das stabile 10, 11-Epoxid, hat sowohl antiepileptische als auch toxische Wirkungen [14, 59]. Die Bestimmung von Carbamazepinepoxid ist in der Regel für klinische Zwecke nicht sinnvoll, es sei denn, Carbamazepin wird mit Medikamenten kombiniert, die potente Inhibitoren der Epoxidhydroxylase sind, z.B. Progabid oder Valpromid. Auf die Pharmakologie wird hier nicht weiter eingegangen [54].

Antiepileptische Wirkung

Vorher unbehandelte Epilepsien

Carbamazepin ist das Mittel der ersten Wahl zur Monotherapie von Kindern und Erwachsenen mit neu diagnostizierten fokalen Anfällen, auch mit sekundärer Generalisierung. In einer großen randomisierten Untersuchung war Carbamazepin ebenso wirksam wie

Phenytoin in der Behandlung fokaler Anfälle, während Phenobarbital und Primidon sich als weniger wirksam erwiesen [31]. In einer weiteren groß angelegten Untersuchung wurde Carbamazepin mit Valproinsäure verglichen. Bei Patienten mit vorwiegend komplexen Anfällen zeigten 4 von 5 Wirksamkeitsparametern ein statistisch signifikant besseres Abschneiden von Carbamazepin. Die Gesamtzahl der Anfälle, die Anfallfrequenz, das Zeitintervall zum ersten Anfall und ein Anfalls-Score wie auch ein Kombinations-Score, der Wirkung und Nebenwirkung erfaßt, waren unter der Behandlung mit Carbamazepin geringer als unter Valproinsäure. Bei der Behandlung mit Carbamazepin traten bei 11% der Patienten Überempfindlichkeitsreaktionen auf, während dies bei Valproinsäuretherapie in nur 2% der Fall war. Valproinsäure führte häufiger zu deutlichem Gewichtsanstieg (20% gegenüber 8%), Alopezie oder Veränderungen der Haare (15% gegenüber 8%) als Carbamazepin. Valproinsäure ist also ähnlich wirksam wie Carbamazepin bei tonisch-klonischen Anfällen, aber Carbamazepin ist bei komplexen fokalen Anfällen insgesamt wirksamer und weist, alle Patienten zusammen betrachtet, auch weniger unerwünschte Langzeitnebenwirkungen auf [30]. Ältere Untersuchungen berichteten über eine ähnliche Wirksamkeit von Carbamazepin und Valproinsäure, wobei der Typ-II-Fehler wegen der kleinen Patientenzahl noch recht hoch war [29].

Carbamazepin weist im Vergleich relativ geringe und unerwünschte Nebenwirkungen auf. Aufgrund früherer Untersuchungen nahm man an, es habe weniger unerwünschte kognitive Nebenwirkungen als Phenytoin bei Patienten mit neu diagnostizierten [3] und chronischen fokalen Epilepsien [15]. Neuere sorgfältigere Studien bezweifeln allerdings wesentliche Unterschiede zwischen Phenytoin und Carbamazepin im Auftreten kognitiver Störungen [12, 32]. Gingivahyperplasie und Hirsutismus sind wesentliche Nachteile von Phenytoin gegenüber Carbamazepin. Daher wird Carbamazepin bei ähnlicher Wirksamkeit gegenüber Phenytoin bevorzugt.

Im Vergleich zu Valproinsäure sind deren Lebertoxizität im Kindes- und Jugendalter, speziell bei Kombinationen mit anderen Antiepileptika, und die spezielle Neuralrohrteratogenität gegenüber Carbamazepin nachteilig. Trotz der allgemeinen klinischen Erfahrung, daß eine Behandlung mit Phenobarbital und Primidon häufiger mit unerwünschten kognitiven Wirkungen bei Patienten mit chronischer Epilepsie einhergeht, sind vergleichbare Daten für vorher unbehandelte Patienten erstaunlich selten [56]. Ein Vergleich von Verhalten und kognitiven Leistungen ergab keine wesentlichen Unterschiede zwischen Carbamazepin, Phenytoin, Phenobarbital und Primidon bei vorher unbehandelten Patienten [9, 56]. Kinder mit neu diagnostizierten fokalen Anfällen, die mit Phenobarbital oder Carbamazepin behandelt wurden, weisen keine wesentlichen Unterschiede in Verhalten oder kognitiven Leistungen auf [33]. Ein Trend zu einem besseren Behandlungsergebnis unter Carbamazepin war statistisch nicht signifikant. In Anbetracht dieser Daten ist Carbamazepin als Mittel der ersten Wahl zur Erstbehandlung von Patienten mit fokalen Epilepsien. Mittel der zweiten Wahl sind Valproinsäure oder Phenytoin, gefolgt von Phenobarbital und Primidon.

Bei Patienten mit neu diagnostizierten generalisierten tonisch-klonischen Anfällen fällt die Wahl ebenso auf Carbamazepin oder Valproinsäure. Bei Hinweisen oder Vorliegen einer idiopathischen generalisierten Epilepsie, z.B. mit Absencen, Impulsiv-petitmal, Aufwach-grand-mal oder generalisierten Spike-wave-Entladungen im EEG ist Valproinsäure unzweifelhaft das einzige Mittel der ersten Wahl. Carbamazepin hat sogar in einzelnen Fällen zu einer Exazerbation oder Verschlimmerung durch Zunahme oder Auslösung atypischer Absencen geführt [57], was übrigens auch für Phenytoin, Phenobarbital und Primidon mit ähnlich spärlichen Daten behauptet wurde.

Carbamazepin ist nicht wirksam zur Behandlung von Absencen, Impulsiv-petit-mal und myoklonisch-astatischen Anfällen. Ist die Entscheidung für eine medikamentöse Behandlung eines Patienten mit neu diagnostizierter Epilepsie gefallen, sollte die Therapie langsam mit einer Initialdosis von 50 mg (1/4 einer 200-mg-Tablette konventionellen Carbamazepins) oder 75–100 mg (1/2 einer 150-mg-Retard-Carbamazepin- oder 1/4 einer 300- oder 400-mg-Retard-Carbamazepin-Tablette) begonnen werden. Diese Tagesdosis wird abends vor dem Zubettgehen eingenommen und allmählich in 50 bis 100-mg-Schritten erhöht auf morgens und abends verteilt insgesamt 15–20 mg/kg. Retardpräparaten ist der Vorzug zu geben, weil unnötig hohe Fluktuationen der Plasmakonzentration und mit vorübergehenden Nebenwirkungen korrelierte Spitzenwerte vermieden werden [2, 18, 36, 42, 55]. Die Gesamtdosis kann auf eine Abenddosis oder bei höheren Gesamtdosen ab 1000 mg auf eine Morgen- und Abendportion verteilt werden. Die Plasmakonzentration sollte nur bei begründeter individueller Indikation bestimmt werden, z.B. falls Zweifel an der Medikamenten-Compliance besteht, Anfallsfreiheit trotz üblicher Dosis nicht erreicht wird oder Verdacht auf eine Intoxikation besteht. Die klinischen Belege für die Relevanz der Bestimmung für den Behandlungserfolg sind angesichts der Häufigkeit (und der Kosten) der Bestimmung der Plasmakonzentration erstaunlich spärlich [53]. Nach 3–4 Wochen sinkt die Plasmakonzentration infolge von Autoinduktion um meist nicht mehr als 20% ab, was durch eine Dosiserhöhung ausgeglichen werden kann.

Erfolglos vorbehandelte Epilepsien

Carbamazepin ist ein Mittel der ersten Wahl für jeden erfolglos vorbehandelten Patienten mit fokalen Anfällen, auch bei sekundärer Generalisierung. Carbamazepin wird in der Regel allmählich hinzugegeben, während gleichzeitig die vorherige Medikation um etwa 30% verringert wird, damit sich die Verträglichkeit von Carbamazepin verbessert. Wird Anfallsfreiheit erzielt, kann nach Rücksprache und nur mit vollem Einverständnis des Patienten die Dosis der anderen Medikamente allmählich reduziert werden. Wird trotz Zugabe von Carbamazepin keine Anfallsfreiheit erzielt, wird die Dosis von Carbamazepin unter langsamem Abbau der anderen Medikamente allmählich erhöht, damit maximal wirksame Plasmakonzentrationen um 10 µg/ml Nüchternwert erreicht werden. In vielen Fällen erzielt man maximal wirksame Plasmakonzentrationen von Carbamazepin erst mit Monotherapie, d.h. nach dem Absetzen der übrigen Antiepileptika [49].

Falls trotz maximal gerade noch verträglicher Plasmakonzentrationen von Carbamazepin in Monotherapie noch weitere Anfälle auftreten, wird ein anderes Medikament hinzugegeben. Die Auswahl des Medikamentes wird bestimmt von dem Erfolg der Vorbehandlung. Bei Versagen von Carbamazepin stehen nacheinander Valproinsäure, Vigabatrin, Phenytoin, Clobazam, Phenobarbital, Primidon, Mesuximid und Kaliumbromid als Zusatzmedikamente zur Verfügung [49].

Wird Carbamazepin bei Patienten mit fokalen Anfällen trotz gerade noch verträglicher Plasmakonzentrationen von Phenytoin, Phenobarbital oder Primidon hinzugegeben, werden etwa 15% der Patienten anfallsfrei, weitere 35% sprechen mit einer Abnahme der Anfälle um mindestens 50% an [51]. Wird Carbamazepin durch ein anderes Antiepileptikum, wie Phenytoin oder Phenobarbital, ersetzt, kommt es bei 25% der Patienten zu einer Abnahme der Anfälle um mindestens 75% [51]. Carbamazepin sollte nicht eingesetzt werden bei Patienten mit Porphyrie, kardialen Leistungsstörungen, bei bekannter Überempfindlichkeit und Photodermatosen. Auf die zahlreichen Interaktionen von Carbamazepin mit anderen Medikamenten, darunter auch Antiepileptika, ist der Patient vor Beginn der Zugabe aufmerksam zu machen [54], ebenso wie auf die unerwünschten Nebenwirkungen von Carbamazepin.

Unerwünschte Wirkungen

Die gesamte Inzidenz der unerwünschten Wirkungen von Carbamazepin von 1972 bis 1987 betrug in Schweden etwa 2,7 pro Million verordneter Tagesdosen [4]. Bei etwa 5% aller Patienten zwingen unerwünschte Wirkungen zum Abbruch der Behandlung mit Carbamazepin [49]. Der Einfachheit halber kann man die unerwünschten Wirkungen in sehr seltene, aber häufig lebensbedrohliche Erkrankungen, z.B. Stevens-Johnson-Syndrom oder aplastische Anämie, und dosisabhängige, in der Regel aber ungefährliche Nebenwirkungen bei etwa 30% der Patienten unterteilen, z.B. vorübergehende Übelkeit, Doppelbilder und Ataxie.

Sehr seltene, aber lebensbedrohliche Erkrankungen

Während der ersten 100 Tage der Behandlung können 3 bedrohliche Komplikationen auftreten: aplastische Anämie, Stevens-Johnson-Syndrom und Lyell-Syndrom (toxische epidermale Nekrolyse). Jeder dieser Erkrankungen gehen Warnsymptome voraus, die auch vom Patienten erfaßt werden können, falls dieser vorher ausreichend informiert wurde. Hierbei handelt es sich um: Fieber unklarer Ätiologie (bei aplastischer Anämie), Fieber mit Exanthem und Enanthem (bei Steven-Johnson-Syndrom) und Fieber mit Hautblasen (Lyell-Syndrom).

Aplastische Anämie

Die Inzidenz der aplastischen Anämie wird auf 1:200 000 pro Jahr geschätzt. Sie tritt häufiger bei älteren Patienten mit Trigeminusneuralgie als bei jüngeren Patienten mit Epilepsie auf. Meist steht in den ersten Tagen unklares Fieber im Vordergrund, danach kommen pustulöse Hauteffloreszenzen und ein schwer gestörtes Allgemeinbefinden hinzu. Die Früherkennung ist die Domäne des Klinikers. Bei jedem Patienten mit unklarem Fieber zu Beginn einer Carbamazepinbehandlung sind hämatologische Erkrankungen rasch auszuschließen. Sofortiges Absetzen von Carbamazepin ist notwendig bei Patienten mit aplastischer Anämie oder Agranulozytose. Erfreulicherweise sind die anderen hämatologischen Störungen voll reversibel. Eine vorübergehende geringgradige isolierte Leukopenie tritt bei etwa 10% der Patienten während der ersten 100 Tage auf, erfordert jedoch keine Dosisänderung. Eine vorübergehende, ebenfalls moderate Thrombozytopenie kann, wenn auch seltener, vorkommen. Eine Leukopenie, die hochgradig ist oder von einer Thrombozytopenie begleitet wird, ist bis zum Ausschluß auf eine beginnende aplastische Anämie verdächtig.

Hautreaktionen

Unter den zahlreichen Hauterkrankungen erfordern das Stevens-Johnson-Syndrom mit exfoliativer Dermatitis und das Lyell-Syndrom das sofortige Absetzen von Carbamazepin und Intensivtherapie. Hauteffloreszenzen mit makulopapulösen, morbilliformen, vesikulären oder urtikariellen Eruptionen ohne Fieber erfordern kein sofortiges Absetzen von Carbamazepin [52]. Pruritus kann auch isoliert vorkommen. Bei vielen Patienten reicht eine vorübergehende Dosisreduktion um 50% aus. Desensibilisierung wurde bei Allergie auf Carbamazepin erfolgreich eingesetzt [40]. Die Gabe von Prednisolon bringt das Carbamazepinexanthem zum Verschwinden [35]. Ein Austausch durch Oxcarbazepin ist bei Patienten mit Carbamazepinexanthem zu erwägen. Kreuzallergien gibt es allerdings auch mit Oxcarbazepin, ebenso wie mit Phenytoin, während Valproat und Vigabatin extrem selten Überempfindlichkeitsreaktionen verursachen und daher in Betracht für den Austausch mit Carbamazepin zu ziehen sind. Schließlich kann unter Carbamazepin in Einzelfällen eine reversible Alopezie auftreten.

Häufige, dosisabhängige unerwünschte Wirkungen

Die häufigsten dosisabhängigen unerwünschten Nebenwirkungen treten im Nervensystem und im kognitiven Bereich auf, gefolgt von gastrointestinalen, hepatischen, endokrinen Symptomen und Teratogenität.

In der Regel kommt es als erstes Zeichen einer Intoxikation mit Carbamazepin zu Störungen der Augenbewegungen mit Sakkadenverlangsamung und Blickrichtungsnystagmus, die vom Patienten als Oszillopsien, Doppelsehen und Schwindel erlebt werden, oder auch Ataxie. Zusätzlich können Kopfschmerzen auftreten. Weniger häufig sind Ophthalmoplegien, „down-beat"-Nystagmus, okulogyre Krisen, Dyskinesien, Dystonien, Akathisie, Asterixis, Tremor und Tics [54]. Es gibt keine Belege oder Hinweise, daß es bei Intoxikation mit Carbamazepin zu irreversiblen neurologischen Schäden kommt. Carbamazepin kann zu einer Zunahme langsamer ϑ und δ Wellen sowie von fokaler paroxysmaler Aktivität und Dysrhythmien trotz deutlicher klinischer Besserung führen. Carbamazepin verursacht in niedrigen und mittleren Plasmakonzentrationen von weniger als 10 µg/ml wenig kognitive Störungen. Bei höheren Plasmakonzentrationen kommt es vor allem zu sedativen und psychomotorischen Störungen, die in ihrer Intensität etwa der Müdigkeit nach Einnahme von konventionellen Antihistaminika ähneln sollen. Bei Kindern mit neu diagnostizierten komplexen fokalen Anfällen gingen höhere Plasmakonzentrationen von Carbamazepin mit Lern- und Gedächtnisstörungen einher [38]. Schläfrigkeit und Hyperaktivität wurden bei 31% von 35 Patienten unter Carbamazepin beobachtet [19]. Eine verbesserte Stimmung gaben bei der Einnahme von Carbamazepin 9% an. Vor kurzem wurde bei einem Vergleich kognitiver Wirkungen von Carbamazepin und Phenytoin bei neu diagnostizierten Patienten mit fokalen Epilepsien eine Korrelation zwischen höheren Plasmakonzentrationen von Carbamazepin und verringerter Ängstlichkeit und Depression gefunden [3], was die frühen Vermutungen unterstützt, wonach Carbamazepin eine sog. psychotrope Wirkung haben soll. Patienten unter Carbamazepin wiesen in einer weiteren Untersuchung weniger Fehler bei Gedächtnisprüfung und anderen kognitiven Leistungstests auf als Patienten unter Phenytoin [15]. Andere Untersuchungen, die eine verbesserte kognitive Leistung nach einem Wechsel barbiturathaltiger Antiepileptika auf Carbamazepin darstellen, sind methodisch angreifbar und erlauben keine klare Interpretation der Rolle von Carbamazepin bei der klinischen Besserung [62]. Ohne Zweifel verursacht Carbamazepin gelegentlich subakute kognitive Störungen und Verhaltensauffälligkeiten, die zu einer unterschiedlich starken Beeinträchtigung von Aufmerksamkeit, Konzentration, Gedächtnis und psychomotorischer Geschwindigkeit führen, wenngleich – obwohl nicht unwidersprochen – kognitive Beeinträchtigungen unter Phenytoin, Phenobarbital und Primidon häufiger beschrieben wurden [3, 15, 62]. Allerdings spielt die Höhe der individuellen Plasmakonzentration vermutlich eine größere Rolle als die Unterschiede zwischen den einzelnen Medikamenten. Als Regel gilt, daß bei niedrigen und mittleren Plasmakonzentrationen die Unterschiede zwischen Carbamazepin, Phenytoin und Phenobarbital sehr gering sind [12, 32].

Gastrointestinale Beschwerden unter Carbamazepin treten bei etwa 14% der Patienten auf. Vornehmlich handelt es sich um Appetitlosigkeit, Übelkeit, Erbrechen, Gewichtszunahme, vermehrten Appetit und Konstipation [19]. Hepatotoxische Reaktionen, meist mit granulomatösen Hepatitiden und Begleitcholangitis, wurden nach mehrjähriger Behandlung beschrieben und verliefen in Einzelfällen tödlich. Im Gegensatz dazu treten die reversiblen Überempfindlichkeitsreaktionen mit Leberbeteiligung in den ersten 30 Tagen der Behandlung auf und gehen mit Fieber, Exanthem, Arthralgien und bei einigen Patienten mit Lebervergrößerung einher. Nach Absetzen bilden sich die Beschwerden in der Regel zurück. Alte Menschen sind stärker gefährdet [21]. Ebenfalls kann im ersten Monat eine akute, sehr schmerzhafte Pankreatitis auftreten.

Endokrine Anfälligkeiten werden bei etwa 9% aller Patienten beobachtet, die mit Carbamazepin behandelt werden [19]. Hyponatriämie und Hypoosmolalität im Plasma können vorkommen; der Mechanismus ist derzeit unklar [27].

Die Hyponatriämie kann zu Gewichtszunahme, Ödemen, Irritabilität und Zunahme der Anfälle führen. Das Risiko einer Hyponatriämie nimmt bei einem Alter über 30 Jahren und Carbamazepinplasmakonzentrationen von über 6 µg/ml zu [27]. Starke Flüssigkeitszufuhr sollte bei Carbamazepin vermieden werden [45]. Eine Wasserintoxikation unter Carbamazepin kann auftreten und wird durch Flüssigkeitseinschränkung, Dosisreduktion von Carbamazepin oder zusätzliche Phenytointherapie behandelt. Zusätzlich kann Demeclocyclin den ADH-ähnlichen oder den renalen antidiuretischen Effekt von Carbamazepin kupieren [43]. Carbamazepin-10, 11-epoxid verursacht übrigens keine Hyponatriämie [61]. Oxcarbazepin hingegen scheint noch häufiger als Carbamazepin eine Hyponatriämie hervorzurufen [41].

Laborhinweise auf eine verringerte Schilddrüsenhormonkonzentration [10] und biochemische Parameter einer Osteomalazie [47] sind bei etwa 20–30% aller Patienten zu beobachten, die Carbamazepin einnehmen. Klinische Hypothyreose und klinische Osteomalazie sind jedoch sehr selten [53]. Aufgrund seiner enzyminduzierenden Eigenschaft kann Carbamazepin zu Durchbruchsblutungen und kontrazeptivem Versagen bei Einnahme oraler Kontrazeptiva führen [46].

Carbamazepin führt zu einer Abnahme von IgG2 [17]. In Einzelfällen wurden tubulointerstitielle Nephritis als Überempfindlichkeitsreaktion, membranöse Glomerulonephritis, Pseudolymphome, Urininkontinenz, Vaskulitis und Lupus erythematodes beschrieben [54].

Insgesamt ist das Auftreten unerwünschter Wirkungen eng an die Plasmakonzentration von Carbamazepin und Carbamazepin-10, 11-epoxid geknüpft. Nebenwirkungen nehmen deutlich ab 7 µg/ml zu. Meistens treten die Nebenwirkungen während der Spitzenwerte der Plasmakonzentration etwa 2–4 h nach der Einnahme auf, daher führen Retardpräparate zu weniger Nebenwirkungen, weil die Fluktuationen der Plasmakonzentrationen verringert werden und seltener hohe Spitzenwerte erreicht werden.

Die Einnahme von Carbamazepin während der ersten Monate der Schwangerschaft kann zu Mikrozephalie und vorübergehenden fazialen Dysmorphien führen, insbesondere bei Frauen mit hohen Plasmakonzentrationen und Mehrfachtherapie. Als unerwünschte Wirkung von Carbamazepin auf fetales Wachstum wurden vermindertes Geburtsgewicht trotz normaler Dauer der Schwangerschaft, verringerte Körperlänge und verminderter Kopfumfang beschrieben [8]. Aussagekräftige vergleichende Untersuchungen mit anderen Antiepileptika fehlen [25, 48]. Bei Mißbildungen wie Lippen- und Kieferspalte, Herz- und Skelettanomalien existiert kein Beleg dafür, daß Carbamazepin besser oder schlechter wäre als Phenytoin oder Phenobarbital mit der möglichen Ausnahme eines erhöhten Risikos von Spina bifida bei Carbamazepinexposition. Die Hypothese, daß das stabile Carbamazepin-10, 11-epoxid teratogen wirkt, wurde bislang nicht ausreichend untersucht. Vor kurzem wurde bei 5 von 25 Kindern von Müttern mit Carbamazepinmonotherapie ein Entwicklungsrückstand beschrieben, wobei aber Kontrollen fehlten [25]. Sorgfältigere Untersuchungen an großen Patientenzahlen werden derzeit durchgeführt, um das relative teratogene Risiko von Carbamazepin besser zu bestimmen [48].

Carbamazepin führt bei etwa 20% der Patienten mit Epilepsie zu klinisch meist nicht relevanten kardialen Überleitungsstörungen. Bei Patienten mit kardialen Vorerkrankungen können durch Überleitungsstörungen allerdings sogar bei niedrigen Plasmakonzentrationen Synkopen und Todesfälle auftreten [7, 13, 23, 20]. Sinoatrialer Block wurde beschrieben [11, 24]. Bei sorgfältigen Langzeit-EKG-Ableitungen an 48 älteren Patienten ergaben sich keine wesentlichen Unterschiede zu Kontrollen im Auftreten von Bradyarrhythmien unter Carbamazepineinnahme [26]. Positiv ist zu vermerken, daß Carbamazepineinnahme die Mortalität durch ischämische Herzerkrankungen im Vergleich zu Kontrollen verringert, möglicherweise infolge einer carbamazepinbedingten Erhöhung der HDL-Fraktion [34].

Eine schwere Carbamazepinintoxikation kann bei Plasmakonzentrationen über 25 µg/ml zu Koma und Anfällen führen. Bei Kombination mit anderen Medikamenten oder Alkohol sind Todesfälle vorgekommen [22]. Pharmakokinetische Untersuchungen bei Patienten mit Carbamazepinüberdosierungen zeigten eine verlängerte Halbwertszeit, einen höheren Epoxidanteil und Epoxid als hauptsächlichen toxischen Metaboliten [64]. Zyklisches Koma kann infolge Rückverteilung von Carbamazepin aus Fettgewebe auftreten. Die Behandlung besteht in Magenlavage, gastroskopischer Entfernung von Tablettenkoageln, Elektrolyt- und kardialer Überwachung sowie antiepileptischen Therapie mit Diazepam oder Midazolam, falls nötig [49].

Seltene unerwünschte Wirkungen

Photodermatosen sind eine seltene unerwünschte Wirkung von Carbamazepin, die in einem Fall bei Exposition von ultravioletten Strahlen in einem Photokopierer zu oberflächlicher Haut- und Hornhautverbrennung führte [63]. Vorübergehende Verfärbung von Fingernägeln durch UV-Strahlen wurde von mir an einem Zahnarzt beobachtet.

Die langjährige Einnahme von Carbamazepin kann zu einer retinalen Funktionsstörung führen [64], die sowohl den Blauzapfen als auch die Interaktion zwischen Zapfen und Stäbchen betraf. Es kommt zu einer Herabsetzung der Empfindlichkeit der Blauzapfenmechanismen sowie der spektralen Hellempfindlichkeitsfunktion [5, 64]. Es kommt weiter zu einer transienten Tritanopie und zu hoher Blendungsempfindlichkeit [5].

Eine Zunahme epileptischer Anfälle als unerwünschte Wirkung von Carbamazepin wurde aufgrund von Einzelfallillustrationen ohne Kontrollgruppen diskutiert. Bei idiopathischen generalisierten Epilepsien soll Carbamazepin zu einer Zunahme von Absencen und Aufwach-grand-mal geführt haben. Zusätzlich kann Carbamazepin nichtepileptische Myoklonien auslösen, meist der Arme, bei freiem Bewußtsein [1]. Klar ist, daß Carbamazepin zur Behandlung von idiopathischen generalisierten Anfällen nicht geeignet ist [49].

Literatur

1. Aguglia U, Zappia M, Quattrone A (1987) Carbamazepine-induced nonepileptic myoclonus in a child with benign epilepsy. Epilepsia 28: 515–518
2. Aldenkamp AP, Alpherts WCJ, Moerland MC, Ottevanger N, van Parys JAP (1987) Controlled release carbamazepine: cognitive side effects in patients with epilepsy. Epilepsia 28: 507–514
3. Andrewes DG, Bullen TG, Tomlinson L, Elwes RDC, Reynolds EH (1986) A comparative study of the cognitive effects of phenytoin and carbamazepine in new referrals with epilepsy. Epilepsia 27: 128–134
4. Asmark H, Wiholm B (1990) Epidemiology of adverse reactions to carbamazepine as seen in a spontaneous reporting system. Acta Neurol Scand 81: 131–140
5. Bayer A (1991) Retinale Funktionsstörungen bei Patienten unter antikonvulsiver Therapie. Dissertation, Universität Tübingen
6. Bayer A, Zrenner E, Paulus W (1990) Empfindliche sinnesphysiologische Testmethoden für okuläre Nebenwirkungen von Medikamenten am Beispiel von Antiepileptika. Fortschr Ophtalmol 14: 328–329
7. Benassi E, Bo GP, Cocito L, Maffini M, Loeb C (1987) Carbamazepine and cardiac conduction disturbances. Ann Neurol 22: 280–281
8. Bertolini R, Kallen B, Mastroiacovo P, Robert E (1987) Anticonvulsant drugs in monotherapy: effect on the fetus. Eur J Epidemiol 3: 164–171
9. Brodie MJ, McPhail E, MacPhee GJA, Larkin JG, Gray JMD (1987) Psychomotor impairment and anticonvulsant therapy in adult epileptic patients. Eur J Clin Pharmacol 31: 655–660
10. Connacher AA, Borsey DQ, Browning MCK et al. (1987) The effective evaluation of thyroid status in patients on phenytoin, carbamazepine or sodium valproate attending an epilepsy clinic. Postgrad Med 63: 841–845
11. Curione M, Iani C, Manfredi M, Puletti M (1987) Sino-atrial block provoked by carbamazepine (Letter). J Neurol Neurosurg Psychiatry 50: 650–651
12. Dodrill CB, Troupin AS (1991) Neuropsychological effects of carbamazepine and phenytoin: a reanalysis. Neurology 41: 141–143
13. Durelli L, Mutani R, Sechi GP, Monglo F, Glorioso N, Gusmasoli G (1985) Cardiac side effects of phenytoin and carbamazepine: a dose-related phenomenon. Arch Neurol 42: 1067–1068
14. Faigle JW, Feldmann KF (1989) Carbamazepine: Biotransformation. In: Levy R, Mattson R, Meldrum B, Penry JK, Dreifuss FE (eds) Antiepileptic drugs, 3rd edn. Raven Press, New York, pp 491–504
15. Gallassi R, Morreale A, Lorusso S, Procaccianti G, Lurgaresi E, Baruzzi A (1988) Carbamazepine and phenytoin: comparison of cognitive effects in epileptic patients during monotherapy and withdrawal. Arch Neurol 45: 892–994
16. Galeone D, Lamontanara G, Torelli D (1985) Acute hepatitis in a patient treated with carbamazepine. J Neurol 232: 301–303
17. Gilhus NE, Lea T (1988) Carbamazepine: effect of IgG subclasses in epileptic patients. Epilepsia 29: 317–320
18. Graves NM, Kriel RL, Jones-Saete C, Cloyd JC (1985) Relative bioavailability of rectally administered carbamazepine suspension in humans. Epilepsia 26: 429–437
19. Herranz JL, Armijo JA, Arteaga R (1988) Clinical side effects of phenobarbital, primidone, phenytoin, carbamazepine and valproate during monotherapy in children. Epilepsia 29: 794–804
20. Hewtson KA, Ritch AE, Watson RD (1986) Sick sinus syndrome aggravated by carbamazepine therapy for epilepsy. Postgrad Med 62: 497–498

21. Horowitz S, Patwardhan R, Marcus E (1988) Hepatotoxic reactions associated with carbamazepine therapy. Epilepsia 29: 149–154
22. Hruby K, Donner A, Jäger U (1985) Akute Selbstvergiftung mit Antiepileptika. Intensivmedizin 22: 168–171
23. Jacome DE (1987) Syncope and sudden death attributed to carbamazepine (Letter). J Neurol Neurosurg Psychiatry 50: 1245
24. Johannessen AC, Nielsen OA (1986) Sinoatrial block, hyponatremia and urticaria caused by carbamazepine. Ugeskr Laeger 149: 376
25. Jones KL, Lacro RV, Johnson KA, Adams J (1989) Pattern of malformations in the children of women treated with carbamazepine during pregnancy. N Engl J Med 320: 1661–1666
26. Kennebäck G, Bergfeldt L, Tomson T, Spina E, Edhag O (1992) Carbamazepine-induced bradycardia. Epilepsy Res 141–146
27. Lahr MB (1985) Hyponatremia during carbamazepine therapy. Clin Pharmacol Ther 37: 693–696
28. Larrey D, Hadengue A, Pessayre D, Choudat L, Degott C, Benhamou JP (1987) Carbamazepine-induced acute cholangitis. Dig Dis Sci 32: 554–557
29. Loiseau P, Cohadon S, Jogeix M, Legroux M, Dartigues JF (1984) Efficacité du valproate de sodium dans les épilepsies partielles: études croisée valproate-carbamazepine. Rev Neurol 140: 434–437
30. Mattson RH, Cramer JA, Collins JT (1992) A comparison of valproate and carbamazepine for the treatment of complex partial seizures and secondarity generalized tonic-clonic seizures in adults N Engl J Med 327 pp 765–771
31. Mattson RH, Cramer JA, Collins JF et al. (1985) Comparison of carbamazepine, phenobarbital, phenytoin and primidone in partial and secondarily generalized tonic-clonic seizures. N Engl J Med 313: 1445–151
32. Meador KJ, Loring DW, Huh K, Gallagher BB, King DW (1990) Comparative cognitive effects of anticonvulsants. Neurology 40: 381–394
33. Mitchell WG, Chavez JM (1987) Carbamazepine versus phenobarbital for partial onset seizures in children. Epilepsia 28: 56–60
34. Muuronen A, Kaste M, Mikkila EA, Tolppanen EM (1985) Mortality from ischemic heart disease among patients using anticonvulsant drugs: a case-control study. Br Med J 291: 1481–1483
35. Murphy JM, Mashman J, Miller JD, Bell JB (1991) Suppression of carbamazepine – induced rash with prednisone. Neurology 41: 144–145
36. Neuvonen PJ, Tokola O (1988) Bioavailability of rectally administered carbamazepine mixture. Br J Clin Pharmacol 24: 839–841
37. Nielsen NV, Syversen K (1986) Possible retinotoxic effect of carbamazepine. Acta Ophtalmol 64: 287–290
38. O'Dougherty M, Wright FS, Cox S, Walson P (1987) Carbamazepine plasma concentration: relationship to cognitive impairment. Arch Neurol 44: 863–867
39. Post RM (1988) Time course of clinical effects of carbamazepine: implications for mechanisms of action. J Clin Psychiatry 49 [Suppl]: 35–48
40. Purves SJ, Hashimoto SA, Tse KS (1988) Successful desensitization of patients with carbamazepine allergy (Abstract). Epilepsia 29: 654
41. Reinikainen KJ, Keränen T, Halonen T, Komulainen H, Riekkinen PJ (1987) Comparison of oxcarbazepine and carbamazepine: a double-blind study. Epilepsy Res 1: 284–289
42. Remy C (1990) Etude ouverte comparative de la carbamazepine et de la carbamazepine a libération prolongée dans l'épilepsie de l'adulte. Presse Med 19: 511–513
43. Ringel RA, Brick JF (1986) Perspective on carbamazepine-induced water intoxication: reversal by demeclocycline. Neurology 36: 1506–1507
44. Riva R, Contin M, Albani F et al. (1985) Lateral gaze nystagmus in carbamazepine treated epileptic patients: correlation with total and free plasma concentrations of parent drug and its 10, 11-epoxide metabolite. Ther Drug Monit 7: 277–282
45. Scoccia B, Scommegna A (1988) Carbamazepine-induced hyponatremia after transabdominal follicular ultrasound examination. Fertil Steril 50: 984–985
46. Schmidt D (1981) Effect of antiepileptic drugs on estrogens and progesterone metabolism and oral contraceptives. In: Dam M, Gram L, Penry JK (eds) Advances in epileptology: XIIth epilepsy international symposium. Raven Press, New York, pp 423–431
47. Schmidt D (1985) Adverse effects. In: Frey HH, Janz D (eds) Antiepileptic drugs. Springer, Berlin Heidelberg New York, pp 791–829

48. Schmidt D (1992) Epilepsy in women. In: Laidlaw J, Richens A, Chadwick D (eds) A textbook of epilepsy, 4th edn. Churchill Livingstone Edinburgh, pp 645–660
49. Schmidt D (1992) Epilepsien und epileptische Anfälle. In: Kunze K (Hrsg) Lehrbuch der Neurologie. Thieme, Stuttgart, S 604–654
50. Schmidt D (1992) Vigabatrin. Intern Prax 32: 395–396
51. Schmidt D, Richter K (1986) Alternative single anticonvulsant drug therapy for refractory epilepsy. Ann Neurol 19: 85–87
52. Schmidt D, Seldon L (1982) Adverse effect of antiepileptic drugs. Raven Press, New York
53. Schmidt D, Jacob R (1992) Clinical and laboratory monitoring of antiepileptic medication. In: Wyllie E (ed) The treatment of epilepsy: Principles and practice. Lea & Febiger, Philadelphia, pp 798–809
54. Schmidt D, Rohrer E (1992) Carbamazepine. In: Resor SR jr, Kutt H, (eds) The medical treatment of epilepsy. Dekker, New York, pp 293–306
55. Silvenius J, Heinonen E, Lehto H et al. (1988) Reduction of dosing frequency of carbamazepine with a slow-release preparation. Epilepsy Res 2: 32–36
56. Smith DB, Mattson RH, Cramer JA et al. (1987) Results of a nationwide Veterans Administration Cooperative Study comparing the efficacy and toxicity of carbamazepine, phenobarbital, phenytoin and primidone. Epilepsia 28 [Suppl 3]: 50–58
57. Snead OC, Hosey LC (1985) Exacerbation of seizures in children by carbamazepine. N Engl J Med 313: 916–921
58. Soman M, Swenson C (1985) A possible case of carbamazepine-induced pancreatitis. Drug Intell Clin Pharm 19: 925–927
59. Theodore WH, Narang PK, Holmes MD, Reeves P, Nice FJ (1989) Carbamazepine and its epoxide: relation of plasma levels to toxicity and seizure control. Ann Neurol 25: 194–196
60. Tomson T, Nilsson BY, Levi R (1988) Impaired visual contrast sensitivity in epileptic patients treated with carbamazepine. Arch Neurol 45: 897–900
61. Tomson T, Almkvist O, Nilsson BY, Svensson J-O, Bertilsson L (1990) Carbamazepine-10, 11-epoxide in epilepsy. A pilot study. Arch Neurol 47: 888–892
62. Trimble MR, Cull C (1988) Children of school age: the influence of antiepileptic drugs on behaviour and intellect. Epilepsia 29 [Suppl 3]: 15–19
63. Ward DJ (1987) Carbamazepine-induced facial burns caused by a photocopier. Burns Incl Therm Inj 13: 322–324
64. Weaver DF, Camfield P, Fraser A (1988) Massive carbamazepine overdose: clinical and pharmacological observations in five episodes. Neurology 38: 755–759

Die Bedeutung von Carbamazepin und Valproat im Grenzbereich von Psychiatrie und Neurologie

H. M. EMRICH, M. DOSE und S. APELT

Die Entwicklung der Antikonvulsiva Carbamazepin und Valproat als Medikamente in der Psychiatrie, und zwar 1. als „mood-stabilizer" bei manisch-depressiver Erkrankung und schizoaffektiven Psychosen, 2. als Adjuvanzen bei der Neuroleptikatherapie von Schizophrenien und 3. als Therapeutika beim Benzodiapezinentzug, stellt eine besonders interessante Entwicklung der Psychopharmakologie dar, insbesondere deshalb, weil der relevante Wirkungsmechanismus letztlich noch unaufgeklärt ist. Die neurobiologischen Grundlagen dieser pharmakologischen Wirkungen lassen sich von verschiedenen Gesichtspunkten her betrachten: einerseits vom Blickwinkel der Transmitter- und Membranbiologie, zum anderen von neuropsychologisch-topographischen Gesichtspunkten aus. Aus der ersten Perspektive ergeben sich starke Hinweise darauf, daß Carbamazepin und Valproat in unterschiedlicher Weise auf verschiedene Transmittersysteme, wie GABA und Glutamat, sowie direkt auf ionale Mechanismen an der Membran einwirken, was die Wirkungsvielfalt der beiden Substanzen erklärt. Von der zweiten Sichtweise, d.h. vom Standpunkt der Neuropsychologie her, läßt sich sagen, daß Antikonvulsiva wie Carbamazepin und Valproat offenbar u.a. auch an einem strategisch besonders wichtigen Ort der „Übersetzung" zwischen emotionalen und kognitiven Leistungen ihre Wirkungen entfalten, und zwar im Bereich der Mandelkernregion (Amygdala).

Eine Besonderheit der Amygdala (Mandelkerne) scheint es zu sein, daß sie Umschaltsituationen und „Eintrittspforten" der Signale aus den Assoziationsarealen der Großhirnrinde in das limbische System sind und damit die Umsetzung in emotionale Erregung ermöglichen. Dabei werden somatosensorische, auditive, visuelle, olfaktorische und gustatorische kortikale Signale über die Mandelkerne in tiefe subkortikale Strukturen, die affektive Funktionen steuern, übersetzt.

Eine tierexperimentelle Methode, mit der antikonvulsive Mechanismen in einer verfeinerten Technik untersucht werden können, stellen sog. „kindling"-Experimente dar. Dabei werden repetitive (elektrische oder pharmakologische) unterschwellige Reize über längere Zeit appliziert, was zu einer Erniedrigung der Krampfschwelle und schließlich zur Auslösung eines generalisierten Anfalls führt. Beim Amygdala-Kindling haben die Antikonvulsiva Valproat und Carbamazepin einen besonders ausgeprägten Antikindling-Effekt. Inzwischen weiß man, daß besonders jene Antikonvulsiva, die starke psychotrope Wirkungen entfalten, sich auch bei Kindling-Experimenten am limbischen System als ausgeprägt antikonvulsiv erweisen. Geht man nun davon aus, daß Manien Erregungszustände limbischer Strukturen sind, so kann man erwarten, daß besonders die am limbischen System angreifenden Antikonvulsiva antimanische Wirkungen entfalten.

Klinische Wirkungsprofile

Carbamazepin

Historisch gesehen geht die Anwendung von Carbamazepin bei affektiven Psychosen auf die japanischen Arbeiten vor allem der Gruppe um Okuma (Okuma et al. 1973) zurück, die auf der Grundlage einer Entdeckung der japanischen Neurologen Takezaki u. Hanaoka (1971), die an Patienten mit psychoorganisch bedingten manischen Syndromen therapeutische Wirkungen von Carbamazepin beobachtet hatten, bei Patienten mit endogenen Manien Therapieeffekte von Carbamazepin sowohl als Akutbehandlung als auch als Prophylaxe manisch-depressiver Schwankungen beschrieben. Diese Befunde fanden allerdings erst Beachtung, nachdem bestätigende Ergebnisse aus dem NIMH in den USA (Arbeitsgruppe von Post) bekannt geworden waren (Ballenger u. Post 1978, 1980). In der Zwischenzeit ist durch eine Fülle von Untersuchungen gezeigt worden, daß Carbamazepin hinsichtlich der Indikation bei affektiven und schizoaffektiven Psychosen etwa folgende Wirkungsprofil zukommt: Es hat eine ausgeprägte akut antimanische Wirkung [eine kürzlich publizierte Übersicht (Post et al. 1991) weist bei 63% der mit Carbamazepin behandelten Patienten in einer Gesamtzahl von 297 Maniefällen einen akut antimanischen Effekt aus] und nur eine geringfügige akut antidepressive Wirksamkeit, die allerdings in Ausnahmefällen durchaus auch ausgeprägt sein kann. In diesem Sinne ist Carbamazepin als ein atypisches Antidepressivum zu betrachten (vgl. Emrich et al. 1990). Ferner hat Carbamazepin bei Fällen von reiner Zyklothymie einen lithiumähnlichen, stark ausgeprägten therapeutischen Effekt. Man kann davon ausgehen, daß rund 70% der Fälle prophylaktisch wirksam mit Carbamazepin behandelt werden können. Aus Prophylaxestudien sind derzeit weltweit 526 Fälle bekannt, von denen 65% sich unter der Langzeitbehandlung mit Carbamazepin besserten (Post et al. 1991). Bei der Lithiumprophylaxe, die einen ähnlich hohen therapeutischen Wirkungsgrad hat wie diejenige mit Carbamazepin, gibt es keine völlige differentialtherapeutische Überlappung mit der Wirkung von Carbamazepin, so daß in Einzelfällen Carbamazepin-Nonresponder Lithium-Responder sein können und *vice versa*. Darüber hinaus besteht, wie die Literatur und eigene Einzelfallbeobachtungen zeigen, die Möglichkeit, in schwierigen Fällen von Therapieresistenz eine Lithium-Carbamazepin-Kombinationsbehandlung durchzuführen, was für Therapie-Nonresponder eine erhebliche therapeutische Chance darstellt. Bei den Patienten mit schizoaffektiven Psychosen sind die prophylaktischen Therapiewirkungen von Carbamazepin schwächer ausgeprägt als bei Patienten mit rein affektiven Störungen, so daß in Einzelfällen die dargestellten Kombinationen bzw. auch Kombinationen mit Neuroleptika notwendig werden können.

Einen weiteren wichtigen Anwendungsbereich von Carbamazepin stellt die adjuvante Wirkung dieser Substanz bei der Neuroleptikatherapie schizophrener Psychosen dar. Wie von Dose et al. (1987) unter Doppelblindbedingungen gezeigt, kommt es bei der zusätzlichen Gabe von Carbamazepin in der Kombination mit Haloperidol bei schizophrenen Psychosen zu einer Verbesserung der Therapiewirkung bei gleichzeitiger Verminderung der Nebenwirkungen, insbesondere der extrapyramidalmotorischen Wirkungen von Neuroleptika. Diese Untersuchung zeigt an akut Schizophrenen, die mit Haloperidol behandelt wurden, daß die Zusatztherapie mit Carbamazepin unter Doppelblindbedingungen zur Verordnung ca. 25–30% geringerer Mengen von Haloperidol führt – bei therapeutisch etwas besserer Wirksamkeit –, wobei sowohl die extrapyramidalmotorischen Nebenwirkungen deutlich zurückgingen, und zwar um mehr als 50%, als auch die Zusatzbehandlung mit dem Anticholinergikum Biperden signifikant verringert werden. Im Vergleich hierzu zeigt die Koadministration von Valproat zusätzlich zu Haloperidol bei akut schizophrenen Patienten keinen derartigen therapieverbessernden, neuroleptikaeinsparenden und nebenwirkungsverringernden Effekt (Dose 1990).

Eine weitere Therapiewirkung von Carbamazepin in der Psychiatrie ist die Anwendbarkeit dieser Substanz bei Benzodiazepinentzugssyndromen. Hier konnte von Garcia-Borreguero et al. (1991) gezeigt werden, daß – in ähnlicher Weise wie dies durch Untersuchungen von Apelt u. Emrich (1990) hinsichtlich der Anwendung von Valproat bekannt ist – während der akuten Benzodiazepinentzugsphase mit Hilfe von Carbamazepin Entzugssymptome, wie Schlaflosigkeit, Angstzustände, psychomotorische Unruhe und sensorische Überempfindlichkeit, therapeutisch sehr günstig beeinflußt werden können.

Valproat

Bereits im Jahre 1966 beschrieben die französischen Autoren Lambert et al. psychotrope Wirkungen des Valproatabkömmlings Dipropylazetamid, einer Substanz, die zwar in erster Linie als Antikonvulsivum entwickelt wurde, bei der sich aber auch „mood-stabilizing"-Effekte herausstellten. Die Befunde wurden zwar nicht durch standardisierte evaluative Verfahren abgesichert, klinisch zeigte sich aber doch eine günstige Wirkung bei affektiver Labilität, Impulsivität, Irritabilität, Stimmungsschwankungen und Angststörungen sowie nicht näher bezeichneten depressiven Verstimmungen. Die Untersuchung von Valproat als möglichem Therapeutikum bei manisch-depressiven Erkrankungen begann 1980 mit der Doppelblindstudie der therapeutischen Wirkung dieser Substanz bei akuten Manien im MPI für Psychiatrie. Diesen Studien lag die Überlegung zugrunde, daß in ähnlicher Weise, wie hochdosierte Behandlung mit β-Rezeptoren-Blockern (z.B. Propranolol) antimanische Wirkungen ergaben hatte, auch Valproat solche Wirkungen ausüben sollte, da gezeigt werden konnte, daß die Therapiewirkung der β-Rezeptoren-Blocker offenbar nicht auf β-Rezeptor-Blockade, sondern auf einen membranstabilisierenden Effekt, möglicherweise auch über einen GABAergen Effekt, zurückzuführen war. Unter plazebokontrollierten Doppelblindbedingungen wurde Valproat in Tagesdosierungen bis 3 g eingesetzt und bewirkte eine etwa 50%ige Reduktion der Intensität der manischen Symptomatik (Emrich et al. 1980, 1985). Eine Langzeitmedikation mit Valproat (bzw. in einem Fall seinem Säureamid Dipropylazetamid) wurde bei 12 Patienten (Tabelle 1), die auf Lithium nur unzureichend angesprochen hatten, durchgeführt. Bei 11 Fällen wurde dabei die Lithiumbehandlung in niedriger Dosis fortgesetzt (Serumkonzentrationen 0,4–0,8 mmol/l), während sie in einem Fall wegen Nebenwirkungen vor der Valproatmedikation eine hohe Rückfallhäufigkeit (im Mittel einen Phasenabstand von 10 Monaten) aufwiesen, zeigten während eines Behandlungszeitraums von 1,5 bis 14 Jahren nur 3 Patienten Rückfälle, wobei in einem Fall (schizoaffektive Psychose) nur die schizophrenformen psychotischen Symptome unter der Dauermedikation gelegentlich wieder auftraten. Im Laufe der weiteren weltweiten Entwicklung von Valproat als Phasenprophylaktikum zeigte sich dann ein zu demjenigen von Carbamazepin im wesentlichen ähnliches Wirkungsprofil. Durch eine Reihe von Untersuchungen konnte gezeigt werden, daß Valproat neben der akut antimanischen Wirkung eine deutlich ausgeprägte phasenprophylaktische Wirkung aufweist, wobei ein Teil der Untersuchungen bei

Tabelle 1. Klinische Verläufe unter der Langzeitbehandlung mit Valproat/Dipropylazetamid

Patient	Alter	Geschlecht	Diagnose (IDC-9)	Mittlerer Phasenabstand während der letzten 5 Jahre vor der Behandlung (Monate)	Dauer der Behandlung (Jahre)	Anzahl von Rückfällen der affektiven Psychose während der Behandlung	Besserungsquotient r
Valproat (+ niedrigdosiertes Lithium)							
1	58	m	296.3	9	14,0	0	18,7
2	40	m	295.7	10	9,5	6[a]	1,6
3	49	m	295.7	5	13,0	0	31,2
4	66	m	296.3	10	8,5	0[c]	10,2
5	42	f	295.7	19	4,0	2	0,8
6	34	f	295.7	12	12,0	3[d]	3,0
7	70	f	296.1	7	11,9	0	18,9
8	43	f	296.3	11	1,5[b]	0	1,6
9	35	m	295.7	12	11,0	0	11,0
10	35	m	295.7	15	1,5[b]	0	1,2
11	36	m	296.3	3	10,0	0	40,0
DPA (+ niedrigdosiertes Lithium)							
12	59	m	296.2	7	4	0	6,9
							x̄ 12,1 ±12,8

[a] Nur Wiederauftreten der schizophrenen Symptomatik
[b] Abbruch der Therapie nach 1,5 Jahren wegen Noncompliance
[c] 2 Rückfälle nach Absetzen der Medikation
[d] Ein Rückfall nach Absetzen der Medikation

Lithium-Nonrespondern durchgeführt wurde, bei denen das Lithium dann in verringerter Dosierung weitergegeben wurde und die resultierende Kombinationsbehandlung sich als wirksam erwies. Eine kürzlich gegebene Übersicht zeigt, daß weltweit von 385 mit Valproat behandelten Prophylaxefällen 52% einen wirksamen Prophylaxeeffekt zeigten (Post et al. 1991). Akut antidepressive Wirkungen von Valproat wurden bisher nicht beschrieben, allerdings auch nicht eingehender untersucht. Hinsichtlich der differentialtherapeutischen Effizienz beim Vergleich prophylaktischer Wirkung von Valproat bei reinen Zyklothymien mit den Wirkungen bei schizoaffektiven Psychosen zeigte sich eine deutliche Überlegenheit von Valproat bei den rein manisch-depressiv erkrankten Patienten (Emrich, 1990).

Vergleicht man die international in letzter Zeit erhobenen Befunde hinsichtlich Valproatwirkungen in der Psychiatrie mit derjenigen bei Carbamazepin, so zeigt sich, daß Valproat sich insbesondere in den USA steigender Beliebtheit bei der Behandlung psychiatrischer Erkrankungen erfreut (McElroy et al. 1989, Pope et al. 1991). Die in diesem Zusammenhang immer wieder auch diskutierte Hepatotoxizität von Valproat scheint in der Altersgruppe der Patienten der Erwachsenenpsychiatrie nur von geringfügiger Bedeutung zu sein (Schmidt 1982; Dreifuss 1989).

Auch als Adjuvans in der Behandlung von schizophrenen Psychosen mit Neuroleptika wurde Valproat versuchsweise eingesetzt. Hier zeigte sich jedoch keine wesentliche therapieverbessernde Wirkung dieser Substanz (Dose et al. 1992).

Wie oben bereits angedeutet, kann Benzodiazepinabhängigkeit nach neueren Befunden ein erhebliches therapeutisches Problem darstellen. In den ersten Monaten nach dem Absetzen von Benzodiazepinen kann es zu erheblichen Absetzphänomenen kommen, die neben psychotherapeutischen Behandlungsverfahren auch medikamentöse Maßnahmen notwendig machen können (Schmauss et al. 1978; Apelt et al. 1992). Aufgrund biochemischer Erwägungen (GABAerge Wirkung sowohl von Benzodiazepinen als auch von Valproat) wurde Valproat bei benzodiazepinabhängigen Patienten in der Absetzphase therapeutisch eingesetzt (Apelt u. Emrich 1990). Dabei wurde in 4 Fällen mit ausgeprägter Benzodiazepinabsetzsymptomatik gefunden, daß die Valproattherapie die Intensität der Entzugssymptome deutlich verringerte und daß durch diese Behandlung die kritische Entzugsphase symptomatisch abgemildert werden konnte.

Literatur

Apelt S, Emrich HM (1990) Sodium valproate in benzodiazepine withdrawal. Am J Psychiatry 147: 950–951
Apelt S, Emrich HM (1992) Benzodiazepine: Rezeptorpharmakologie und Klinik der Abhängigkeitsentwicklung. Fortschr Neurol Psychiatr 60: 104–109
Ballenger JC, Post RM (1978) Therapeutic effects of carbamazepine in affective illness: a preliminary report. Commun Psychopharmacol 2: 159–175
Ballenger JC, Post RM (1980) Carbamazepine in manic-depressive illness: a new treatment. Am J Psychiatry 137: 782–790
Dose M, Apelt S, Emrich HM (1987) Carbamazepine as adjunct of antipsychotic therapy. Psychiatry Res 22: 303–310
Dose M (1990) Medikamentöse Kombinationsbehandlung bei schizophrener Minussymptomatik. In: Möller H-J, Pelzer E (eds) Neuere Ansätze zur Diagnostik und Therapie schizophrener Minussymptomatik. Springer, Berlin Heidelberg New York Tokyo, pp 253–260
Dreifuss FE (1989) Valproic acid hepatic fatalities: revised table. Neurology 39: 1558
Emrich HM (1990) Alternatives to lithium prophylaxis for affective and schizoaffective disorders. In: Marneros A, Tsuang MT (eds) Affective and schizoaffective disorders. Springer, Berlin Heidelberg New York Tokyo, pp 262–273
Emrich HM, von Zerssen D, Kissling W, Möller H-J, Windorfer A (1980) Effect of sodium valproate on mania – The GABA hypothesis of affective disorders. Arch Psychiatr Nervenkr 229: 1–16
Emrich HM, Dose M, von Zerssen D (1985) The use of sodium valproate, carbamazepine and oxcarbamazepine in patients with affect disorders. J Affect Disord 8: 243–250
Emrich HM, Dose M, Stoll K-D (1990) Die Behandlung von affektiven Psychosen mit Antikonvulsiva. Münch Med Wochenschr 132 [Suppl 1]: S65–S70
Garcia-Borreguero D, Bronisch T, Apelt S, Yassouridis A, Emrich HM (1991) Treatment of benzodiazepine withdrawal symptoms with carbamazepine. Eur Arch Psychiatry Clin Neurosci 241: 145–150
Lambert P-A, Carraz G, Borselli S, Carrel S (1966) Action neuropsychotrope d'un nouvel antiépileptique: le Dépamide. Ann Med Psychol (Paris), 1: 707–710
McElroy SL, Keck PE jr, Pope HG jr, Hudson JI (1989) Valproate in psychiatric disorders: literature review and clinical guidelines. J Clin Psychiatry 50 [Suppl]: 23–29
Okuma T, Kishimoto A, Inoue K et al. (1973) Antimanic and prophylactic effects of carbamazepine (Tegretol) on manic-depressive psychoses. A preliminary report. Fol Psychiatr Neurol Jpn 27: 283–297
Pope HG jr, McElroy SL, Keck PE jr, Hudson JI (1991) Valproate in the treatment of acute mania. Arch Gen Psychiatry 48: 62–68
Post RM, Altshuler LL, Ketter TA, Denicoff K, Weiss SR (1991) Antiepileptic drugs in affective illness. Clinical and theoretical implications. Adv Neurol 55: 239–277
Schmauss C, Apelt S, Emrich HM (1987) Characterization of benzodiazepine withdrawal in high- and low-dose dependent psychiatric inpatients. Brain Res Bull 19: 393–400
Schmidt D (1982) Zur Hepatotoxizität von Valproat. AMI-Berichte 1: 102–104
Takezaki H, Hanaoka M (1971) The use of carbamazepine (Tegretol) in the control of manic-depressive psychosis and other manic-depressive states. Clin Psychiatry 13: 173–183

Klinisch relevante Arzneimittelinteraktionen

F. MÜLLER-SPAHN und U. KLAGES

Im Widerspruch zu den allgemeinen Empfehlungen für die monotherapeutische Anwendung von Psychopharmaka und ungeachtet der z.T. fehlenden wissenschaftlichen Begründbarkeit von Kombinationsbehandlungen fiel in Analysen der Verordnungspraxis von Psychopharmaka ein erstaunlich hoher Anteil von Mehrfachkombinationen auf (Müller-Spahn et al. 1989). Es ist nicht Zweck dieses Beitrages, alle potentiell klinisch relevanten Arzneimittelinteraktionen differenziert zu diskutieren (dazu sei auf die einschlägigen Lehrbücher verwiesen). Statt dessen sollen im folgenden einige im klinischen Alltag besonders häufig und relevante Arzneimittelinteraktionen kurz erläutert werden.

Häufigkeit von Neuroleptikakombinationen

Die Ergebnisse einer retrospektiven Analyse der Verordnungspraxis von Neuroleptika in der Psychiatrischen Klinik der Universität München in den Jahren 1981–1984 zeigte, daß der Anteil der Patienten, die während ihres stationären Aufenthaltes mindestens einen Tag lang mit 2 Neuroleptika gleichzeitig behandelt wurden, im Beobachtungszeitraum mit 40–45% relativ konstant war. Gleiches galt für eine Kombinationsbehandlung mit 3 Neuroleptika. Hier zeigte sich eine Streubreite von lediglich 6–8% aller mit Neuroleptika behandelten Patienten. Die Anzahl der Behandlungstage, an denen eine Kombination verordnet wurde, ging dabei insgesamt zurück.

So wurden Zweierkombinationen 1984 nur noch an 17% der Behandlungstage verordnet, während 1981 noch an 23% der Behandlungstage eine Neuroleptikakombinationsbehandlung erfolgte.

Einen Sonderfall auch bezüglich der Kombinationsbehandlung stellt das Neuroleptikum Clozapin dar, das aufgrund seiner potentiell schädigenden Wirkung auf das blutbildende System nur unter kontrollierten Bedingungen angewendet werden darf. Im Hinblick auf dieses Nebenwirkungsprofil wurde vom Hersteller zur Vermeidung unerwünschter Arzneimittelinteraktionen u.a. auch auf die Anwendung im Sinne einer Monotherapie hingewiesen.

Zur Beantwortung der Frage nach Nebenwirkungen der Kombinationsbehandlung mit Clozapin und nach dem Verordnungsmodus im klinischen Alltag sollen im folgenden die Ergebnisse einer retrospektiven Auswertung der Krankengeschichten schizophrener Patienten aus den Jahren 1975 bis 1990 (Naber et al. 1992) sowie eine prospektive Auswertung der Verordnungshäufigkeit von Clozapin in Kombination mit anderen Psychopharmaka an der Münchener Psychiatrischen Klinik in den Jahren 1979–1986 (Grohmann et al. 1989) referiert werden.

In einer retrospektiven Analyse werteten Naber et al. (1992) die Krankengeschichten von 480 mit Clozapin behandelten schizophrenen Patienten bezüglich der klinischen Wirksamkeit und Verträglichkeit des Präparates aus.

Der Vergleich zwischen einer Clozapinmonotherapie und der Kombination mit anderen Neuroleptika ergab ein gehäuftes Auftreten von deliranten Syndromen, Fieber, EEG-Veränderungen und Hypersalivation unter der Kombinationsbehandlung. Bezüglich Orthostase, Müdigkeit, Transaminasenanstieg, Übelkeit, Subileus, Tachykardie, Gewichtszunahme und Leukopenie lagen keine gruppenstatistisch signifikanten Unterschiede vor. Ein schwerwiegender Blutdruckabfall, der zum Absetzen von Clozapin führte, trat unter Monotherapie nur in 0,6%, unter der Kombination mit Benzodiazepinen dagegen in 2,2% der Fälle auf. Die gleichzeitige Gabe von Clozapin und Antidepressiva (insbesondere die Kombination mit Amitriptylin) führte hochsignifikant häufiger zum Auftreten deliranter Syndrome.

Im Rahmen der umfassenden prospektiven Drug-surveillance-Studie Arzneimittelüberwachung in der Psychiatrie (AMÜP) wurden in den psychiatrischen Kliniken der Freien Universität Berlin und der Ludwig-Maximilians-Universität München die unerwünschten Arzneimittelwirkungen von Psychopharmaka erfaßt (Grohmann et al. 1989). Clozapin wurde im Beobachtungszeitraum von 1979 bis 1986 insgesamt bei 959 meist schizophrenen Patienten verordnet.

Hauptindikation für die Verordnung von Clozapin war Therapieresistenz bzw. das Auftreten deutlicher extrapyramidaler Begleiteffekte unter der Behandlung mit anderen Neuroleptika.

Im Vergleich dazu wurden im gleichen Beobachtungszeitraum in beiden Kliniken 4748 Patienten mit Haloperidol behandelt. Clozapin wurde in 59% der Fälle zusammen mit einem anderen Neuroleptikum über mehr als einen Tag sowie in 30% über mehr als eine Woche verordnet. In 5% der Fälle wurden Antidepressiva, in 9% Benzodiazepine länger als eine Woche mit Clozapin kombiniert.

In der Münchener Klinik wurden im Beobachtungszeitraum insgesamt 295 Patienten mit Clozapin, kombiniert mit einem anderen Neuroleptikum, behandelt. Dabei war die Kombination Clozapin/Haloperidol am häufigsten vertreten. Ein Teil dieser Patienten wurde bereits initial kombiniert behandelt, der weitaus größere Teil erhielt die Kombination während der Umstellung von Haldol auf Clozapin

In der Literatur wurde häufig die Frage diskutiert, inwieweit die Kombination eines Neuroleptikums mit Lithium bei akuten schizoaffektiven Psychosen vorteilhaft sein könnte. Aus der Auswertung diesbezüglicher Studien schlossen Franzek u. Beckmann (1990), daß die Kombination Lithium plus Neuroleptikum bei agitiert manisch schizoaffektiven Psychosen der neuroleptischen Monotherapie überlegen sei. Besonderes Aufsehen erregte in diesem Kontext die Publikation von Cohen u. Cohen (1974), die bei 4 Patienten über ein irreversibles organisches Psychosyndrom unter einer kombinierten Therapie von Lithium mit Haloperidol berichteten. Diese Befunde konnten jedoch in umfassenden retro- und prospektiven Studien nicht bestätigt werden, so daß in dem genannten Indikationsbereich die Kombination von Lithium und Haloperidol weiter als eine sinnvolle Therapieform anzusehen ist (Franzek u. Beckmann 1990). Bei bekannter zerebraler Schädigung bzw. bei älteren Patienten sollte allerdings auf diese Kombination dennoch möglichst verzichtet werden.

Clozapin wurde sehr viel seltener in Kombination mit Antidepressiva (7,6% aller Patienten) als mit Neuroleptika (61,8% aller Patienten) verordnet. Die gemeinsame Verordnung von Clozapin mit Antidepressiva erfolgte dabei im allgemeinen sehr kurzfristig in der Umstellungsphase bei der Therapie von Mischpsychosen.

Insgesamt 224 Patienten wurden gleichzeitig mit Clozapin und Benzodiazepinen (am häufigsten Diazepam) behandelt. Hauptindikation war die Behandlung psychomotorischer Unruhe bzw. einer Akathisie unter Gabe konventioneller Neuroleptika, so daß auch hier in der Regel nur in der Umstellungsphase eine kurzfristige Kombination erforderlich war. Grohmann et al. (1989) berichteten bei 3 Patienten unter Therapie mit Clozapin und Benzodiazepinen von einem schweren Blutdruckabfall, Atemdepressionen und Bewußtlosigkeit, in einem Fall von Kreislaufkollaps und Bewußtlosigkeit.

Diese Befunde belegen, daß die gleichzeitige Verordnung von Clozapin mit anderen Psychopharmaka möglichst vermieden werden sollte. Als besonders risikoreich im Hinblick auf die Entwicklung deliranter Syndrome und orthostatischer Dysregulationen ist dabei die Kombination von Clozapin mit Phenothiazinen oder tri- und tetrazyklischen Substanzen anzusehen, da sich in diesem Falle anticholinerge und alphaadrenalytische Wirkungen verstärken.

Beispiele für pharmakokinetische Besonderheiten bei Arzneimittelkombinationen

In den vergangenen Jahren wurden verschiedene Untersuchungen vorgelegt, die zeigen, daß bei Kombination bestimmter Substanzen das Risiko für die Entwicklung unerwünschter Begleiteffekte durch veränderte Plasmakonzentrationen erhöht sein kann. Der Grund dafür ist, daß die Metabolisierung zahlreicher Medikamente über das Cytochrom-P-450-System erfolgt und es somit zu einem verminderten Abbau der Komedikation kommen kann (Baumann 1990).

Ein besonders eindrucksvolles Beispiel ist die Beeinflussung des Clozapinplasmaspiegels nach Gabe von Cimetidin, einem Histamin-H2-Rezeptorantagonisten (Szymanski et al. 1991). So wurde nach Gabe von 800 mg Cimetidin pro Tag eine Clozapinserumspiegelerhöhung um 50–70% nachgewiesen. Im Gegensatz dazu war dies bei gleichzeitiger Therapie mit 300 mg Ranitidin pro Tag nicht zu beobachten. Auch die zusätzliche Gabe von Cimetidin zu Moclobemid, einem neuen selektiven Monoaminooxidase-A-Hemmer, führte zu einer nahezu 100%igen Erhöhung des Spiegels von Moclobemid. Derartige Kombinationen sollten daher vermieden werden.

Besonders häufig werden in der Klinik tri- und tetrazyklische Antidepressiva mit Lithium oder Carbamazepin kombiniert. Dies gilt zum Beispiel für die Behandlung der sog. therapieresistenten Depression, bei der sich die zusätzliche Gabe von Lithium sehr bewährt hat (Schöpf et al. 1989). In diesem Kontext wird eine synergistische Wirkung auf das serotonerge System vermutet (Cowen et al. 1989).

Häufig erfolgt die zusätzliche Gabe tri- oder tetrazyklischer Antidepressiva auch bei Auftreten eines neuerlichen depressiven Syndroms bei bereits vorbestehender Rezidivprophylaxe mit Lithium oder Carbamazepin. Deshalb ist die Kenntnis pharmakokinetischer Besonderheiten bei der Kombination dieser Substanzen von besonderer Bedeutung.

Während die Lithiumserumkonzentration unter Lithiumcitratmonotherapie und in der Kombination mit Neuroleptika und/oder Antidepressiva vergleichbar waren (Lassen et al. 1986), zeigten sich unter Kombination von Carbamazepin mit zum Beispiel Imipramin deutlich erniedrigte Imipraminplasmaspiegel (Brown et al. 1990).

Ähnliche Ergebnisse wurden auch von einer anderen Arbeitsgruppe bezüglich der Kombination von Carbamazepin mit einem Neuroleptikum nachgewiesen (Kahn et al. 1990). So sank der Haloperidolplasmaspiegel unter Kombinationsbedingungen bereits nach einwöchiger Behandlung deutlich ab. Als ursächlich wird eine durch das Carbamazepin ausgelöste Enzyminduktion angenommen.

Abschließend sei auf die besondere Problematik der kombinierten Gabe selektiver Serotonin-reuptake- mit Monoaminooxidasehemmern am Beispiel von Fluoxetin in Kombination mit Phenelzin bzw. Tranylcypromin hingewiesen (Feighner et al. 1990). Bei dieser Kombination trat mit einer sehr hohen Inzidenz das sog. serotonerge Syndrom auf. Psychopathologisch stand ein Verwirrtheitssyndrom im Vordergrund. Darüber hinaus wurden neurologische Symptome wie Tremor und Myoklonien sowie internistische Komplikationen wie Hypertonus und gastrointestinale Symptome beschrieben.

Aus den referierten Befunden muß also geschlossen werden, daß derartige Arzneimittelkombinationen grundsätzlich vermieden werden sollten.

Zusammenfassung

Die gleichzeitige Verordnung verschiedener Psychopharmaka erfordert umfassende Kenntnisse der klinischen Wirkprofile und der pharmakologischen Eigenschaften der jeweiligen Einflußsubstanzen sowie eine eigene Indikationsstellung.

Grundsätzlich vermieden werden sollte die Kombination von selektiven Serotoninreuptake-Hemmern mit Monoaminooxidasehemmern. Auch sollte auf die Kombination von Clozapin mit anderen Psychopharmaka nach Möglichkeit verzichtet werden. Zu bedenken sind zudem mögliche Plasmaspiegelveränderungen der Psychopharmaka durch Enzyminduktion einerseits (z.B. bei gleichzeitiger Gabe von Carbamazepin) oder verminderten Abbau andererseits (z.B. bei Kombination mit Cimetidin).

Literatur

Baumann P (1990) Pharmakokinetische und pharmakogenetische Aspekte von Antidepressiva und deren Metaboliten-Relevanz für die Klinik. In: Steinberg R (Hrsg) Depressionen. Tilia, S 51–59

Brown CS, Wells BG, Cold JA, Froemming JH, Self TH, Jabbour JT (1990) Possible influence of carbamazepine on plasma imipramine concentration in children with attention deficit hyperactivity disorder. J Clin Psychopharmacol 10/5: 359–362

Cohen WJ, Cohen NH (1974) Lithium carbonate, haloperidol and irreversible brain damage. JAMA 230: 1283–1287

Cower PJ, McCance SL, Cohen PR, Julier DL (1989) Lithium increases 5-HT mediated neuroendocrine response in tricyclic resistant depression. Psychopharmacology 99: 230–232

Faust V, Baumhauer H (1992) Psychopharmaka. Kurzgefaßter Leitfaden für Klinik und Praxis. Ecomed, Landsberg

Feighner J, Boyer W, Tyler D, Neborsky R (1990) Adverse consequences of fluoxetine-MAO I combination therapy. J Clin Psychiatry 51: 222–225

Franzek E, Beckmann H (1990) Kombinationsbehandlung bei Therapie mit Neuroleptika-Polypragmasie oder Notwendigkeit. In: Heinrich K (Hrsg) Leitlinien neuroleptischer Therapie. Springer, Berlin Heidelberg New York Tokyo, S 135–153

Grohmann R, Rüther E, Sassim N, Schmid L (1989) Adverse effects of clozapine. Psychopharmacology 99: 101–104

Kahn EM, Schulz SC, Perek JM, Alexander JE (1990) Change in haloperidol level due to carbamazepine – A complicating factor in combined medication for schizophrenia. J Clin Psychopharmacol 10/1: 54–57

Lasser E, Vestergaard P, Thomsen K (1986) Renal function of patients on long-term treatment with lithium citrate aloone or in combination with neuroleptics and antidepressant drugs. Arch Gen Psychiatry 43: 481–482

Müller-Spahn F, Grohmann R, Rüther E (1983) Vor- und Nachteile einer Kombinationstherapie mit Perazin. In: Helmchen H, Hippius H, Tölle R (Hrsg) Therapie mit Perazin. Thieme, Stuttgart, S. 136–144

Müller-Spahn F, Grohmann R, Modell S, Naber D (1992) Kombinationstherapie mit Clozapin – Wirkungen und Risiken. In: Naber D, Müller-Spahn F (Hrsg) Therapie mit Clozapin. Schattauer, Stuttgart

Naber D, Holzbach R, Perro C, Hippius H (1992) Clinical management of clozapine patients in relation to efficacy and side effects. Br J Psychol

Schöpf J, Baumann P, Lemarchand T, Rey M (1989) Treatment of endogenous depressions resistant to tricyclic antidepressants or related drugs by lithium addition: results of a placebo-controlled double-blind study. Pharmacopsychiatry 22: 183–187

Szymanski S, Liebermann J, Picou D, Masiar S, Cooper T (1991) A case report of cimetidin-induced clozapine toxicity. J Clin Psychiatry 52: 21–22

Zimmer R, Gieschke R, Fischbach R, Gasic S (1990) Interaction studies with moclobemide. Acta Psychiatr Scand [Suppl] 360: 84–86

Schwangerschaft und Psychopharmaka

I. STEVENS und H. J. GAERTNER

Psychiatrische Erkrankungen sprechen generell nicht gegen eine Schwangerschaft, da sie während der Schwangerschaft nicht häufiger rezidivieren als sonst. Im Wochenbett zeigen auch bisher unbelastete Frauen zu 20–40% emotionale oder kognitive Störungen, und 65% berichten über Verstimmungen mit leichten depressiven Symptomen oder Stimmungslabilität. 10% der Frauen sollen eine neurotische Depression entwickeln und 1–2 von 1000 Frauen erkranken mit einer Psychose im Wochenbett. Frauen mit der Diagnose einer bipolaren Erkrankung haben im Wochenbett das über 3fach erhöhte Risiko für eine Wiedererkrankung, verglichen mit anderen Lebensabschnitten. Die Wahrscheinlichkeit ist dann besonders groß, wenn im Wochenbett früher bereits Phasen beobachtet wurden. Frauen, die früher schizophren erkrankt waren, haben im Wochenbett ein deutlich erhöhtes Wiedererkrankungsrisiko (Robinson et al. 1986).

Hingegen ist während der Schwangerschaft nicht davon auszugehen, daß gehäuft Exazerbationen auftreten und damit eine medikamentöse Behandlung notwendig würde.

In der Praxis ergeben sich wichtige Probleme daraus, daß die Schwangerschaft zu Beginn meist nicht bekannt ist, oder dadurch, daß die Medikamente für unschädlich gehalten werden und oft auch nur wegen Bagatellbeschwerden eingenommen werden. Selten erfolgt die Einnahme, um die Schwangerschaft zu schädigen, einen Abbruch zu erzwingen, oder in suizidaler Absicht. Für den behandelnden Arzt ergibt sich die Notwendigkeit einer besonderen Abwägung, wenn die Schwangerschaft bekannt ist und wegen der eintretenden oder der bereits vorhandenen Erkrankung eine spezifische Behandlung erforderlich wird.

Untersuchungen, wie z.B. aus einer Studie der DFG (Koller 1983), ergaben, daß bis zu 80% aller Frauen in der Schwangerschaft Medikamente einnehmen, und zwar zumeist wissentlich 2 oder 3 Medikamente. Neben Vitaminen und Laxanzien sind dies vor allem Schmerz-, Husten- und Grippemittel, Mittel gegen Hämorrhoiden und Varikosis, Antiemetika, Antihistaminika, weibliche Sexualhormone und andere Hormonpräparate, ferner Sulfonamide, Antibiotika und Herzmittel. Etwa 1/3 der Medikamente wird vom Arzt verordnet. 1/5 der Patientinnen nimmt solche Medikamente bereits im 1. Trimenon.

Den Medikamenten, und unter diesen den Psychopharmaka, kommt jedoch, was die Ursachen menschlicher Mißbildungen angeht, prozentual nur ein sehr geringer Stellenwert zu. Nach einer Schätzung von Lippert (1988) sind es bei insgesamt 2–3% mißgebildeten Kindern in 20% bekannte Genmutationen, in 5% Chromosomenanomalien und in 10% Umweltfaktoren, wie Strahlen, Infektionen, mütterliche Erkrankungen, Medikamente und Chemikalien. In 65% der Fälle sind es mehrere oder unbekannte Ursachen.

Es gibt wenige Medikamente mit gesichertem teratogenen Risiko (Leck 1983; Lauritzen 1988 a). Hierzu gehören Thalidomid, Folsäureantagonisten, Progestagene, Androgene, Diethylstilböstrol, orale Antikoagulanzien, Hydantoine, Trimethadion, Isotretinoin und Lithium. Die anderen Gruppen der Psychopharmaka gehören nicht zu den Substanzen mit gesichertem teratogenen Risiko.

Unterschiedliche Bereiche, in denen die Schädigung wirksam werden kann

Medikamente können zu unterschiedlichen Zeitpunkten auf die Fortpflanzungsprozesse einwirken. Im Rahmen dieses Beitrags soll nicht auf die möglicherweise keimzellschädigenden Wirkungen und auf die vielfältigen Einflüsse bezüglich der Physiologie und Psychologie reproduktiver Vorgänge eingegangen werden.

Was den Einfluß von Medikamenten – hier Psychopharmaka — auf die Schwangerschaft angeht, so wird meist unterschieden zwischen *Befruchtung* und *Implantation* (bis 14. Tag nach der Konzeption), *Embryonalphase* (15. bis 56. Tag) und *Fetalphase* (56. Tag bis zum Termin) (nach Lippert 1988; Lauritzen 1988 b). Hinzu tritt die Beschreibung der *Auswirkungen* der kurz vor oder während der Geburt verabreichten Substanzen auf das *Neugeborene* und die Auswirkungen der mit der Muttermilch ausgeschiedenen Substanzen auf den *Säugling*.

Einflüsse von Psychopharmaka in der Implantationsphase sind wenig untersucht. Nach Lauritzen (1988 b) kommt es hier entweder zu einer ganz frühen Beendigung der Schwangerschaft, oder die Frucht erholt sich nach der Schädigung, da die Zellen noch nicht differenziert sind und die zugrundegegangenen ersetzt werden können.

Im Mittelpunkt des Interesses, insbesondere nach Bekanntwerden der katastrophalen Auswirkungen von Thalidomid, steht die Frage nach möglichen *teratogenen Effekten* von Psychopharmaka (Embryonalphase). Die typischen Schäden der Fetalphase sind Wachstumsretardierung des Gesamtorganismus oder einzelner Organe mit entsprechenden funktionellen Störungen. Seitens der Medikamente werden hier Opiate, Glukokortikoide, Salizylate, Zytostatika, Immunsuppressiva, β-Blocker, Hydantoine und orale Antikoagulanzien angeschuldigt, ferner Genußmittel, wie Nikotin und Alkohol, und verschiedene Umweltgifte.

Seit den 60er Jahren wächst parallel das Interesse an *verhaltensteratologischen* Fragestellungen. Hier werden Einflüsse von Medikamenten auf die weitere Reifung des Kindes während der Fetalzeit und insbesondere auf die hier noch keineswegs abgeschlossene Entwicklung des Gehirns diskutiert. Zielgrößen sind nicht Aborte, Früh- und Totgeburten sowie Mißbildungen, sondern Entwicklungs- und Verhaltensstörungen, die sich z.T. erst in Kindheit oder Jugend bemerkbar machen.

Pharmakokinetische und pharmakologische Aspekte

Am Beispiel von Thalidomid läßt sich zeigen, wie schwierig es ist, aus Tierversuchen auf die teratogene Potenz einer Substanz zu schließen. Die Minimaldosis mit teratogenem Effekt liegt beim Hund oder Hamster bei 100 bzw. 350 mg/kg, beim Menschen bei 0,5 mg/kg (Lippert 1988).

Auch das Muster der auftretenden Mißbildungen kann von Spezies zu Spezies variieren. Als Beispiel sei dei Valproinsäure genannt (Nau 1988), von der bekannt ist, daß sie bei Maus und Mensch zu Neuralrohrdefekten führen kann, die bei Ratte und Affe nicht beobachtet werden. Skelettmißbildungen werden bei Mensch, Maus, Ratte und Affe festgestellt. Andere Mißbildungen folgen noch anderen Gesetzmäßigkeiten.

Neben der sog. teratogenen Potenz der Substanz sind es auch pharmakokinetische Parameter, die mit darüber entscheiden, ob während der Zeit der Organogenese ein Schaden gesetzt wird oder nicht. Alle gebräuchlichen Psychopharmaka, gleich zu welcher Stoffgruppe sie gehören, überwinden die Plazentaschranke und gehen in das fetale Gewebe über. Es kann während der Schwangerschaft aufgrund veränderter Kompartimentierung zu Änderungen der Plasmaspiegel und aufgrund unterschiedlicher Proteinkonzentration zu Änderungen der freien Konzentrationen kommen.

Für basische Substanzen – und hierzu gehören die meisten Antidepressiva und Neuroleptika – ist das scheinbare Verteilungsvolumen sehr groß, so daß die Plasmakonzentrationen sehr gering sind und sich eine Änderung der Verteilungsräume oder der Eiweißkonzentration nicht so stark bemerkbar macht wie z.B. bei sauren Substanzen. Für die schlechte Übertragbarkeit der Ergebnisse bezüglich der teratogenen Potenz einer Substanz beim Tier auf den Menschen können auch andere pharmakokinetische Variablen verantwortlich sein, wie z.B. die Halbwertszeit. Weil die kleinen Nager Fremdstoffe rascher metabolisieren, verabreicht man ihnen höhere Dosen, um die gleichen Effekte zu erzielen. Bei den Tieren entstehen daher hohe Spitzenkonzentrationen, die wegen der kurzen Halbwertszeit rasch abfallen, so daß die Fläche unter der Kurve (AUC) insgesamt sehr gering ist. Beim Menschen kommt es bei den niedrigeren Dosierungen und bei längerer Halbwertszeit eher zur Ausbildung eines Gleichgewichtsspiegels mit geringeren Spitzenkonzentrationen und größerer Fläche unter der Kurve. Bei unterschiedlichen Substanzen korreliert nun die Teratogenität entweder mehr mit der Spitzenkonzentration oder mehr mit der Fläche unter der Kurve, wie Tabelle 1 zeigt.

Tabelle 1. Korrelation der Teratogenität. *AUC* = Fläche unter der Kurve (Aus Nau 1988)

Peak-Konzentration	AUC
Valproinsäure	Zyklophosphamid
Koffein	Retinoide
Äthanol	Salizylate
	Tetrazyklin

Bei einigen Substanzen spielen auch Resorption bzw. First-pass-Effekte für die starken Unterschiede zwischen den Spezies eine Rolle.

Durch unterschiedlichen Metabolismus kann es zu einer speziesspezifischen Aktivierung (Giftung) bzw. Inaktivierung (Entgiftung) von Medikamenten und anderen Fremdstoffen kommen. Die Ausreifung der entsprechenden Enzymsysteme beim Feten findet von Spezies zu Spezies zu unterschiedlichen Zeitpunkten statt.

Die oft um Zehnerpotenzen höheren Dosierungen bei Nagern sind sicher für allgemeine Stoffwechselprozesse in der richtigen Relation. Für die teratogene Potenz könnten Metaboliten, die durch besondere Stoffwechselwege entstehen, bedeutsamer sein als die Höhe der verabreichten Dosierung. Für die Valproinsäure nimmt Nau (1988) an, daß die antiepileptische Wirkung einen anderen Mechanismus hat als die lebertoxische Wirkung, und daß die teratogene Wirkung wiederum einem anderen Mechanismus folgt. Die Hoffnung der Chemiker und Pharmakologen besteht darin, durch Variationen am Molekül die therapeutische Wirkung zu erhalten, aber Nebenwirkung und teratogene Wirkung zu vermeiden.

Teratogene Wirkung

Betrachtet man die bisher vorliegenden Untersuchungen zur Teratogenität von Psychopharmaka, so ist die sog. prospektive Untersuchung der DFG (Koller 1983) ein gutes Beispiel für die Vielfalt der Einflußgrößen und Indikatoren, die eigentlich bei solchen Studien in Betracht gezogen werden müßte. Es sind nicht nur die Medikamente, sondern auch die Krankheiten, um derenwillen diese verabreicht werden, ferner persönliche und anamnestische Merkmale, wie Aufnahmegründe, Schwangerschafts- und Abortanamnese, Lebensalter, frühere Totgeburten, Frühgeburten, mißgebildete Kinder in der Familie, Erwünschtheit des Kindes, seelische Belastungen, Menstruationszyklus sowie Blutungen, zu beachten, daneben gynäkologische Befunde, Anämie, Blutgruppen, Körpergewicht, Gebrauch von Genußgiften, Rauchen, Alkohol, Kaffee und kombinierte Effekte dieser, ferner Impfungen, Strahlenexposition, Infektionen, wie Toxoplasmose, Röteln, Zytomegalie, Mumps. Auch Einflußgrößen wie Ernährung, soziale Stellung, Berufstätigkeit, Hausarbeit, Freizeitgestaltung, Halten von Haustieren, Verwenden von chemischen Präparaten in Haus und Garten müssen berücksichtigt werden.

Es gibt keine Studie zur Teratogenität der Psychopharmaka, bei der auch nur ein Teil dieser Einflußgrößen mit hinreichender Exaktheit erfaßt worden wäre.

Phenothiazine

An teratogenen Effekten der *Phenothiazine* beim Tier werden beschrieben: erhöhte Abortrate, vermehrte Resorption und erhöhte neonatale Mortalität. Bei den Mißbildungen dominieren Spaltbildungen, Extremitäten-, Augen- und Skelettmißbildungen. Die Tierexperimente wurden mit so hohen Dosen durchgeführt, daß die Tiere wegen der extremen Katalepsie häufig hungerten und dursteten. Es zeigt sich jedoch bei Untersuchung entsprechender Kontrollgruppen, daß Hunger und Dursten allein nicht diese Mißbildungen verursachen.

Rieder et al. (1975) konnten zeigen, daß Aborte und Totgeburten bei Nachkommen schizophrener Eltern häufiger sind als in einer parallelisierten Kontrollgruppe. Es besteht eine engere Beziehung der fetalen Schädigung zur Schwere der elterlichen Schizophrenie als zur Einnahme von Phenothiazinen (Thiels 1987).

Insbesondere die Studie von Rumeau-Rouquette et al. (1977) ließ den Verdacht aufkommen, daß Phenothiazine teratogen wirken. Problematik bei allen großangelegten pro- oder retrospektiven Studien zu den Phenothiazinen ist, daß die Substanzen meist mit der Indikation Antiemetikum oder Sedativum, Tranquilizer, Schlafmittel eingesetzt wurden und nicht in den Dosierungen, die zur Prophylaxe oder Therapie von akuten bzw. chronischen Psychosen erforderlich sind. Bei der genannten Studie ist insbesondere die ungewöhnlich niedrige Mißbildungsrate in der Kontrollgruppe (1,6%) problematisch. Das Beispiel von Edlund u. Craig (1984) zeigt, daß eine Reanalyse älterer Studien zu signifikanten Ergebnissen im Hinblick auf Teratogenität führen kann, wenn ein bestimmter Einnahmezeitraum, nämlich die für die Organogenese sensible Phase, berücksichtigt wird. Die Daten von Slone et al. (1977) weisen darauf hin, daß kardiovaskuläre Mißbildungen nach Phenothiazinexposition möglicherweise überrepräsentiert sind.

Beim Menschen sind unter Phenothiazinen in Einzelfällen Spaltbildungen, Polydaktylie, Klumpfuß, Analatresie, Aplasie der Bauchmuskulatur, Katarakt, Extremitätenmißbildung, Herz-Gefäß-Mißbildungen, Hypospadie, Ossifikationsstörungen, Anenzephalie, Mikrozephalie, Meningomyelozele und Hydrozephalus beschrieben worden (Briggs et al. 1990; Elia et al. 1987).

In den größeren Studien zeigt sich kein charakteristisches Mißbildungsmuster, wie dies z.B. vom Lithium oder der Valproinsäure bekannt ist.

Butyrophenone

Die Butyrophenone sind ebenfalls plazentagängig. Es gibt hier wesentlich weniger Daten als zu den Phenothiazinen. In Einzelfällen sind Extremitätenmißbildungen berichtet worden.

Antidepressiva

Es fällt auf, daß von den Antidepressiva insgesamt weniger teratogene Effekte berichtet werden als bei Phenothiazinen und Benzodiazepinen. Eine retrospektive Studie (Banister et al. 1972) findet Extremitätenmißbildungen. Weitere Studien bestätigen dies nicht. Ob Antidepressiva aus anderen Gründen seltener untersucht bzw. eingesetzt worden sind oder ob das Fehlen von positiven Befunden darauf hindeutet, daß teratogene Effekte seltener sind, kann nicht entschieden werden.

Benzodiazepine

An fetotoxischen Effekten der Benzodiazepine beim Tier werden erhöhte Resorptions- und Abortrate mit Totgeburten, erhöhte neonatale Mortalität und vermindertes Geburtsgewicht beschrieben, an teratogenen Wirkungen vor allem Spaltbildungen, Extremitäten- und Rippenmißbildungen, Anenzephalie sowie verzögerter Schluß des Neuralrohrs.

Beim Menschen werden Gesichtsfehlbildungen, Spaltbildungen, Strabismus, kongenitale Vitien, Inguinalhernie und Pylorusstenose von einigen Autoren als vermehrt angegeben (Briggs et al. 1990; Elia et al. 1987). Diese Diskussion ist natürlich keineswegs abgeschlossen (Weber 1985). Die Studie von Laegreid et al. (1990) wählt die Mütter von Kindern mit Embryopathie und Fetopathie oder kongenitalen Malformationen des ZNS oder Kiefer-Gaumen-Spalten oder angeborenen Mißbildungen der ableitenden Harnwege aus. Die Autoren finden 18 Mütter von Kindern mit solchen Mißbildungen, bei denen die zwecks Bestimmung des Rötelntiters entnommenen Serumproben noch auf Benzodiazepine analysiert werden können. 8 von diesen 18 untersuchbaren Müttern haben einen positiven Benzodiazepinnachweis. In den 60 ausgewählten Kontrollen findet sich dies nur in 2 Fällen. Die Studie ist aus methodischer Sicht sehr angegriffen worden, z.B. auch wegen der unzureichenden Beschreibung der weiteren Bedingungen, unter denen die Schwangerschaften verlaufen sind, und der fehlenden oder unzureichenden Angaben zum weiteren Medikamentenkonsum der Patientinnen. Es ist auffällig, daß in den meisten Fällen bei diesen Frauen die Benzodiazepine nicht verschrieben worden waren, so daß der Verdacht bleibt, daß hier ein Mißbrauchsverhalten mit Einnahme weiterer Drogen vorgelegen haben könnte.

Auffällig ist immerhin die Übereinstimmung der Ergebnisse aus Tierversuchen, Kasuistiken und solchen retrospektiven Studien. Allgemein wurde nach Einführung der Benzodiazepine jedoch keine Zunahme der Lippen-Kiefer-Gaumenspalten bemerkt. Dies wäre eigentlich zu erwarten, wenn diese spezielle Mißbildung in diesem Fall auf die Medikamentengruppe zurückzuführen wäre.

Lithium

Am Beispiel des Lithiums läßt sich gut zeigen, welche Schwierigkeiten der Nachweis einer Erhöhung der Inzidenz von Mißbildungen mit sich bringt. Es ist hier so, daß eine an und für sich seltene Mißbildung, die Ebstein-Anomalie, und weitere seltene kardiovaskuläre Mißbildungen bei 255 gemeldeten Babies, deren Mütter Lithium erhalten hatten, in 6 Fällen bzw. 18 Fällen aufgetreten waren. Insgesamt hatten 25 dieser 255 Babies kongenitale Mißbildungen. Da davon ausgegangen werden muß, daß Kinder mit Mißbildungen eher gemeldet werden, ist eine sichere Angabe über die Inzidenz hier auch nicht zulässig. Zu vermuten ist hingegen, daß *kardiovaskuläre Mißbildungen* und insbesondere die Ebstein-Anomalie durch Lithium hervorgerufen werden können. Es gibt frühe Studien, die auch beim Lithium diese Zusammenhänge noch nicht klären konnten, und erst im Lauf der Zeit unter Zuhilfenahme eines fest etablierten und gut geführten Fallregisters konnte die Feststellung getroffen werden (Schou u. Amdisen 1973; Schou 1983, 1991; Briggs et al. 1990). Die erste prospektive Studie (Jacobson et al. 1992) schätzt das teratogene Risiko von Li als gering ein und empfiehlt die Fortführung der Li-Therapie auch in der Schwangerschaft.

Bewertung

Eine Auswertung der Übersicht von Elia et al. (1987) zeigt, daß sich bei den Benzodiazepinen relativ mehr positive (teratogenes Risiko bejaht) prospektive und retrospektive Studien finden, verglichen mit Studien über die Einnahme von Antidepressiva, bei denen die negativen Ergebnisse (teratogenes Risiko verneint) relativ häufiger sind. Bei den Antipsychotika überwiegen auch die negativen Studien, jedoch nicht so deutlich.

Daher ist bei den Benzodiazepinen und Phenothiazinen der *Verdacht* auf Teratogenität am wenigsten ausgeräumt. Es kann jedoch nicht entschieden werden, ob die erzwungenermaßen methodisch unzureichende Anlage der Studien hier ein positives oder negatives Ergebnis begünstigt hat. Ein eindeutiges Muster von Fehlbildungen wie beim Lithium läßt sich bei diesen beiden Substanzgruppen nicht nachweisen. Die Häufigkeitsraten der Fehlbildungen entsprechen denen, die auch ohne Medikamenteneinnahme berichtet werden. Es konnte auch nicht gezeigt werden, daß Benzodiazepine speziell das Auftreten von Lippen-Kiefer-Gaumenspalten erhöhen.

Effekte beim Neugeborenen

Beim Neugeborenen sind die Leberenzyme noch nicht voll entwickelt. Es kommt zu sehr langsamem Abfall der Medikamentenspiegel, wenn das Neugeborene mit den verbleibenden Substanzen alleine fertigwerden muß. Die Plasmaeiweißkonzentrationen sind niedrig, wodurch die freien Konzentrationen von Arzneimitteln höher sind. Die Blut-Hirn-Schranke ist noch nicht voll ausgebildet; das unreife ZNS könnte Medikamenten gegenüber empfindlicher sein.

Neuroleptika

Werden kurz vor der Geburt Neuroleptika verabreicht, so sind extrapyramidale Symptome beim Baby beschrieben worden, die in Einzelfällen bis zu 6 Monate angedauert haben sollen. Weiter wurden beschrieben: vermehrte Unruhe, vermehrtes Schreien und Saugen, Hypertonus, Hyperreflexie und vasomotorische Instabilität. Die Gabe von Phenothiazinen an die Mutter kann beim Kind nach der Geburt wegen der Konkurrenz um die Glukuronidierung zu Hyperbilirubinämie und zum verstärkten Ikterus neonatorum führen (Thiels 1988; Briggs et al. 1990).

Antidepressiva

Bei Gabe von Antidepressiva vor der Geburt an die Mutter hat man nach Desipramin, Imipramin und Nortriptylin beim Neugeborenen Entzugssymptome berichtet. Einzelfallberichte von Kindern mit Tachykardie, Myoklonus, Atemstörung und Blasenentleerungsstörungen liegen ebenfalls vor. Bei Einnahme von hohen Dosen von Antidepressiva direkt vor der Geburt sind Atemstörungen, Zyanose, Erregbarkeit und Trinkschwäche berichtet worden (Thiels 1987).

Benzodiazepine

Die Gabe von Benzodiazepinen vor oder während der Geburt führt zum sog. „floppy-infant"-syndrom. Es handelt sich um Hypotonie der Muskulatur, Lethargie und gestörten Saugreflex. Hinzu kommt ein Benzodiazepinentzugssyndrom beim Neugeborenen, das sich in Tremor, Irritierbarkeit, Tonuserhöhung der Muskulatur, Durchfall, Erbrechen und verstärktem Saugen äußern kann.

Lithium

Nach Gabe vor der Geburt kann sich Lithium beim Neugeborenen als toxisch zeigen. Das Neugeborene kann Lithium schlechter ausscheiden als die Mutter. Es ist über Zyanose, Lethargie, Hyperpnoe, Tachykardie, Hepatomegalie, Stupor, Koma, erhöhte Retentionswerte, Struma, Trinkschwäche und EKG-Veränderungen sowie Diabetes insipidus berichtet worden (Briggs et al. 1990).

Das Stillen unter Gabe von Psychopharmaka

Eine ältere Auffassung hierzu spiegelt sich in dem Zitat wider: „Chlorpromazinbehandelte Mütter können ihre Säuglinge stillen, solange diese nicht ungewöhnlich schläfrig werden."
 Das Bundesgesundheitsamt hat eigentlich in allen Monographien zu Neuroleptika, Antidepressiva und Benzodiazepinen vom Stillen abgeraten. Es gilt allgemein, daß die Milchkonzentration meist gleich hoch oder geringer ist als die Plasmakonzentration der

Substanzen (für Amitriptylin z.B. Pittard u. O'Neal 1986). In Einzelfällen wurde auch das 2- bis 3fache der Plasmakonzentration berichtet. Wichtig ist, daß Einzelbestimmungen von Plasma- und Milchkonzentrationen nicht dazu verleiten sollen, einen Quotienten zu berechnen, der dann für alle weiteren Meßzeitpunkte als gültig angenommen wird. Die Konzentrationen können sehr stark schwanken. Bei den wenigen Messungen, die vorliegen, ist die Rolle von Meßfehlern noch schwer abzuschätzen. Wie gesagt, sind die Plasmakonzentrationen der Psychopharmaka wegen der großen scheinbaren Verteilungsvolumina immer sehr gering. Sie bewegen sich auch für die Neuroleptika im Nanogrammbereich und liegen für Haloperidol bei der üblichen Dosierung bei ca. 5–20 ng/ml, für Perazin z.B. bei 100–300 ng/ml, für Amitriptylin bei ca. 150 ng/ml (Amitriptylin + Nortriptylin). Die Gabe von 4–5 mg Lorazepam/d führt zu Plasmakonzentrationen um 30 ng/ml. Dies bedeutet, daß bei Konsum eines Liters Muttermilch die gleiche Menge in Mikrogramm vom Säugling aufgenommen wird. Da die üblichen Dosierungen im Milligrammbereich liegen, ist die Dosierung für das Neugeborene oder den Säugling meist nur ein Tausendstel der Erwachsenendosis. Für andere Medikamente werden 1–2% der Erwachsenendosis angegeben.

Lithium bildet hier eine Ausnahme, da sein scheinbares Verteilungsvolumen relativ klein ist und wegen der schlechteren Ausscheidung durch den Säugling doch relevante Spiegel erreicht werden (z.B. Schou u. Amdisen 1973; Sykes et al. 1976).

Tierexperimentelle Untersuchungen haben gezeigt, daß es sich beim Übertritt von Substanzen in die Muttermilch um einen Diffusionsvorgang handelt, der in beide Richtungen erfolgen kann. Da lipidreiche Membranstrukturen in der „Blut-Milch-Schranke" dominieren, können lipidlösliche Stoffe bei einem Konzentrationsgefälle leichter diffundieren als wasserlösliches Material. Bei wasserlöslichen Substanzen wird infolge des geringen Porendurchmessers auch die Molekülgröße zum limitierenden Faktor.

Bei Gabe von *Neuroleptika* an die stillende Mutter ist beim Säugling nach Chlorpromazin und Thioridazin Galaktorrhöe beobachtet worden.

Bei stillenden Müttern, die *Benzodiazepine* einnehmen, ist beim Säugling Lethargie und gestörte Temperaturregulation berichtet worden. Offenbar ist das Neugeborene nicht in der Lage, die Substanzen ausreichend zu konjugieren bzw. zu oxidieren, es kommt zum verstärkten Ikterus.

Beim *Lithium* enthält die Muttermilch ungefähr die Hälfte der Plasmakonzentration. Schwere toxische Reaktionen mit Hypertonie, Lethargie und Zyanose sind berichtet worden.

Auch die sonst in Einzelfällen beobachteten Nebenwirkungen bei Säuglingen nach Behandlung der stillenden Mütter mit Neuroleptika, Antidepressiva oder Benzodiazepinen ähneln den bekannten Nebenwirkungen der Substanzen beim Erwachsenen.

In vielen Fällen sind bei regelmäßigem Stillen und regelmäßiger Medikation keine Nebenwirkungen beobachtet worden. Der Rat zum Abstillen bei Therapie mit Neuroleptika, Antidepressiva und Benzodiazepinen begründet sich ausschließlich daher, daß es völlig unbekannt ist, wie auch geringe Mengen dieser Substanzen sich auf das unreife Hirn auswirken. Außerdem bleibt auch bei den sehr geringen Mengen immer noch die Verstoffwechselung durch das Neugeborene ein kritischer Punkt.

Verhaltensteratologie

Ein seit den 60er Jahren neu entwickeltes Forschungsgebiet ist die Verhaltensteratologie. Man setzt sich hier mit den Spätwirkungen der während der Schwangerschaft verabreichten Substanzen auseinander und versucht von der einseitigen Betrachtung und Fokussierung auf Fehlbildungen wegzukommen. Es liegen eigentlich nur Tierversuche vor.

Bei Verabreichung von Neuroleptika an Tiere hat man bei deren Nachkommen später eine verminderte Empfindlichkeit gegenüber audiogenen Krämpfen berichtet, verminderte Aktivität, vermindertes Vermeidungsverhalten und eine veränderte Reaktion auf Amphetamin. Insgesamt sind bei den Neuroleptika, auch was das Lernverhalten betrifft, weniger positive Ergebnisse (im Sinn einer Störung des Verhaltens) beobachtet worden als bei den Benzodiazepinen.

Bei Gabe von Antidepressiva an trächtige Tiere findet man ebenfalls eine verminderte Empfindlichkeit gegenüber audiogenen Krämpfen, verminderte Exploration und Körperpflege, verminderte soziale Interaktionen, mehr Totgeburten, verminderte Wurfgröße und ebenfalls eine veränderte Reaktion auf Amphetamin (Elia et al. 1987).

Am „besten" untersucht ist das Diazepam. Angeblich soll es bei den Nachkommen von diazepambehandelten Tieren zu verminderter Streßbewältigung, vermehrter EEG-Synchronisation, Lernstörung, Gedächtnisstörung, chronischer Angst, Aufmerksamkeitsstörung, Verminderung von Spontanmotilität, verzögertem Erlernen von Vermeidungsverhalten und verminderter Reaktion auf akustische Reize kommen. Körperlich sind verzögertes Wachstum, verzögerte sexuelle Reife, Verminderung des Haarwachstums, Gewichtsverminderung, Verminderung der Wurfgröße, erhöhte Aborthäufigkeit, gesenkte Krampfschwelle und ein veränderter Noradrenalingehalt des Gehirns beschrieben (Elia et al. 1987; Kellogg 1988). Einzelne Autoren haben behauptet, daß die Nachkommen benzodiazepinbehandelter Tiere vermehrt Neoplasien und Infektionen und eine veränderte Immunlage haben. Diese werden hypothetisch auf eine Interaktion der Benzodiazepine mit Rezeptoren an Monozyten zurückgeführt (Livezey et al. 1986).

Die bisher vorliegenden unzureichenden Beobachtungen verhaltensteratologischer Wirkungen der Benzodiazepine beim Menschen sprechen von Verzögerung der psychischen Entwicklung, motorischen Störungen, Hyperaktivität und Aufmerksamkeitsstörungen bei den Kindern benzodiazepinbehandelter Mütter.

Literatur

Banister P, Dafoe C, Smith E, Miller J (1972) Letter: Possible teratogenicity of tricyclic antidepressants. Lancet I: 838–839

Briggs G, Bodendorger T, Freeman R et al. (1983) Drugs in pregnancy and lactation. A reference guide to fetal and neonatal risk. Williams & Wilkins, Baltimore

Briggs G, Freeman R, Yaffe S (1990) Drugs in pregnancy and lactation. A reference guide to fetal and neonatal risk, 3rd edn. Williams & Wilkins, Baltimore

Edlund M, Craig T (1984) Antipsychotic drug-use and birth defects: An epidemiologic re-assessment. Compr Psychiatry 25: 32–37

Elia J, Katz I, Simpson G (1987) Teratogenisity of psychotropic medication. Psychopharmacol Bull 23: 531–586

Kellogg G (1988) Benzodiazepines: influence on the developing brain. Progr Brain Res 73: 207–228

Koller S (1983) Risikofaktoren der Schwangerschaft. Springer, Berlin Heidelberg New York

Laegreid L, Olegard R, Conradi N, Hagberg G, Walström J, Abrahamson L (1990) Congenital malformations and maternal consumption of benzodiazepines: A case controlled study. Med Child Neurol 32: 432–441

Lauritzen C (1988 a) Fragen der Teratogenität von Neuroleptika. In: Gross G, Huber H (Hrsg) Neuere pharmakopsychiatrische und neurochemische Ergebnisse der Psychosenforschung. 3. Hans-Jörg Weitbrecht-Symposium am 20.02.1988 in der Universitäts-Nervenklinik Bonn. Das ärztliche Gespräch 44: 12–19

Lauritzen C (1988 b) Arzneimittel in der Schwangerschaft und während der Laktation. Intern Prax 28: 587–602

Leck J (1983) Fetal malformations. In: Barron SLA, Thomson AM (eds) Obstetrical epidemiology. Academic Press, New York

Lippert T (1988) Medikamente in der Schwangerschaft. Internist 29: 630–635

Livezey G, Marczynski T, Isaac L (1986) Prenatal diazepam: Chronic anxiety and deficits in brain receptors in mature rat progeny. Neurobehav Toxicol Teratol 8: 425–432

Nau H (1988) Pharmakokinetische Grundlagen der Teratogenität von Arzneimitteln. Internist 29: 179–192

Pittard W, O'Neal W (1986) Amitriptyline excretion in human milk. J Clin Psychopharmacol 7: 383–384

Rieder R, Rosenthal D, Wender P, Blumenthal H (1975) The offspring of schizophrenics. Fetal and neonatal deaths. Arch Gen Psychiatry 32: 200-211

Robinson GE, Stewart DE, Flak E (1986) The rational use of psychotropic drugs in pregnancy and postpartum. Can J Psychiatry 31: 183–190

Rumeau-Rouquette C, Gouiard J, Huel G (1977) Possible teratogenic effect of phenothiazines in human beings. Teratology 15: 57–64

Schou M (1983) Prophylaktische Lithiumbehandlung bei manisch-depressiver Krankheit: Erfahrungen und Fortschritte der letzten Jahre. Nervenarzt 54: 331–339

Schou M (1991) Lithium. In: Dukes, Aronson (eds) Side effects of Drug Annual. Seda

Schou M, Amdisen A (1973) Lithium and pregnancy – III. Lithium ingestion by children breast-fed by women on lithium treatment. Br Med J 2: 138

Slone D, Siskind V, Heinonen O, Monson R, Kaufman D, Shapiro S (1977) Antenatal exposure to phenothiazines in relation to congenital malformation, perinatal mortality rate, birth weight and intelligence quotient score. Am J Obstet Gynecol 128: 486–488

Sykes P, Quarrie J, Alexander F (1976) Lithium carbonate and breast-feeding. Br Med J: 1299

Thiels C (1987) Pharmakotherapy of psychiatric disorder in pregnancy and during breastfeeding: A review. Pharmacopsychiatry 20: 133–146

Thiels C (1988) Neuroleptika in der Schwangerschaft und Stillzeit. In: Helmchen H, Hippius H, Tölle R (Hrsg) Therapie mit Neuroleptika – Perazin. Thieme, Stuttgart New York, S 97–100

Weber LWD (1985) Benzodiazepines in pregnancy – academical debate or teratogenic risk? Biol Res Preg 6: 151–167

Alltagsrelevante Vigilanzbeeinträchtigung und Psychopharmaka

G. LAUX

Definition

Vigilanz wird üblicherweise als „gerichtete Aufmerksamkeit", als „Reaktionsbereitschaft" definiert. „Vigilia" war die Nachtwache beim römischen Heer, später das Nachtgebet der Kleriker. Head verstand unter Vigilanz einen dynamischen Zustand der neuronalen Massenaktivität, der die Verfügbarkeit und den Organisationsgrad unseres adaptiven Verhaltens determiniert. Für Hansen (1992) stellt Vigilanz eine entscheidende Konstituente des Antriebs dar; Kugler definiert sie als die Bereitschaft des Individuums, auf einen inneren oder äußeren Reiz mit adäquatem Verhalten zu reagieren. Im Englischen hat sich dafür der Begriff „alertness" durchgesetzt.

Die engen Beziehungen zwischen verschiedenen mentalen Prozessen, insbesondere Gedächtnis, Affektivität, Wahrnehmung, Konzentration und Vigilanz, sind in Abb. 1 dargestellt und illustrieren die Komplexität des Phänomens „Vigilanz".

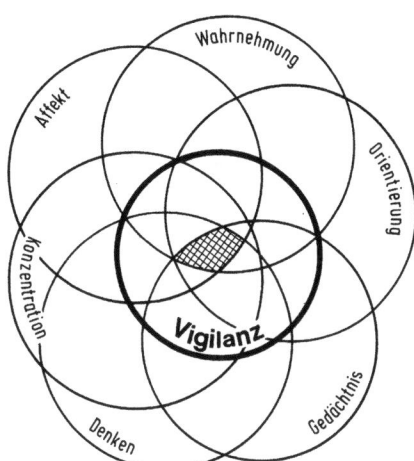

Abb 1. Modell der Beziehung zwischen mentalen Prozessen. (Modifiziert nach Netter 1988)

Alltagsrelevanz

Die klinisch-praktisch orientierte Vigilanzforschung orientiert sich an den Bedürfnissen des Alltagslebens und beinhaltet die meß- und objektivierbare Beurteilung von Fahrtauglichkeit (Verkehrstüchtigkeit), Maschinenbedienfähigkeit sowie die Erfassung kognitiver Funktionsbeeinträchtigungen. Besondere Bedeutung kommt hier dem Themenkreis Psychopharmaka und Fahrtauglichkeit zu: Bei 20–40% der Verkehrsunfälle ist ein Einfluß von Arzneimitteln gegeben, unter denen Tranquilizer und Hypnotika einen erheblichen Prozentsatz ausmachen. Sorgfältige Studien der letzten Jahre haben jedoch gezeigt, daß Psychopharmaka fachgerecht eingesetzt eher unfallverhütend als unfallgefährdend wirken. Erhöhte Unfallzahlen bei Patienten unter Psychopharmaka ließen sich meist durch Aspekte wie akut-floride Erkrankung, inadäquate oder Nicht-Behandlung, Alkoholgenuß und (zusätzliche) Persönlichkeitsstörung erklären. So wiesen behandelte Psychotiker weniger Unfälle auf als unbehandelte, und die Einnahme von Tranquilizer oder Hypnotika erfolgte zumeist in Form einer inadäquaten Selbstmedikation (Übersicht bei Hobi 1992).

Meßmethoden

In Tabelle 1 sind die gängigen Meßmethoden zur Erfassung der Vigilanz aufgeführt; in Abb. 2 ist von den bewährten apparativen Testverfahren die motorische Leistungsserie (MLS) wiedergegeben.

Tabelle 1. Meßmethoden

1. Einfache psychomotorische Reaktionszeiten
   (optisch, akustisch) (nur intraindividuell/Verlaufskontrolle)
2. Komplexe psychomotorische Reaktionen
   Mehrfachwahlreaktionsgeräte
   Motorische Leistungsserie (MLS), Tracking, Stroop-Test
   Modality shift
3. Aufmerksamkeits-/Konzentrationstests
   KLT
   Wiener Determinationsgerät
   d 2
   FVF (CFF)
4. Gedächtnisleistung
5. Pharmako-EEG („brain mapping")
6. Elektronystagmographie
   Okulodynamischer Test

Von den zahlreichen methodischen Problemen seien erwähnt die z.T. ungenügende Reagibilität, Validität und Stabilität der Meßmethoden, das Phänomen der Adaptation bei *chronischer* Verabreichung von Psychopharmaka (gegenregulatorische Kompensationsmechanismen, z.B. beim sog. Hang-over) sowie das Phänomen momentaner, z.B. tageszeitlicher Schwankungen der Vigilanz.

Erst in den letzten Jahren wurden methodisch akzeptable Studien an *Patienten* durchgeführt; Übersichtsarbeiten zeigen, daß in den allermeisten experimentalpsychologischen Studien (überwiegend) junge Probanden untersucht wurden (Übersichten bei Koelega 1989 sowie Johnson u. Chernik 1982).

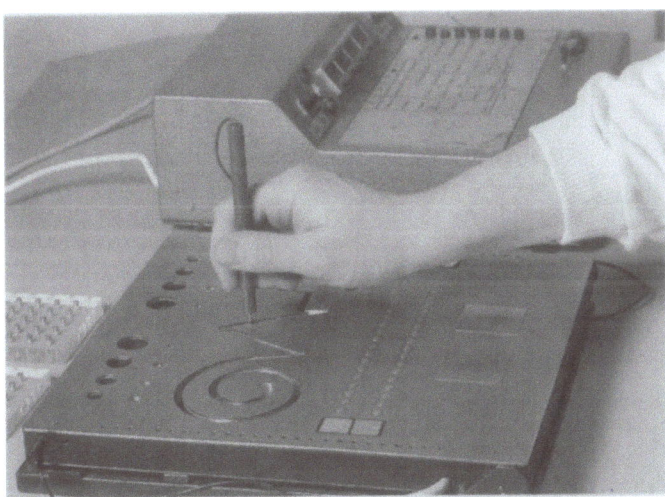

Abb 2. Motorische Leistungsserie

Studien zur Vigilanzbeeinträchtigung durch Psychopharmaka bei psychisch Kranken

Benzodiazepine

Kombinierte pharmakokinetische/pharmakodynamische Untersuchungen haben gezeigt, daß im allgemeinen ein deutlicher Zusammenhang zwischen Plasmakonzentrationen von Benzodiazepinen und Vigilanzparametern besteht (Abb. 3). Von einer gewissen Dosis an wirken sich alle Benzodiazepine leistungsverschlechternd aus. Koelega (1989) konstatiert jedoch nach Durchsicht von 37 Studien in seiner Übersichtsarbeit, daß bei den wenigen verfügbaren Patientenstudien zumeist keine negativen Effekte auf Leistungsparameter operationalisiert werden konnten. Dies könnte mit Adaptationsphänomenen und gegenregulatorischen Kompensationsmechanismen bei längerer Einnahme sowie Krankheits- und Persönlichkeitsfaktoren zusammenhängen. Offenbar bestehen auch differentielle Wirkeffekte zwischen verschiedenen Benzodiazepinen, wofür neben pharmakokinetischen Eigenschaften auch eine unterschiedliche Rezeptoraffinität und Potenz einzelner Benzodiazepine verantwortlich sein dürften (Abb. 4). Hinsichtlich der amnestischen Effekte ist nach wie vor ungeklärt, inwieweit diese von den sedierenden und anxiolytischen Benzodiazepinwirkungen separiert werden können (Curran 1991).

Im folgenden seien beispielhaft einige Studien referiert: Hindmarch u. Gudgeon (1980) fanden bei 12 weiblichen Probanden unter 30 mg Clobazam keine objektive oder subjektive Leistungsbeeinträchtigung, während 3 mg Lorazepam negative Effekte auf Vigilanz- und Leistungstests zeigte. Bei Patienten mit Angsterkrankungen ergab sich demgegenüber kein signifikanter Unterschied zwischen 20 mg Clobazam und 2 mg Lorazepam; beide Substanzen verbesserten die Reaktionszeit und motorische Leistungsparameter ohne Änderung der kritischen Flickerverschmelzungsfrequenz (Oblowitz u. Robins 1983). Ott (1984) fand für Flunitrazepam, Flurazepam, Lormetazepam und Triazolam eine Korrelation zwischen zeitlichem Verlauf der Wirksubstanzkonzentrationen in Plasma und Hang-over-Effekten. Nach Einnahme mittel- und langwirkender

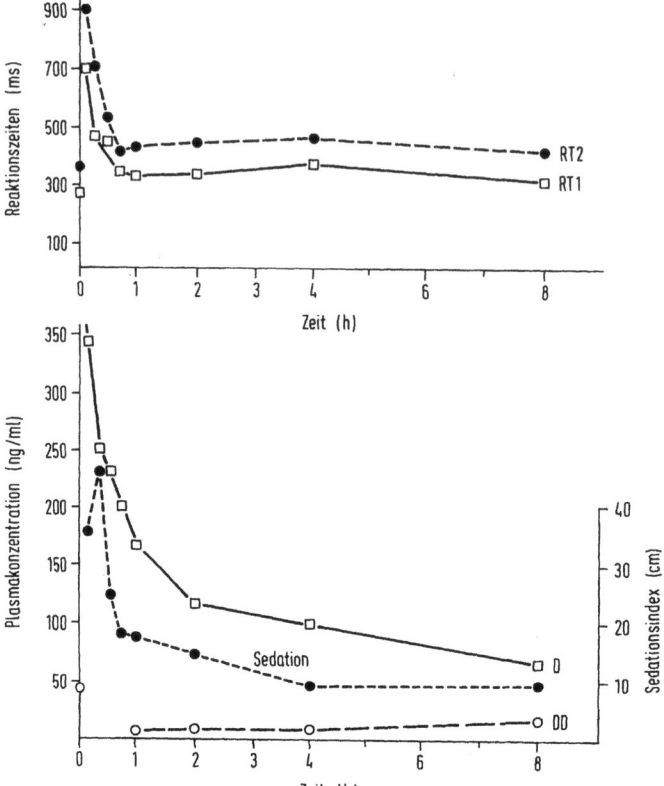

Abb 3. Benzodiazepinplasmakonzentration und sedierende Wirkung. (Nach Klotz 1985)

Benzodiazepinschlafmitteln zeigten sich eine länger anhaltende Vigilanzreduktion, Leistungsverminderung und Befindlichkeitsbeeinträchtigung. Judd et al. (1990) sowie Moskowitz et al. (1990) fanden bei 99 chronisch Schlafgestörten unter 30 mg Flurazepam am nächsten Tag deutliche Beeinträchtigungen von Leistungsparametern, die subjektiv nicht wahrgenommen wurden. Schmidt et al. (1986) führten bei 32 Schlafgestörten reale Fahrversuche am Tage nach Hypnotika-Einnahme durch. Hier zeigte sich unter 20 mg Temazepam eine Verbesserung, unter 2 mg Flunitrazepam eine Verschlechterung der Fahrleistung.

Non-Benzodiazepin-Tranquilizer bzw. -Hypnotika

Agnoli et al. (1989) zeigten, daß unter dem Cyclopyrrolon Zopiclon (7,5 mg) eine verbesserte Tagesvigilanz bei chronisch Schlafgestörten zu registrieren war, während Nitrazepam (5 mg am Vorabend) Aufmerksamkeitsparameter am folgenden Tag verschlechterte. Seidel et al. (1985) fanden, daß eine Tagesdosis von 20 mg Buspiron nicht mit 30 mg Flurazepam oder 0,5 mg Triazolam hinsichtlich psychomotorischer Tests und Vigilanzparameter interagierte. O'Hanlon (1991) resümiert in seiner Literaturübersicht, daß Buspiron ein geringeres Sedierungspotential als Benzodiazepintranquilizer aufweise und deshalb kaum negative Effekte auf Leistungsparameter ausübe. Andererseits wird auf die unterschiedliche Qualität der vorliegenden Studien, insbesondere auf das fast ausschließliche Vorliegen von Probandendaten, hingewiesen.

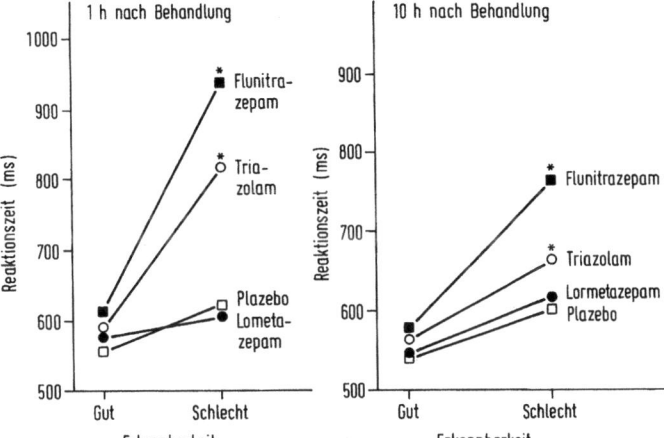

Abb 4. Reaktionszeiten unter Behandlung mit verschiedenen Benzodiazepinhypnotika bei unterschiedlicher Erkennbarkeit des Aufgabenmaterials. (Nach Subhan 1984)

Antidepressiva

In der Initialphase einer Behandlung mit Antidepressiva ist ebenso wie bei Vorliegen einer stärker ausgeprägten depressiven Symptomatik in der Regel die psychomotorische Leistungsfähigkeit reduziert; auf das Führen eines Kraftfahrzeuges sollte verzichtet werden. Untersuchungen belegen, daß – auch in Anbetracht der Charakter- und Persönlichkeitsstruktur gerade endogen Depressiver – unter einer Erhaltungsdosis bei subjektiver und objektiver Besserung (Responder) Fahrtauglichkeit besteht (Hobi 1992). Dies trifft offenbar insbesondere bei der Behandlung mit nicht-sedierenden Antidepressiva zu, als Ausnahmen haben organisch gefärbte Altersdepressionen sowie sog. therapieresistente Depressionen zu gelten.

Hinsichtlich einer differentiellen „behavioralen Toxizität" verschiedener Antidepressiva zeigen psychomotorisch aktivierende Substanzen bei Untersuchungen an Depressiven kaum negative Wirkungen, während die motorisch dämpfenden Antidepressiva zumeist mit Vigilanzbeeinträchtigung und Verschlechterung von Reaktionsparametern einhergehen (Hindmarch et al. 1990) (Tabelle 2 und 3).

Young et al. (1991) konnten bei Altersdepressiven ein Nachlassen kognitiver Leistungen mit höheren Nortriptylin-Plasmaspiegeln registrieren. Von Preskorn u. Jerkovich (1990) wird das Alter als wichtiger Risikofaktor für die ZNS-Toxizität von trizyklischen Antidepressiva hervorgehoben. Stoudemire et al. (1991) fanden bei Altersdepressionen 6 Monate nach Behandlung mit Antidepressiva bzw. Elektrokonvulsionstherapie eine Verbesserung der kognitiven Leistung, Georgotas et al. (1991) konnten keinen Unterschied hinsichtlich der kognitiven Leistungsfähigkeit zwischen mit Plazebo und mit Nortriptylin behandelten depressiven Alterspatienten ausmachen. Hoff et al. (1990) fanden allerdings persistierende Gedächtniseinbußen bei Altersdepressiven trotz Besserung der Depression. Reynolds et al. (1987) konnten eine gewisse Besserung der kognitiven Einbußen unter Nortriptylin eruieren, allerdings wurde das Niveau der kognitiv nicht beeinträchtigten Altersdepressionen nicht erreicht. Georgotas et al. (1983) sahen trotz klinischer Response unter trizyklischen Antidepressiva keine Besserung in kognitiven Leistungstests und empfehlen deshalb die Verordnung von MAO-A-Inhibitoren.

Tabelle 2. Mittlerer Differenzwert verschiedener Antidepressiva in der kritischen Flimmerverschmelzungsfrequenz. (Nach Hindmarch et al. 1990)

		mg	d
A	Zimelidin	200	2.698
	Sertralin	100	1.769
	Paroxetin	30	1.153
B	Sertralin	25	1.002
	Fluoxetin	40	0.895
	Nomifensin	100	0.685
	Lofepramin	140	0.347
	Plazebo		0.000
	Buproprion	100	0.204
	Midalcipran	100	0.439
C	Desipramin	50	0.834
	Dothiepin	50	1.279
	Trazodon	50	1.305
	Amitriptylin	25	1.769
	Amitriptylin	50	2.644
	Mianserin	10	3.496

A Medikation Plazebo statistisch signifikant überlegen,
B Keine Differenz zu Plazebo,
C Medikation signifikant schlechter als Plazebo.

Tabelle 3. Mittlerer Differenzwert verschiedener Antidepressiva auf Wahlreaktionszeiten. (Nach Hindmarch et al. 1990)

		mg	d
A	Nomifensin	100	1.740
	Buproprion	100	1.143
	Desipramin	50	1.028
B	Lofepramin	140	0.937
	Sertralin	100	0.802
	Sertralin	25	0.776
	Midalcipran	100	0.541
	Paroxetin	30	0.276
	Plazebo		0.000
	Zimelidin	200	0.331
	Fluoxetin	40	0.432
	Trazodon	50	1.029
C	Mianserin	10	1.242
	Dothiepin	50	1.601
	Amitriptylin	50	2.086

A Medikation Plazebo statistisch signifikant überlegen,
B Keine Differenz zu Plazebo,
C Medikation signifikant schlechter als Plazebo.

Jüngst wurde unter Behandlung mit dem neuen MAO-A-Hemmer Moclobemid über eine Verbesserung von Vigilanzparametern berichtet (Classen u. Laux 1990; Allain et al. 1992) (Abb. 5 und 6).

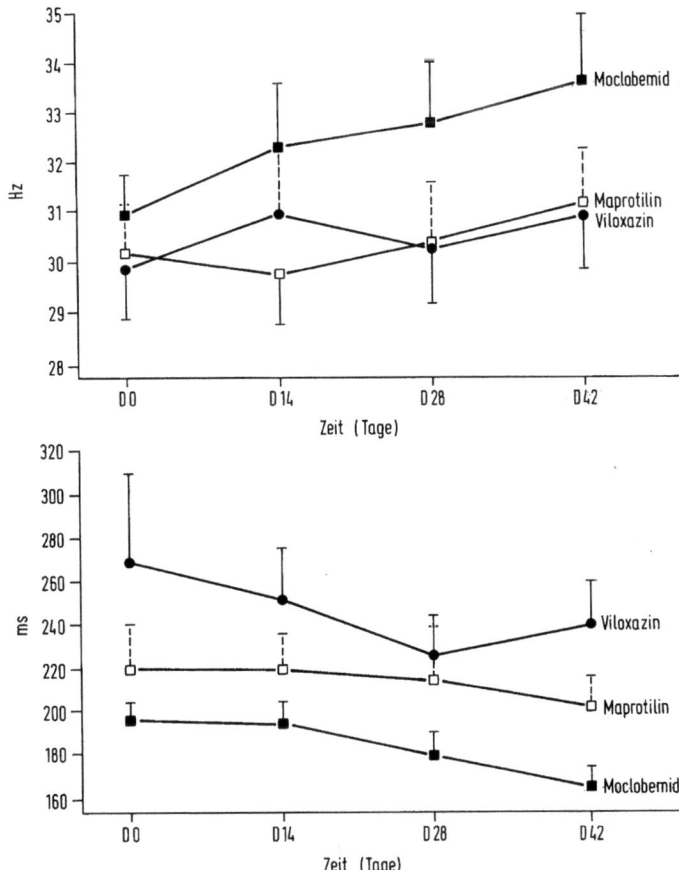

Abb 5. Kritische Flimmerverschmelzungsfrequenz und Reaktionszeiten unter der Behandlung mit Maprotilin, Moclobemid und Viloxazin. (Nach Allain et al. 1992)

Hatcher et al. (1990) beschrieben bei remittierten Patienten im Vergleich zu gesunden Kontrollen eine signifikante Beeinträchtigung der Reaktionszeiten unter chronischer Behandlung mit Lithium.

Neuroleptika

Die Beeinträchtigung psychomotorischer Funktionen unter Neuroleptika ist entscheidend durch das psychopathologische Bild des Morbus, den Krankheitsverlauf sowie auftretende Nebenwirkungen (extrapyramidalmotorische Störungen, Blutdrucksenkung) bestimmt. Unter Neuroleptikatherapie besteht initial und in der Regel innerhalb der ersten 6 Behandlungsmonate keine Fahrtauglichkeit (Hobi 1992). King (1990) weist auf die große Variabilität und die Inkonsistenz bezüglich der berichteten Effekte von Neurolep-

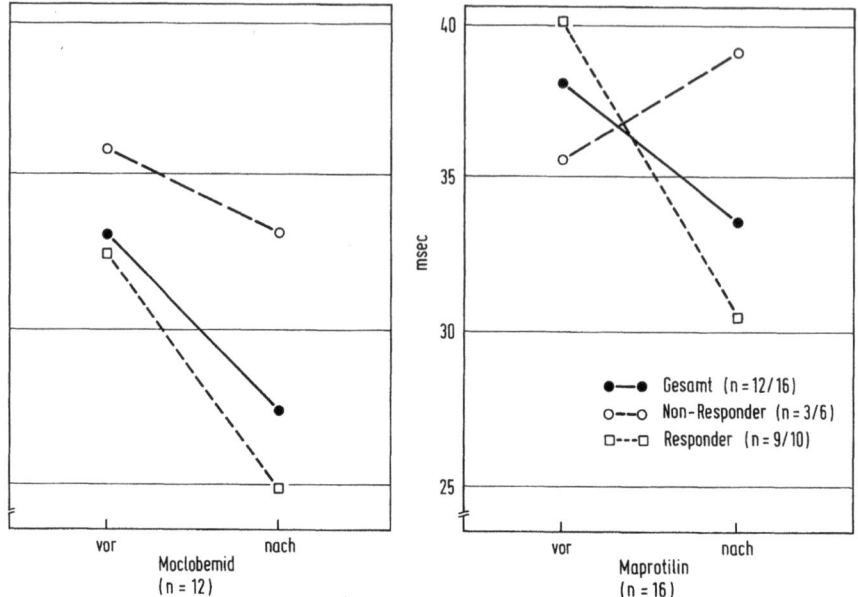

Abb 6. Optische sensomotorische Reaktionszeiten unter antidepressiver Behandlung mit Moclobemid bzw. Maprotilin. (Nach Classen u. Laux 1990)

tika auf kognitive und psychomotorische Funktionen hin und betont, daß Probanden wesentlich sensitiver für neuroleptikainduzierte Beeinträchtigungen sind als schizophrene Patienten, bei denen in der Regel Toleranzeffekte auftreten. Tomer u. Flor-Henry (1989) fanden keine signifikanten Änderungen von Leistungsparametern bei akut psychotischen Patienten vor und während neuroleptischer Therapie; unter längerfristiger oder höher dosierter Neuroleptikamedikation registrierten sie ein „shift" zwischen rechts- und linkshemisphärischen Aufmerksamkeitsdefiziten. Sedierende Phenothiazine verschlechtern in der Regel psychomotorische Funktionen, ohne höhere kognitive Funktionen zu beeinträchtigen. Schwachpotente anticholinerg wirksame Neuroleptika führten im Gegensatz zu hochpotenten Butyrophenonen dosisabhängig zu Beeinträchtigungen des Kurzzeitgedächtnisses (Eitan et al. 1992). Abbildung 7 und 8 geben eigene Befunde von sensomotorischen und kognitiven Leistungsparametern bei akut Schizophrenen unter verschiedenen Neuroleptika wieder (Classen u. Laux 1989).

Gaebel u. Ulrich (1987) fanden keine Beziehung zwischen Neuroleptikadosis und visuomotorischer Leistung; sie fanden jedoch bedeutende Unterschiede zwischen klinischen Subtypen: Patienten mit Negativsymptomatik zeigten – auch abhängig von der Krankheitsdauer – schlechtere Leistungsparameter.

Intervenierende Variablen

Janke et al. (1979) sowie Netter (1988) wiesen vor allem auf die Bedeutung intervenierender Variablen für individuelle Differenzen in kognitiven und psychomotorischen Leistungsparametern unter Psychopharmaka-Medikation hin. Als besonders relevant erwiesen

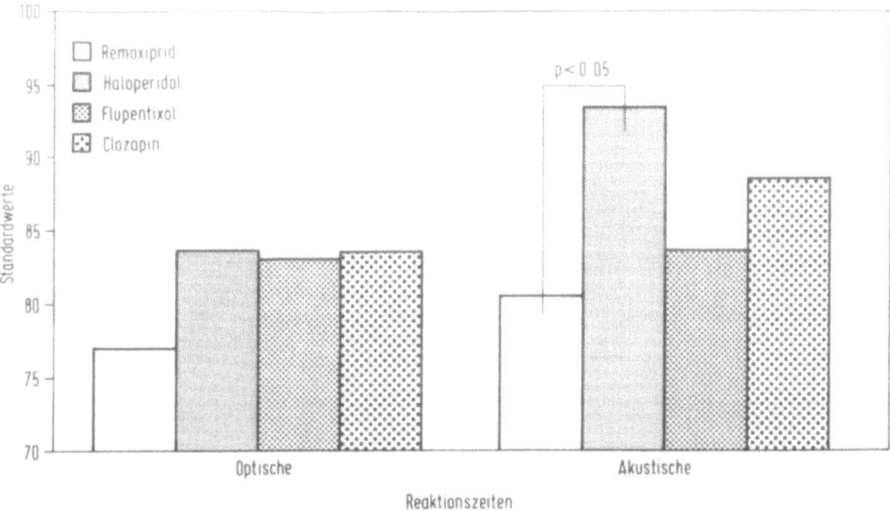

Abb 7. Reaktionszeiten schizophrener Patienten unter Behandlung mit verschiedenen Neuroleptika. (Nach Classen u. Laux 1989)

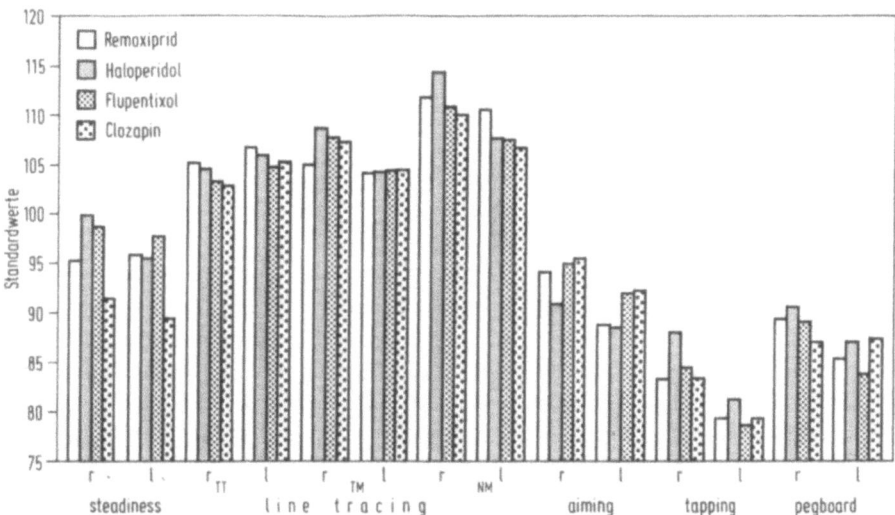

Abb 8. Ergebnisse von mit verschiedenen Neuroleptika behandelten Schizophrenen in der motorischen Leistungsserie. (Nach Classen u. Laux 1989)

sich Persönlichkeitszüge (emotionale Labilität, Intro-/Extraversion), Attitüden, situative („Setting") und motivationale Faktoren (Abb. 9). Der Interaktion Angst – Arousal – kognitive Funktion kommt für differentielle Pharmakoeffekte z.B. von Benzodiazepinen besondere Bedeutung zu.

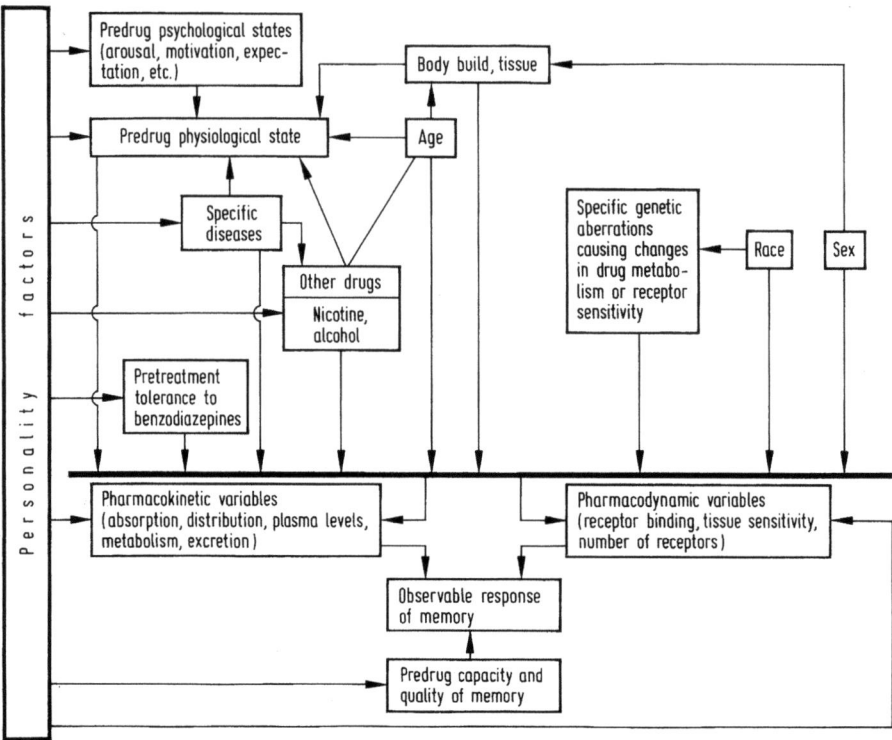

Abb 9. Interaktionen zwischen somatischen Faktoren und individuellen Persönlichkeitsdimensionen. (Aus Netter 1988)

Ausblick

Die Erforschung psychopharmakabedingter Vigilanzbeeinträchtigung bedarf zum einen einer Verbesserung der zur Operationalisierung verwendeten Methoden. Insbesondere sind Studien an Patienten (nicht jungen Probanden) in verschiedenen Krankheitsstadien unter Beachtung klinischer Subtypen erforderlich. Die Studien sollten unter Plasmaspiegelkontrolle sowie Pharmako-EEG-Registrierung erfolgen. Als ebenfalls obligat zu kontrollierende Größen sind Alkohol-, Koffein- und Nikotinkonsum anzusehen. Des weiteren sollten testpsychologische Befunde zur Persönlichkeitsstruktur sowie zur Erwartungshaltung und hinsichtlich situativer Faktoren vorliegen.

Literatur

Agnoli A, Manna V, Martucci N (1989) Double-blind study on the hypnotic and antianxiety effects of zopiclone compared with nitrazepam in the treatment of insomnia. Int J Pharmacol Res 9: 277–281

Allain H, Lieury A, Brunet-Bourgin F et al. (1992) Antidepressants and cognition: comparative effects of moclobemide, viloxazine and maprotiline. Psychopharmacology 106: S56–S61

Burgess JW (1991) Neurocognition in acute and chronic depression: personality disorder, major depression, and schizophrenia. Biol Psychiatry 30: 305–309

Cassens G, Wolfe L, Zola M (1990) The neuropsychology of depressions. J Neuropsychiatry 2: 202–213

Classen W, Laux G (1989) Comparison of sensorimotor and cognitive performance of acute schizophrenic inpatients treated with remoxipride or haloperidol. Neuropsychobiology 21: 131–140

Classen W, Laux G (1990) Psychometric alterations in treatment with the MAO-A inhibitor moclobemide. J Neural Transm [Suppl] 32: 185–188

Curran HV (1991) Benzodiazepines, memory and mood: a review. Psychopharmacology 105: 1–8

Eitan N, Levin Y, Ben-Artzi E, Levy A, Neumann M (1992) Effects of antipsychotic drugs on memory functions of schizophrenic patients. Acta Psychiatr Scand 85: 74–76

Gaebel W, Ulrich G (1987) Visuomotor tracking performance in schizophrenia: relationship with psychopathological subtyping. Neuropsychobiology 17: 66–71

Georgotas A, Reisberg B, Ferris S (1983) First results on the effects of MAO inhibition on cognitive functioning in elderly depressed patients. Arch Geront Geriatr 2: 249–254

Georgotas A, McCue RE, Reisberg B et al. (1989) The effects of mood changes and antidepressants on the cognitive capacity of elderly depressed patients. Int Psychogeriatr 1: 135–143

Hansen J (1992) Antrieb und seine Störungen. In: Battegay R, Glatzel J, Pöldinger W, Rauchfleisch U (Hrsg) Handwörterbuch der Psychiatrie. Enke, Stuttgart, S 67–72

Hatcher S, Sims R, Thompson D (1990) The effect of chronic lithium treatment on psychomotor performance related to driving. Br J Psychiatry 157: 275–278

Hindmarch I (1986) The effects of psychoactive drugs on car handling and related psychomotor ability: a review. In: O'Hanlon JF, de Gier JJ (eds) Drugs and driving. Taylor & Francis, London, pp 71–82

Hindmarch I, Gudgeon AC (1980) The effects of clobazam and lorazepam on aspects of psychomotor performance and car handling ability. Br J Clin Pharmacol 10: 145–150

Hindmarch I, Barwell F, Alford C (1990) Behavioural toxicity of antidepressants. In: Leonhard B, Spencer P (eds) Antidepressants: thirty years on. CNS, London, pp 403–409

Hobi V (1992) Psychopharmaka und Fahrtauglichkeit. In: Riederer P, Laux G, Pöldinger W (Hrsg) Neuro-Psychopharmaka. Ein Therapie-Handbuch, Bd 1. Springer, Wien, S 217–240

Hoff AL, Shukla S, Helms P et al. (1990) The effects of nortriptyline on cognition in elderly depressed patients. J Clin Psychopharmacol 10: 231–232

Hofferberth B, Fritze J (1984) On the effects of depot neuroleptics on vigilance. A comparison between fluspirilen and a reference compound from the tricyclic range. Med Welt 35: 842–845

Janke W, Debus G, Longo N (1979) Differential psychopharmacology of tranquilizing and sedating drugs. Mod Probl Pharmacopsychiatry 14: 13–98

Johnson LC, Chernik DA (1982) Sedative-hypnotics and human performance. Psychopharmacology 76: 101–113

Judd LL, Ellinwood E, McAdams LA (1990) Cognitive performance and mood in patients with chronic insomnia during 14-days use of flurazepam and midazolam. J Clin Psychopharmacol 10: 56S–67S

King DJ (1990) The effect of neuroleptics on cognitive and psychomotor function. Br J Psychiatry 157: 799–811

Klotz U (1985) Tranquillantien. Wissenschaftliche Verlagsgesellschaft, Stuttgart

Koelega HS (1989) Benzodiazepines and vigilance performance: a review. Psychopharmacology 98: 145–156

Kugler J, Leutner V (Hrsg) (1984) Vigilanz. Ihre Bestimmung und Beeinflussung. Roche, Basel

Moskowitz H, Linnoila M, Roehrs T (1990) Psychomotor performance in chronic insomniacs during 14-day use of flurazepam and midazolam. J Clin Psychopharmacol 10: 44S–55S

Netter P (1988) Individual differences in benzodiazepine-induced changes of memory. In: Hindmarch J, Ott H (eds) Benzodiazepine receptor ligands, memory and information processing. Springer, Berlin Heidelberg New York Tokyo, pp 92–104

Oblowitz H, Robins AH (1983) The effect of clobazam and lorazepam on the psychomotor performance of anxious patients. Br J Clin Pharmacol 16: 95–99

O'Hanlon JF (1991) Review of buspirone's effect on human performance and related variables. Eur Neuropsychopharmacol 1: 489–501

Ott H (1984) Tages-Hangover bei lang- und kurzwirkenden Benzodiazepinen in verschiedenen psychologischen und physiologischen Testmodellen im Rahmen von Verkehrstauglichkeitsuntersuchungen. In: Kemper FH (Hrsg) Arzneimittel und Verkehrssicherheit. Schering, Berlin, S 112–128

Preskorn SH, Jerkovich GS (1990) Central nervous system toxicity of tricyclic antidepressants: phenomenology, course, risk factors, and role of therapeutic drug monitoring. J Clin Psychopharmacol 10: 88–95

Reynolds CF, Perel JM, Kupfer DJ et al. (1987) Open-trial response to antidepressant treatment in elderly patients with mixed depression and cognitive impairment. Psychiatry Res 21: 111–122

Schmidt U, Brendemühl D, Rüther E (1986) Aspects of driving after hypnotic therapy with particular reference to temazepam. Acta Psychiatr Scand [Suppl] 332: 112–118

Seidel WF, Cohen SA, Bliwise NG, Dement WC (1985) Buspirone: an anxiolytic without sedative effect. Psychopharmacology 87: 371–373

Stoudemire A, Hill CD, Morris R et al. (1991) Cognitive outcome following tricyclic and electroconvulsive treatment of major depression in the elderly. Am J Psychiatry 148: 1336–1340

Subhan Z (1984) The effects of benzodiazepines on short-term memory and information processing. In: Hindmarch I, Ott H, Roth T (eds) Sleep, benzodiazepines and performance. Springer, Berlin Heidelberg New York, pp 173–181

Tomer R, Flor-Henry P (1989) Neuroleptics reverse attention asymmetries in schizophrenic patients. Biol Psychiatry 25: 852–860

Young RC, Mattis S, Alexopoulos GS et al. (1991) Verbal memory and plasma drug concentrations in elderly depressives treated with nortriptyline. Psychopharmacol Bull 27: 291–299

Diskussionen

Beitrag Eggers

Frage (Dilling): Finden MAO-Hemmer Anwendung in der Kinder- und Jugendpsychiatrie?

Antwort (Eggers): Ich habe persönlich keine Erfahrung damit und kann auch nicht mit Sicherheit sagen, ob dies in der Literatur berichtet wird.

Frage (Neundörfer): Gibt es bei psychiatrisch auffälligen Kindern Hinweise (z.B. durch PET), daß Neurotransmitterstörungen vorliegen?

Antwort (Eggers): PET-Untersuchungen kenne ich keine, aber wir machen gerade eine Studie bei hyperaktiven Kindern im Vergleich zu schizophrenen Jugendlichen und untersuchen dabei Metaboliten von Neurotransmittern im Urin. Weiter bestimmen wir Östrogene und Testosteron. Die Ergebnisse zu diesen Studien liegen jedoch noch nicht vor.

Frage (Gaebel): Welche Nebenwirkungen treten bei Psychopharmakagabe im Bereich der Kinder- und Jugendpsychiatrie auf?

Antwort (Eggers): Im Gegensatz zur Spätdyskinesie, die ja im Erwachsenenbereich beschrieben wird, wird im Kindesalter vor allem das dyskinetische Syndrom beschrieben. Dabei kommt es doppelt so häufig nach abruptem Absetzen von hochpotenten im Vergleich zu niedrigpotenten Neuroleptika zu dyskinetischen Entzugserscheinungen. Ich selbst habe wenig Spätschäden beobachtet, dies jedoch nie systematisch untersucht. Die Literatur ist, wenn überhaupt, zu diesem Thema auch unvollständig.

Frage (Laux): Kann man die Gabe von Fluoxetin plus L-Tryptophan empfehlen? Ist das sog. Serotoninsyndrom bei Kindern und Jugendlichen beschrieben?

Antwort (Eggers): Es gibt einen Hinweis von Guateri, der diese Kombination mit Erfolg angewandt hat. Ein Serotoninsyndrom ist meines Wissens bei Kindern nicht beschrieben.

Frage (Schmidt): Ich habe eine Frage zu dem Konzept der frühkindlichen Hirnschädigung. Wie gut ist belegt, daß nicht Kinder, die völlig normal reagieren, ähnliche Schäden haben, d.h., gibt es kontrollierte Studien? Ich frage deshalb, weil das Konzept, daß frühkindliche Hirnschäden Epilepsien verursachen, in etwa 90% der vermuteten Fälle nicht zutrifft, da Kinder ohne eine Epilepsie genau so häufig Hirnschäden aufweisen.

Antwort (Eggers): Ich hatte gerade ausgeführt, daß es auch für die frühkindliche Hirnschädigung und den später auftretenden psychischen Erkrankungen im Kindes- und Jugendalter keine Korrelation gibt. Dies hat man längere Zeit geglaubt. Einen derartigen Zusammenhang kann man nur im Einzelfall nachweisen, wenn man jedoch z.B. kontrollierte Studien macht, wie es z.B. auch in Mannheim geschehen ist, findet sich dieser Zusammenhang nicht, weder durch neuropsychologische Tests noch durch das EEG. Man kann auch keine Korrelation zu durchgemachten perinatalen Hirnschädigungen herstellen, und außerdem kennen wir ja Kinder, die situativ hyperkinetisch reagieren.

Frage (Glaß): Herr Eggers, wie lange muß die Behandlung mit Methylphenobarbital durchgeführt werden, oder wie lange dauert eine Gruppentherapie?

Antwort (Eggers): Das ist individuell unterschiedlich. Bei manchen Kindern reichen bereits wenige Wochen aus, manche Kinder müssen jahrelang behandelt werden. Leider sind die Langzeitwirkungen enttäuschend. Es sind Langzeitstudien gemacht worden, die unterschiedliche Aussagen ergaben. Einige berichteten, daß sich das Selbstwertgefühl ein bißchen gebessert hätte, andere berichten aber, daß trotz aller sozialer Besserung sowie Beseitigung der Unruhe Konzentrationsstörungen erhalten blieben. Die Langzeitprognose ist eben nicht günstig.

Frage (Glaß): Ist eine Nachreifung oder so etwas ähnliches zu erwarten?

Antwort (Eggers): Dies ist bei vereinzelten Kindern berichtet worden. Gelegentlich hören wir auch von Eltern, daß sich nach einer Therapie mit Methylphenidat bei Kindern einiges verändert hat.

Frage (Gaertner): In der Öffentlichkeit wird die Behandlung mit Psychopharmaka manchmal sehr kritisiert, ist das eine allgemein antipsychiatrische Haltung der Medien?

Antwort (Eggers): Ja, da verbirgt sich zum Teil eine allgemeine antipsychiatrische Haltung, meistens wird in bezug auf Psychopharmaka sehr unkritisch argumentiert. Ich sehe das eher so, daß durch Psychopharmaka manchen Kindern oft eine gute Behandlung vorenthalten wird, die sie doch über Jahre hinweg in der Schule tragfähig bleiben ließe. Man muß natürlich sehr kritisch den Einsatz überdenken, bevor man sich dazu entschließt, und dann während der Therapie auch sorgfältig kontrollieren.

Frage (Gaertner): Gibt es auch kontrollierte Studien, bei denen die medikamentöse Therapie mit psychotherapeutisch-edukativen Maßnahmen verglichen wurde?

Antwort (Eggers): Es gibt Vergleichsstudien, in denen das aktive Psychopharmakon mit Plazebo oder verschiedenen anderen Substanzen verglichen wurde, aber Studien, die rein verhaltenstherapeutisch-edukative Maßnahmen angewandt haben und im Vergleich mit Psychopharmaka durchgeführt wurden, kenne ich keine. Ich empfehle jedoch in der Praxis immer, daß neben der Psychopharmakotherapie eine psychotherapeutische Behandlung erfolgen sollte, daß sich die Behandlung also nicht nur auf den alleinigen Einsatz von Stimulantien beschränken sollte.

Beitrag Glaß

Frage (Müller-Spahn): Ich habe eine Frage zur antipsychotischen Potenz von Buspiron. Haben Sie da eigene Erfahrungen darüber, inwieweit diese Substanz wirklich antipsychotisch wirkt? Das ist, glaube ich, doch relativ umstritten? Und die zweite Frage richtet sich nach der Therapie psychomotorischer Unruhezustände nach Schädelhirntraumata: Inwieweit haben Sie da Erfahrungen mit der Gabe von Tiapridex und Melperon?

Antwort (Glaß): Einschlägige Erfahrungen mit Buspiron habe ich nicht, das ist eine Mitteilung, die ich aus der Fachliteratur habe.

Frage (Möller): Wie ist das denn belegt worden?

Antwort (Glaß): Das sind vereinzelte Berichte, die aufgrund der Beobachtung an sehr kleinen Patientengruppen gemacht wurden und entsprechend eine klinische Wirksamkeit nachgewiesen haben.

Frage (Möller): Wofür sollte Amitriptylin gut sein?

Antwort (Glaß): Amitriptylin wird vor allem für die Behandlung von frontalen Hirnschädigungen und den entsprechenden psychopathologischen Symptomen eingesetzt.

Frage (Dengler): Der Einsatz von Morphin zur Senkung des Hirndrucks war mir bis jetzt noch nicht bekannt. Gibt es pathophysiologische Überlegungen über den Wirkungsmechanismus?

Antwort (Glaß): Ja, aber das ist noch nicht veröffentlicht, das ist eine Habilitationsschrift eines Kollegen aus unserem Klinikum. Der theoretische Hintergrund ist sicher der, daß bekannt ist, daß endogene Opiate einer Zerstörung von Zellen entgegenwirken. Das ist in Tierversuchen nachgewiesen worden. Der Effekt, der eintritt, ist eigentlich ganz überzeugend. Der Hirndruck wird drastisch gesenkt, aber nicht nur das, sondern auch die schweren vegetativen Fehlregulationen, die man dabei hat, wie z.B. Blutdruckspitzen und die vegetative Entgleisung, werden für diese lange Zeit für 16–24 h unterdrückt. Das habe ich selbst auch beobachtet, und das hat mich überzeugt. Morphin kommt allerdings nur bei schwersten Schädelhirntraumen zum Einsatz.

Frage (Eggers): Mich hat Ihre Bemerkung der hippokampalen Schädigungen nach Kortisolgabe überrascht. Handelt es sich dabei um eine hypoxämische oder eine neurotoxische Schädigung? Die zweite Frage wäre, gibt es da eine Korrelation zwischen dem Ausmaß der Schädigung und der Kortisoldosis?

Antwort (Glaß): Vielleicht haben wir uns mißverstanden. Es heißt also in der Literatur, daß die Empfindlichkeit hippokampaler Neurone gegenüber der sekundären Schädigung durch Vorbehandlung mit Kortikosteroiden gesteigert wird. Die Gefährlichkeit einer Hypoxie wird also durch den Einsatz von Kortikosteroiden gesteigert. Dies sind allerdings nur Tierversuche, und es ist sicherlich fraglich, ob man diese auf den Menschen übertragen kann. Aber alarmierend ist das schon, und man sollte dies weiterverfolgen, zumal auch der ödemprophylaktische Effekt von Kortisol nicht so recht überzeugt.

Frage und Bemerkung (Möller): Herr Holsboer hat aufgrund der Hyperkortisolämie eine Depressionstheorie begründet, nämlich, daß der Hyperkortisolismus im Rahmen der Depression sekundär zu Hirnschädigungen führt und daß dadurch die chronische Depression hervorgerufen werden soll. Aber diese Hypothese, Herr Emrich, Sie kennen sich da am besten aus, hat Herr Holsboer meines Wissens nicht weiter verfolgt.

Bemerkung (Emrich): Ich meine, daß die Region, von der wir jetzt sprechen – der Hippokampus –, für die neuropsychologischen Theorien in der Psychiatrie in der Zukunft eine große Rolle spielen wird. Dort werden Erwartungen, d.h. also nicht nur, was bisher erlebt wurde, sondern auch die Projektionen in die Zukunft mental gesteuert und repräsentiert. Das bedeutet aber auch, daß von diesem System in jeder Situation Emotionsvoraussagen gemacht werden können, und insofern meine ich schon, daß vom theoretischen Standpunkt aus eine Schädigung hippokampaler Strukturen für eine Theorie der Emotionen interessant ist. Es ist eine andere Frage, wieweit das nun für diesen Mechanismus bei Schädelhirntraumen belegt ist.

Bemerkung (Diener): Eine technische Bemerkung. Wir haben als Neurologen auf der Intensivstation immer noch einen gewissen „Horror" davor, zur Hirndruckmessung Bohrlöcher anzulegen. In der Zwischenzeit stellt die transkranielle Dopplersonographie eine gute Alternative dar. Dadurch kann die enddiastolische Strömungsgeschwindigkeit gemessen werden, die mit dem Hirndruck korreliert. Man kann das auch einer Intensivschwester beibringen, die dies dann alle 30 min überprüft und in dem Moment Alarm schlägt, wenn die Pulsfrequenz absinkt. Der wichtigere Punkt ist mir dabei der, daß wenn man die Literatur bezüglich psychischer Veränderungen im Leistungsdefizit und nach leichteren Schädelhirntraumen durchsieht, daß sich dabei ganz eindeutig zeigt, daß je retrospektiver die Studie ist und je mehr es Gutachtenpatienten sind, desto häufiger ein Leistungsdefizit unterstellt wird. Dies sind dann die typischen Begutachtungsraten. Prospektive Studien zeigen in zunehmendem Ausmaß, daß praktisch keine Korrelation zwischen der Schwere des Schädelhirntraumas und Leistungsdefiziten besteht, insbesondere solchen Leistungsdefiziten, die subjektiv empfunden werden und die man auch neuropsychologisch objektivieren kann. Einer meiner Oberärzte hat im Rahmen seiner Habilitationsschrift Schleudertraumen der HWS prospektiv untersucht. Er hat dabei gefunden, daß er die subjektiven Klagen dieser Patienten mit entsprechenden Methoden praktisch alle objektivieren kann, und daß auch in dieser Studie zwischen Leuten, die eine Kompensation bekamen, und denen, die keine Kompensation bekamen, über den Zeitraum eines Jahres überhaupt kein Unterschied war. Beide Gruppen waren im Verlauf und in der Ausprägung ihrer Symptome im Verlauf von einem Jahr gleich. Was mich dabei bedrückt ist, daß wir Generationen von Patienten Unrecht getan haben mit unserer Vorstellung, daß das alles als psychische Einbildung oder neurotisches Rentenbegehren einzustufen ist. Wir haben dabei wahrscheinlich bei einer großen Menge von Patienten einen Schaden angerichtet.

Antwort (Glaß): Ich bin Ihnen richtig dankbar für diese Unterstützung meiner Aussagen.

Bemerkung (Möller): Wir könnten jetzt sehr viel über die Rentenneurose reden, aber das ist vielleicht zu einem späteren Zeitpunkt ausführlicher angesagt.

Frage (Glaß): Herr Diener, noch eine Nachfrage: Wie ist es denn mit postkommotionellen Beschwerden, also bei ganz leichten Schädelhirntraumen?

Antwort (Diener): Das fand ich eben sehr eindrucksvoll, daß bei Menschen, die sogar nicht einmal bewußtlos waren, neuropsychologische Defizite nachzuweisen sind, insbesondere bei einer Gruppe von Gesichtsverletzten. Bei diesen kam es offensichtlich zu frontobasalen Läsionen, die man aufgrund apparativer Methoden einschließlich NMR gar nicht nachweisen kann, von denen jedoch Pathologen sagen, daß man sie später als Mikrotraumatisierung der einzelnen Nervenzellen durchaus sehen kann. Diese Patienten zeigten sich eben zum Teil durch deutliche Veränderungen ihres sozialen Verhaltens aus, man merkt sofort einen richtigen Bruch in der Lebensgeschichte dieser Patienten. Und die gelten dann eben generell als Neurotiker, weil es heißt, man hat ein NMR etc. gemacht und nichts gefunden.

Bemerkung (Poewe): Um den Punkt von Herrn Diener nochmals aufzugreifen: Ganz spannend ist in diesem Zusammenhang ja auch zu sehen, wie frühzeitig nach Schädelhirntraumen sich im Gehirn extensive β-Amyloid-Ablagerungen finden. Vor kurzem ist in einer Post-mortem-Studie berichtet worden, daß bereits 8 Tage nach einem Schädelhirntrauma relativ ausgeprägte Amyloidosen auftreten. Ich glaube, wir haben noch gar keine richtige Vorstellung, was bei leichteren Schädelhirntraumen auf morphologischer Ebene passiert.

Bemerkung (Möller): Auf einem anderen Gebiet könnte ich mir auch vorstellen, daß wir als Psychiater ein Phänomen beurteilen, das sich später dann anders darstellt. Solch ein Problem kann sich z.B. bei den aggressiven Gewalttätern stellen, die wir heute als aggressive Psychopathen und Wiederholungstäter ansehen und im Grunde genommen als Gutachter vor Gericht sehr schlecht behandeln, nämlich in dem Sinne, daß wir sie meistens nicht exkulpieren, sondern als Psychopathen klassifizieren und damit als voll schuldfähig darstellen. Vielleicht wird dies in Zukunft einmal revidiert werden, z.B. daß wir eine biologische Störung auch bei dieser Gruppe feststellen.

Beitrag Dengler

Frage (Kömpf): Diese extrapyramidalen Störungen sind ja an sich das beste Beispiel, um einen Paradigmawechsel von der Psychogenese zur Organogenese aufzuzeigen. Und jeder kennt noch diese heftigen Diskussionen zwischen Herrn Hassler und Herrn Mitscherlich über den Tortikollis, was sich ja über 20 Jahre erstreckt hat. Ich wollte nun einmal die ketzerische Frage stellen, ob das nicht zu weit geht. Ich denke, es gibt immer noch psychogene Schreibkrämpfe. Kann man das unterscheiden, gibt es die, und wie differenziert man diese?

Antwort (Dengler): Ich kann Ihre Frage nicht eindeutig beantworten. Ich selbst bin zunehmend der Meinung, daß man in der Beurteilung dieser Bewegungsstörungen mit dem Etikett psychogen sehr vorsichtig sein sollte. Ich glaube, daß man beim Schreibkrampf bei genauer Beobachtung feststellen kann, daß unwillkürlich dystone Elemente die willkürlich intendierten Bewegungen überlagern. Ich glaube nicht, daß so etwas psychogen sein kann. Es ist aber auch nicht zu übersehen, daß ein Großteil der Patienten – ich kann das psychiatrisch gar nicht mit einer Nomenklatur belegen – doch psychopathologisch auffällig sind. Eventuell kann ein auslösender Faktor mitwirken, aber keineswegs ist dies ein ursächlicher Faktor. Dabei gibt es sicherlich viele offene Fragen.

Frage (Neundörfer): Zwei Dinge: Ich denke, man sollte nicht so ausschließlich gleichsam das eine oder das andere sagen, sondern ich denke, es liegt ja hier im wahrsten Sinne des Wortes auch ein psychosomatischer Aspekt vor, wo sich die beiden Faktoren tatsächlich treffen. Das zweite, was ich noch ergänzend erwähnen möchte: Sie sagten, es gäbe gar keine Nebenwirkungen bei der Botulinumtoxintherapie. Es ist Ihnen ja auch sicherlich bekannt, daß es Patienten gibt, bei denen nach 3- bis 4maliger Behandlung die Wirkung nachläßt oder überhaupt nicht mehr zum Vorschein kommt. Wir haben bei uns über 100 Fälle mit Botulinumtoxin behandelt. Davon waren 4 Fälle wirklich therapieresistent, und in 2 Fällen konnten wir nachweisen, daß sich Antikörper gegen das Botulinumtoxin gebildet hatten. Ich denke, das könnte auch eine Erklärung für manche Therapieversager sein.

Antwort (Dengler): Die Zahl der Primärversager ist sehr gering, aber wir haben auch solche Patienten, und man kann spekulieren, daß diese irgendwann einmal subklinisch eine Intoxikation mit Botulinumtoxin z.B. im Rahmen einer Lebensmittelvergiftung durchgemacht und Antikörper gebildet haben und deswegen auf die Behandlung resistent sind. Aber das ist sehr selten, und den anderen Fall, daß Patienten während der Therapie resistent werden, habe ich noch gar nicht gesehen. Daß es keine Nebenwirkungen gibt, würde ich aber nicht sagen. Natürlich hat die Therapie eine ganze Reihe von Nebenwirkungen, auf die ich jetzt nicht eingegangen bin, bei denen es sich im Prinzip weniger um Nebenwirkungen als einfach um unerwünscht starke Hauptwirkungen handelt.

Frage (Möller): Darf ich nochmals eine Bemerkung machen: Herr Kömpf hat den Paradigmenwechsel angesprochen, mir ist der ehrlich gesagt gar nicht so deutlich geworden. Denn aus dieser Therapie mit Botulinumtoxin kann man ja keinen Paradigmenwechsel ableiten. Was können Sie denn zur Differentialdiagnose eines psychogenen im Vergleich zu einem organisch bedingten Torticollis spasticus sagen? Wir wollen ja interdisziplinär diskutieren und, bei aller Vorliebe, die ich auch in dieser Richtung habe, die Sie ansprechen, jedenfalls beim Tortikollis, weiß ich trotzdem nicht, ob es nicht den „psychogenen" auch gibt. Ich meine, man sollte dies noch offenhalten.

Antwort (Dengler): Ich wollte hier nicht über Botulinumtoxin sprechen. Aber noch ein Wort: Mit der Behandlung mit Botulinumtoxin ist die Ursache relativ gleichgültig. Ob das nun psychogen oder nicht ist, spielt für diese symptomatische Therapie keine Rolle. Deswegen haben wir auch wenig Probleme und bemühen uns auch im Einzelfall nicht um eine ganz tiefe Differenzierung. Ich habe deswegen auch nicht ganz verstanden, worin Herr Kömpf diesen Paradigmenwechsel sah.

Aber zu der Frage, ob ich einen psychogenen von einem organischen Tortikollis unterscheiden kann: Ich würde unter einem psychogenen Tortikollis nur noch ein Bild verstehen, wo jemand grob eine Bewegungsstörung im Kopf dreist simuliert. Bei allen Patienten wäre ich von vornherein niemals bereit, eine Psychogenie als Ursache dieser Störung zu unterstellen. Obwohl ich, wie ich Ihnen schon gesagt habe, sehr genau weiß, daß unsere Patienten psychisch keineswegs unauffällig sind und eine ganze Reihe sehr schwieriger

Lebenssituationen durchgemacht haben. Auch findet sich der Beginn eines Tortikollis nicht selten in engem zeitlichem Zusammenhang mit einer sehr schweren einschneidenden Lebenssituation.

Frage (Neundörfer): Der Frage einer doch vorwiegend organischen Genese ist einer meiner Mitarbeiter nachgegangen. Er hat vor und nach der Behandlung mit Botulinumtoxin einen Persönlichkeitstest gemacht, und viele Störungen in dem Bereich, die man als neurotisch auffassen könnte, sind nach der Behandlung wieder verschwunden. Das bedeutet also, daß diese Störungen nicht die Ursache, sondern wahrscheinlich die Folge der Erkrankung sind, und das ist wiederum ein Argument für die vorwiegend organische Genese des Tortikollis spastikus. Ich möchte noch anmerken, daß es etwa 20% der Patienten mit Tortikollis spastikus gibt, die tatsächlich spontan ausheilen. Man könnte sich dabei auch überlegen, ob nicht in dieser Gruppe, die spontan ausheilt, eine Gruppe ist, die tatsächlich psychogen bedingt ist.

Antwort (Dengler): Ich möchte noch eine kurze Anmerkung machen: Ich selbst kenne einige wenige Patienten, die eine Spontanheilung des Tortikollis durchgemacht haben. Andererseits kenne ich Patienten, die berichten, daß sie in der Jugendzeit einen Tortikollis hatten, der dann häufig sehr leicht war, der nach 1–2 Jahren wieder verschwand und dann nach 10–20 Jahren erneut auftrat. Es ist wohl so, daß tatsächlich eine Spontanremission möglich ist, aber daß das Risiko für ein erneutes Auftreten dieser Bewegungsstörungen bestehen bleibt.

Bemerkung (Blumenschein): Nochmals zu der Frage, ob psychogen oder nicht psychogen: Ich finde es sehr schwierig zu unterscheiden, was eine primäre Störung und was eben eine sekundäre Neurotisierung ist, zumal die Patienten sehr häufig durch ihre offensichtliche Störung auch im sozialen Umgang sehr stark belastet sind. Hinzu kommt noch, das ist eine Erfahrung, die ich immer häufiger mache, daß Patienten eine sehr lange Reihe von Arztbesuchen und Klinikaufenthalten hinter sich haben, und daß das natürlich noch eine zusätzliche Belastung für die Patienten darstellt, so daß dies auch noch erschwerend zur Differenzierung zwischen primärer und sekundärer Störung dazukommt.

Antwort (Dengler): Herr Neundörfer, Sie haben eine typische Anamnese eines Tortikollispatienten geschildert. Wir sehen häufig Patienten, die eine 10jährige oder längere Anamnese hinter sich haben, oder sogar Patienten, die einen frischen Tortikollis entwickeln und dann dieses Zeichen einer sekundären Neurotisierung aufweisen. Es ist aber auch der Aspekt „psychogen oder organisch" im Rahmen unserer Therapie gar nicht wichtig, das möchte ich noch einmal betonen.

Bemerkung (Poewe): Ich möchte noch einmal den Gedanken von Herrn Kömpf aufgreifen. Es gibt einige wenige neurophysiologische Auffälligkeiten beim dystonen Graphospasmus. Zum Beispiel eine gestörte reziproke Hemmung, die man an H-Reflexuntersuchungen nachgewiesen hat. Ich glaube, es gibt also Kriterien, aber umgekehrt ist es natürlich sicher so, daß wie beim Tremor auch bei anderen extrapyramidalen Syndromen ähnliche Störungen psychogen vorkommen können. Dies ist allerdings sehr selten, ebenso wie ein psychogener Tremor relativ selten ist. Ich denke, z.B. ein psychogener Tremor wird auch phänomenologisch identifizierbar sein. Ich meine dies z.B. im Sinne einer „psychogenen" Kopie oder eines Schreibkrampfes. Aber sie sind phänomenologisch ein wenig anders und haben nicht die typischen Aktivierungsbedingungen. Ich meine auch, daß man, wenn man eine aufwendige Neurophysiologie betreiben würde, einen psychogenen Tremor erkennen würde. Wir finden jedoch, daß dieser Tremor ein bißchen anders ist als der essentielle Tremor, auch wenn Sie rechthaben mit der Beziehung einer Koexistenz zwischen psychischem und körperlichem Geschehen. Aber der Tremor bei den Dystonien ist langsamer in der Frequenz und häufig aktionsspezifisch.

Antwort (Dengler): Der Dystonietremor kann natürlich auch differenziert werden. Es gibt Patienten mit einem niederfrequenten Tremor, Größenordnung 5–6/s, die haben manchmal, aber nicht immer den gleichen Tremor auch an den Extremitäten. Ob dies etwas ist, was in das Kapitel des essentiellen Tremors ohne weiteres eingeordnet werden kann, weiß ich nicht, aber aus unseren Anamnesen wissen wir, daß diese Patienten teilweise Familienmitglieder haben, die nur gezittert und keine Dystonie gezeigt haben, so daß es also sicherlich auch Mitglieder dieser Familie gibt, die nur als Tremorpatienten anzusehen sind, und wenn diese zu mir kämen, würde ich vermutlich die Diagnose eines essentiellen Tremors stellen. Die anderen Patienten, wo das Zittern klinisch nicht so ohne weiteres ersichtlich ist, also ein ganz feines Zittern, und dann im EMG und in der Polygraphie entdeckt wird, haben einen etwas höherfrequenten Tremor. Und ob das pathophysiologisch dasselbe ist, darüber bin ich ebenfalls sehr unsicher, das geht so ein bißchen in Richtung dessen, was ich als Versteifungstremor bezeichnen möchte, und ist möglicherweise eine relative physiologische Überlagerung dieser Dystonie. Also vielleicht gar kein pathologisches Phänomen, sondern etwas, was physiologischerweise bei uns allen auftritt, wenn wir Agonisten und Antagonisten simultan kontrahieren. Es mag vielleicht gar kein pathologischer Mechanismus sein.

Frage (Przuntek): Ich wollte eigentlich noch auf etwas anderes aufmerksam machen. Wir haben beobachtet, daß wir bei diesen Dystonie- und Dyskinesepatienten eine Reihe von sog. Suchtpatienten haben, die z.B. einen Tavorabusus betreiben. Und das stellt für uns klinisch ein sehr großes Problem dar. Diese Patienten kommen mit dieser Prämedikation und sind nur sehr schwer von dieser Sucht zu befreien. Wie sind da Ihre Erfahrungen?

Antwort (Dengler): Ich kann Ihnen keine Zahlen nennen, aber es ist keine Frage, daß ein Teil unserer Patienten chronisch Benzodiazepine nimmt. Meine Erfahrung bezieht sich dabei nicht ausschließlich auf Tavor, sondern die Patienten nehmen unterschiedliche Benzodiazepine, die ihnen irgendwann verordnet wurden und die sie dann über Jahre hinweg behalten.

Frage (Beckmann): Gibt es neue Befunde über Familien mit Tortikollis oder Zwillingsuntersuchungen? Könnte man dabei einen Hinweis auf die organische Genese finden? Nochmals zurück zu Herrn Kömpf: Herr Hassler war ja damals der einzige, der wirklich aufgrund von neuropathologischen Untersuchungen Läsionen im Thalamus vorlegen konnte. Es gibt ja nur 5 oder 6 wirklich gute neuropathologische Untersuchungen zum Tortikollis. Damals wurde von Hassler festgestellt, daß eine Läsion im Centrum medianum des Thalamus vorliegt. Ich möchte Sie fragen, ob die Diskussion von damals in der Neuropathologie weitergegangen ist.

Antwort (Dengler): Die Diskussion ist in der Neuropathologie, soweit ich das sehe, nicht weitergegangen. Bei den Fällen, wo Untersuchungen möglich waren, findet sich sowohl makroanatomisch wie auch im strukturellen und ich glaube auch im ultrastrukturellen Bereich in aller Regel keine pathologische Veränderung. Der Befund von Hassler steht eigentlich alleine. Das war glücklicherweise ein symptomatischer Fall. Zu Ihrer zweiten Frage: Zwillingsuntersuchungen sind mir nicht bekannt. Ein familiärer Zusammenhang ist jedoch bei einem Teil der Patienten sofort ersichtlich, wobei das Bindeglied letztlich ein Tremor sein kann.

Frage (Marneros): Zur Fortsetzung von dem, was Herr Beckmann sagte, möchte ich bei diesen Krankheiten nicht von einem Paradigmenwechsel sprechen, sondern höchstens von einer Paradigmenklärung. Beim Gilles-de-la-Tourette-Syndrom z.B. dachten wir ursprünglich, daß dies rein psychogen sei, nun haben wir doch gelernt, daß es wahrscheinlich nur organisch bedingt ist. Dasselbe auch beim Tortikollis: Es gibt auch andere extrapyramidale Störungen, z.B. der Schreibkrampf. Da denke ich, daß wahrscheinlich beide Ansätze richtig sind. Ich meine, daß dabei jedoch auch die Psychodynamik berücksichtigt werden sollte. Ich möchte in aller Bescheidenheit davor warnen, daß die Persönlichkeit eine differentialdiagnostische Bedeutung hat. Ich würde sagen, daß von großer differentialdiagnostischer Bedeutung eher die Phänomenologie und auch der Beweis des Vorhandenseins eines Konfliktes ist. Somit haben wir, was wir alle wollen, eine psychiatrische positive Diagnose und nicht eine Diagnose per exclusionem.

Bemerkung (Möller): Ich möchte jedoch zu der Bemerkung von Herrn Marneros ergänzen, daß auch das Vorliegen eines Konfliktes natürlich per se eine neurologische Störung nicht ausschließen kann.

Bemerkung (Przuntek): Ich möchte nochmals zur Psychogenese fragen. Bei Musikern sehen wir das ja sehr häufig, daß sie z.B. ein Blasinstrument, das sie hauptamtlich spielen, nicht mehr spielen können. Ein Instrument jedoch, das sie im Nebenamt spielen, z.B. Fagott oder Flöte, können sie durchaus noch spielen. Gerade bei diesen Patienten erhebt sich immer wieder die Frage, was letztlich psychogen oder organisch bedingt ist.

Bemerkung (Möller): Also bei den Musikern ist das ganz besonders schwierig, und man denkt dann natürlich über die Hintergründe nach. Ich habe häufiger solche Patienten in Behandlung gehabt. Manchmal ist u.a. die Problematik, daß der betreffende Musiker in seinem Hauptinstrument nicht die Leistungsebene erreicht hat, die er gerne erreicht hätte, in seinem Nebeninstrument erwartet jedoch keiner von ihm so etwas Großes.

Frage (Kasper): Ich möchte nochmals auf die Psychiatrie im engeren Sinne zurückkommen. Sie haben auch die tardive Dyskinesie angesprochen. Können Sie sich vorstellen, daß die Botulinumtoxinbehandlung auch für die tardive Dyskinesie eine Indikation wäre? Bei der perioralen Dyskinesie könnte ich mir das ja vorstellen, aber mit der Zungen-Schlund-Symptomatik wäre dies sicherlich nicht möglich.

Antwort (Dengler): Wir haben einige Patienten mit einer tardiven Dyskinesie behandelt. Die Schwierigkeit besteht jedoch darin, daß man sich ein Zielsymptom suchen muß, das dann behandelt wird. Das ist natürlich beim Blepharospasmus leichter möglich als im

Bereich des M. orbicularis oris. Bei dystonen Störungen der Zunge haben einige Autoren ebenfalls Botulinumtoxin verabreicht, ich habe jedoch damit keine persönlichen Erfahrungen.

Bemerkung (Kömpf): Ich weiß nicht, ob es sinnvoll ist, so stark zu schematisieren. Ich überlege mir gerade, ob dies nicht ganz typisch für uns Deutsche ist. Eine Schematisierung mit Aufstellen von Tabellen, was dafür und was dagegen spricht, würde doch sicherlich in eine Sackgasse führen.

Bemerkung (Möller): Was für mich in der Diskussion wichtig war, ist, daß wir versucht haben, ein besseres Verständnis von Psychiatern und Neurologen herbeizuführen, und daß eben die Psychiater nicht immer Psychogenetiker sind, sondern daß auch wir uns freuen, wenn wir organische Ursachen für ein Symptom finden, was primär so psychogen aussieht. Um das etwas aufzulockern: Ich hatte im Rahmen meiner Assistentenausbildung am Max-Planck-Institut eine herrliche Situation, die die Absurdität psychoanalytischen Deutens vor Augen führt. Ich möchte jedoch dabei betonen, daß dies von einem Arzt durchgeführt wurde, der in der Anfangsphase seiner psychoanalytischen Ausbildung stand. Ich behandelte eine Patientin, die einen schweren Tortikollis und eine Psychose hatte. Und als ich in Ferien ging, hatte dieser Kollege die Therapie übernommen. Als ich wiederkam, sagte mir die Patientin sofort, sie möchte nicht mehr bei mir bleiben, denn der andere Kollege hätte sie so gut behandelt. Ich sagte, im Prinzip sei das möglich, und sie sollte mir nur sagen, worin denn diese gute Behandlung bestanden habe, da doch der Schiefhals weiterhin da sei. Die Patientin sagte mir, daß ihr der Arzt so schön den Hintergrund dieses Symptoms verdeutlicht hätte. Als ich sie fragte, wie er dies denn gemacht habe, sagte sie mir, daß er zwei wunderbare konkretistische Deutungen gegeben habe: Steifer Hals – steifes Glied und schiefer Hals — schiefes Glied. Ich möchte das so verstanden wissen, daß dies wirklich eine falsch verstandene Psychoanalyse war.

Beitrag Beckmann

Frage (Möller): Ich glaube auch, daß es bei der Chorea Bewegungen gibt, die natürlich Hyperkinesen sind, die aber pseudoausdruckshaft eingesetzt werden, und da wollte ich nochmals zurück zu Herrn Beckmanns Fällen. Könnte man da auch nicht einen Teil dieser Bewegungen, z.B. bei der ersten Patientin, als Hyperkinese interpretieren, die pseudoausdruckshaft eingesetzt wurde? Mir fiel auf, daß die Patientin die Motorik insbesondere einsetzte, um gewissermaßen die Sprachrhythmik zu unterstreichen. Man konnte dann ausgeprägte rhythmische Folgen beobachten. Es stellt sich jedoch die Frage, ob dies nicht ein sekundär pseudoexpressiver Ansatz zur Erklärung einer an sich primären Hyperkinesie ist, wie wir das von der Chorea Huntington kennen.

Antwort (Beckmann): Die Huntington-Patienten versuchen ja, ihre Hyperkinesen zu verbergen. Man kann nicht sagen, daß Huntington-Patienten so grobe Bewegungen haben, sondern am Anfang dieser Erkrankungen sind dies meist sehr diskrete Bewegungen.

Frage (Möller): Aber trotzdem, wenn jemand immer wieder in die Hände klatscht, kann man da wirklich sagen, daß das eine Ausdrucksbewegung ist?

Antwort (Beckmann): Applaudieren, Händeklatschen ist eine Urform der Evolution für die Zustimmung.

Antwort (Möller): Ja prima, das ist sicherlich richtig, wenn du das so sagst.

Frage (Dengler): Da Ihnen der Ausdruckscharakter Ihrer psychiatrischen Patienten so wichtig ist, möchte ich nochmals hervorheben, daß die Choreatiker versucht sind, ihre Hyperkinesen und Dyskinesien zu verbergen. Dies tun sie auch dadurch, indem sie ihren Bewegungen Ausdruckscharakter geben und in einen sinnvollen Handlungsablauf einbauen, das kann sicherlich so ähnlich aussehen wie bei Ihren Patienten.

Beitrag Poewe

Frage (Glaß): Sie haben zu Recht betont, daß okulogyre Krisen ein typisches Merkmal von Parkinson-Syndromen sind. In den 70er Jahren wurde immer wieder behauptet, daß auch die irreversiblen, durch Neuroleptika induzierten Parkinson-Syndrome typische okulogyre Krisen aufweisen können. Können Sie das bestätigen, oder sind das Fehlbeobachtungen?

Antwort (Poewe): Ich denke, daß okulogyre Krisen nicht Teil der idiopathischen Parkinson-Syndrome sind, sie kommen sicher als neuroleptisch induzierte Phänomene vor. Wir kennen sie ja alle im Rahmen der akuten dystonen Reaktionen.

Frage (Przuntek): Mich würde in diesem Zusammenhang interessieren, ob die Minussymptome und die Negativsymptome etwas Gemeinsames darstellen. Es wurden bei Parkinson-Patienten ja 3 verschiedene Formen von Akinesen beschrieben, ob das wirklich so ist, weiß ich jedoch nicht. Aber es gibt zumindest Akinesen, die auf Dopamin sensibel sind, und solche, die auf Noradrenalin sensibel sind. Wenn gerade der Nucleus accumbens ins Spiel kommt, ist auch zu überlegen, ob wir diese sog. Negativsymptome, wenn sie nicht über das dopaminerge System reguliert werden, vielleicht mehr über das noradrenerge System beeinflussen können. Ich wäre an einer Klärung interessiert, ob die Akinese oder z.B. die psychomotorische Hemmung in der Psychiatrie etwas Identisches sein kann. Wir haben bei Parkinson-Patienten das Begleitphänomen des Rigors, das täuscht uns eigentlich über die Akinese immer ein bißchen hinweg, und wir haben bei den psychiatrischen Patienten kognitive oder emotionale Störungen, die ebenso das Bild verwischen. Aber ist vielleicht das nicht doch die Akinese, wenn man von der Verlangsamung der Bewegung ausgeht? Bei den Parkinson-Patienten haben wir auch die Dysrhythmizität der Bewegung. Mich würde interessieren, ob Sie so etwas bei Ihren motorisch gehemmten Patienten auch beobachten?

Antwort (Poewe): Vielleicht ein Vorschlag zu dem, was Herr Gaebel ausführte. Die Akinese bei den Parkinsonkranken ist natürlich ein bißchen global beurteilt. Das Parkinson-Syndrom beinhaltet den bewegungsstörenden Aspekt der Akinese. Damit würde ich aber bezeichnen wollen, was Bewegungshemmung ist, also das Nichtlosstarten-Können, die Startschwierigkeit. Während der Bradykinese der Oberbegriff „das Langsame" zuzuordnen ist, sind bei der Hypokinese die Amplitudenreduktion und insbesondere die Verlangsamung rasch alternierender Bewegung, auch das Versagen der Schrift, typisch. Also, man könnte das derart aufgliedern.

Antwort (Gaebel): Ich kann es mir einfach machen, indem ich sage: Das ist meiner Kenntnis nach bisher nicht richtig untersucht. Damit meine ich, ob nicht die Schizophrenie eine Variante des Parkinson-Syndroms ist. Einen schizophrenen Patienten können wir an der Affektverflachung, der Herabsetzung der Motivation und einer Monotonie der Stimmcharakteristika erkennen. Eine genaue Typisierung, beispielsweise der Initiierung einer Bewegung, wie es z.B. für Parkinson-Patienten beschrieben ist, ist mir nicht bekannt.

Bemerkung (Neundörfer): Ja, vom Klinischen her, glaube ich, kann man das recht gut unterscheiden. Wir haben doch manchmal beim depressiven Patienten am Anfang das Problem, ihn vom Parkinson-Syndrom zu unterscheiden. Das wichtigste Kriterium ist das Starten, also die Starthemmung, während die Bradykinese ja etwas ist, was man bei wirklich depressiven Patienten phänomenologisch durchaus nachweisen kann. Ich weiß nicht, ob man das mit irgendeiner Methode untersuchen kann. Ich denke, dabei ist man noch nicht so ganz entschieden. Aber das Starten und dann diese Unfähigkeit, zwei Bewegungen gleichzeitig zu machen, das sind so Dinge, die der Depressive oder auch der Schizophrene z.B. gut kann. Es gibt also doch einige Dinge, die man, glaube ich, ganz gut rein vom Klinischen her unterscheiden kann.

Frage (Przuntek): Aber die Starthemmung ist doch etwas, was zu Beginn der Parkinson-Erkrankung gar nicht da ist, und Sie müssen sehr lange warten, bis ein Parkinson-Patient dieses Phänomen aufweist. Und wir haben auch Parkinson-Patienten, da müssen Sie schon sehr feine motorische Untersuchungen einsetzen, um dann die Starthemmung wirklich auch nachzuweisen.

Antwort (Poewe): Dazu ist zu sagen, daß es nicht genügt, ein Hauptsymptom allein nachzuweisen, d.h., man wird mit Sicherheit ein Parkinson-Syndrom nur diagnostizieren, wenn außer der hypokinetischen Bewegungsstörung noch mindestens ein weiteres Symptom da ist. Ich glaube, die Differentialdiagnose bei reiner Bewegungsverlangsamung gegenüber einer depressiven Verstimmung und gegenüber einer psychomotorischen Verlangsamung wird sehr schwer sein.

Bemerkung (Dengler): Wir wissen ja alle, daß ein gewisser Anteil der Parkinson-Patienten eine Depression hat, häufig schon Jahre, bevor die Parkinson-Symptomatik erkennbar wird. Diese ist von einer endogenen Depression sicherlich nicht immer psychopathologisch zu unterscheiden. Das ist eine Sache, die zweite Sache ist es, wenn es um die Frage geht, eine Bradykinese im Rahmen einer depressiven Erkrankung von der eines Parkinson-Syndroms zu unterscheiden. Vielleicht könnte uns Herr Poewe etwas zur differentialdiagnostischen Anwendung des Apomorphintests sagen.

Antwort (Poewe): Der Apomorphintest sagt uns, ob ein Symptom, wie z.B. Bradykinese, Hypokinese oder Akinese, auf Dopaminstimulation anspricht. Das kann schwierig sein bei dieser Fragestellung, die Sie gerade besprochen haben. Ich denke an die Patienten, die eine geringe Symptomatik haben und gleichzeitig depressiv sind und keine eindeutigen Begleitsymptome wie einen Ruhetremor haben. Da hilft dann der Apomorphintest gerade nicht so gut, weil er natürlich auch bei der ersten Exposition eines Patienten gegenüber Dopaminagonisten Nebenwirkungen aufweist, wie z.B. Übelkeit oder Müdigkeit, so daß man minimale Verbesserungen, von denen man vielleicht reden würde, oft sehr schwer erfassen kann.

Frage (Marneros): Ich glaube, daß das, was Herr Gaebel hier in der Diskussion vorgetragen hat, recht gut zu dem paßt, was Herr Beckmann bezüglich der Typologisierung der Symptome besprochen hat. Wir sprechen z.B. alle davon, daß Motilitätsstörungen bei Schizophrenen Negativsymptome seien. Das ist jedoch so nicht wahr. Es kommt darauf an, was für Störungen das sind. Zum Beispiel werden katatone, bizarre oder verschiedene andere Formen der Bewegungsstörungen als positive Störungen bezeichnet. Es ist für die Forschung gefährlich, die sog. Negativsymptome bei Depressionen mit den Negativsymptomen bei einer Schizophrenie gleichzustellen.

Frage (Kasper): Eine Frage zum Apomorphintest. Die Neurologen verwenden diesen Test bei Parkinson-Patienten, um klinische Symptome zu verbessern. Von Psychiatern wird dieser Test verwendet, um nach Gabe von Apomorphin hormonelle Parameter zu messen. Bei diesem Ansatz findet man bei schizophrenen Patienten mit einer Negativsymptomatik z.B. einen verminderten Wachstumshormonanstieg. Es stellt sich nun die Frage, ob depressive Patienten und schizophrene Patienten mit Negativsymptomen schon einmal in einem Untersuchungsansatz zusammen mit Parkinson-Patienten untersucht wurden. Dadurch könnte man eine gemeinsame Pathophysiologie aufzeigen.
Noch eine Anmerkung zu der Bemerkung von Herrn Marneros: Ich stimme ihm zu, daß man die Negativsymptome bei depressiven Patienten und bei schizophrenen Patienten nicht gleichsetzen kann. Wir haben dies auch empirisch untersucht und in der Tat ein unterschiedliches Ergebnis erhalten. Es waren vorwiegend die kognitiven Items, die sich zwischen diesen beiden Gruppen signifikant unterschieden.

Antwort (Gaebel): Eine Antwort an Herrn Kasper: Es ist mir nicht bekannt, daß eine derartige Untersuchung von schizophrenen Patienten, depressiven Patienten und Parkinson-Patienten durchgeführt wurde. Nochmals zu der Bemerkung von Herrn Marneros zurück. Natürlich haben Sie recht, daß dies so sein kann, wie Sie es darstellen. Ich beziehe mich jedoch dabei auf Skalen, die wir verwendet haben. Diese Skalen zeigen uns, daß zwischen den Erkrankungen nicht differenziert werden kann. Ich denke, daß das, was Sie damit kritisieren, letztlich der Stand der konzeptuellen Entwicklung zu diesem ganzen Komplex darstellt, und ich denke, der ist gerade am Beginn und noch längst nicht abgeschlossen.

Bemerkung (Möller): Zu diesem Themenkomplex muß man sagen, daß einen die SANS-Skala da auch nicht viel weiterführt. Dabei ist nämlich die Interkorrelation mit dem depressiven Syndrom oder dem depressiv-apathischen Syndrom sehr groß.

Beitrag Diener

Bemerkung (Neundörfer): Wir hatten einen Schmerzpatienten mit einem ganz umschriebenen, in der Tiefe sitzenden Schmerz. Dieser Patient hat eine richtige Sucht entwickelt, daß man immer wieder ärztlich an dieser Stelle an ihm tätig werden sollte. Er hat auch eine Vielzahl von Ärzten gefunden, die ihn operiert haben. Herr Prof. Hallen meinte, daß es sich dabei um eine umschriebene Hypochondrie handelt, und er hat auch versucht, diese aus der Lebensgeschichte des Patienten zu verstehen. Am besten hatte dieser Patient auf Antidepressiva angesprochen und war unter dieser Behandlung auch eine Zeit lang symptomfrei.

Frage (Eggers): Mich würde die Genetik bei der Migräne interessieren. Bei etwa 27 Kindern, die ich untersucht habe und die an einer Migräne accompagné leiden, habe ich ein eindeutiges Überwiegen der mütterlichen Linie gefunden. Ist es bei Erwachsenen ebenso?

Antwort (Diener): Das Geschlechtsverhältnis bei Migränepatienten ist etwa 3:1.

Frage (Dengler): Auch eine etwas speziellere Frage an Herrn Diener über das trigeminovaskuläre System. Welcher Trigeminuskern ist dafür verantwortlich, und welche neuronalen Strukturen, d.h. welche efferenten oder afferenten Systeme sind dabei betroffen?

Antwort (Diener): Die Schmerzfasern im Trigeminuskern liegen sehr nahe an den efferenten Fasern, die die Gefäßseite regulieren. Andererseits enden die C_2- und C_1-Fasern, die an der Schmerzversorgung beteiligt sind, eben auch in der Nähe des Trigeminuskerns. Die rein sensiblen Fasern haben ihre eigenen sensiblen Areale im Rückenmark. Dies ist dann auch der 3. spinale Trigeminuskern. Diese laufen auch über das Ganglion Gasseri, was erklären könnte, warum die Verödung des Ganglion Gasseri manchmal einen therapeutischen Effekt hat.

Frage (Marneros): Im Rahmen der Migräne können auch depressive Zustände auftreten. Gibt es eine Beziehung zwischen endogener Depression und Migräne, haben Sie solche Erfahrungen?

Antwort (Diener): Ich glaube, dabei handelt es sich um ein zufälliges Zusammentreffen.

Frage (Marneros): Ich habe eine Frage an Herrn Kasper: Sie haben die Statistik der Häufigkeit von Schmerzsyndromen bei endogenen Depressionen gezeigt. Gibt es Untersuchungen, die die Häufigkeit der Prodromalerscheinungen von Schmerzen bei Depressionen dargestellt haben?

Antwort (Kasper): Es gibt m.W. keine Untersuchung, die die Häufigkeit von Schmerzsyndromen im Verlauf von Depressionen dargestellt hat. Eine Untersuchung ist vielleicht annähernd darauf eingegangen. In dieser Untersuchung wurde festgestellt, daß von der Gruppe der endogenen Depressionen etwa 5–8% primär wegen der Schmerzen eine Behandlung aufsuchen und nicht so sehr wegen der depressiven Symptomatik.

Frage (Schmidt): Meine Frage zielt nach den medikamentenrefraktären Migränepatienten. Wie beurteilen Sie dabei den Stellenwert der Relaxations- bzw. der Verhaltenstherapie?

Antwort (Diener): Man muß dabei zwei Dinge unterscheiden. Der Löwenanteil der therapieresistenten Migränepatienten ist medikamentenabhängig. Diese Gruppe der Patienten nimmt einfach zuviel Analgetika, die man entziehen muß. Dann gibt es eine zweite Kategorie, die primär therapieresistent ist. Ein Teil der Migränepatienten spricht nicht auf eine Akuttherapie an, auch nicht bei parenteraler Verabreichung des Pharmakons. Eine zweite Gruppe spricht zwar auf die Akuttherapie an, jedoch nicht auf die Prophylaxe. Bei dieser Gruppe, die nicht auf die medikamentöse Prophylaxe anspricht, muß man den Schwerpunkt auf verhaltenstherapeutische Aspekte setzen. Dabei ist mein Gefühl, ich kann es jedoch nicht durch Studien beweisen, daß insbesondere die Sporttherapie in Kombination mit einem Streßbewältigungstraining eine gewisse Linderung bietet. In der Summe ist es so, daß der verhaltenstherapeutische Ansatz etwa dieselben Erfolgsquoten hat wie der medikamentöse. Ein Nachteil dieser Studien ist jedoch, daß keine längeren Verläufe über Jahre hinweg dokumentiert wurden.

Frage (Gaertner): Setzen Sie die Verhaltenstherapie selbst ein, und welche Strategien haben Sie dabei?

Antwort (Diener): Ich würde keinen Patienten aus der medikamentösen Prophylaxe nehmen, dem ich nicht gleichzeitig eine verhaltenstherapeutische Therapie mitanbiete. Streßbewältigungstraining kann man z.B. relativ einfach machen.

Frage (Neundörfer): Ich wollte Herrn Kasper noch einmal nach dem algogenen Psychosyndrom fragen. Mir kommt es immer so vor, daß das algogene Psychosyndrom ein Konstrukt ist, das jedoch keine Spezifität hat, ähnlich wie das endokrine Psychosyndrom von Bleuler.

Antwort (Kasper): Ich würde Ihnen beipflichten, daß es sich bei dem algogenen Psychosyndrom um ein unspezifisches Syndrom handelt. Ein organisch bedingter Schmerz kann auch zu psychischen Veränderungen führen. Diesem Umstand wird auch bei der ICD-10 Rechnung getragen, indem dieser Zustand unter der Kategorie „andere andauernde Persönlichkeitsstörungen" verschlüsselt wird. Von Wörz, der den Begriff algogenes Psychosyndrom geprägt hat, wurde der Versuch unternommen, dieses uncharakteristische Syndrom zu beschreiben. Ich will hervorheben, daß damit mit Sicherheit keine endogene Depression beschrieben ist, daß sowohl von der Qualität der Symptome als auch vom Verlauf der Erkrankung her andere Charakteristika vorherrschen.

Frage (Neundörfer): Gibt es den Typus migraenosus oder gibt es den nicht?

Antwort (Diener): Meiner Meinung nach gibt es ihn nicht. Zum einen ist die Migräne bei allen Völkern der Erde gleich häufig und tritt auch in allen geographischen Breiten mit derselben Häufigkeit auf. Untersuchungen, die diesen Typ migraenosus finden, basieren vorwiegend auf Selektionsartefakten, weil sich die Daten, auf die sich das Klientel stützt, vorwiegend aus Inanspruchnahmepopulationen rekrutiert. 80% der Migränepatienten suchen nämlich nie einen Arzt auf.

Frage (Möller): Kann das algogene Psychosyndrom nicht auch ein Schmerzmittelabusussyndrom sein?

Antwort (Diener): Ich finde es eine sehr eindrucksvolle Erfahrung zu erleben, wenn man Patienten von den Schmerzmitteln absetzt. Wir haben bei dieser Gruppe von Patienten eine Nachuntersuchung nach 3 Jahren gemacht. Ein überraschendes Ergebnis war, daß sich z.B. Ehepartner getrennt haben. Im Zusammenhang mit der Migräne und dem Medikamentenmißbrauch hatten sie nie die Energie aufgebracht, diesen Schritt zu vollziehen.

Frage (Poewe): Man darf jedoch nicht den Fehlschluß ziehen, daß die Schmerzsymptomatik nur Ausdruck eines Schmerzmittelgebrauches ist. Ich kenne genügend Patienten mit einer Schmerzsymptomatik, bei denen der Schmerz sicherlich unabhängig von der Medikation ist. Die Bearbeitung und die Beschäftigung mit dem chronischen Schmerzerleben werden dann zu einer sozialen Behinderung, z.B. daß die Patienten nicht mehr am Berufsleben teilnehmen etc.

Antwort (Diener): Ich will noch einmal kurz zu dem Thema Psychopharmaka Stellung nehmen. Wir haben vor kurzem eine große internationale Studie zum Thema Spannungskopfschmerz und dessen Behandlung mit Thymoleptika abgeschlossen. Die Patienten konnten ab einem bestimmten Medikamentenspiegel, nämlich nach 25 mg Saroten, selbst entscheiden, ob sie die Dosis steigern wollten oder nicht. Als Ergebnis zeigte sich, daß fast alle Patienten bei 25 mg pro Tag blieben und nur wenige auf 50 mg steigerten. Diese Daten widersprechen allerdings der Dosis-Wirkungs-Beziehung von Antidepressiva. Es könnte aber sein, daß diese Population von Schmerzpatienten einfach anders ist und daß die Dosissteigerung auch stärkere Nebenwirkungen bewirken würde.

Bemerkung (Emrich): Ich möchte gerne in Ergänzung zur Position der Neurologie, vertreten durch Herrn Neundörfer, und der Psychiatrie, vertreten durch Herrn Marneros, versuchen, etwas ins Spiel zu bringen, was wir Systemtheorie nennen. Das heißt also, wir können gar keine ätiopathogenetische Theorie definieren, in der sich Körpergefühlsstörungen manifestieren können. Die Aufgabe einer Begegnung zwischen Neurologie und Psychiatrie besteht darin, die Psychopathologie in Systemtheorie umzuformulieren. Ich meine, daß hier tatsächlich eine Möglichkeit besteht, so etwas überhaupt einmal gedanklich durchzukonstruieren. Das menschliche Gehirn ist kein abbildendes System in dem Sinne, daß gesagt werden könnte, es wird einfach die äußere Wirklichkeit abgebildet wie bei einem Rechner. Wir wissen, daß es interaktive Systeme sind, die ganz wesentlich konzeptualisierend tätig sind. Und was sich im Prinzip bei solchen psychogenen oder auch schizophrenen, d.h. also in den Bereich der Psychiatrie gehörigen Körpergefühlsstörungen abspielt, ist, wenn man so will, eine Autonomisierung der Konzeptualisierung der Körperwahrnehmung. Und deswegen finde ich dieses Grenzgebiet so aufregend und interessant, da dabei die Frage auftaucht, wo ist es jetzt rein neurologisch oder wo ist es psychiatrisch und – anknüpfend an das Stichwort „Temporallappen als Berührungspunkt zwischen Psychiatrie und Neurologie" – wo sind es eigentlich konzeptualisierende Systeme, die außer Kontrolle geraten sind?

Bemerkung (Eggers): Ich möchte auf das Kind zurückkommen. Ich habe schizophrene Verläufe untersucht, die im Kindesalter begonnen haben und bis ins Erwachsenenalter hinein andauerten. Und dabei hat sich gezeigt, daß die coenostopathische Form häufiger vertreten war. Ich erinnere mich z.B. an einen Jungen, der immer das Gefühl hatte, daß ein Riese in Form eines Rauches durch den Körper ziehen würde. Im Kindesalter ist es manchmal nicht so ganz einfach, zwischen Coenästhesien und zwischen echtem Empfinden zu differenzieren.

Bemerkung (Emrich): Es gibt ja unterschiedliche Völker mit unterschiedlicher Anschauung vom Ich, z.B. die Japaner und die Europäer, die Frage ist jedoch, ob es unterschiedliche Gefühlsstörungen bei psychiatrischen Patienten in Japan gibt?

Antwort (Marneros): Von den Japanern habe ich gehört, daß sie 9 verschiedene Bezeichnungen des Ichs haben. Ich habe auch gehört, daß Japaner ein anderes Ich für die Frau und ein anderes Ich für den Mann haben, so daß ich mir vorstellen kann, daß bei Japanern die Ich-Pathologie schwierig ist.

Bemerkung (Diener): Ich wollte noch eine Ergänzung zu dem machen, was Herr Neundörfer bezogen auf den Schmerz sagte. Diese Abgrenzung zu den anatomischen Grenzen gilt dabei nicht. Man weiß, daß es bei chronischen Schmerzen zu einer Ausbreitung kommt. Früher wurde das als neurotische Fehlverarbeitung betrachtet, wenn plötzlich mehr als ein Quadrant weh tat. Jetzt gibt es aber neurophysiologische Modelle, die beim chronischen Schmerz im Tierexperiment erarbeitet wurden, die interessanterweise zeigten, daß die rezeptiven Areale sowohl im Rückenmark wie im Kortex immer größer werden und daß sich am Schluß der Großteil der rezeptiven Felder eine Körperhälfte oder einen Körperquadranten abbilden. Es gibt also neurophysiologische Grundsätze dafür, daß sich der Schmerz ganz unanatomisch ausbreiten kann.

Frage (Gaebel): Eine Frage an Herrn Neundörfer: Zum Schluß waren Sie aufs Neglect-Syndrom eingegangen. Gibt es Zusammenhänge zwischen dem Neglect-Syndrom und Bewegungsstörungen? Ich denke dabei an die immer wieder frappierende Tatsache, daß es Patienten mit ausgeprägten tardiven Dyskinesien gibt, die diese kaum wahrzunehmen scheinen, während andere Patienten, z.B. mit einer Akathisie, sehr gequält sind. Gibt es da irgendeine Überlegung, wie das miteinander zusammenhängen könnte?

Antwort (Neundörfer): Beim Neglect-Syndrom ist es ja so, daß der Patient die dem Neglect unterworfene Körperseite nicht bewegt, weil er sie nicht wahrnimmt. Man hat also zuerst eine Art Pseudoparese, und wenn man nun genau mit dem Patienten versucht, dieses Symptom gleichsam zu analysieren, dann merkt man, daß der Patient die eine Seite noch ganz gut bewegen kann.

Bemerkung (Kasper): Herr Marneros, Sie haben uns, glaube ich, sehr deutlich gezeigt, welche enorme Sprachverwirrung in der Psychiatrie herrscht. Mit diesen multiplen Bezeichnungen, wahrscheinlich sehr unspezifische Phänomene, wird sicherlich keine Kommunikation mit den Neurologen möglich sein. Ich meine, daß die moderne Psychopathologie bzw. die moderne Klassifikation, wie sie z.B. die DSM-III-R oder die ICD-10 darstellt, eine Möglichkeit bietet, operationalisierte Einheiten zu schaffen. Mit diesen Konzepten kann man dann verschiedene körperliche Erkrankungen auch im Sinne der Komorbidität untersuchen. Ich glaube, daß die von den verschiedenen sog. Schulen angebotenen Konzepte mit den sog. Spezialbezeichnungen, die meistens nur an der eigenen Klinik verstanden werden, nicht weiterführen. Mich würde Ihre Meinung dazu interessieren.

Antwort (Marneros): Wir haben die Wahl entweder zur Simplizität, oder daß wir versuchen, es sehr differenziert darzustellen. Ich selbst habe große Befürchtungen, daß wir mit den verschiedenen Skalen ein bißchen jonglieren und dadurch dem psychiatrischen

Wissen nicht näherkommen. Wenn wir uns das psychiatrische Wissen als eine Pyramide vorstellen, dann müssen unten die Phänomenologie und Psychopathologie die Basis des Wissens darstellen, und ganz oben auf der Spitze der Pyramide sollten die Skalen bzw. das Labor stehen, um dieses Wissen einfach zu operationalisieren.

Bemerkung (Köhler): Zu diesem schönen Bild, daß sich Neurologen und Psychiater im Temporallappen treffen, wollte ich noch sagen, daß bei psychomotorischen Anfällen Leibgefühlsstörungen bei der Aura auftreten. Da ich sehr viele Erfahrungen mit Anfallskranken mit Psychosen habe, möchte ich bemerken, daß die Leibgefühlsstörungen und Zönästhesien, wie sie von Huber beschrieben sind, bei dieser Gruppe sehr selten sind.

Frage (Schmidt): Ich wollte auch nochmals zum Vortrag von Herrn Neundörfer etwas bemerken. Meiner Erfahrung nach sind die Leib- und Gefühlsstörungen bei den akuten Episoden eher selten. Die häufigste Gruppe, bei der Sie das sehen, sind Patienten im Status epilepticus, die haben dann tage- und wochenlang Körpergefühlsstörungen, die sie selbst nur schlecht kontrollieren können. Ich bin also nicht sicher, ob man den Temporallappen überstrapazieren darf, und vielleicht ist auch das Konzept der Psychose als Paradigma für die Körpergefühlsstörungen etwas überstrapaziert.

Antwort (Neundörfer): Ich glaube, Sie haben mich dann doch falsch verstanden. Wenn Sie die Auren betrachten, die mit Körpergefühlsstörungen einhergehen, dann fällt doch gerade dabei auf, wie unbestimmt diese Körpergefühlsstörungen erlebt werden, das ist ganz klassisch und man kann es auch differentialdiagnostisch nützen. Ich glaube, wir haben keinen Zweifel, daß z.B. die epigastrische Aura vom Temporallappen generiert wird. Ich glaube, daß doch öfter ein Zwischenbereich zwischen den psychotischen Körpergefühlsstörungen und der Epilepsie vorhanden ist. Ich denke immer an den Ausdruck meines Lehrers Hallen, den ich schon mehrfach zitiert habe, der sagte, daß psychomotorische Anfälle im Grunde nichts anderes sind als anfallsauftretende Schizophrenien, d.h. eine auf eine kurze Zeit gebundene schizophrene Symptomatik. Und das ist im Grunde immer noch das, was ich glaube. Ich habe gar nicht so sehr auf epileptische Psychosen abheben wollen, die sind wirklich etwas anderes.

Bemerkung (Dilling): Was mich erstaunt hat, ist, daß also die amerikanische Psychiatrie nur einen sehr geringen Wert auf die coenästhetische Unterform der Schizophrenie legt. Ich habe dies kürzlich in einer Gruppe mit amerikanischen Psychiatern diskutiert und diese Frage aufgebracht. Dabei habe ich eigentlich nur Unverständnis geerntet. Huber ist natürlich dort nahezu unbekannt. Aber es scheint, daß diese Körpergefühlsstörungen in den USA nicht hoch gewichtet werden.

Bemerkung (Marneros): Die Amerikaner hatten im Gegensatz zu den Europäern zu den coenästhopathischen Störungen insgesamt kaum eine Beziehung. Die Beschreibung des Subtypus der coenästhetischen Schizophrenie hat Huber erst 1957 als Prägnanztyp beschrieben. Es ist möglich, daß eine Episode ausschließlich durch coenästhetische Störungen gekennzeichnet ist. Aber wir wissen auch über die Wandelbarkeit dieser Symptome, daß sie nämlich sehr schnell diesen Prägnanztyp wieder verlassen können. Ich sehe bei meinen Patienten z.B., daß der Prägnanztyp im Laufe der Jahre wieder verlorengeht.

Bemerkung (Beckmann): Ich möchte an das anknüpfen, was Herr Kasper sagt, und unterstreichen, daß es sich in der Psychiatrie tatsächlich bei einigen Vertretern um eine babylonische Sprachverwirrung handelt. Coenästhesie ist nichts anderes als ein neues Wort für Hypochondrie. Wenn man aus diesem Dilemma herauskommen will, muß man wieder den einzelnen Patienten, die einzelne Mißempfindung analysieren. Man kann gedankliche Hierarchien aufbauen, wie man will, es fällt alles wieder zusammen. Weiterhelfen kann nur die enge persönliche Untersuchung. Zum Beispiel bei einer Depression hat man Mißempfindungen, die jedoch nicht von wirklichen körperlichen Beschwerden, z.B. Magenschmerzen oder Kopfschmerzen oder Darmspasmen, zu unterscheiden sind. Sie haben aber bei einer Depression niemals coenästhetische bzw. hypochondrische Beschwerden wie bei der Schizophrenie, d.h. Empfindungen, daß der Darm ins Gehirn mündet und dort einen absonderlichen Schleim in den Rachen ausschüttet. Und auch wenn das Kind sagt, so wie Herr Eggers aufgeführt hat, daß der Riese wie ein Rauch durch den Körper zieht, dann ist dies keine Körpermißempfindung, sondern das Gefühl einer Körpermißempfindung und muß nosologisch ganz anders gewichtet werden. Ich möchte nochmals betonen: Durch ein dauerndes Umtaufen von verschiedenen Bezeichnungen kommt man nach meiner Meinung nicht weiter.

Bemerkung (Möller): Ich möchte nochmals hervorheben, daß Huber den Begriff der Coenästhesien sehr viel weiter verwendet und daß z.B. auch Coenästhesien im Rahmen der Depression auftreten, die dann als einfache Coenästhesien bezeichnet werden.

Beitrag Kömpf

Frage (Marneros): Ich möchte weiter noch darauf aufmerksam machen, daß wir nur über optische Halluzinationen gesprochen haben und sehr wenig über die Halluzinationen in anderen Bereichen. Die optischen Halluzinationen sind zwar häufig, aber bei schizophrenen Patienten sind die akustischen Halluzinationen am häufigsten. Ich möchte noch einmal Herrn Kömpf fragen, wie er den Begriff der Halluzinationen gebraucht.

Antwort (Kömpf): So wie in meinem Dia dargestellt, verstehe ich unter Halluzinationen Wahrnehmungsempfindungen ohne entsprechende äußere Realität.

Bemerkung (Marneros): Ich meine, daß wir mit den verschiedenen Begriffen, die wir verwenden, sehr vorsichtig sein sollen. Der Begriff der Pseudohalluzinationen ist nach meiner Meinung enorm problematisch und kann tatsächlich zu falschen Ergebnissen führen. Jaspers führte z.B. aus, daß Halluzination einen Wahrnehmungscharakter hat und Pseudohalluzination einen Vorstellungscharakter. Es ist jedoch sehr schwierig, dies zu unterscheiden. Was Sie, Herr Kömpf, definiert haben, ist die Jaspersche Definition. Wenn ich erkenne, daß ich halluziniere, was geschieht dann mit unseren schizophrenen Patienten, die nach 20 Jahren eine Art von halluzinatorischer Symbiose entwickelt haben und die dann wissen, daß Halluzinationen nicht existieren? Haben diese dann Halluzinationen oder keine?

Antwort (Kömpf): Ich gebe den Begriff von Jaspers weitgehend auf, da ich denke, daß es eine graduelle Realitätsbeurteilung von Halluzinationen bei Psychosen gibt. Diese Beurteilung kann sich natürlich im Verlauf ändern. Und ich glaube, daß stundenlange Reden darüber, in welche Schublade man das eine oder das andere Symptom gibt, das sollte man aufgeben, da es uns nicht weiterbringt, wie bereits Herr Kasper und Herr Beckmann gesagt haben.

Frage (Marneros): Ich möchte noch zum Begriff der Palinopsie kommen und Herrn Kömpf fragen, welche topographische Bedeutung dem zukommt. Es gibt nämlich auch Publikationen, die eine Palinopsie bei Trazodonintoxikation beschrieben haben. Haben Sie dafür irgendeine Erklärung?

Antwort (Kömpf): Ich denke, alle diese Phänomene, die wir bei den Patienten beobachten können, sind ätiologisch vieldeutig. Es gibt ja auch einzelne palinoptische Phänomene, die epileptisch bedingt sind. Es gibt auch das übersteigerte Nachbild oder das Blendbild, d.h., wenn man in eine helle Lampe blickt und dann wegschaut, dann sieht man es noch ein wenig. Die Palinopsie ist eben dadurch gekennzeichnet, daß sie auch bei normaler Beleuchtung ausgelöst wird und lange persistiert. Das heißt, es ist ein pathologisches Nachbildphänomen. Warum sollte es so etwas nicht auch nach einer Intoxikation geben?

Frage (Poewe): In den 30er Jahren wurde das Zeitrafferphänomen und das Zeitlupenphänomen bei Patienten beschrieben, die parietookzipitale rechtshemisphärische Läsionen hatten. Haben Sie aus Ihrer Erfahrung häufig eine Beziehung zwischen rechtsseitigen parietookzipitalen Prozessen und Tempowahrnehmung gesehen? Weiter möchte ich Sie fragen: Die L-Dopa-Halluzinosen bei Parkinson-Kranken sind ja oft szenisch, und man kann sie auch als Pseudohalluzinationen bezeichnen, weil eine gewisse Distanz da ist, außerdem treten sie gerne beim Eintreten der Dunkelheit auf. Diese Charakteristika haben Sie ja auch für mesenzephale Halluzinationen berichtet. Können Sie sich vorstellen, daß die beiden letzteren Phänomene etwas miteinander zu tun haben?

Antwort (Kömpf): Es gibt eine Arbeit, die auf die Ähnlichkeit zwischen der pedunkulären Halluzinose und der L-Dopa-induzierten Halluzinose hingewiesen hat. Zur Geschwindigkeitswahrnehmung weiß ich nur, daß die Geschwindigkeitsschätzung wahrscheinlich parietal gesteuert wird. Ich habe dies auch einmal bei einem Patienten im Zusammenhang mit einem abendlich hemianoptischen Halluzinieren gesehen.

Anmerkung (Przuntek): Zum Thema L-Dopa-Psychose möchte ich anmerken, daß wir viele Parkinson-Patienten mit der Lisuridpumpe behandelt haben und daß für mich dabei sehr auffällig war, daß die Parkinson-Patienten unter hohen Lisuriddosen intensive rote Farben gesehen haben. Nach Reduktion der Dosis veränderte sich dann die Farbwahrnehmung, und von den Patienten wurden jetzt schwarze Umrisse wahrgenommen. Bei der Behandlung von Patienten mit malignem neuroleptischem Syndrom konnten wir zudem beobachten, daß, je weniger das Bewußtsein ausgeprägt war, um so einfachere Strukturen geschildert wurden, und je mehr das Bewußtsein zurückkam, um so komplexere Halluzinationen auftraten.

Frage (Eggers): Sie haben auf die Häufigkeit der Halluzinationen bei alten Menschen hingewiesen. Ich glaube, die Häufigkeit wird unterschätzt. Andererseits glaube ich auch, daß die Halluzinationen im Kindesalter unterschätzt werden.

Beiträge Schmidt, Emrich, Köhler

Frage (Kasper): Wie steht es um die Carbamazepinbehandlung bei der Entgiftung von Drogenpatienten?

Antwort (Emrich): Diese Frage ist sehr wichtig. Wir sehen z.B. Patienten mit Alkoholismus, die während einer Carbamazepinbehandlung weniger trinken als zuvor. Bei den Patienten mit einer Benzodiazepinsucht muß man ja zum einen zwischen den Absetzsymptomen und zum anderen zwischen den wieder aufflackernden neurotischen oder sonstigen Angststörungen unterscheiden. Wir haben bei der letzteren Indikation Valproat mit gutem Erfolg gegeben. Andere Gruppen haben jedoch auch gezeigt, daß man dies mit Carbamazepin machen kann. Und zur Frage nach dem Einsatz von Carbamazepin bei härteren Drogen: Da gibt es eine interessante Untersuchung am Tiermodell, wo sehr schön gezeigt werden konnte, daß man ein Kokainentzugssyndrom gut mit Carbamazepin behandeln konnte. Ich kann mir deswegen auch gut vorstellen, daß Carbamazepin bei der Detoxikation von Heroinpatienten wirksam ist.

Bemerkung (Möller): Ich will eine Bemerkung zu dem Vortrag von Herrn Schmidt machen: Sie haben gesagt, die psychotrope Wirkung von Carbamazepin bezieht sich ganz auf die kognitiven Störungen, und Sie hatten dann kognitive Leistungstests dargestellt. Wir verwenden den Begriff psychotrope Wirkung meist ganz anders und meinen damit den Einfluß auf emotionale Bereiche.

Antwort (Schmidt): Die Diskussion über den psychotropen Effekt von Carbamazepin ist eine alte und wurde seit der Einführung, zumindest seitens der Epileptologen, in diesem Sinne geführt. Diese Studien verliefen alle sämtlich negativ. Das heißt, es gibt also bei epileptischen Patienten keinen Hinweis, daß Carbamazepin im Vergleich zu anderen Substanzen Verbesserungen kognitiver Leistungen erbringt. Eine Untersuchung mit Valproat ergab allerdings günstigere Ergebnisse als die mit Carbamazepin. Neuere Substanzen, wie z.B. Vigabatrin, schneiden zusätzlich noch viel günstiger ab.

Bemerkung (Möller): Ich verstehe unter psychotroper Wirkung eine positive Wirkung, die kognitive Behinderung wäre ja eine unerwünschte Begleitwirkung.

Antwort (Schmidt): Der Nachweis einer psychotropen Wirkung bei Epilepsiepatienten ist nicht erfolgt. Mehr als ein Vergleich unterschiedlicher kognitiver Beeinträchtigungen ist nicht durchgeführt worden.

Bemerkung (Emrich): Die emotionale Seite ist ja das, was uns Psychiater immer wieder bewegt und weswegen wir eine Therapie durchführen. Mein Eindruck ist es, daß bei der Valproattherapie neben der Wirkung auf die Emotionen auch so etwas wie eine kognitionsverbessernde Wirkung auftritt. Darauf sollte man vielleicht einmal achten.

Frage (Blumenschein): Ich habe eine Frage an Herrn Köhler. Sie sprachen von kognitiven Defiziten bei Epilepsie. Gibt es spezifische, also für die Epilepsie spezifische kognitive Defizite? Weiter würden mich Ihre Übungsprogramme interessieren, die Sie bei den Epilepsiepatienten durchführen.

270 Diskussionen

Bemerkung (Marneros): Ich habe keine Frage, aber eine Bemerkung zu dem Vortrag von Herrn Emrich. Ich habe das Gefühl, daß eine große Gefahr besteht, wenn wir diese Befunde der Rezidivprophylaxe mit Carbamazepin oder Valproat so global darstellen und nicht kleinere Gruppen, wie z.B. unipolare, bipolare oder schizoaffektive Psychosen, berücksichtigen.

Frage (Gaebel): Ich möchte eine Frage zur Kombination von Neuroleptika und Carbamazepin stellen. Zum einen haben Sie, Herr Emrich, geschrieben, daß es unter Carbamazepintherapie zu einer Substanzeinsparung von Neuroleptika kommt. Ich habe Schwierigkeiten, das im Hinblick auf die pharmakokinetische Interaktion zu verstehen, da Carbamazepin ja den Neuroleptikaspiegel senkt. Zweitens, wie steht es mit der Kombination von Clozapin und Carbamazepin im Hinblick auf die sich möglicherweise potenzierenden Effekte?

Frage (Neundörfer): Ich möchte Herrn Köhler fragen, inwiefern die schizophrene Psychose bei Epilepsie überhaupt etwas mit Epilepsie zu tun hat oder ein paralleles Geschehen darstellt.

Frage (Laux): Gibt es Standards für das Intervall der Plasmaspiegelbestimmungen von Carbamazepin in der Kombination mit Lithium?

Antwort (Emrich): Zur Frage von Herrn Marneros: Es ist sehr berechtigt, daß wir die Gruppen unterscheiden sollen. Wir haben das viele Jahre gemacht und in Einzelfällen dargestellt. Nur wenn man das Profil insgesamt darstellen will, kommt man nicht umhin, diese Patientengruppen dann zusammenzufassen.

Zu Herrn Gaebels Frage: Es ist ganz richtig, daß Carbamazepin den Haloperidolspiegel senkt. Wir haben das bei unseren Patienten auch gemessen. Es ist nicht ganz so eindeutig, manchmal steigen die Spiegel auch an. Im übrigen ist ja immer wieder die Frage, was ist eigentlich der aktive Medikamentenspiegel, und wie groß ist der an Protein gebundene Anteil? Man müßte eigentlich immer den Quotienten zwischen freiem Pharmakon und dem gebundenen bestimmen. Doch darüber wissen wir wenig. Die zweite Frage ist die der Kombination von Clozapin und Carbamazepin. Diese Frage finde ich sehr interessant, und es ist immer wieder mal eine klinische Herausforderung, diese Kombination zu geben. Wir machen bei dieser Kombination eine sehr strikte Kontrolle der Leukozytenwerte. Bei der Kombination von Clozapin und Carbamazepin gibt es jedoch ab und zu bei einer höheren Dosierung eine Art delirantes Syndrom. Dies ist nicht eine Verstärkung der psychotischen Symptomatik, sondern ein Medikamenteneffekt. Zur Frage der Intervalle bei der Plasmaspiegelmessung von Carbamazepin – da gehen wir in ähnlicher Weise wie bei Lithium vor.

Antwort (Köhler): Zur Frage, inwiefern ein epileptischer Anfall als Schutzraum angesehen werden kann: Die Interaktion in Familien oder sogar die Beziehung zum Therapeuten kann die Häufigkeit von Anfällen beeinflussen. Das ist natürlich eine sehr analytische und psychotherapeutische Antwort. Man kann das aber auch unter neurophysiologischen und biochemischen Aspekten beantworten. Allein die Anspannung z.B. in der Lebenssituation oder Therapie kann zu einer Veränderung an den Synapsen führen. Es zeigte sich auch bei neurophysiologischen Untersuchungen, daß die epileptischen Anfälle häufiger in Entspannung als in der Anspannung auftreten. Ich wollte also sagen, daß es nicht nur einen psychologischen, sondern tatsächlich auch einen biochemischen Schutzmechanismus gibt. Weiter zu der Frage, ob es spezifische kognitive Defizite bei der Epilepsie gibt: Ich meine, daß die bei den epileptischen Patienten auftretenden kognitiven Defizite den bei schizophrenen Patienten zu beobachtenden Defiziten sehr ähnlich sind. Das Trainingsprogramm bei Patienten mit einer epileptischen Psychose haben wir an verschiedener Stelle publiziert. Es gibt auch einen Film darüber, den ich gerne zur Verfügung stellen kann.

Beitrag Oertel

Frage (Gaertner): Ich habe nicht verstanden, wo das morphologische Substrat ist. Haben Sie das gesagt?

Antwort (Oertel): Die MR- und CT-Untersuchungen sind normal im Bereich der Basalganglien. Zur Zeit untersuchen wir Patienten mit dem Jodbenzamid-SPECT und wir nehmen an, daß diese Befunde auch normal sein werden. Die Hypothese wäre, daß es eine Schrittmacherregion im Rückenmark gibt, die bisher nicht identifiziert ist. Erstaunlicherweise kann man bei der Behandlung von Paraplegikern mit L-Dopa in Einzelfällen eine beidseitige Beinbewegung auslösen. Dann ist das genau das Gegenteil von dem, was beim „restless-legs"-Syndrom erfolgt.

Frage (Dengler): Da es bei Paraplegikern ähnliche Phänomene gibt, kann man davon ausgehen, daß es auch spinale dopaminerge Systeme gibt. So ist es wohl zu verstehen.

Antwort (Oertel): Es gibt eine Projektion vom Thalamus zum Spinalmark, die bei Morbus Parkinson intakt ist, und es gibt keine Post-mortem-Befunde beim „restless-legs"-Syndrom, so daß ich die Frage nicht beantworten kann.

Frage (Neundörfer): Ich habe auch Patienten, die auf Neuroleptika reagieren. Eine Patientin, die auf L-Dopa gar nicht angesprochen und alle ihre Kriterien erfüllt hat, ist unter Neurocil beschwerdefrei.

Antwort (Oertel): Es gibt keine Prädiktoren, auf diese Therapie reagieren 80% sowohl der idiopathischen Form als auch dialysepflichtigen Patienten, und die, die nicht reagieren, sprechen dann zu einem hohen Prozentsatz auf Opiate an. Das ist eine sehr dankbare Gruppe von Patienten. Das ist hochinteressant, das müßten wir untersuchen.

Frage (Poewe): Frage und Anmerkung: Es gibt ja noch dieses von Spillane beschriebene seltene Krankheitsbild der „painful legs and moving toes", das auch dazu verführt, ein spinales Integrationszentrum anzunehmen, das in irgendeiner Form mit Zehenbewegungen zusammenhängt. Meine Erfahrung ist, daß man diese Patienten ganz schlecht behandeln kann. Ein weiteres Indiz für spinale Integratoren der Fußmotilität, die vielleicht dopaminerge Mechanismen einschließen könnte, ist z.B. die „off-phase"-gekoppelte Fußdystonie, die bei Parkinson-Patienten auftritt. Es ist bis jetzt nie ganz schlüssig bewiesen worden, daß diese L-Dopa induzierten Fußdystonien doch nicht vielleicht etwas spinal Vermitteltes sind.

Antwort (Oertel): Zur ersten Frage kann ich nicht mehr sagen, als ich weiß. Es sind sehr seltene Patienten. Man versucht alles mögliche z.B. mit einer Zweierkombination oder mit Carbamazepin. Das zweite: Wir hätten fast die Antwort gehabt, aber der Patient ist 2 Tage vorher abgesprungen. Es war ein Patient, der eine Myelographie bekam, der sich einverstanden erklärt hat, sich intrathekal L-Dopa infundieren zu lassen, aber das hat er dann doch abgelehnt. Also hätte man vielleicht beantworten können, ob eine spinale Applikation dann ausreichend ist. Aber man kann sich auch vorstellen, daß Dopaminergika andere Transmittersysteme beeinflussen, z.B. das Serotoninsystem.

Bemerkung (Müller-Spahn): Wir haben in der Münchener Klinik im Rahmen des AMÜP-Programmes die schwersten Komplikationen in der Kombination von Clomipramin und Tranylcypramin gesehen. Die Beschwerden waren in der Regel Rigor, Tremor, hohes Fieber, schwere vegetative Entgleisungen sowie massiver Blutdruckabfall und Hyperhidrosis. Das waren sehr bedrohliche Fälle. Gerade bei Fluoxetin mit der enorm langen Eliminationshalbwertszeit ist die Steuerbarkeit noch sehr viel schlechter, wenn dieses Medikament mit Tranylcypramin, d.h. einem irreversiblen MAO-Hemmer kombiniert wird.

Frage (Laux): Fluoxetin ist ja eine neuere Substanz in Deutschland, die aber bereits breit eingesetzt wird. Gerade für Fluoxetin fällt in der Literatur auf, daß eine Fülle von Interaktionen mit Plasmaspiegelveränderungen mit Trizyklika, Lithium, Neuroleptika, Benzodiazepinen usw. bestehen. Können Sie dazu etwas Näheres anführen?

Antwort (Müller-Spahn): Das Hauptproblem beim Fluoxetin liegt in der sehr langen Eliminationshalbwertszeit der Hauptmetaboliten, d.h., die Substanz ist mit dem Hauptmetaboliten über 200 h, d.h. über 6 Tage nachweisbar und beinhaltet damit die Möglichkeit von unüberschaubaren Komplikationen. Ich selbst kenne keine Vergleichsstudien zu diesen Erfahrungen auf kinetischer Basis, d.h. keine Studie, in der wirklich kontrolliert und überprüft wurde, wie sich die Spiegel der verschiedenen von Ihnen angesprochenen Medikamente exakt verändern. Ich würde auf klinischer Seite daraus den Schluß ziehen, daß mit Fluoxetin möglichst wenig kombiniert werden sollte.

Sachverzeichnis

Akathisie 23, 42
Akinese bei schizophrenen Erkrankungen 56 f.
Amantadin in der Therapie der Akathisie 46
Amantadin in der Therapie traumatischer Psychosen 20
Amphetaminabusus und taktile Halluzinose 146
Anfälle, psychogene 115 f.
Anosognosie 135
Anticholinergika in der Behandlung der Negativsymptomatik 67
Anticholinergika in der Therapie der Akathisie 45
Anticholinergika in der Therapie der Dykinesen 28
Antidepressiva bei Niereninsuffizienz Tab. 1, S. 84
Antidepressiva in der Behandlung chronischer Schmerzsyndrome 186 ff.
Antidepressiva in der Behandlung der Negativsymptomatik 68 f.
Antidepressiva in der Therapie traumatischer Psychosen 20
Antidepressiva, Einflüsse auf die Vigilanz 241 ff.
Antidepressiva, teratogene Effekte 231, 232
Antidopaminergika in der Therapie der Dyskinese 28
Antikonvulsiva bei Niereninsuffizienz Tab. 5, S. 87
Antiparkinsonmittel bei Niereninsuffizienz Tab. 6, S. 88
Arzneimittelinteraktionen, klinisch relevante 222 ff.
Athetose 23
Aufmerksamkeitsstörungen mit Hyperaktivität (ADHD) 4, 5 ff.
Autogenes Training in der Behandlung chronischer Schmerzsyndrome 191

Ballismus 23
Barbiturate in der Therapie von Schädel-Hirn-Traumata 18

Benzedrin 7
Benzodiazepine bei Niereninsuffizienz Tab. 3, S. 86
Benzodiazepine bei Restless-legs-Syndrom 41
Benzodiazepine in der Behandlung chronischer Schmerzsyndrome 190
Benzodiazepine in der Therapie der Akathisie 45
Benzodiazepine, Einflüsse auf die Vigilanz 239 f.
Benzodiazepine, teratogene Effekte 231, 232
Beta-Rezeptoren-Blocker in der Therapie der Akathisie 45
Bewegungsstörungen, psychiatrische Sicht 115 ff.
Bewegungsstörungen, Therapie 121 f.
Biofeedback in der Behandlung chronischer Schmerzsyndrome 192
Botulinumtoxin A 22, 25, 27, 29
Brachialgia paraesthetica nocturna 133
Bromocriptin in der Behandlung der Negativsymptomatik 68
Brown-Séquard-Syndrom 129, 132
Buspiron in der Therapie traumatischer Psychosen 20
Butyrophenone, teratogene Effekte 231, 232

Carbamazepin 217 ff.
Carbamazepin bei Niereninsuffizienz Tab. 4, S. 87
Carbamazepin bei Restless-legs-Syndrom 42
Carbamazepin in der Behandlung chronischer Schmerzsyndrome 190
Carbamazepin in der Schwangerschaft 213
Carbamazepin, Kombination mit Antidepressiva 224
Carbamazepin, Indikationen und Pharmakologie 207 ff.
Carbamazepin, Kombination mit Neuroleptika 225
Charles-Bonnet-Syndrom 153, Tab. 4, S. 154
Chloralhydrat bei Niereninsuffizienz Tab. 4, S. 87

274 Sachverzeichnis

Chorea 23
Chorea Huntington 24, 109 ff.
Choreoathetosen, paroxysmale 24
Clomethiazol bei Niereninsuffizienz Tab. 4, S. 87
Clomethiazol in der Therapie traumatischer Psychosen 20
Clonidin bei Restless-legs-Syndrom 41
Clonidin in der Therapie der Akathisie 46
Clonidin in der Therapie der Dyskinesen 28
Clozapin in der Therapie der Akathisie 46
Clozapin, Kombination mit Cimetidin 224
Clozapin, Kombinationsbehandlung 222 ff.
Cluster-Kopfschmerz 190
Coenästhesien 138
Comotio cerebri 15
Contusio cerebri 15
Cotard-Syndrom 143
CT in der Differentialdiagnose der Parkinson-Syndrome 50 ff.

Depression und Schmerz 183 ff.
depressive Syndrome bei schizophrenen Erkrankungen 56, 57
Deprivation, sensorische 152
Dermatozoenwahn 143 f., 146
Dermatozoenwahn bei Kokain- und Amphetaminabusus 146
Dextroamphetamin 7
Diphenhydramin bei Niereninsuffizienz Tab. 4, S. 87
Dipropylacetamid 219 f.
Dipropylacetat in der Behandlung epileptischer Psychosen 201
Dissoziation 118 f.
Dissoziierte Empfindungsstörungen 133 f.
Dopaminagonisten bei Restless-legs-Syndrom 41
Dopaminergika in der Therapie der Dyskinesen 28
Down-Syndrom 3
Dyskinesen 22
Dyskinesen, tardive 25 f.
Dysmorphophobie 142
Dystonie 23
Dystonien 112 f.

Elimination von Pharmaka 81
Encephalitis lethargica 48
Encephalopathie, hepatische 77 f.
Enterozeptoren 125
Enterozoenwahn 144
Entoptische Phänomene 150 f.
Epilepsien und Psychose 198 ff.
epileptische Psychosen, nichtmedikamentöse Therapie 202 ff.
Ergotamin, Wirkmechanismen bei Migräne 172
Exterozeptoren 125

Fahrtauglichkeit 237 f.
Flimmerskotome 162 f.
Fragiles-X-Syndrom 3

GABA-Hypothese epileptischer Psychosen 200
GABAergika in der Therapie der Dyskinesen 28
Gefühlsstörungen 124 ff.

Halluzination, hypnagoge 152
Halluzinationen, Definition 149
Halluzinationen, epileptische 163 ff.
Halluzinationen, medikamenten- und drogeninduzierte 165 f.
Halluzinationen, visuelle 149 ff., Tab. 1, S. 149
Head-Zonen 130
Hemiasomatognosie 135
Hemiballismus 23
Hirnorganisches Psychosyndrom 20
Hirnschädigung, leichte frühkindliche (minimale cerebrale Dysfunktion, MCD) 4 ff.
Hirnschädigung, schwere frühkindliche 2 ff.
Hirnstammanfälle 132
Hirnstammläsionen 129
Hyperkinesen 22
Hyperkinetisches Syndrom 4 f.
Hypnose in der Behandlung chronischer Schmerzsyndrome 191
Hypochondrie 142
Hypochondrie und hirnatrophische Veränderungen 145

Illusionen, Definition 149
Indomethazin in der Therapie von Schädel-Hirn-Traumata 19

Jackson-Anfall, sensibler 132

Kataraktdelirium 155
katatone Syndrome 97 ff.
Katatonie bei schizophrenen Erkrankungen 56
Katatonie, febrile 97 ff.
Katatonie, periodische 31 ff.
Katatonie, proskinetische 34 ff.
Kindling-Experimente 217
kognitive Verfahren in der Behandlung chronischer Schmerzsyndrome 192
Kokainabusus und taktile Halluzinose 146
Konversion 118 f.
Konversionsstörungen 142
Kopfschmerz, Differenzierung Tab. 1, S. 175
Kortexstimulation, elektrische 153
Kriegszritterer 115

L-Dopa bei Restless-legs-Syndrom 40
L-Dopa in der Behandlung der Negativsymptomatik 67 f.

L-Dopa in der Therapie der Dyskinesen 27
Lähmung, psychogene 115 ff.
Leberinsuffizienz 75 ff.
Lebertransplantation, neuropsychiatrische Komplikationen 88 ff.
Leibgefühlsstörungen 137 ff.
Lithium bei Niereninsuffizienz Tab. 4, S. 87
Lithium in der Behandlung chronischer Schmerzsyndrome 190
Lithium in der Therapie traumatischer Psychosen 20
Lithium, Beeinträchtigung der Reaktionszeiten 243
Lithium, Kombination mit Antidepressiva 224
Lithium, Kombination mit Neuroleptika 223
Lithium, teratogene Effekte 232
Lyell-Syndrom 211

M. Parkinson 106 ff.
M. Parkinson (idiopathisches Parkonson-Syndrom) 81 ff.
M. Wilson 27
Makropsie bei Migräneanfällen 163
Memantine in der Therapie traumatischer Psychosen 20
Meralgia paraesthetica 133
Methylphenidat 7
Migräne 162 f., 171 ff.
Migräneskotome 162 f.
Migränetherapie 176 f.
Mikropsie bei Migräneanfällen 163
Moclobemid, Einflüsse auf die Vigilanz 243
Moclobemid, Kombination mit Cimetidin 224
Monoaminooxidasehemmer in der Behandlung chronischer Schmerzsyndrome 188
Monoaminooxidasehemmer, Kombination mit Serotoninwiederaufnahmehemmern 225
Morphin in der Therapie von Schädel-Hirn-Traumata 18 f.
MRT in der Differentialdiagnose der Parkinson-Syndrome 50 ff.
Multisystematrophie 52

Negativsymptomatik 59 f.
Neglect 138
Nervenläsion, periphere 128
Neuroleptika bei Niereninsuffizienz Tab. 2, S. 85
Neuroleptika in der Behandlung chronischer Schmerzsyndrome 189 f.
Neuroleptika in der Behandlung der Negativsymptomatik 66 f.
Neuroleptika in der Therapie traumatischer Psychosen 19 f.
Neuroleptika, Beeinträchtigung kognitiver und psychomotorischer Funktionen 243 f.
Neuroleptika, Kombinationsbehandlung 222 ff.

Neuroleptisches malignes Syndrom 93 ff.
Neurose, hysterische 118
Niereninsuffizienz 75 ff.
Nierentransplantation, neuropsychiatrische Komplikationen 88 ff.
Non-Benzodiazepintranquilizer, Einflüsse auf die Vigilanz 240

operante Methoden in der Behandlung chronischer Schmerzsyndrome 192
Opiatantagonisten in der Therapie der Dyskinesen 28
Opiate bei Restless-legs-Syndrom 41
Opiate in der Therapie der Akathisie 45 f.

Palinopsie 159 ff.
Parästhesien 132 f.
Parietallappenläsion 131
Parkinson-Syndrom, postenzephalitisches 48
Parkinson-Syndrome 48 ff.
Parkinsonoid 57
Pedunkuläre Halluzinose 155 f.
Pemolin 7
PET in der Differentialdiagnose der Parkinson-Syndrome 53
Phantomgefühl 135 f.
Pharmakotherapie epiletpischer Psychosen 199 ff.
Phanothiazine, teratogene Effekte 230 f., 232
Phenytoin in der Behandlung chronischer Schmerzsyndrome 190
Phenytoin in der Therapie von Schädel-Hirn-Traumata 19
Piracetam in der Therapie der Akathisie 46
Plasmaproteinbindung von Pharmaka 81
Polyneuropathie 132
Posttraumatische Wesensänderung 20
Prodromalphase der Migräne 171
Progressive Muskelrelaxation in der Behandlung chronischer Schmerzsyndrome 191
Propriozeptoren 125
Pseudohalluzinationen, Definition 150
Psychische Störungen bei extrapyramidalmotorischen Krankheiten 106 ff.
Psychopharmaka in der Behandlung von Schädel-Hirn-Traumata 19, 20
Psychopharmaka in der Schwangerschaft 227 ff.
Psychopharmaka, Effekte beim Neugeborenen 232
Psychopharmaka, Konzentrationen in der Muttermilch 233 f.
Psychopharmakatherapie bei Leberinsuffizienz 81 ff.
Psychopharmakatherapie bei Niereninsuffizienz 83 ff.
Psychosen bei Epilepsien 198 ff.

Psychosen, traumatische 19
Psychosyndrom, algogenes 180
Psychotherapie in der Behandlung chronischer Schmerzsyndrome 190 ff.

Querschnittsläsionen, halbseitige 129

Raptus, katatoner 97
Restless-legs-Syndrom 38 ff.
Retardierung, psychomotorische 61 f.
Ritanserin in der Therapie der Akathisie 46

Schädel-Hirn-Traumata 13 ff.
Schizophrenie, katatone 97 f.
Schizophrenie, coenästhetische 143
Schmerz 171 ff.
Schmerz, chronischer 179
Schmerz, organischer 179 f.
Schmerz, psychogener 179 ff.
Schmerzstörung, anhaltende somatoforme 182 f.
Schmerzsyndrome bei depressiven Erkrankungen 183 ff.
Schmerzsyndrome, medikamentöse Behandlung 186 ff.
Schwangerschaft und Psychopharmakatherapie 227 ff.
Sensibilität, Anatomie und Physiologie 125
Sensibilitätsausfälle 133 f.
Sensibilitätsstörungen 124 ff.
Sensibilitätsstörungen, Verteilungsmuster 128 ff.
sensible Reizerscheinungen 131
Serotoninwiederaufnahmehemmer in der Behandlung chronischer Schmerzsyndrome 188
Serotoninwiederaufnahmehemmer, Kombination mit Monoaminooxidasehemmern 225
Somatisierungsstörung 121
Spätdyskinesen 25

SPECT in der Differentialdiagnose der Parkinson-Syndrome 53
Status psychomotoricus 200
Stevens-Johnson-Syndrom 211
Stimulanzien in der Behandlung der Negativsymptomatik 68
Stimulanzien, Wirkungen bei frühkindlicher cerebraler Dysfunktion 7 ff.
Stupor, katatoner 97
Subthalamotonie in der Therapie der Dyskinesen 27 f.

Thalamotomie in der Therapie der Dyskinesen 27 f.
Thalamuserkrankungen und Leibgefühlsstörungen 146 ff.
Thalamusläsion 132
Tics 23 f., 112 f.
Tiefensensibilität, isolierter Ausfall 135
Tranquilizer in der Therapie traumatischer Psychosen 20
Trishydroxymethylaminomethan (Tris, Tham) 19
Typus migraenicus 171

Valproat 217 ff.
Verhaltensteratologie 235
Verteilungsvolumen von Pharmaka 81
Videoanalyse schizophrener Bewegungsstörungen 31 ff.
Vigabatrin in der Behandlung epileptischer Psychosen 201
Vigilanz, Definition 237
Vigilanz, Meßmethoden 238
visuelle Allästhesie 160
Visuelle Halluzinationen bei neurologischen Krankheitsbildern 153 ff.
visuelle Perseveration 159
visuelle Phänomene bei Kortexstimulation 153

Wallenberg-Syndrom 129
Wurzelläsionen 128

MIX
Papier aus verantwortungsvollen Quellen
Paper from responsible sources
FSC® C105338

If you have any concerns about our products,
you can contact us on
ProductSafety@springernature.com

In case Publisher is established outside the EU,
the EU authorized representative is:
**Springer Nature Customer Service Center GmbH
Europaplatz 3, 69115 Heidelberg, Germany**

Printed by Libri Plureos GmbH
in Hamburg, Germany